HIPERTENSÃO ARTERIAL E LESÕES EM ÓRGÃOS-ALVO

DEPARTAMENTO DE HIPERTENSÃO ARTERIAL
DA SOCIEDADE BRASILEIRA DE CARDIOLOGIA

SOCIEDADE BRASILEIRA DE CARDIOLOGIA
SBC
1943

HIPERTENSÃO ARTERIAL E LESÕES EM ÓRGÃOS-ALVO

EDITORA

Lucélia Batista Neves Cunha Magalhães

manole
editora

Produção editorial: Rosana Arruda da Silva
Projeto gráfico: Departamento de arte da Editora Manole
Editoração eletrônica e ilustrações: Estúdio Castellani
Capa: Ricardo Yoshiaki Nitta Rodrigues
Imagem de capa: istock.com

CIP-BRASIL. CATALOGAÇÃO NA PUBLICAÇÃO
SINDICATO NACIONAL DOS EDITORES DE LIVROS, RJ

H558

Hipertensão arterial e lesões em órgãos-alvo / editora Lucélia Batista Neves Cunha Magalhães. – 1. ed. - Santana de Parnaíba [SP] : Manole, 2023.
304 p.

Inclui bibliografia e índice
ISBN 9788520462058

1. Cardiologia. 2. Hipertensão. I. Magalhães, Lucélia Batista Neves Cunha.

23-82050 CDD: 616.132
CDU: 616.12-008.331.1

Gabriela Faray Ferreira Lopes – Bibliotecária – CRB-7/6643

1ª edição – 2023

Editora Manole Ltda.
Alameda América, 876
06543-315 – Santana de Parnaíba – SP – Brasil
Tel.: (11) 4196-6000
www.manole.com.br
https://atendimento.manole.com.br

Impresso no Brasil
Printed in Brazil

Editora

Lucélia Batista Neves Cunha Magalhães
Cardiologista, membro da Sociedade Brasileira de Cardiologia (SBC) há 34 anos. Professora adjunta de Semiologia da Faculdade de Medicina da Bahia da Universidade Federal da Bahia (UFBA). Professora titular de Clínica Médica da Faculdade de Medicina da UniFTC, coordenadora das metodologias e avaliações ativas em Salvador e Eunápolis, Bahia. Coordenadora do Projeto de Idade Vascular da Clínica-Escola FTC (Vascor). Doutora em Epidemiologia pelo Instituto de Saúde Coletiva da UFBA. Mestre em Medicina Interna pela UFBA. Membro do Conselho de Epidemiologia da World Heart Federation (2002/2003). Fellow da Sociedade Europeia de Cardiologia desde 2019. Presidente da Sociedade Bahiana de Cardiologia (2009/2010). Presidente do Departamento de Hipertensão Arterial da SBC (2022/2023).

Autores

Amália Ivine Costa Santana
Enfermeira. Mestre em Saúde Coletiva. Doutora em Ciências da Saúde. Professora da UniFTC – Salvador, Bahia.

André Castelo Branco
Oftalmologista. Professor adjunto de Oftalmologia da Faculdade de Medicina da Universidade Federal da Bahia (Famed/UFBA).

Andrea Pio de Abreu
Doutora em Nefrologia pela Faculdade de Medicina da Universidade de São Paulo (FMUSP). Médica nefrologista da Unidade de Hipertensão – disciplina de Nefrologia do Hospital das Clínicas da Faculdade de Medicina da Universidade de São Paulo (HCFMUSP). Secretária-geral da Sociedade Brasileira de Nefrologia (2019-2022), coordenadora do Departamento de Hipertensão Arterial da Sociedade Latino-Americana de Nefrologia e Hipertensão (SLANH). Vice-presidente da SLANH (2022/2023).

Antônio Carlos de Souza Spinelli
Graduado em Medicina pela Universidade Federal do Rio Grande do Norte (UFRN). Especialista em Medicina do Trabalho pela Associação Nacional de Medicina do Trabalho e Associação Médica Brasileira (AMB). Especialista em Cardiologia pela Faculdade de Ciências Médicas de Minas Gerais (FCMMG). Professor de Cardiologia do Departamento de Medicina Integrada da UFRN. Médico cardiologista do Cardiocentro (Natal). Diretor científico da Sociedade Brasileira de Cardiologia (SBC) – Seção Rio Grande do Norte biênio 2020-2022. Diretor financeiro da Sociedade Norte-Nordeste de Cardiologia biênio 2020-2022. Coeditor da *Revista Brasileira de Hipertensão* (2020-2022). Coeditor da *Revista da Sociedade Norte Nordeste de Cardiologia* (2021-2022).

Beatriz Vaz Domingues Moreno
Médica cardiologista, especialista em Clínica Médica pela Pontifícia Universidade Católica de Sorocaba e em Cardiologia pelo Instituto do Coração do Hospital das Clínicas da Faculdade de Medicina da Universidade de São Paulo (InCor-HCFMUSP). Professora assistente em Medicina Interna na Faculdade de Medicina São Leopoldo Mandic (Campinas).

Bruna Eibel
Doutora em Ciências da Saúde (Cardiologia) pelo Instituto de Cardiologia do Rio Grande do Sul/Fundação Universitária de Cardiologia (IC/FUC).

Carlos Alberto Machado
Cardiologista. Diretor técnico da Atenção Básica da Secretaria Municipal de Saúde de

Campos do Jordão desde janeiro de 2021. Título de especialista em Cardiologia pela Associação Médica Brasileira de Cardiologia e Sociedade Brasileira de Cardiologia (SBC) desde 1988. Presidente do Departamento de Hipertensão da SBC (2002-2003). Diretor de Promoção de Saúde Cardiovascular da SBC (2012-2013).

Cibele Isaac Saad Rodrigues
Professora titular do Departamento de Clínica da Faculdade de Ciências Médicas e da Saúde da Pontifícia Universidade Católica de São Paulo (PUC-SP). Mestre e doutora em Nefrologia pela Universidade Federal de São Paulo (Unifesp). Diretora do Departamento de Hipertensão Arterial da Sociedade Brasileira de Nefrologia (SBN).

Dilma do Socorro Moraes de Souza
Doutora em Ciências pela Universidade Federal de São Paulo (Unifesp). Professora associada da Faculdade de Medicina da Universidade Federal do Pará (UFPA). Cardiologista da Fundação Pública Estadual Hospital de Clínicas Gaspar Vianna (FHCGV) – Belém, Pará.

Eduardo Costa Duarte Barbosa
Doutorando em Clínica Médica na Universidade Estadual de Campinas (Unicamp). Santa Casa de Misericórdia de Porto Alegre, Rio Grande do Sul.

Emilton Lima Júnior
Professor adjunto de Cardiologia na Universidade Federal do Paraná (UFPR). Professor responsável pela Disciplina de Cardiologia da UFPR. Coordenador do Programa de Pós-Graduação em Medicina Interna e Ciências da Saúde, Departamento de Clínica Médica da UFPR. Professor responsável do Ambulatório de Hipertensão Arterial Resistente e Cardiometabolismo do Hospital de Clínicas da UFPR. Mestre em Cardiologia pela UFPR. Doutor em Ciências Médicas/Nefrologia pela Université de Liége, Bélgica.

Erika Maria Gonçalves Campana
Cardiologista especialista pela Sociedade Brasileira de Cardiologia/Associação Médica Brasileira (SBC/AMB). Mestre e doutora em Medicina pela Universidade do Estado do Rio de Janeiro (Uerj). Fellow of the European Society of Cardiology (Fesc). Habilitada em Ergometria pelo Departamento de Ergometria, Exercício, Cardiologia Nuclear e Reabilitação Cardiovascular da Sociedade Brasileira de Cardiologia (Derc/SBC). Coordenadora do Centro de Estudos do Hospital Samcordis, São Gonçalo, Rio de Janeiro. Coordenadora da Clínica de Hipertensão Seacor, Niterói, Rio de Janeiro. Coordenadora do Módulo de Hipertensão do Curso Intensivo de Revisão em Cardiologia Clínica (CIRCC), Rio de Janeiro. Presidente do Departamento de Hipertensão Arterial da Sociedade de Cardiologia do Estado do Rio de Janeiro (DHA/Socerj), biênio 2020/2021. Diretora do Departamento de Hipertensão Arterial da Sociedade Brasileira de Cardiologia (DHA/SBC), biênio 2020/2021. Diretora do Fundo de Aperfeiçoamento de Pesquisa em Cardiologia da Sociedade de Cardiologia do Estado do Rio de Janeiro (Funcor/Socerj), biênio 2022/2023.

Fabio Nazaré Oliveira
Médico do Hospital de Base de São José do Rio Preto e Instituto de Neurologia Rio Preto. Coordenador do Ambulatório de Transtornos do Movimento e Bloqueio Neuroquímico do Hospital de Base.

Ferdinand Gilbert Saraiva da Silva Maia
Residência em Clínica Médica e Cardiologia pelo Hospital Universitário Onofre Lopes/ Universidade Federal do Rio Grande do

Norte (UFRN). Título de Especialista em Cardiologia pela Sociedade Brasileira de Cardiologia. Mestre em Ensino na Saúde pela UFRN. Professor do Departamento de Medicina Integrada da UFRN. Supervisor do Programa de Residência em Clínica Médica do Hospital Universitário Onofre Lopes. Cardiologista do Hospital Promater e do Instituto de Radiologia de Natal.

Fernanda M. Consolim-Colombo
Livre-docente em Cardiologia pela Faculdade de Medicina da Universidade de São Paulo (FMUSP). Assistente da Unidade de Hipertensão do Instituto do Coração do Hospital das Clínicas da FMUSP (InCor-HCFMUSP). Orientadora do Programa de Pós-Graduação em Medicina da Universidade Nove de Julho (Uninove). Coordenadora de Pesquisa da Seção de Hipertensão do Instituto Dante Pazzanese de Cardiologia (IDPC).

Fernando Focaccia Póvoa
Professor do Serviço de Emergências Clínicas da Faculdade de Ciências Médicas de Santos (FCMS) da Fundação Lusíada. Doutor em Cardiologia pela Universidade Federal de São Paulo (Unifesp).

Fernando Oliveira Costa
Neurologista do Hospital Municipal Ignácio Proença de Gouvêa – São Paulo. Doutor em Ciências da Saúde pela Universidade Nove de Julho – São Paulo. Membro titular da Academia Brasileira de Neurologia (ABN).

Francisco Antonio Helfenstein Fonseca
Professor adjunto livre-docente da disciplina de Cardiologia. Coordenador do curso de Pós-Graduação em Cardiologia e do Setor de Lípides, Aterosclerose e Biologia Vascular da Escola Paulista de Medicina/Universidade Federal de São Paulo (Unifesp).

Gentil Luz Jr.
Oftalmologista. Aluno do curso de Especialização em Retina e Vítreo do Complexo Hospitalar Universitário Professor Edgar Santos da Universidade Federal da Bahia (Hupes/UFBA).

Guilherme Luiz da Rocha
Doutorando de Medicina – Universidade Federal do Paraná (UFPR). Mestrando – PIBIC Master – Programa de Pós-Graduação em Medicina Interna e Ciências da Saúde, Departamento de Clínica Médica da UFPR.

Heitor Moreno Junior
Médico cardiologista, mestre, doutor e professor titular em Medicina na Faculdade de Ciências Médicas da Universidade Estadual de Campinas (Unicamp). Fellow junto à Stanford University, Estados Unidos (EUA), em Farmacologia Cardiovascular (1992-1995), Universitat de Barcelona, Espanha, em Hipertensão Arterial (2006-2007) e Harvard Medical School, Boston, EUA, em Clinical Research (2017-2018).

Henrique Tria Bianco
Doutorado e pós-doutorado pela Universidade Federal de São Paulo (Unifesp). Professor no Programa de Pós-graduação da Unifesp.

Isabella Fernandes
Universidade Estadual de Santa Cruz (Uesc), Ilhéus, Bahia.

Ivanice Fernandes Barcellos Gemelli
Doutora em Ciências da Saúde pela Universidade Federal do Rio Grande do Sul (UFRGS). Professora adjunta da Universidade Federal de Rondônia (UNIR). Coordenadora da Área Saúde da Mulher na UNIR. Responsável pelo Serviço de Ginecologia Endócrina no estado de Rondônia.

Jamary Oliveira Filho
Professor titular de Neurociências na Universidade Federal da Bahia (UFBA). Fellow em Neurointensivismo e Doenças Cerebrovasculares – Harvard University. Mestre em Epidemiologia pela Harvard University. Doutor em Neurologia pela Universidade de São Paulo.

João Roberto Gemelli
Cardiologista pela Sociedade Brasileira de Cardiologia/Associação Médica Brasileira (SBC/AMB). Professor de pós-graduação em Cardiologia. Vice-presidente de Departamento de Hipertensão Arterial da Sociedade Brasileira de Cardiologia (DHA/SBC), biênio 2022/2023.

José Carlos Aidar Ayoub
Professor adjunto de Cardiologia da Faculdade Estadual de Medicina de São José do Rio Preto, São Paulo.

José Fernando Vilela-Martin
Livre-docente em Cardiologia – Universidade de São Paulo (USP). Professor adjunto da Faculdade de Medicina de São José do Rio Preto (Famerp). Coordenador do curso de Pós-Graduação em Ciências da Saúde da Famerp.

Juan Carlos Yugar Toledo
Médico cardiologista pela Sociedade Brasileira de Cardiologia (SBC), mestre e doutor em Farmacologia Cardiovascular pela Universidade Estadual de Campinas (Unicamp). Docente de Pós-Graduação em Ciências da Saúde na Faculdade de Medicina de São José do Rio Preto (Famerp).

Louise Buonalumi Tacito Yugar
Acadêmica de Medicina na Faculdade Ciências Médicas da Universidade Estadual de Campinas (Unicamp).

Lucélia Batista Neves Cunha Magalhães
Cardiologista, membro da Sociedade Brasileira de Cardiologia (SBC) há 34 anos. Professora adjunta de Semiologia da Faculdade de Medicina da Bahia da Universidade Federal da Bahia (UFBA). Professora titular de Clínica Médica da Faculdade de Medicina da UniFTC, coordenadora das metodologias e avaliações ativas em Salvador e Eunápolis, Bahia. Coordenadora do Projeto de Idade Vascular da Clínica-Escola FTC (Vascor). Doutora em Epidemiologia pelo Instituto de Saúde Coletiva da UFBA. Mestre em Medicina Interna pela UFBA. Membro do Conselho de Epidemiologia da World Heart Federation (2002/2003). Fellow da Sociedade Europeia de Cardiologia desde 2019. Presidente da Sociedade Bahiana de Cardiologia (2009/2010). Presidente do Departamento de Hipertensão Arterial da SBC (2022/2023).

Luciana Neves Cosenso-Martin
Doutora em Ciências da Saúde pela Faculdade de Medicina de São José do Rio Preto (Famerp). Professora da disciplina de Clínica Médica da Famerp.

Márcio Gonçalves de Sousa
Mestre e doutor. Chefe da Seção de Hipertensão, Tabagismo e Nefrologia do Instituto Dante Pazzanese de Cardiologia (IDPC). Fellow of European Society of Hypertension. Research Fellow at UCSF (University of California – San Francisco).

Maria Cristina de Oliveira Izar
Professora livre-docente da disciplina de Cardiologia da Universidade Federal de São Paulo (Unifesp). Coordenadora do Laboratório de Biologia Molecular do Setor de Lípides, Aterosclerose e Biologia Vascular da Unifesp.

Maria Elizabeth Navegantes Caetano Costa
Centro Universitário Metropolitano da Amazônia (Unifamaz), Belém, Pará. Centro Universitário do Estado do Pará (Cesupa), Belém, Pará.

Maria Teresa Nogueira Bombig
Médica cardiologista assistente doutora do Setor de Cardiopatia Hipertensiva da Disciplina de Cardiologia da Escola Paulista de Medicina/Universidade Federal de São Paulo (Unifesp).

Nelson Dinamarco
Médico, Ph.D., Fellow of the American Heart Association, professor da Universidade Estadual de Santa Cruz (Uesc), Ilhéus, Bahia.

Osni Moreira Filho
Mestrando em Ciências da Saúde pela Pontifícia Universidade Católica do Paraná (PUC-PR). Diretor administrativo do Departamento de Hipertensão Arterial da Sociedade Brasileira de Cardiologia (2022/2023). Fellow da European Society of Cardiology.

Oswaldo Passarelli Júnior
Assistente da Seção de Hipertensão, Tabagismo e Nefrologia do Instituto Dante Pazzanese de Cardiologia (IDPC).

Paulo Fernandes
Oftalmologista no Serviço de Oftalmologia/Setor de Uveítes do Hospital Geral Roberto Santos – Secretaria da Saúde do Estado da Bahia (Sesab).

Raphael Machado Rossi
Residente da Seção de Disfunção Ventricular e Transplante Cardíaco do Instituto Dante Pazzanese de Cardiologia (IDPC).

Regina Coeli Marques de Carvalho
Hospital Geral de Fortaleza – Secretaria Estadual de Saúde do Estado do Ceará.

Rui Póvoa
Professor da disciplina de Cardiologia da Escola Paulista de Medicina/Universidade Federal de São Paulo (Unifesp). Chefe do Setor de Cardiopatia Hipertensiva da Escola Paulista de Medicina – Unifesp.

Silvia Elaine Ferreira Melo
Farmacêutica, mestre e doutora em Farmacologia pela Universidade Estadual de Campinas (Unicamp), Brasil. Fellow junto à Universitat de Barcelona, Espanha, em Hipertensão Arterial (2006-2007) e Harvard Medical School, Estados Unidos, em Clinical Research (2017-2018).

Victor Bemfica de Mello Mattos
Residente da Seção de Disfunção Ventricular e Transplante Cardíaco do Instituto Dante Pazzanese de Cardiologia (IDPC).

Yoná Afonso Francisco
Médica cardiologista assistente doutora do Setor de Cardiopatia Hipertensiva da Disciplina de Cardiologia da Escola Paulista de Medicina/Universidade Federal de São Paulo (Unifesp).

Dedicatória

Dedico este livro aos médicos que trabalham diariamente com os hipertensos, muitas vezes sem reconhecimento, anônimos, sem apoio de exames complementares, sem as capacitações necessárias, especialmente nos aspectos de como as lesões em órgãos-alvo (LOA) afetam, de forma silenciosa e sistêmica, todos os órgãos nobres do nosso corpo. As LOA, se não identificadas a tempo, levam a adoecimento, incapacidade e morte. Assim, desejo que esses heróis tenham cada dia mais sua importância reconhecida e que possamos ajudar a diminuir essas lesões, tão bem explicadas e debruçadas por diferentes especialistas e dirigidas a todos os que atendem pacientes hipertensos.

Lucélia Batista Neves Cunha Magalhães

Agradecimento

Agradeço a Deus, Senhor de Tudo e de Todos, aos meus muitos mestres formais e outros da vida, muitos dos quais não estão mais entre nós.

A cada paciente que a vida me reservou, pela oportunidade de acolher, ajudar e aprender.

Aos meus pais, Celia e Luiz, presenças frequentes no meu dia a dia, e ao meu marido, Antônio Raimundo, há 49 anos meu esteio nas dificuldades diárias e excepcionais.

À minha descendência: filhos, Lise e Bernardo, e netas, Maria Beatriz e Maria Julia, pelo estímulo que me dão todos os dias para levantar com garra e alegria, tentando, por todos eles, fazer o dia a cada dia um pouco melhor antes de partir.

Lucélia Batista Neves Cunha Magalhães

Sumário

Prefácio

A hipertensão arterial constitui-se em um sinal de alerta, por ser uma condição habitualmente relacionada a desfechos cardiovasculares. Quando associada a lesão em órgão-alvo, adiciona implicações prognósticas, exigindo maiores cuidado médico e conhecimento. Assim, essa condição desafia o clínico em suas escolhas terapêuticas, com base em dados epidemiológicos, fisiopatológicos e, particularmente, na interpretação clínica, laboratorial e de imagens.

Os desafios se ampliam diante de situações mais específicas, como doença renal avançada, desfechos cerebrovasculares ou neurológicos, emergências ou urgências cardiovasculares ou durante a gestação.

A hipertensão não é um simples fator de risco, mas o grande conhecimento da doença hipertensiva pela Professora Lucélia Cunha Magalhães e seu notável grupo de colaboradores tornou possível a realização desta obra, de grande relevância e originalidade. Os capítulos fluem em harmonia, trazendo uma visão moderna da hipertensão arterial, com aspectos terapêuticos atrelados a sólidas evidências.

A hipertensão arterial ainda é altamente prevalente, bem como suas complicações principais, a despeito de sinais de redução dos principais desfechos coronarianos e cerebrovasculares nos últimos anos, principalmente nas economias mais desenvolvidas. Entretanto, a população está envelhecendo e as lesões em órgãos-alvo secundárias ou concomitantes ao desenvolvimento da hipertensão ainda são altamente prevalentes. Talvez seja tempo de tomar medidas mais precoces que possam impedir o desenvolvimento da hipertensão arterial e suas complicações, com base na restauração de propriedades fisiológicas vasculares e atuação sobre mecanismos sistêmicos relacionados.

Infelizmente, em geral o diagnóstico é tardio, o controle pressórico está longe do ideal e o impedimento de lesões em órgãos-alvo é ainda mais precário. Com certeza, a leitura deste livro poderá reduzir esse espaço entre o conhecimento e a prática clínica, trazendo uma nova perspectiva para nossos pacientes.

Francisco Antonio Helfenstein Fonseca

Apresentação

Este livro se destina a todos os profissionais da saúde que se envolvem profissionalmente com a hipertensão arterial. Isso porque esta obra aborda os comprometimentos teciduais dessa tão frequente condição e, assim, envolve muitos especialistas e quase todas as áreas de atuação dentro da medicina.

São 25 capítulos, escritos por enfermeiros, oftalmologistas, nefrologistas, neurologistas, clínicos e cardiologistas, que evidenciam o caráter sistêmico da hipertensão arterial em alterações que em quase todos os casos são totalmente evitáveis.

Desejo uma leitura resolutiva e que este livro possa alertar todos os profissionais envolvidos, para que possam oferecer ao hipertenso um tratamento cada vez mais precoce e, assim, evitar os danos relatados em cada um destes capítulos.

Como editora, espero contribuir para essa melhora no atendimento ao hipertenso de alguma forma, em algum tempo e em todos os lugares.

Lucélia Batista Neves Cunha Magalhães

SEÇÃO 1

INTRODUÇÃO

Epidemiologia das lesões em órgãos-alvo na hipertensão arterial

Lucélia Batista Neves Cunha Magalhães
Carlos Alberto Machado
Amália Ivine Costa Santana

INTRODUÇÃO

O Brasil é um país de dimensões continentais, com uma economia em ascensão, que, no entanto, mantém acentuada desigualdade social. A população é predominantemente urbana e enfrenta o envelhecimento acelerado. Nesse sentido, a alta prevalência de hipertensão arterial (HA) torna-se motivo de preocupação. A doença cardiovascular (DCV) tem sido a principal causa de mortalidade desde a década de 1960, correspondendo a uma porcentagem substancial de todas as hospitalizações. Em 2011, as DCV foram responsáveis por 31% de todas as mortes, sendo as doenças isquêmicas do coração (31%) e as doenças cerebrovasculares (30%) as principais causas.[1]

Apesar de um aumento no número geral de mortes por DCV, quando ajustadas por idade as taxas de mortalidade diminuíram 24% entre 2000 e 2011. A assistência prestada pelo Sistema Único de Saúde (SUS) no Brasil, cuja proposta é privilegiar a prevenção primária, contribuiu para essa conquista. No entanto, o declínio da mortalidade ajustada por idade difere de acordo com a raça, o sexo e a condição socioeconômica, sendo os negros e a população de baixa renda os que sustentam o maior impacto das DCV, especialmente em idades mais jovens.

Com um dos maiores sistemas públicos de saúde do mundo em cobertura populacional, o Brasil apresenta potencial para implementar ações de enfrentamento da alta incidência de DCV, com foco na promoção da saúde e na atenção integral. Nesse sentido, o financiamento insuficiente, os baixos níveis de educação e as desigualdades sociais permanecem como as principais barreiras a serem superadas.[2]

A proporção de indivíduos de 18 anos ou mais que referiram diagnóstico de HA no Brasil foi de 23,9% em 2019 (21,4% em 2013), o que corresponde a 38,1 milhões de pessoas. A análise por grandes regiões mostra que o diagnóstico médico de HA foi menor nas regiões Norte (16,8%) e Centro-Oeste (21,9%). A região Sudeste foi a que possuía a maior proporção de indivíduos de 18 anos de idade ou mais que referiram diagnóstico de HA (25,9%). As regiões Sul e Nordeste apresentaram proporções estatisticamente próximas (24,5 e 23,1%, respectivamente).[3]

Considerando que as doenças cardiovasculares são a principal causa de morte e adoecimento no Brasil para todas as faixas etárias em ambos os sexos,[2,4] tendo a HA como principal fator de risco, cabe discutir as lesões em órgãos-alvo (LOA), uma vez que se constituem como o principal fator etiopatogênico para desencadear adoecimento e morte. Conhecer e monitorar essas alterações, depois de já estabelecidas, é a melhor forma de prevenção.

As LOA que ocorrem em virtude da HA são alterações crônicas que se desenvolvem ao longo dos anos e sua identificação é extremamente importante para prevenir desfechos de morbidade e mortalidade. A mensuração desses agravos em nível populacional, bem como o planejamento da terapêutica de cada portador em particular, caracteriza uma atuação eficiente de controle. Além disso, a elaboração de diretrizes, políticas e estratégias efetivas torna-se mandatória.

Nesse contexto, a Epidemiologia como ciência se destaca como uma potente ferramenta da área básica do conhecimento, uma vez que elucida os determinantes e as condições para a ocorrência das doenças e agravos à saúde em comunidades humanas. Ao estudar grupos ou populações, o objetivo é estabelecer o nexo causal, ou seja, questionar-se por que o indivíduo ficou doente. Em geral, no contexto de uma rede de causalidade existem diversas suscetibilidades ambientais, sociais e individuais para culminar com o adoecimento. É uma área do conhecimento que se debruça sobre as condições nas quais ocorrem as doenças nas populações.

O raciocínio epidemiológico exige comparações. Saudáveis com doentes, expostos com não expostos, dentro do mesmo contexto de espaço e tempo. Para a Epidemiologia, doenças, agravos ou alterações morfofisiológicas consistem em um conjunto de alterações anatomopatológicas repetidas e que podem ser comparadas entre indivíduos. Este modo de pensar sobre a ocorrência dos eventos nas populações teve suas bases nos estudos do fisiologista Claude Bernard, no século XIX, mas para obter êxito na tentativa de explicar um fenômeno tão complexo quanto a doença, seu conceito se modificou enormemente, incorporando aspectos da Sociologia, Antropologia e Economia.

Uma das mais importantes medidas de doenças dentro da Epidemiologia é a prevalência, definida como a frequência de casos em uma determinada população em um dado momento. A prevalência assemelha-se a uma fotografia na qual se registra o contingente de indivíduos com o agravo de interesse dentre todos aqueles passíveis de adoecer. Identificam-se associações entre exposição e desfecho, mas não se pode definir causalidade neste contexto.

A utilização da Epidemiologia no estudo das LOA é particularmente útil na perspectiva de compreender sua frequência e como elas se distribuem na população. A utilidade desse conhecimento reside em estabelecer o perfil desses agravos em termos de ocorrência e suscetibilidade, tornando mais assertivas as intervenções em níveis coletivo e individual.

Uma importante análise quando nos deparamos com informação de prevalência é identificar o denominador, ou seja: os casos foram retirados de qual grupo populacional? Neste contexto, nem sempre conseguimos obter a prevalência de agravos dentro de um grupo específico, ou seja, em nível populacional torna-se difícil avaliar dentre os sabidamente hipertensos quais desenvolveram LOA. Muitas vezes a informação nos alcança pelo caminho oposto: os dados sobre LOA denunciam a ocorrência de HA.

Outro ponto crítico para a análise da prevalência de LOA é o critério diagnóstico, ou seja, como ela foi definida. No caso de insuficiência renal crônica, por exemplo, podem-se utilizar diferentes parâmetros, como *clearance* de creatinina, quadro clínico, biópsia renal, hemodiálise, transplantados etc. Em virtude desta diversidade, muitas vezes os estudos comparativos ficam restritos e dificultados.

As LOA clássicas concentram-se nas artérias, cérebro, olhos, rins e coração. Dentre as abordadas neste capítulo, teremos a insuficiência renal crônica (IRC), o acidente vascular encefálico (AVE), a insuficiência cardíaca (IC), a hipertrofia ventricular esquerda (HVE), as alterações oculares da retinopatia hipertensiva (RH) e as da aorta e das lesões obstrutivas periféricas (LOP).

INSUFICIÊNCIA RENAL CRÔNICA

São diversas as doenças e agravos que levam à IRC e muitas vezes temos dificuldade em identificar sua gênese. A HA talvez seja a causa mais comum e, por vezes, é difícil saber quais as de origem hipertensiva exclusiva. Tanto a HA leva à IRC quanto a IRC leva à HA. Entre pacientes em diálise crônica com HA muitas vezes o *diabetes mellitus* também está associado, tornando difícil separar a doença que desencadeou o processo de falência renal. Dentre os crônicos em diálise, cerca de metade tem HA.[5]

Estudo populacional da comunidade de Bambuí (MG) evidenciou que, entre indivíduos acima de 18 anos, a prevalência de níveis de creatinina maiores ou iguais a 1,3 mg/dL foi de 0,48%. A hipertensão apresentou-se como o maior fator de risco (OR = 3,04 IC 95% 1,34-6,92), cuja prevalência foi de 20% nos jovens e em pessoas de meia-idade e de 59% nos acima de 60 anos para um total de 1.742 indivíduos.[6] Em uma coorte de 1.795 pacientes renais crônicos, a prevalência de HA foi de 85%.[7]

Em estudo de análise de função renal realizado com 293 hipertensos atendidos na rede básica no município de Porto Firme (MG), a prevalência de IRC foi de 38,6%, identificada pela dosagem de creatinina (≥ 1,4 mg/dL) e microalbuminúria (≥ 30 g/24h). Foi mais prevalente entre negros idosos e de baixa condição socioeconômica.[8]

Investigação conduzida em Accra (Gana, África) com 712 indivíduos conhecidamente hipertensos obteve, com a avaliação da taxa de filtração glomerular, uma prevalência global de IRC de 46,9% (IC 95% 43,2%-50,7%); 19,1% estavam em estágios 1 e 2 e 27,8% tiveram IRC em estágios 3 e 5.[9]

Uma coorte espanhola de 281 hipertensos acompanhados durante 5 anos em uma unidade de referência apresentou prevalência de IRC de 14,6%, atribuída a doença renal hipertensiva exclusiva.[10]

Assim, percebe-se que, em virtude dos critérios empregados, região estudada e metodologia empregada, a prevalência de IRC variou de 14,6 a 46,9% e que doença renal e HA estavam significativamente associadas.

ACIDENTE VASCULAR ENCEFÁLICO

Elevações na PA sistólica maiores que 140 mmHg são relatadas na maioria dos pacientes com AVE isquêmico e em 80% dos pacientes com AVE hemorrágico, fenômeno denominado "resposta hipertensiva aguda", sendo secundário a estresse físico e psicológico que culmina com: isquemia cerebral; aumento da pressão intracraniana; e disfunção autonômica, como atividade simpática e parassimpática alteradas, níveis elevados de catecolaminas circulantes e peptídeo natriurético cerebral.

A resposta hipertensiva aguda é definida como PA sistólica > 140 mmHg, ou PA diastólica > 90 mmHg, registradas em duas ocasiões com intervalo de cinco minutos nas primeiras 24 horas de início dos sintomas. Em um grande conjunto de dados representativo nos Estados Unidos envolvendo 563.704 pacientes com AVE admitidos no pronto-socorro, a PA sistólica inicial era de 140 a 184 mmHg em 56% e ≥ 185 mmHg em 13% dos pacientes.

A cada ano, 980 mil pacientes são admitidos com AVE na América do Norte, o que significa 500 mil pacientes por ano experimentando uma resposta hipertensiva aguda.

O tratamento adequado da HA pode melhorar os resultados em pacientes com AVE isquêmico e hemorrágico, embora os dados disponíveis sejam conflitantes e as metas de PA não estejam bem definidas.[11]

Os fatores de risco modificáveis são os mesmos tanto para os mais jovens como para pessoas em faixas etárias mais elevadas. No entanto, a prevalência desses fatores de risco não é a mesma nestes dois grupos etários. Hipertensão, doenças cardíacas (incluindo fibrilação atrial) e *diabetes mellitus* são os fatores de risco mais comuns entre os idosos.

Em contraste, entre 1.008 pacientes jovens com AVE na Finlândia, os fatores de risco vasculares mais comuns foram dislipidemia (60%), tabagismo (44%) e hipertensão arterial (39%). Em outro estudo, Putaala et al.[12] investigaram a distribuição de fatores de risco em 3.944 pacientes jovens com AVE de três regiões geográficas da Europa. Os três fatores de risco mais frequentes foram tabagismo ativo (49%), dislipidemia (46%) e hipertensão (36%). Além disso, entre 990 pacientes jovens com AVE, aqueles sem fatores de risco bem documentados tiveram recorrência menos frequente de AVE isquêmico e menores taxas de mortalidade a longo prazo do que aqueles com um ou mais fatores. Os investigadores concluíram que os fatores de risco adicionam informações prognósticas independentemente de informações sobre eventos não cerebrovasculares e mortalidade em adultos jovens.[13]

INSUFICIÊNCIA CARDÍACA

O início da IC é tipicamente precedido pela hipertrofia cardíaca, uma resposta do coração ao aumento da carga de trabalho, um infarto do miocárdio ou mutação.[14] Utilizando o novo conceito de pressão arterial de 130-139/80-89 mmHg das diretrizes de hipertensão do American College of Cardiology/American Heart Association (ACC/AHA), estima-se que, de 2011 a 2014, segundo o National Health and Nutritional Examination Survey (NHANES), quase metade dos adultos americanos com 20 anos de idade ou mais apresentavam hipertensão arterial.

Aumentos graves da pressão arterial correlacionam-se diretamente com maior risco de desenvolver IC, cujo risco ao longo da vida dobra entre pacientes com pressão arterial ≥ 160/100 mmHg quando comparados àqueles que apresentam pressão arterial < 140/90 mmHg.

Este risco aumentado se traduz em aproximadamente 1 em cada 3 ou 4 indivíduos adultos desenvolvendo insuficiência cardíaca quando a pressão arterial sistólica é > 160 mmHg. Da mesma forma, pacientes com hipertensão leve têm 2 a 3 vezes maior risco de desenvolver HVE em comparação com pacientes normotensos, enquanto pacientes com maior gravidade da hipertensão têm um risco até 10 vezes maior.

Dados de registros médicos, estudos epidemiológicos e de ensaios clínicos sinalizam que a hipertensão é a causa mais importante de IC com fração de ejeção preservada, com prevalência entre 60 e 89%. A diferença entre a incidência de HA e IC varia com base na raça, idade e sexo. Nos Estados Unidos, pacientes negros têm maior prevalência de hipertensão, que é a maior causa de IC, com fração de ejeção preservada em particular, do que a doença arterial coronariana. Pacientes negros e hispânicos também têm taxas mais baixas de controle da PA, resultando em uma exposição mais longa ao fator de risco.

A ocorrência de hipertensão e HVE aumenta significativamente com a idade. A HVE é observada em quase 33% da população masculina e 50% da população feminina com idade superior a 70 anos. Dados do Framingham Heart Study mostraram que o risco para o desenvolvimento de IC entre homens hipertensos foi cerca de duas vezes maior ao passo que, entre mulheres hipertensas, o risco foi três vezes superior. Ainda nesse estudo, o risco atribuível de IC conferido pela hipertensão foi estimado em 39% entre homens e 59% entre mulheres. Nesse aspecto, mulheres mais velhas com histórico de hipertensão de longa data são mais propensas a apresentar insuficiência cardíaca com fração de ejeção preservada. Embora a mortalidade em cinco anos após o diagnóstico de IC seja de 50%, a presença de hipertensão e insuficiência cardíaca associadas impõe resultados ainda piores. Após o início da IC hipertensiva, a mortalidade em cinco anos é de 76 e 69% para homens e mulheres, respectivamente.[15]

HIPERTROFIA VENTRICULAR ESQUERDA

A HA é um problema de saúde global e um dos principais fatores de risco para morbidade e mortalidade por DCV. A sobrecarga hemodinâmica da HA causa remodelamento ventricular esquerdo (VE), que geralmente se manifesta como alterações distintas na geometria do VE, como remodelamento concêntrico ou hipertrofia concêntrica e excêntrica do VE (HVE). Além de ser uma resposta comum de órgão-alvo à hipertensão, as anormalidades geométricas do VE são fatores de risco independentes bem conhecidos para DCV.

Em virtude de suas implicações prognósticas e natureza quantificável, as mudanças nos parâmetros geométricos do VE têm sido comumente incluídas como variável de resultado em ensaios clínicos de drogas anti-hipertensivas.[16] Numerosos estudos indicaram que HVE prediz morbidade e mortalidade, inclusive entre pacientes mais velhos.

Dados ecocardiográficos e clínicos de 9.771 pacientes acompanhados por 3,1 anos, com idade superior a 70 anos e frações de ejeção > 50%, foram avaliados para determinar o impacto dos padrões geométricos do VE. Nesse estudo, o remodelamento concêntrico (RC) foi o padrão mais prevalente (43%), dentre os quais 16% preencheram os critérios para hipertrofia do VE. Embora pacientes com RC tivessem índices de massa do VE significativamente mais baixos do que pacientes com hipertrofia do VE, sua mortalidade foi 35% maior do que a observada em indivíduos normais (15,5 *vs.* 11,5%, $p < 0{,}0001$) e 13% maior que a de pacientes com hipertrofia excêntrica do VE (15,5 *vs.* 13,7%, $p < 0{,}001$). A mortalidade foi semelhante à dos pacientes com hipertrofia concêntrica do VE (15,5 *vs.* 15,9% $p < 0{,}001$). A geometria anormal do VE é extremamente comum em pacientes > 70 anos com função sistólica normal, estando presente em 59% dessa população, sendo o RC inequivocamente o padrão geométrico mais comum do VE.[16,17]

O remodelamento do VE ocorre em resposta a inúmeros fatores de risco modificáveis e não modificáveis, incluindo idade, sexo, fatores genéticos, hipertensão, *diabetes mellitus*, doença renal crônica, obesidade, síndrome metabólica, apneia obstrutiva do sono, sedentarismo e ingestão de sal. A prevalência relatada de alterações na geometria do VE e os padrões de imagem em pacientes com HA variam de acordo com a população estudada, as modalidades de imagem utilizadas e a forma como os padrões geométricos são definidos. Uma metanálise de 30 estudos envolvendo um total de 37.700 participantes demonstrou que a HVE ecocardiográfica estava presente em 36 a 41% de todos os participantes com HA. Essa prevalência aumentou para 58 a 77% em participantes de alto risco, definidos como aqueles com hipertensão grave ou refratária ou com história de *diabetes mellitus* ou DCV. Um estudo de coorte prospectivo, conduzido com 6.105 indivíduos durante 14 anos revelou 2,5 vezes mais ocorrência de HVE na presença de HA, cujo aumento nas chances de HVE para cada aumento de 19 mmHg na PAS foi de 49% ($p < 0{,}001$).[18]

RETINOPATIA HIPERTENSIVA

Os olhos são, com muita frequência, acometidos na HA. As lesões retinianas estão bem estudadas e identificá-las é um passo importante na estratificação de risco global dos indivíduos hipertensos. Em um estudo conduzido com 642 indivíduos entre 40 a 64 anos, a prevalência de retinopatia foi de 11% (IC 95% 8%-14%) entre europeus e 21% (IC 95% 16%-26%) em afro-caribenhos ($p < 0{,}001$), respectivamente.[19] Uma revisão de literatura sobre retinopatia hipertensiva mostrou que sua prevalência variou entre 2 e 15%, a depender da população estudada e do tempo de acompanhamento.[20]

Em um estudo de seguimento de 655 hipertensos, foi identificada uma incidência de 32,7% de retinopatia. Idade, duração da hipertensão e nível da pressão arterial sistólica foram significativamente relacionados à retinopatia ($p = 0{,}048$, $p = 0{,}035$ e $p = 0{,}012$, respectivamente).[21] Em estudo com 154 grávidas hipertensas com no mínimo 35 semanas de gestação atendidas no ambulatório de um hospital universitário de referência na Malásia, evidenciou-se prevalência de 32,5% de retinopatia hipertensiva.[22]

Assim, as evidências científicas apontam ocorrência de retinopatia hipertensiva variando entre 2 e 32%, dependendo das características da população estudada.

ANEURISMA DA AORTA

O aneurisma da aorta abdominal é uma condição clínica que merece acompanhamento frequente, pois sua evolução determina um importante risco de morte. As cirurgias emergenciais implicam alta mortalidade, ocorrendo em cerca de 50 a 60% dos casos. Os aneurismas da aorta abdominal em geral são causados por aterosclerose, sendo bastante comuns em indivíduos acima de 60 anos. A HA está presente em 60% dos pacientes com aneurisma da aorta e em 80% dos casos que cursam com sua disseção. As evidências científicas fortalecem a hipótese de que a HA tem um papel fundamental na expansão do aneurisma.

Em estudo de base populacional conduzido com 245 hipertensos na faixa etária de 50 a 70 anos, a prevalência de aneurisma da aorta abdominal diagnosticado por ultrassonografia (USG) foi de somente um caso identificado. Este resultado foi inesperado para os autores.[23] Em outro estudo de detecção de aneurisma da aorta abdominal em uma comunidade de 7.200 indivíduos de 60 a 80 anos, em 179 indivíduos foram encontrados aneurismas de tamanho maior ou igual a 3 cm (4,3%).

DOENÇA OBSTRUTIVA PERIFÉRICA

A doença arterial periférica (DOP) das extremidades está associada com altas morbidade e mortalidade cardiovasculares. A claudicação intermitente é a manifestação clínica sintomática mais comum da DOP e um importante preditor de mortalidade, aumentando em cerca de três vezes a de causa cardiovascular e em mais de duas vezes a mortalidade geral. A HA é o principal fator de risco para DOP. Dentre os hipertensos, a prevalência de claudicação intermitente é de 2 a 5%, cujo aumento ocorre com o envelhecimento. Por outro lado, em uma amostra de indivíduos com DOP, de 35 a 55% eram hipertensos. Quando as duas condições estão associadas, existe um aumento do risco de infarto agudo do miocárdio (IAM) e AVE.[24]

CONCLUSÕES

Apesar das iniciativas políticas com vistas à prevenção, do desenvolvimento de fármacos e melhorias tecnológicas que culminaram com relevante redução do impacto das DCV, estas ainda se mantêm como primeira causa de morte no Brasil e em outros países ocidentais. Nesse sentido, os dados epidemiológicos corroboram a urgente necessidade de refletir sobre o adequado manejo da DCV na perspectiva de reconhecer seus fatores de risco, monitorá-los e auxiliar nas mudanças de hábitos de vida. Superar os desafios da prática clínica considerando a natureza complexa das DCV e sua interação com a individualidade de cada portador é um assunto que ainda precisa ser amplamente discutido.

REFERÊNCIAS

1. Brasil. Saúde Brasil 2018: uma análise de situação de saúde e das doenças e agravos crônicos: desafios e perspectivas. Brasília: Ministério da Saúde; 2019. 428 p.
2. Ribeiro AL, Duncan BB, Brant LC, Lotufo PA, Mill JG, Barreto SM. Cardiovascular health in Brazil: trends and perspectives. Circulation. 2016;133(4):422-33.
3. Brasil. Pesquisa Nacional de Saúde: 2019: percepção do estado de saúde, estilos de vida, doenças crônicas e saúde bucal: Brasil e grandes regiões. Rio de Janeiro: IBGE; 2020. 105 p.
4. Magalhães LBNC, Amorim AM, Rezende EP. Conceito e aspectos epidemiológicos da hipertensão arterial. Rev Bras Hipertens. 2018;25(1):6-12.
5. Magalhães LBNC. Hipertensão arterial, a grande oportunidade de prevenção. Rev Norte e Nord Cardiol. 2015;5(1).
6. Passos V, Barreto S, Lima-Costa M. Detection of renal dysfunction based on serum creatinine levels in a Brazilian community. The Bambuí Health and Ageing Study. Brazilian J Med Biol Res. 2003;36(3):393-401.
7. Segura J, Campo C, Gil P, Roldán C, Vigil L, Rodicio JL Ruilope LM. Development of chronic kidney disease and cardiovascular prognosis in essential hypertensive patients. J Am Soc Nephrol. 2004;15(6):1616-22.
8. Silva LS da, Cotta RMM, Moreira TR, Silva RG da, Rosa C de OB, Machado JC, et al. Hidden prevalence of chronic kidney disease in hypertensive patients: the strategic role of primary health care. Public Health. 2016;140:250-7.
9. Charlotte Osafo, Mate-Kole M, Affram K, Adu D. Prevalence of chronic kidney disease in hypertensive patients in Ghana. Ren Fail. 2011;33(4):388-92.
10. Jr HMP, Miller JP, Fornoff JR, Baty JD, Sambhi MP, Rutan G, et al. Early predictors of 15-year end-stage renal disease in hypertensive patients. Hypertension. 1995;25(1):587-94.
11. Lobanova I, Qureshi AI. Blood pressure goals in acute stroke-how low do you go? Hypertens Emerg Med. 2018;20(4):28.
12. Putaala J, Yesilot N, Waje-Andreassen U, Pitkäniemi J, Vassilopoulou S, Nardi K, et al. Demographic and geographic vascular risk factor differences in European young adults with ischemic stroke: the 15 cities young stroke study. Stroke. 2012;43(10):2624-30.
13. Smajlović D. Strokes in young adults: epidemiology and prevention. Vasc Health Risk Manag. 2015;11:157-64.
14. Tham YK, Bernardo BC, Ooi JYY, Weeks KL, McMullen JR. Pathophysiology of cardiac hypertrophy and heart failure: signaling pathways and novel therapeutic targets. Arch Toxicol. 2015;89(9):1401-38.
15. DiPalo KE, Barone NJ. Hypertension and heart failure: prevention, targets, and treatment. Heart Fail Clin. 2020;16(1):99-106.
16. Oktay AA, Lavie CJ, Milani RV, Ventura HO, Gilliland YE, Shah S, Cash ME. Current perspectives on left ventricular geometry in systemic hypertension. Prog Cardiovasc Dis. 2016;59(3):235-46.
17. Lavie CL, Milani RV, Ventura HO, Messerli FH. Left ventricular geometry and mortality in patients >70 years of age with normal ejection fraction. Am J Cardiol. 2006;98:1398-9.
18. Yildiz M, Oktay AA, Stewart MH, Milani RV, Ventura HO, Lavie CJ. Left ventricular hypertrophy and hypertension. Prog Cardiovasc Dis. 2020;63(1):10-21.
19. Sharp PS, Chaturvedi N, Wormald R, McKeigue PM, Marmot MG, Young SM. Hypertensive retinopathy in Afro-Caribbeans and Europeans. Prevalence and risk factor relationships. Hypertension. 1995;25(6):322-5.
20. Grosso A, Veglio F, Porta M, Grignolo FM, Wong TY. Hypertensive retinopathy revisited: some answers, more questions. Br J Ophthalmol. 2005;89(12):1646-54.
21. Erden S, Bicakci E. Hypertensive retinopathy: incidence, risk factors, and comorbidities. Clin Exp Hypertens. 2012;34(6):397-401.
22. Rasdi AR, Nik-Ahmad-Zuky, L N, Bakiah S, Shatriah I. Hypertensive retinopathy and visual outcome in hypertensive disorders in pregnancy. Med J Malaysia. 2012;66(1):42-7.
23. Lindholm L, Ejlertsson G, Forsberg L, Norgren L. Low prevalence of abdominal aortic aneurysm in hypertensive patients: a population-based study. Acta Med Scand. 1985;218(6):305-10.
24. Clement DL, De Buyzere ML, Duprez DA. Hypertension in peripheral arterial disease. Curr Pharm Des. 2004;10(29):3615-20.

2

Associação de fatores de risco e lesões em órgãos-alvo

Henrique Tria Bianco
Maria Cristina de Oliveira Izar

INTRODUÇÃO

O ensaio de Framingham foi pioneiro em investigar prospectivamente os fatores de risco em uma população metodicamente estruturada. Desse estudo, iniciado em 1948, participaram 5.209 homens e mulheres, em uma amostra aleatória de um terço dos moradores da cidade de Framingham, Massachusetts (EUA), que não tinham doenças cardiovasculares (DCV) prévias.[1] Nessa análise, foram usados sete fatores para calcular o risco de DCV: idade, colesterol, pressão arterial sistólica, peso corporal, hemoglobina, tabagismo e hipertrofia ventricular esquerda (HVE), encontrada no eletrocardiograma (ECG).

Investigações epidemiológicas forneceram um retrato potencial para as afecções e métricas na saúde populacional. O progresso na identificação das pessoas em risco e dos fatores que precisam ser corrigidos possibilita, pelo menos sob o aspecto teórico, a interrupção da cadeia de elementos que culminariam em desfechos clínicos. Medir a carga de doenças e lesões nas populações requer uma métrica composta, que tenha a capacidade de identificar tanto a mortalidade prematura quanto a prevalência e gravidade dos agravos à saúde. O estudo Global Burden of Disease (GBD) 2010, uma colaboração de inúmeros pesquisadores, mostrou importantes tendências globais e regionais para mortalidade por todas as causas e para causas específicas.[2] As tendências quantificam o progresso em relação às metas explícitas de saúde, sejam locais, sejam nacionais ou globais, e ajudam a avaliar como estão funcionando os programas de prevenção. Atualizações regulares e abrangentes sobre causas de morte identificarão desafios emergentes à saúde pública. O documento GBD-2013 forneceu informações iniciais e relevantes sobre uma abordagem que é continuamente atualizada para vigilância em saúde global.[3]

O perfil de morbidade e mortalidade pode ser considerado um indicador relativo, tendo certo grau de sensibilidade e variabilidade, pois é influenciado pelas condições de vida e pelo desenvolvimento de cada população, sendo resultante de interação entre diversos fatores interdependentes. No Brasil, esse perfil tem sido alterado ao longo dos anos e os processos de transição demográfica e epidemiológica têm resultado na formação de grupos populacionais com características peculiares e específicas. Uma das principais características desse fenômeno é o aumento na prevalência de doenças crônicas não transmissíveis (DCNT), surgindo com maior impacto em países desenvolvidos.[4] Nos Estados Unidos da América e em países europeus, as revoluções Agrícola e Industrial, a urbanização e a melhora dos padrões de vida da população nas últimas décadas, foram elementos cruciais para o declínio da mortalidade, notadamente pela modificação do perfil epidemiológico desses países, em um cenário de pouco conhecimento médico e de implementação limitada de medidas terapêuticas eficazes.[5] Por sua vez, dados precisos sobre as causas de morte são fundamentais para o desenvolvimento de uma agenda de políticas de saúde eficazes. Entretanto, a disponibilidade de dados de mortalidade por causa específica de alta qualidade ainda é limitada.[6-8]

Nos últimos anos, um número crescente de diretrizes de prevenção e controle das DCV recomendou o uso de modelos de previsão de risco para identificar grupos que poderiam receber intervenções precoces.[9-11] No início do século XXI, as DCV tornaram-se a principal causa de mortalidade e morbidade prematuras em todo o mundo, com 80% originando-se de países de baixa renda e menos desenvolvidos, alinhados com os padrões sociais e econômicos. Dois grandes estudos de caso-controle resumiram o papel dos principais fatores de risco comuns na determinação do risco de infarto do miocárdio (estudo INTERHEART)[12] e acidente vascular encefálico (estudo INTERSTROKE).[13] Entretanto, e apesar da aparente certeza em seus achados, uma associação causal entre fatores de risco e doença não pode ser estabelecida a partir do desenho de caso-controle utilizado por esses estudos. Em vez disso, o objetivo desses documentos foi quantificar o efeito de fatores de risco conhecidos sobre a carga da doença, em vez de estabelecer novas relações causais. Tais relações causais foram estabelecidas para a maioria dos fatores de risco em estudos de coorte prospectivos anteriores e ensaios clínicos randomizados.

Em muitos países do mundo em desenvolvimento, diretrizes publicadas podem ser adaptadas para uso em suas próprias populações. Para países com poucos recursos, algumas seções das diretrizes, principalmente medicamentos, podem não ser acessíveis. Em termos práticos, adaptações podem depender da modificação bem-sucedida de algumas diretrizes dentro do escopo dos recursos disponíveis nesses países e com base em terapias acessíveis e viáveis.[14,15] A Diretriz Brasileira de Prevenção da Sociedade Brasileira de Cardiologia, de 2019, atualizou as estratégias de abordagem dos fatores de risco clássicos e discutiu novos conceitos, como a necessidade de agregar o conhecimento de fatores de risco ditos emergentes – por exemplo, a espiritualidade, fatores socioeconômicos e ambientais – a estratégias aditivas como a imunização. Evidências científicas que determinam mudanças na prática clínica devem ser baseadas nos desfechos do complexo saúde-doença, como morte e incidência de morbidades.[16]

HIPERTENSÃO ARTERIAL

Conceitualmente, a hipertensão arterial pode ser atribuída ao débito cardíaco elevado, resistência vascular periférica elevada ou à combinação de ambos. Cada um desses mecanismos é regulado por processos hemodinâmicos, neurais, humorais e renais, os quais variam em sua específica contribuição. À medida que as pessoas envelhecem, a causa predominante da hipertensão tende a ser a resistência vascular periférica elevada, muitas vezes em combinação com o aumento da rigidez vascular, manifestando-se clinicamente como hipertensão sistólica isolada.[17]

Os dois pilares do tratamento anti-hipertensivo são as terapias não farmacológica e medicamentosa. Cumpre destacar que modificações no estilo de vida devem sempre ser consideradas, e faz sentido manter essas mudanças mesmo após o início da terapia farmacológica. As medidas mais importantes são dieta pobre em sal, ingestão adequada de potássio, evitar o consumo excessivo de álcool, parar de fumar, manter uma dieta saudável e equilibrada, prática de exercícios físicos e perda de peso. O tratamento da hipertensão arterial com uma combinação de intervenções no estilo de vida e medicamentos pode diminuir significativamente o risco cardiovascular.

LESÕES EM ÓRGÃOS-ALVO

Está amplamente estabelecida a relação causal, linear e contínua entre o aumento da pressão arterial (PA) e o risco de DCV, em ambos os sexos, para todas as idades e em todos os grupos étnicos.[18] A presença de fatores de risco aumenta a probabilidade de doença coronariana, cerebrovascular, renal e arterial periférica nos pacientes hipertensos. Dessa forma, a identificação destes fatores deve fazer parte da avaliação diagnóstica do paciente hipertenso. A determinação dos níveis pressóricos é o método "padrão-ouro" para triagem e diagnóstico de hipertensão e para monitoramento do tratamento. No entanto, estimar a magnitude da flutuação da PA, que é crítica, pode ser alcançada pela avaliação e quantificação da variação específica em cada paciente. O comprometimento vascular resultante de níveis pressóricos consistentemente elevados é característico da hipertensão e uma das primeiras manifestações de lesão em órgão-alvo.[19,20] Na Tabela 1, pode-se observar a classificação do risco cardiovascular de acordo com os valores pressóricos, fatores de risco e lesões em órgãos-alvo.

Por sua vez, a rigidez arterial é um índice de saúde vascular, e a previsão oportuna de lesão orgânica mediada por hipertensão confere valor preditivo independente adicional para desfechos cardiovasculares, não apenas em pacientes hipertensos, mas também na população em geral.[22,23] A rigidez aórtica mais elevada, avaliada pela velocidade da onda de pulso (VOP), está associada ao aumento do risco de um primeiro evento. Desta forma, a VOP pode melhorar a previsão de risco quando adicionada aos clássicos fatores de risco, representando potencial valor como biomarcador. Em um interessante projeto, foram avaliadas as relações entre a VOP carotídeo-femoral, pressão de pulso central, índice de aumento e amplificação da pressão carotídeo-braquial para os eventos cardiovasculares maiores na comunidade de Framingham. Foi demonstrado que, por um aumento da variância na VOP carotídeo-femoral, o risco ajustado de um primeiro evento esteve significativamente aumentado [HR 1,48; IC 95% (1,16-1,91)].[22]

A variabilidade da PA de curto prazo ou variações circadianas exacerbadas que ocorrem dentro de um dia estão associadas ao

TABELA 1 Classificação do risco cardiovascular de acordo com os valores pressóricos, fatores de risco e lesões em órgãos-alvo

Fator de risco, LOA	Pré-hipertensão PAS 130-139 PAD 85-89	Estágio 1 PAS 140-159 PAD 90-99	Estágio 2 PAS 160-179 PAD 100-109	Estágio 3 PAS ≥ 180 PAD ≥ 110
Sem FR	Sem risco adicional	Risco baixo	Risco moderado	Risco alto
1 ou 2 FR	Risco baixo	Risco moderado	Risco alto	Risco alto
≥ 3 FR	Risco moderado	Risco alto	Risco alto	Risco alto
LOA; DRC estágio 3; DM; DCV	Risco alto	Risco alto	Risco alto	Risco alto

DCV: doença cardiovascular; DM: *diabetes mellitus*; DRC: doença renal crônica; FR: fator de risco; LOA: lesão em órgão-alvo; PAD: pressão arterial diastólica; PAS: pressão arterial sistólica.
Fonte: adaptada de Barroso et al., 2021.[21]

aumento de eventos cardiovasculares, mortalidade e danos em órgãos-alvo. Conceitos de variabilidade da PA, incluindo "hipertensão do avental branco" e "hipertensão mascarada", são bem reconhecidos na prática clínica. No entanto, hipertensão noturna, pico matinal e hipertensão matinal também são fenótipos importantes de variabilidade pressórica de curto prazo, e que merecem atenção, especialmente no ambiente de cuidados primários.[24]

A DCV é multifacetada e se estende ao longo da vida, frequentemente influenciada por um conjunto de fatores de risco, incluindo obesidade, dislipidemia, *diabetes mellitus* e hipertensão. Alterações patológicas pré-clínicas vasculares, no coração e nos rins, denominadas lesões em órgãos-alvo (LOA), são comuns e podem levar à falência de órgãos em estágio final, notadamente na ausência de intervenção. Embora muitas vezes assintomática, as LOA pré-clínicas podem ser consideradas um desfecho intermediário para os eventos mais graves. Alguns estudos demonstraram uma forte associação entre a PA elevada e alterações estruturais e funcionais, e com evidências sugerindo que a regressão de LOA com a redução da PA pode mitigar esse risco.[25-27]

Outro interessante estudo especulou sobre a associação entre HVE e a carga cumulativa de pressão arterial derivada da monitoração ambulatorial da pressão arterial (MAPA). Esse estudo de coorte retrospectivo compreendeu 634 pacientes consecutivos com hipertensão essencial por mais de 1 ano. A LOA foi definida como a presença de HVE e/ou placas carotídeas. Como resultado, a carga pressórica sistólica cumulativa, sobretudo para o período noturno, foi um preditor independente de HVE [OR: 1,002; IC 95% (1,001-1,004), $p < 0,001$)] e placas da artéria carótida [OR: 1,003; IC 95% (1,002-1,007), $p = 0,007$)].[28] Com o objetivo de avaliar qualitativa e quantitativamente a associação de pré-hipertensão com o acidente vascular encefálico (AVE), foi realizada uma interessante metanálise com a inclusão de 12 estudos, com 518.520 participantes. A pré-hipertensão esteve associada ao risco de AVC incidente [HR: 1,55; IC 95% (1,35-1,79), $p < 0,001$)], sobretudo em valores mais altos para este estágio (PAS 130-139 ou PAD de 85-89 mmHg).[29]

HIPERTENSÃO E DOENÇA RENAL CRÔNICA

A hipertensão é uma das principais causas de doença renal crônica (DRC). O número crescente desta afecção está se tornando um grave problema de saúde pública, demandando grande quantidade de recursos e apresentando impactos na qualidade de vida. Também é de conhecimento que a DRC está associada ao aumento nas taxas de mortalidade cardiovascular e também por todas as causas. Dado o papel do rim na regulação da PA, não é de surpreender que, em comparação com pacientes sem DRC, a hipertensão seja mais prevalente entre os indivíduos com a doença.[30]

O efeito da redução intensiva da PA nos desfechos cardiovasculares, mortalidade por todas as causas e progressão da DRC foi explorado em uma análise de subgrupo predefinida de 2.646 participantes do estudo SPRINT, com taxa estimada de filtração glomerular (eGFR) de 20 a 60 mL/min/1,73 m^2 no período basal. Acima de uma mediana de seguimento de 3,3 anos, em comparação com uma meta padrão de PAS < 140 mmHg, a redução intensiva da PAS para níveis < 120 mmHg resultou em redução de 19% na ocorrência do desfecho cardiovascular composto primário [HR: 0,81; IC 95% (0,63-1,05)] e redução de 28% no risco de mortalidade por todas as causas [HR: 0,72; IC 95% (0,53-0,99)]. Entretanto, a despeito da melhora nas taxas de eventos, a redução intensiva da PA não trouxe benefícios na progressão da DRC. O resultado composto pré-especificado de declínio na eGFR > 50% ou evolução para doença renal terminal ocorreu em 15 pacientes no braço de tratamento intensivo *versus* 16 pacientes no braço de tratamento padrão [HR: 0,90; IC 95% (0,44-1,83)].[31]

HIPERTENSÃO E SÍNDROME METABÓLICA

Vários estudos têm sugerido que não apenas a hipertensão, mas também a síndrome metabólica deve ser considerada como fator de risco para as DCV.[32,33] Não obstante o conhecimento de que hipertensão e diabetes têm sido documentados como os principais fatores para a progressão da DRC, os triglicérides em particular também parecem estar associados ao agravo desta afecção.[34,35] Adicionalmente, com o envelhecimento, o rim sofre alterações inexoráveis e progressivas no desempenho estrutural e funcional, e essas alterações relacionadas ao envelhecimento são mais evidentes nos diabéticos.

CONCLUSÃO

A hipertensão arterial é uma condição clínica multifatorial, caracterizada por níveis pressóricos elevados e sustentados. Associa-se frequentemente a alterações funcionais e/ou estruturais dos órgãos-alvo e a alterações metabólicas, com consequente aumento do risco de eventos cardiovasculares. Dessa forma, o tratamento e a correta abordagem visam, em última análise, à redução da morbidade cardiovascular, notadamente nos pacientes com doença estrutural estabelecida e naqueles de maior risco cardiovascular. A decisão terapêutica deve ser baseada no risco considerando-se a presença de lesão em órgão-alvo e/ou doença cardiovascular estabelecida, e não apenas o nível pressórico.

REFERÊNCIAS

1. Truett J, Cornfield J, Kannel W. A multivariate analysis of the risk of coronary heart disease in Framingham. J Chronic Dis. 1967;20(7):511-24.
2. Salomon JA, Wang H, Freeman MK, Vos T, Flaxman AD, Lopez AD, Murray CJL. Healthy life expectancy for 187 countries, 1990-2010: a systematic analysis for the Global Burden Disease Study 2010. Lancet. 2012;380:2144-62.
3. GBD 2013 Mortality and Causes of Death Collaborators. Global, regional, and national age-sex specific all-cause and cause-specific mortality for 240 causes of death, 1990-2013: a systematic analysis for the Global Burden of Disease Study 2013. Lancet. 2014;385:117-71.
4. Campolina AG, Adami F, Santos JLF, Lebrão, ML. A transição de saúde e as mudanças na expectativa de vida saudável da população idosa: possíveis impactos da prevenção de doenças crônicas. Cad Saúde Pública. 2013;29(6):1217-29.
5. Murray CJL, Lopez A. The Global Burden of Disease: a comprehensive assessment of mortality and disability from diseases, injuries and risk factors in 1990 and projected to 2020. Boston: Harvard University Press; 1996.
6. Mathers CD, Fat DM, Inoue M, Rao C, Lopez A. Counting the dead and what they died from: an assessment of the global status of cause of death data. Bull World Health Organ. 2005;83(3).
7. Sibai A. Mortality certification and cause-of-death reporting in developing countries. Bull World Health Organ. 2004;82:83.
8. Franco M, Cooper RS, Bilal U, Fuster V. Challenges and opportunities for cardiovascular disease prevention. Am J Med. 2011;124:95-102.
9. Goff DC, Jr., Lloyd-Jones DM, Bennett G, Coady S, D'Agostino RB, Gibbons R, et al. 2013 ACC/AHA guideline on the assessment of cardiovascular risk: a report of the American College of Cardiology/American Heart Association Task Force on Practice Guidelines. Circulation. 2014;129:S49-73.
10. Hippisley-Cox J, Coupland C, Brindle P. Development and validation of QRISK3 risk prediction algorithms to estimate future risk of cardiovascular disease: prospective cohort study. BMJ. 2017;357:j2099.
11. Muntner P, Colantonio LD, Cushman M, Goff DC, Jr. Validation of the atherosclerotic cardiovascular disease Pooled Cohort risk equations. JAMA. 2014;311:1406-15.
12. Yusuf S, Hawken S, Ounpuu S, Dans T, Avezum A, Lanas F, McQueen M, Budaj A, Pais P, Varigos J, Lisheng L; INTERHEART Study Investigators. Effect of potentially modifiable risk factors associated with myocardial infarction in 52 countries

(the INTERHEART study): case-control study. Lancet. 2004;364:937-52.
13. O'Donnell MJ, Chin SL, Rangarajan S, Xavier D, Liu L, Zhang H, et al. Global and regional effects of potentially modifiable risk factors associated with acute stroke in 32 countries (INTERSTROKE): a case-control study. Lancet. 2016;388:761-75.
14. Khatib R, McKee M, Shannon H, Chow C, Rangajaran S, Teo K, et al. Availability and affordability of cardiovascular disease medicine and their effect on use in high-income, middle-income and low-income countries: an analysis of the PURE study data. Lancet. 2016;387:61-9.
15. Khatib R, Schwalm JD, Yusuf S, Haynes RB, McKee M, Khan M, Nieuwlaat R. Patient and healthcare provider barriers to hypertension awareness, treatment and follow up: a systematic review and meta-analysis of qualitative and quantitative studies. PLoS One. 2014;9e84238.
16. Précoma DB, Oliveira GMM, Simão AF, Dutra OP, Coelho OR, Izar MCO, et al. Atualização da Diretriz de Prevenção Cardiovascular da Sociedade Brasileira de Cardiologia – 2019. Arq Bras Cardiol. 2019 [online]; ahead of print, PP.0-0.
17. Wallace SM, Yasmin, McEniery CM, Mäki-Petäjä KM, Booth AD, Cockcroft JR, Wilkinson IB. Isolated systolic hypertension is characterized by increased aortic stiffness and endothelial dysfunction. Hypertension. 2007;50:228-33.
18. Ettehad D, Emdin CA, Kiran A, Anderson SG, Callender T, Emberson J, et al. Blood pressure lowering for prevention of cardiovascular disease and death: a systematic review and meta-analysis. Lancet. 2016;387(10022):957-6.
19. Chadachan VM, Ye MT, Tay JC, Subramaniam K, Setia S. Understanding short-term blood-pressure-variability phenotypes: from concept to clinical practice. Int J Gen Med. 2018;11:241-54.
20. Ecobici M, Stoicescu C. Arterial stiffness and hypertension – which comes first? Maedica (Bucur). 2017;12:184-90.
21. Barroso WKS, Rodrigues CIS, Bortolotto LA, Mota-Gomes MA, Brandão AA, Feitosa ADM, et al. Diretrizes Brasileiras de Hipertensão Arterial – 2020. Arq. Bras. Cardiol. 2021;116(3):516-658.
22. Mitchell GF, Hwang SJ, Vasan RS, Larson MG, Pencina MJ, Hamburg NM, et al. Arterial stiffness and cardiovascular events: the Framingham Heart Study. Circulation. 2010;121:505-11.
23. Willum-Hansen T, Staessen JA, Torp-Pedersen C, Rasmussen S, Thijs L, Ibsen H, Jeppesen J. Prognostic value of aortic pulse wave velocity as index of arterial stiffness in the general population. Circulation. 2006;113:664-70.
24. Parati G, Ochoa JE, Lombardi C, Bilo G. Assessment and management of blood-pressure variability. Nat Rev Cardiol. 2013;10(3):143-55.
25. Okin PM, Devereux RB, Jern S, Kjeldsen SE, Julius S, Nieminen MS, et al. LIFE Study Investigators. Regression of electrocardiographic left ventricular hypertrophy during antihypertensive treatment and the prediction of major cardiovascular events. JAMA. 2004;292:2343-9.
26. Fagard RH, Celis H, Thijs L, Wouters S. Regression of left ventricular mass by antihypertensive treatment: a meta-analysis of randomized comparative studies. Hypertension. 2009;54:1084-91.
27. Zhou B, Li C, Shou J, Zhang Y, Wen C, Zeng C. The cumulative blood pressure load and target organ damage in patients with essential hypertension. J Clin Hypertens (Greenwich). 2020;22(6):981-90.
28. Markus MR, Stritzke J, Lieb W, Mayer B, Luchner A, Döring A, Keil u, et al. Implications of persistent prehypertension for ageing-related changes in left ventricular geometry and function: the MONICA/KORA Augsburg study. J Hypertens. 2008;26:2040-9.
29. Drukteinis JS, Roman MJ, Fabsitz RR, Lee ET, Best LG, Russell M, Devereux RB. Cardiac and systemic hemodynamic characteristics of hypertension and prehypertension in adolescents and young adults: the strong heart study. Circulation. 2007;115:221-7.
30. Kim SH, Cho GY, Baik I, Lim SY, Choi CU, Lim HE, et al. Early abnormalities of cardiovascular structure and function in middle-aged Korean adults with prehypertension: the Korean Genome Epidemiology Study. Am J Hypertens. 2011;24:218-24.
31. Cheung AK, Rahman M, Reboussin DM, Craven TE, Greene T, Kimmel PL, et al. SPRINT Research Group. Effects of intensive BP control in CKD. J Am Soc Nephrol. 2017;28:2812-23.
32. Chen J, Muntner P, Hamm LL, Jones DW, Batuman V, Fonseca V, et al. The metabolic syndrome and chronic kidney disease in U.S. adults. Ann Intern Med. 2004;140:167-74.
33. Kurella M, Lo JC, Chertow GM. Metabolic syndrome and the risk for chronic kidney disease among nondiabetic adults. J Am Soc Nephrol. 2005;16:2134-40.
34. Xie K, Bao L, Jiang X, Ye Z, Bing J, Dong Y, et al. The association of metabolic syndrome components and chronic kidney disease in patients with hypertension. Lipids Health Dis. 2019;18:229.
35. Tsuruya K, Yoshida H, Nagata M, Kitazono T, Iseki K, et al. Impact of the triglycerides to high-density lipoprotein cholesterol ratio on the incidence and progression of CKD: a longitudinal study in a large Japanese population. Am J Kidney Dis. 2015;66:972-83.

3

Monitoração ambulatorial da pressão arterial e lesões em órgãos-alvo

Maria Teresa Nogueira Bombig
Yoná Afonso Francisco

INTRODUÇÃO

A hipertensão arterial (HA) é um importante problema de saúde pública em virtude de sua associação com uma série de doenças significativas e resultados adversos, além de diferenças étnicas importantes na patogênese e nas consequências cardio/cerebrovasculares. A hipertensão evolui com alterações estruturais e/ou funcionais em órgãos-alvo, como coração, cérebro, rins e vasos, e é o principal fator de risco modificável com associação independente, linear e contínua para doenças cardiovasculares (DCV), doença renal crônica (DRC) e morte prematura.[1]

De acordo com a Diretriz Brasileira de Hipertensão de 2020 (DBHA 2020), são considerados hipertensos os pacientes com pressão arterial (PA) sistólica (PAS) ≥ 140 mmHg e/ou PA diastólica (PAD) ≥ 90 mmHg. Pacientes com PAS entre 120 e 139 mmHg e PAD entre 80 e 89 mmHg são classificados como indivíduos de PA normal ou pré-hipertensos, e tais pessoas apresentam risco cardiovascular (RCV) mais elevado em comparação àqueles com PA ótima ou normal.[1]

A HA é tipicamente definida na prática clínica e em ambientes de pesquisa com base nas leituras de PA durante as visitas clínicas e classificada pelo nível mais elevado de PAS ou PAD. No entanto, a PA é um fenômeno dinâmico e varia ao longo de 24 horas e de um dia para o outro, principalmente em idosos.[2]

A PA é variável em um mesmo indivíduo ao longo do tempo e entre as técnicas de aferições obtidas em um curto período. Os padrões de PA diurna em cada paciente, individualmente, são comuns, reprodutíveis[3] e podem ser bem caracterizados utilizando-se a monitoração ambulatorial da pressão arterial (MAPA), uma técnica não invasiva que fornece um instantâneo de 24 horas da PA e sua variação.

A MAPA refere-se ao registro da PA, geralmente ao longo de 24 horas, para avaliar os padrões de variabilidade da pressão, e fornece uma avaliação superior e mais precisa da PA verdadeira do que a medição tradicional baseada em clínica. A MAPA pode detectar alterações circadianas (alterações rítmicas diurnas, o descenso do sono e a ascensão matinal) e a variabilidade da PA (VPA) com diferentes alterações ambientais e emocionais.[4] Além disso, é uma ferramenta melhor do que uma medida da PA para avaliar o efeito da terapia anti-hipertensiva e predizer desfechos cardiovasculares.[5,6]

A MAPA é melhor preditor de RCV e de lesão em órgão-alvo (LOA) do que a PA do consultório.[7] A média ambulatorial da PA de 24 horas demonstrou ter melhor relação com eventos não fatais ou fatais,[8] como eventos coronarianos fatais e não fatais e acidente vascular encefálico (AVE).[9]

MAPA NA PRÁTICA CLÍNICA

O diagnóstico de HA deverá ser sempre validado por medições repetidas, em condições ideais, em duas ou mais visitas médicas em intervalo de dias ou semanas; ou, de maneira mais assertiva, realizando-se o diagnóstico com medidas fora do consultório com a MAPA ou a monitoração residencial da PA (MRPA), excetuando-se os pacientes que já apresentam LOA ou DCV.[1]

Diretrizes recentes das sociedades europeias de cardiologia (ESC/ESH 2018) recomendam que o diagnóstico de hipertensão seja baseado em medições repetidas de PA no consultório ou MAPA, se economicamente viável.[10] Da mesma forma, a DBHA 2020 recomenda o uso de medidas de PA fora do consultório como uma estratégia alternativa às avaliações repetidas da PA dentro dele para confirmar o diagnóstico de HA, desde que sejam logística e economicamente viáveis.[1]

A MAPA é a ferramenta mais eficaz e o exame padrão-ouro para diagnosticar hipertensão, incluindo a hipertensão do avental branco (HAB), hipertensão mascarada (HM) e hipertensão noturna (HN).[11] Além disso, pode auxiliar no início do tratamento da hipertensão em pacientes com riscos cardiovasculares diferenciados,[5] que podem incluir pacientes de baixo risco com HAB, ou com alto risco, incluindo pacientes hipertensos sustentados.

A MAPA tem se mostrado útil no monitoramento da PA em gestantes, principalmente durante o último trimestre de gestação. O uso mais significativo da MAPA na gravidez é para descartar HAB, cuja prevalência foi encontrada em cerca de 30% em um estudo de Bellomo et al. Essas mulheres podem evitar o uso de medicação anti-hipertensiva sem qualquer impacto no desfecho da gravidez.[12] Demonstrou-se que prediz eventos da gravidez, com pacientes hipertensas apresentando risco aumentado de cesariana de segmento inferior.[12]

Outras indicações podem incluir triagem para apneia obstrutiva do sono (AOS) e em pacientes com variabilidade da frequência cardíaca pós-prandial e sintomas de hipotensão, para descartar disfunção autonômica. Além disso, incluem-se síndromes genéticas como neurofibromatose tipo 1, síndrome de Turner e síndrome de Williams, que podem ter estenose da artéria renal subjacente e/ou coarctação da aorta.[13]

Para pacientes em tratamento para hipertensão, pode ser útil no monitoramento da terapia anti-hipertensiva, desenvolvimento de sintomas de hipotensão no tratamento, resistência a medicamentos e correlação com leituras de PA de consultório. No entanto, as leituras da PA de consultório ainda são usadas no monitoramento da terapia anti-hipertensiva.[13]

Na prática clínica, portanto, a MAPA tornou-se uma ferramenta indispensável, pois tem utilidade diagnóstica, prognóstica e terapêutica.[13]

No Quadro 1 estão listadas as indicações de MAPA em populações selecionadas.[1]

DIAGNÓSTICO DA HIPERTENSÃO ARTERIAL PELA MAPA

A Tabela 1 apresenta os valores de PAS e PAD que definem a HA de acordo com a PA de consultório e à MAPA na vigília e no sono.

A MAPA caracteriza a PA em quatro classes: a) Normotensão: PA de 24 horas < 130/80 mmHg; b) Hipertensão arterial (HA): médias da PA de 24 horas ≥ 130/80 mmHg; c) Hipertensão do avental branco (HAB): divergência nos valores da PA registrados no consultório e à MAPA, de forma que no consultório são encontrados valores anormais (≥ 140/90 mmHg) e, à MAPA, são registrados valores normais de PA; d) Hipertensão mascarada (HM): também caracterizada pela divergência nos valores da PA

QUADRO 1 Indicações para MAPA
Pesquisa de HAB, particularmente em HA estágio 1 no consultório e na elevação acentuada da PA no consultório, em pacientes sem LOA
Pesquisa de HM, particularmente em pré-hipertensão no consultório e na PA normal em consultório, nos pacientes com LOA ou com alto RCV
Confirmação do diagnóstico de HAR
Avaliação do controle da HA, especialmente em pacientes de alto RCV
Em indivíduos com resposta exacerbada da PA ao exercício
Na presença de grande variabilidade da PA no consultório
Avaliação de sintomas sugestivos de hipotensão durante o tratamento
Avaliação da PA durante o sono e/ou descenso vigília/sono (p. ex., suspeita de HN, apneia obstrutiva do sono, doença renal crônica, diabetes, HA endócrina ou disfunção autonômica)
Investigação de hipotensão postural e pós-prandial em pacientes não tratados e tratados

HA: hipertensão arterial; HAB: hipertensão do avental branco; HAR: hipertensão arterial resistente; HM: hipertensão arterial mascarada; HN: hipertensão arterial noturna; LOA: lesão em órgão-alvo; MAPA: monitoração ambulatorial da pressão arterial; PA: pressão arterial; RCV: risco cardiovascular.

TABELA 1 Definição de hipertensão arterial de acordo com a pressão arterial de consultório e a monitoração ambulatorial da pressão arterial

Categoria	PAS (mmHg)		PAD (mmHg)
PA no consultório	≥ 140	e/ou	≥ 90
MAPA 24 horas	≥ 130	e/ou	≥ 80
Vigília	≥ 135	e/ou	≥ 85
Sono	≥ 120	e/ou	≥ 70

MAPA: monitoração ambulatorial da pressão arterial; PA: pressão arterial; PAD: pressão arterial diastólica; PAS: pressão arterial sistólica.
Fonte: DBHA 2020.[1]

registrados no consultório e à MAPA, na qual são encontrados valores normais na medida da PA no consultório e valores anormais de PA à MAPA (> 135/85 mmHg).[1,14]

Nas Figuras 1 e 2 vemos caracterizados, respectivamente, os fenótipos possíveis na HA e em pacientes tratados.

EFEITO DO AVENTAL BRANCO

Define-se efeito do avental branco (EAB) como o valor referente à diferença entre a medida da PA no consultório e a média da vigília à MAPA ou à MRPA (≥ 135/85 mmHg). Considera-se EAB significativo quando essa diferença for superior a 20 e 10 mmHg, respectivamente, nas pressões sistólica e diastólica.[14] Essas situações não mudam o diagnóstico, ou seja, se o indivíduo é normotenso, permanecerá normotenso e, se é hipertenso, continuará sendo hipertenso. Pode ser útil para identificar indivíduos com risco de ter diferenças relevantes na PA dentro e fora do consultório, o que pode contribuir para um melhor manejo terapêutico.[1]

RELAÇÃO DE LESÕES EM ÓRGÃOS-ALVO COM MAPA

A detecção de sintomas e sinais de comprometimento em órgãos-alvo no paciente hipertenso é importante para melhor

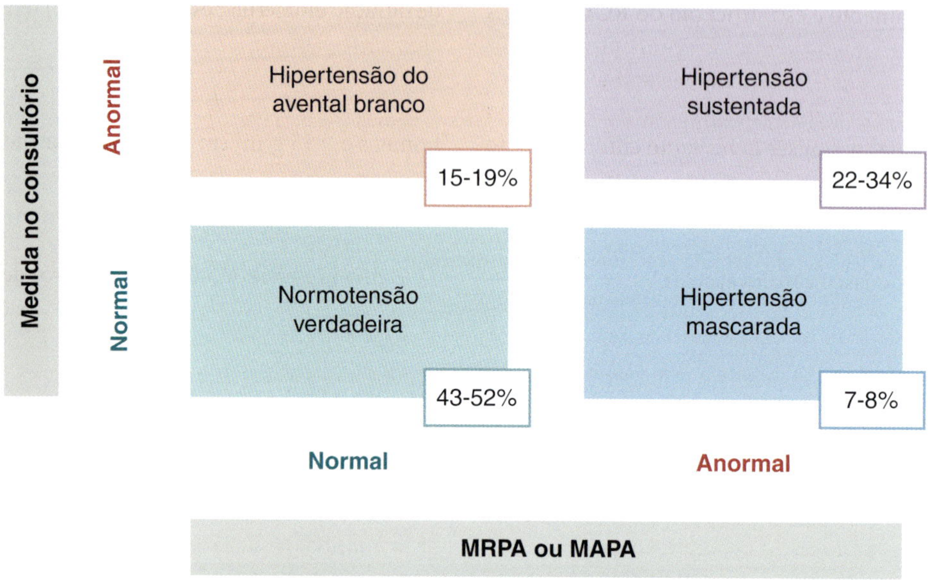

FIGURA 1 Diagnósticos possíveis na hipertensão arterial (fenótipos).

MAPA: monitoração ambulatorial da pressão arterial; MRPA: monitoração residencial da pressão arterial.
Fonte: DBHA 2020.[1]

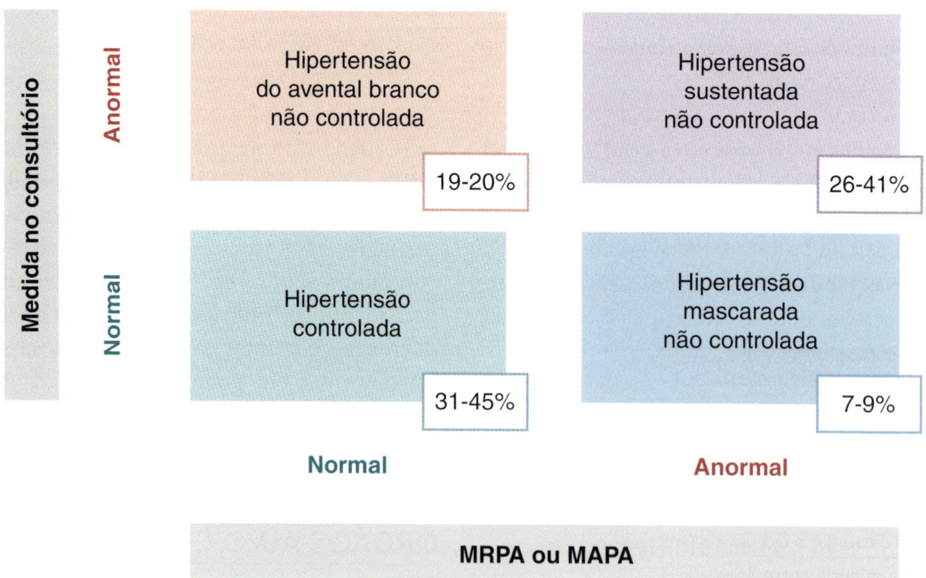

FIGURA 2 Fenótipos em hipertensos tratados.

MAPA: monitoração ambulatorial da pressão arterial; MRPA: monitoração residencial da pressão arterial.
Fonte: DBHA 2020.[1]

tratamento e estratificação do RCV. As LOA são frequentes, muitas vezes subdiagnosticadas, e geralmente não estão incluídas nos escores de estratificação de risco. É fundamental pesquisar LOA, tanto clínicas quanto subclínicas, para orientação terapêutica mais completa. Quando, no mesmo indivíduo, várias LOA coexistem, há um aumento adicional do risco cardiovascular.[1]

Em geral, as leituras da MAPA podem orientar o prognóstico de LOA subjacentes e podem ser um preditor útil de RCV.[1]

A relação entre os índices de MAPA e danos renais foi investigada em 998 homens chineses idosos (idade média de 78,44 ± 12,02 anos) com hipertensão primária. Função renal, exames laboratoriais (expressos por proteinúria, razão albumina/creatinina na urina, taxa de filtração glomerular estimada, nitrogênio ureico no sangue) e MAPA, incluindo PA, variabilidade da PA e ritmos circadianos da PA, foram avaliados e concluiu-se que os índices de MAPA associados ao dano renal podem ser considerados um marcador preditivo precoce de comprometimento da função renal em pacientes chineses idosos do sexo masculino com hipertensão.[15]

As LOA podem ser definidas como a presença de anormalidades renais, aumento do índice de massa do ventrículo esquerdo (IMVE)/hipertrofia ventricular esquerda (HVE) ou rigidez arterial. As anormalidades renais podem ser avaliadas pela presença de um ritmo de filtração glomerular estimado (RFGe) reduzido < 60 mL/min/1,73 m^2; excreção urinária de albumina ≥ 30 mg/g de creatinina. A HVE pode ser calculada pelo IMVE (≥ 115 g/m^2 em homens e ≥ 95 g/m^2 em mulheres), por meio de ecocardiograma e realizado de acordo com as recomendações da Sociedade Americana de Ecocardiografia. Também é possível detectar LOA pela presença de aterosclerose carotídea, acidente vascular encefálico (AVE), infarto do miocárdio e aumento da razão albumina/creatinina na urina e cistatina C sérica.[15] A rigidez arterial definida pela velocidade da onda de pulso (VOP), quando alterada, também denota LOA.[1]

Estudo de Poveda Garcia et al. demonstrou a utilidade da MAPA 24 horas na avaliação sistemática de LOA subclínicas. Os autores relataram a presença de albuminúria em 84% dos pacientes, DRC estágio 3 em 44,9%, HVE ao ecocardiograma em 56,5% e retinopatia hipertensiva no exame de fundo de olho em 64% dos pacientes com hipertensão arterial resistente (HAR) verdadeira. As três variáveis associadas com aumento do risco de HAR foram a albuminúria, a retinopatia hipertensiva e a HVE. Ressaltaram que a realização de testes sistemáticos para LOA, particularmente albuminúria, ferramenta de baixo custo, é muito útil para pacientes que necessitam de MAPA.[16]

No Quadro 2, vemos alteração de exames que, quando disponíveis, denotam LOA.

QUADRO 2 Lesões em órgãos-alvo
ECG [índice Sokolow-Lyon (SV1 + RV5 ou RV6)] ≥ 35 mm; RaVL > 11 mm; Voltagem de Cornell > 2.440 mm.ms ou índice de Cornell > 28 mm em homens e > 20 mm em mulheres
ECO: IMVE ≥ 116 g/m^2 nos homens ou ≥ 96 g/m^2 nas mulheres
ITB < 0,9
DRC estágio 3 (RFGe entre 30-60 mL/min/1,73m^2)
Albuminúria entre 30-300 mg/24h ou relação albumina/creatinina urinária 30 a 300 mg/g
VOP carótido-femoral > 10 m/s

DRC: doença renal crônica; ECG: eletrocardiograma; ECO: ecocardiograma; IMVE: índice de massa ventricular esquerda; ITB: índice tornozelo-braquial; RFGe: ritmo de filtração glomerular estimado; VOP: velocidade de onda de pulso.
Fonte: DBHA 2020.[1]

À demonstração dos riscos da elevação da PA para a ocorrência de desfechos clínicos, adicionaram-se evidências dos danos vasculares e cardíacos pré-clínicos em valores de PA inferiores aos tradicionalmente utilizados para o diagnóstico de HA.[1]

LESÕES EM ÓRGÃOS-ALVO E PRESSÃO ARTERIAL NORMAL ALTA/PRÉ-HIPERTENSÃO

De acordo com a diretriz americana de hipertensão de 2017 (ACC/AHA 2018), a PA normal alta é definida como PA sistólica entre 130 e 139 mmHg e/ou PA diastólica entre 85 e 89 mmHg, com base em duas ou mais leituras de PA com o paciente sentado, adequadamente medidas em cada uma das duas ou mais visitas de consultório. A PA normal alta aumenta o risco de doença cardiovascular, mesmo em faixas baixas.[6]

O IMVE é maior na PA normal alta do que na PA normal.[17]

Em pacientes hipertensos tratados com IMVE mais elevado e HVE, esta é mais comum naqueles com descenso do sono (DS) ausente à MAPA. Pacientes com PA normal alta com DS presente e com DS ausente foram associados à massa ventricular esquerda em estudo de Xiao et al. Os autores verificaram que, depois que vários fatores clínicos relevantes de confusão (triglicérides, colesterol total, lipoproteína de baixa densidade e coeficiente de variação da PA sistólica e diastólica em 24 horas) foram ajustados, os pacientes com PA normal alta com DS presente e aqueles com DS ausente apresentaram IMVE mais alto (maior naqueles com PA normal alta do que em normotensos). Verificou-se também que o IMVE estava aumentado no grupo com DS ausente em comparação com o grupo com DS presente.[18]

Foram demonstradas consequências cardíacas decorrentes dos níveis pressóricos discretamente elevados, categorizadas como pré-hipertensão. Assim, os pré-hipertensos, mesmo ainda considerados não hipertensos, devem ser avaliados e estratificados.[1] Yeter et al. relataram que pacientes com pré-hipertensão com DS ausente à MAPA possuíam função diastólica do VE mais prejudicada do que pacientes com DS presente com pré-hipertensão. Os parâmetros diastólicos foram prejudicados em pacientes pré-hipertensos com DS ausente, o que pode indicar diminuição da função diastólica, que, por sua vez pode contribuir para a hipertensão em futuro próximo.[19] Nesse estudo foram incluídos apenas os indivíduos que tinham indicação clínica para realizar a MAPA, além do que a pré-hipertensão inclui valores de PA de 120-139/80-89 mmHg, enquanto a PA normal alta inclui valores de PA de 130-139/85-89 mmHg. A PA normal alta provavelmente também está associada a alterações prejudiciais do VE.

Cuspidi et al.[20] mostaram que o IMVE foi maior em PA normal alta do que em normotensão, e o IMVE está aumentado no grupo com DS ausente em comparação com o grupo DS presente. Os autores fizeram análise de dados transversal e longitudinal da população PAMELA (*Pressioni Arteriose Monitorate E Loro Associazioni*), avaliando a associação entre pré-hipertensão e HVE basal e o risco de HVE de início recente associado a essa condição no subconjunto de participantes com IMVE normal. As taxas de prevalência de HVE (MVE/área de superfície corporal) mostraram um aumento significativo e progressivo do grupo normotenso (2,1%) para pré-hipertensão (6,7%) e hipertensão (18,3%). A incidência de HVE aumentou progressivamente do grupo normotenso para pré-hipertensão e hipertensão (9,0, 23,2 e 36,5%, respectivamente). O risco de nova HVE foi significativamente maior na pré-hipertensão que progrediu para hipertensão sustentada do que naqueles com pré-hipertensão persistente em comparação com participantes normotensos persistentes e durante o seguimento não modificaram a força da associação entre pré-hipertensão e HVE de início recente.[20] Esta nova evidência sobre a associação de pré-hipertensão com HVE apoia a visão de que devem ser intensificadas as ações preventivas para essa condição que afeta grande parte da população geral.

HIPERTENSÃO DO AVENTAL BRANCO E LESÕES EM ÓRGÃOS-ALVO

A HAB é uma entidade de PA falsamente elevada no consultório, enquanto nas leituras de PA em casa com a MAPA são normais. Em adultos com PAS não tratada maior que 130 mmHg, mas menor que 160 mmHg ou PAD maior que 80 mmHg, mas menor que 100 mmHg, é razoável rastrear a presença de HAB usando MAPA diurna ou a MRPA antes do diagnóstico de HA.[6] A HAB é mais comum em idosos, mulheres, fumantes e pessoas sem LOA.[6]

Estudos que compararam o prognóstico dos pacientes com HAB com o de normotensos verdadeiros mostraram que aqueles com HAB tiveram mais eventos do que os normotensos, conforme se observa na Figura 3.

Em estudo de Tocci et al., de análise de banco de dados de 2.209 pacientes, 351 (15,9%) apresentavam HAB, que foi associada ao aumento do risco de hospitalização por hipertensão, infarto do miocárdio (IM) e insuficiência cardíaca (IC).[27]

Em comparação com a normotensão verdadeira, a HAB está associada a maior atividade adrenérgica, maior prevalência de fatores de risco metabólicos, LOA mais frequente e maior risco para desenvolver diabetes e progressão para hipertensão sustentada e HVE.[28] Na HAB, os valores da PA fora do consultório tendem a ser mais altos do que na normotensão verdadeira, o que pode explicar o aumento do risco de eventos cardiovasculares em longo prazo.[1] No entanto, a presença de LOA e o risco de eventos cardiovasculares associados à HAB são menores do que na hipertensão sustentada.[29]

Hipertensão do avental branco × normotensão

Estudo	Estatística para cada estudo					Razão de chance (IC 95%)
	Razão de chance	Limite inferior	Limite superior		Valor de *p*	
Verdecchia 1994[21]	1,170	0,253	5,402	0,201	0,841	
Kario 2001[22]	0,760	0,164	3,529	−0,350	0,726	
Fagard 2005[23]	1,000	0,372	2,686	0,000	1,000	
Ohkubo 2005[24]	0,950	0,389	2,322	−0,112	0,910	
Hansen 2006[25]	0,960	0,500	1,842	−0,123	0,902	
Pierdomenico 2008[26]	0,970	0,381	2,468	−0,064	0,949	
	0,964	0,654	1,421	−0,186	0,852	

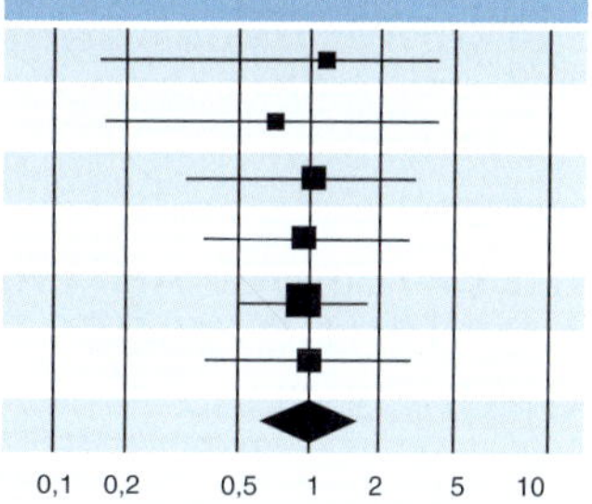

n = 7.961 Eventos = 696

FIGURA 3 Prognóstico dos pacientes com hipertensão do avental branco comparados àqueles com normotensão verdadeira.

Fonte: 6ª Diretriz MAPA/MRPA.[14]

HIPERTENSÃO ARTERIAL MASCARADA E LESÕES EM ÓRGÃOS-ALVO

Vários fatores podem elevar a PA fora do consultório com relação à PA do consultório, como idade avançada, sexo masculino, tabagismo, consumo de álcool, atividade física, HA induzida pelo exercício, ansiedade, estresse, obesidade, *diabetes mellitus*, DRC e história familiar de HA.[1] Quando um paciente tem uma leitura de PA não elevada no consultório, mas PA elevada fora dele, denomina-se hipertensão mascarada (HM). A HM está associada à dislipidemia, à disglicemia, à LOA, à pré-hipertensão e à atividade adrenérgica e aumenta o risco de desenvolver *diabetes mellitus* e HA sustentada. Metanálises de estudos prospectivos indicam que a incidência de eventos cardiovasculares é cerca de duas vezes maior na HM do que na normotensão, sendo comparável à da HA.[1]

Suspeita-se em pacientes com PA de consultório elevada a qualquer momento, em pessoas com HVE e PA normal ou normal alta, pessoas com história familiar positiva de hipertensão em ambos os pais e em diabéticos e obesos.[6] Esses pacientes apresentam risco aumentado de LOA, incluindo disfunção renal (proteinúria, taxa de filtração glomerular diminuída), aumento de IMVE/HVE, aterosclerose carotídea, AVE, infarto do miocárdio e aumento da razão albumina/creatinina na urina e cistatina C sérica.[30]

HIPERTENSÃO ARTERIAL NOTURNA E LESÕES EM ÓRGÃOS-ALVO

A definição de hipertensão noturna é PA noturna ≥ 120/70 mmHg (> 110/65 mmHg pelas diretrizes de 2017 do ACC/AHA.[6] A PA clínica e domiciliar matinal < 130/80 mmHg é definida como hipertensão noturna mascarada e como hipertensão noturna não controlada mascarada sob condição medicamentosa. A PA noturna é calculada como a média das PA noturnas (de ir para a cama ao acordar), medidas pela MAPA. O número de aferições de PA noturnas necessárias pode ser ≥ 6. A queda da PAS noturna (%) é calculada como (PAS noturna média/PAS diurna média) × 100 e, com base nessa porcentagem, os seguintes padrões de queda da PA foram definidos: descenso acentuado > 20%; descenso presente ≤ 20%, > 10%; descenso atenuado ≤ 10%, > 0%; ascensão da PA noturna ≤ 0%.[11] Essa classificação geralmente é baseada nos dados da MAPA.[31]

A DBHA 2020 classifica o DS conforme a Tabela 2.[1]

TABELA 2 Classificação do descenso do sono[1]

Descenso do sono	Valores (%)
Presente	≥ 10 ≤ 20
Ausente ou ascensão da PA	≤ 0
Atenuado	> 0 < 10
Acentuado	> 20

Existem muitas condições associadas à HN; idade avançada, estilo de vida sedentário, sono, temperatura elevada e fatores de risco afetam a PA noturna.[11]

Diabetes mellitus, DRC e AOS são as três doenças mais frequentemente associadas à HN. Doenças relacionadas à idade frequentemente encontradas em idosos e pacientes pós-AVE, como insônia, disfunção cognitiva, fragilidade, marcha lenta, insuficiência cardíaca e várias causas de hipertensão secundária, também estão intimamente associadas à hipertensão não controlada noturna.

Na Figura 4 estão resumidos os efeitos da HN no risco cardiovascular conforme Kario.[31]

A HN e a queda da PA noturna são entidades separadas; no entanto, ambas estão associadas a desfechos cardiovasculares

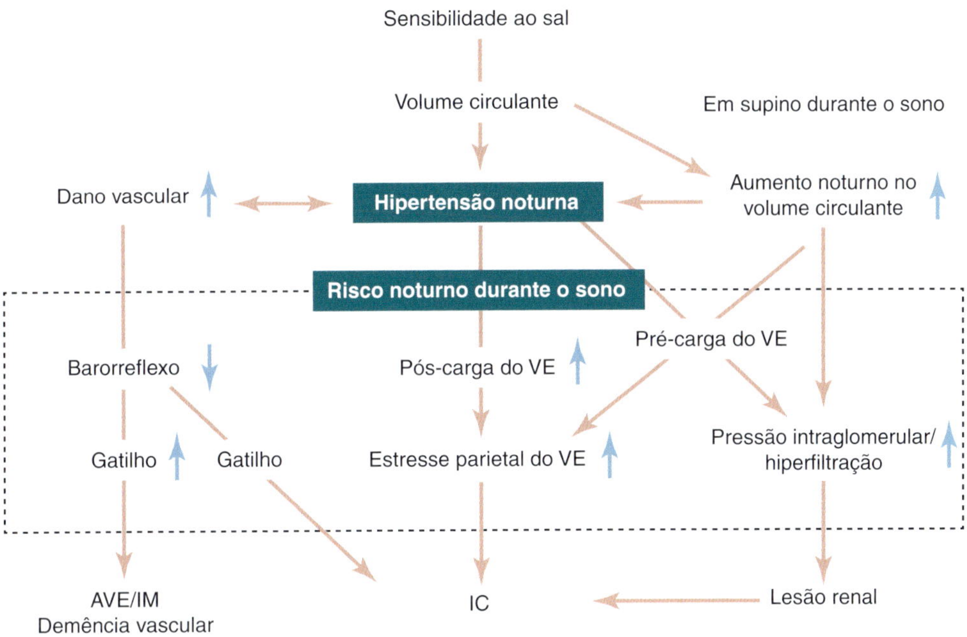

FIGURA 4 Efeitos da hipertensão noturna no risco cardiovascular.

IC: insuficiência cardíaca; IM: infarto do miocárdio; PA: pressão arterial; VE: ventrículo esquerdo.
Fonte: adaptada de Kario, 2018.[31]

ruins, separadamente ou em conjunto. Independentemente, a HN, mesmo quando não associada a queda noturna, também mostrou associação com LOA subclínica, especialmente microalbuminúria.[32] Lesões orgânicas subclínicas, doenças cerebrovasculares silenciosas detectadas por ressonância magnética cerebral, como infartos cerebrais silenciosos, micro-hemorragias e doença da substância branca, são frequentemente encontradas em pacientes com HN e padrões de descenso ausente/ascensão da PA noturna.[33] A HN e padrões descenso ausente/ascensão da PA são condições predisponentes para disfunção psicocognitiva (disfunção cognitiva, apatia, quedas e sedentarismo e AVE),[34] cardiopatia hipertensiva (HVE, disfunção diastólica), dano vascular (aumento da espessura da íntima-média da carótida, VOP e índice vascular cardio-tornozelo) e doença renal crônica (DRC, razão de filtração glomerular reduzida e razão de excreção urinária de albumina/creatinina).[33] Enquanto no sexo feminino está mais comumente associada ao DS, a prevalência de HN é maior na população masculina.[35]

HIPERTENSÃO ARTERIAL RESISTENTE E LESÕES EM ÓRGÃOS-ALVO

O EAB também pode ocorrer em pacientes em terapia medicamentosa. Muitos pacientes com suspeita de hipertensão resistente possuem um efeito significativo do avental branco, ou seja, eles têm PA bem controlada em leituras da Mas, mas leituras de consultório falsamente elevadas. A diretriz do ACC/AHA recomenda a triagem do EAB em pacientes hipertensos em uso de três ou mais medicamentos, com PA de consultório 5 e 10 mmHg acima da meta, o que é confirmado com leitura normal da PA domiciliar ou ambulatorial.[6]

Apesar do uso de pelo menos três agentes anti-hipertensivos, entre 10 e 15% de hipertensos não atingem um controle adequado da PA; este grupo é designado como tendo HAR. A MAPA é fundamental na avaliação clínica do paciente com HAR, pois distingue entre aqueles com elevação da PA fora do consultório (hipertensos verdadeiramente resistentes) e aqueles com pseudorresistência (normalidade da PA de 24 horas). Os hipertensos verdadeiramente resistentes apresentam com maior frequência outras comorbidades, LOA mais graves e pior prognóstico cardiovascular, em comparação àqueles com pseudorresistência.[1,6]

A exposição prolongada a níveis pressóricos elevados, danos em órgãos-alvo, excesso de mineralocorticoides (aldosterona) e consumo elevado de sódio são fatores que pioram o prognóstico de pacientes com HAR.[1]

HIPERTENSÃO ARTERIAL SECUNDÁRIA E LESÕES EM ÓRGÃOS-ALVO

A hipertensão secundária está associada ao aumento do RCV e renal e maior impacto em órgãos-alvo, não apenas em razão dos valores de PA mais elevados e mais sustentados frequentemente observados nesses pacientes, mas também porque certas formas de hipertensão podem aumentar o RCV e os danos aos órgãos pela ativação das vias neuro-hormonais e/ou moleculares que exercem. A identificação precoce de formas secundárias de hipertensão pode ajudar a mitigar danos nos órgãos e prevenir complicações cardiovasculares.[1]

Em hipertensos resistentes, a prevalência de AOS revela-se acima de 60% e é, provavelmente, a causa mais comumente associada à HA secundária, não significando que seja a causa isolada na maioria dos casos.[1] Alguns achados no padrão da PA à MAPA podem ajudar na triagem de pacientes com AOS, pois dados recentes sugerem que as alterações do padrão de DS, especialmente a forma ascensão da PA (média da PA no sono mais alta do que na vigília), aumentam a chance para a presença da AOS em cerca de três a quatro vezes.[36]

VARIÁVEIS DA MAPA ASSOCIADAS A LESÕES EM ÓRGÃOS-ALVO

Diferentes parâmetros obtidos à MAPA podem ser utilizados na estratificação do risco cardiovascular e alguns, em comparação com as medidas no consultório, podem representar melhor correlação com desfechos de eventos cardiovasculares. As médias de PAS e de PAD de 24 horas, vigília e sono correlacionam-se mais fortemente com LOA, morbidade e mortalidade do que as medidas casuais. Dados obtidos sobre o comportamento da PA durante o sono também têm demonstrado capacidade de fornecer informações sobre o RCV com associação independente entre o aumento da PAS durante esse período e a mortalidade cardiovascular.[14]

Descenso do sono

A queda da PA durante o sono, o DS, é um fenômeno fisiológico normal comum que ocorre em mais de 50% da população, o que faz com que a PA durante o sono seja 10 a 20% menor que a PA na vigília.[5] No entanto, um padrão de DS ausente está associado a lesão orgânica mediada por hipertensão, formas secundárias de hipertensão e pior resultado a longo prazo. A identificação do padrão DS ausente pode ser útil na avaliação de risco, auxiliando na decisão de investigar causas secundárias, iniciando o tratamento, auxiliando nas decisões sobre a escolha e o momento da terapia anti-hipertensiva e intensificando a restrição de sal.

Os padrões do DS foram caracterizados na Tabela 2. Foi demonstrado que o padrão DS ausente/ascensão da PA associa-se a mais LOA, incluindo distúrbios cardiovasculares (HVE), cerebrovasculares (AVE) e renais (proteinúria), com a taxa sendo maior no padrão ascensão da PA do que nos indivíduos com DS ausente. Aqueles com DS acentuado são conhecidos por aumentarem as taxas de AVE.[37]

Em relação ao prognóstico imputado ao descenso da PA durante o sono, foi demonstrada redução de 17% no RCV para cada diminuição de 5 mmHg na média de PAS nesse período do exame em um estudo com mais de 3 mil indivíduos acompanhados, em média, por 5,6 anos. Adicionalmente, a maior sobrevida obtida com a redução da PA durante o sono foi observada com o uso de, no mínimo, um anti-hipertensivo à noite. A associação independente do padrão de descenso da PA e eventos cardiovasculares foi igualmente demonstrada em coorte de hipertensos resistentes. Uma queda da PA menor que 10% ou sua elevação durante o sono associou-se independentemente com desfecho combinado de eventos cardiovasculares e mortalidade total após seguimento médio de 4,8 anos. Nesse estudo, queda maior que 20%, denominada DS acentuado, não se associou, como demonstrado em outras investigações, a eventos. Atenuação do DS também se associa a maior risco de eventos cardiovasculares em indivíduos com DAC, DRC, em diabéticos e em idosos.[14]

Queda da PA atenuada durante a noite foi associada com doença cerebrovascular assintomática em idosos hipertensos quando comparada com a queda normal da PA. Doenças cerebrovasculares silenciosas detectadas por ressonância magnética cerebral, como infartos cerebrais silenciosos, micro-hemorragias e doença da substância branca, são frequentemente encontradas em pacientes com HN e padrões de descenso ausente/ascensão da PA noturna.[33]

Descenso acentuado

Pacientes com padrão de DS acentuado (PA noturna cai mais de 20% da PA diurna) demonstraram ter lesões avançadas da substância branca na ressonância magnética cerebral, fluxo sanguíneo cerebral e aumento da VOP.[38] No estudo CARDIA, jovens normotensos com DS acentuado, descenso ausente e ascensão da PA, definidos pela MAPA basal, desenvolveram calcificação coronariana (detectada por tomografia computadorizada de coronárias) durante o seguimento (≥ 10 anos). Mesmo depois de controlar para covariáveis, o risco de ter cálcio coronariano foi quatro ou mais vezes maior naqueles com padrão de DS acentuado e com descenso ausente/ascensão da PA em comparação com pacientes normais.[39]

Ascensão matinal

A ascensão matinal (AM) é uma resposta fisiológica neural e humoral que compõe a ativação do sistema simpático, mas a elevação matinal precoce da PA tem mostrado implicações negativas sobre os desfechos cardiovasculares.[14] O aumento excessivo é conhecido por estar associado a AVE, infarto do miocárdio e morte súbita.[40]

Marcadores de doença cardíaca hipertensiva, que incluem aumento do IMVE, HVE e uma relação A/E (uma medida de disfunção diastólica) mais baixa, foram todos associados a um aumento exagerado da PA matinal.[41] Relações significativas também foram relatadas entre o aumento do pico matinal da PA e o aumento da espessura médio-intimal da carótida (IMT) e a disfunção microvascular estar prejudicada em pacientes com aumento exagerado da PA matinal. Dados histológicos sugerem que o aumento exagerado da PA matinal acelera a formação de placas ateroscleróticas e induz a instabilidade da placa como resultado da inflamação vascular.[42]

No estudo JMS-ABPM, o aumento matinal da PA no quartil mais alto foi significativamente correlacionado com os níveis do marcador inflamatório proteína C reativa de alta sensibilidade (us-PCR).[43] Os infartos cerebrais sintomáticos são importantes marcadores substitutos para a ocorrência de AVE, especialmente na presença de níveis aumentados de us-PCR. No estudo JMS-ABPM, uma proporção significativamente maior de pacientes com vs sem aumento exagerado da PA matinal e níveis de us-PCR acima da mediana tiveram infartos cerebrais assintomáticos em ressonância magnética cerebral.

Os dados sobre o papel da elevação matinal da PA na DRC são limitados. Um estudo transversal em pacientes normotensos com *diabetes mellitus* tipo 2 (DM2) recém-diagnosticada concluiu que pacientes com albuminúria tiveram aumento da PA matinal significativamente maior do que os pacientes sem albuminúria.[44]

Padrão ascensão da PA/hipertensão noturna

O padrão ascendente (PA noturna mais alta do que a PA diurna) tem sido associado a eventos cardiovasculares. Em pacientes com hipertensão noturna mascarada (PA domiciliar < 135/85 mmHg e noturna ambulatorial ≥ 120/75 mmHg) apresentaram maior IMT e espessura relativa da parede do que indivíduos normotensos. Idosos hipertensos com padrão de descenso ausente e ascensão da PA demonstraram ter atrofia cerebral e do córtex insular. Tanto o padrão de DS ausente quanto a ascensão da PA noturna foram significativamente associados a disfunção cognitiva e velocidade de caminhada lenta em idosos. Em pacientes com insuficiência cardíaca com fração de ejeção preservada (ICFEp), um padrão com menor queda da PA noturna/ascensão da PA foi um fator de risco independente para eventos cardiovasculares futuros, incluindo recorrência de hospitalização por insuficiência cardíaca e disfunção cognitiva.[31]

No estudo de Li et al. em população chinesa, foi encontrada HN isolada na MAPA (PA noturna ≥ 120/70 mmHg), rigidez arterial significativamente aumentada (índice de aumento central, índice de aumento periférico, índice de rigidez arterial ambulatorial e VOP do tornozelo braquial) comparada com normotensão após ajuste para sexo, idade, altura e pulso (todos $p < 0,05$).[45] Mesmo quando a PA em casa está bem controlada, hipertensão na MAPA (PAS noturna ≥ 120 mmHg) foi associada a redução atenuada da albuminúria e aumento dos níveis plasmáticos de peptídeo natriurético tipo B (BNP) em comparação com PA noturna bem controlada (PAS < 120 mmHg).

Variabilidade da pressão arterial

A variabilidade extraída a partir das diferenças de cada medida é denominada variabilidade de curto período. A variabilidade da pressão arterial (VPA) tem sido cada vez mais reconhecida como um fator prognóstico que influencia as probabilidades de eventos cardiovasculares futuros e pode ser estimada por meio de diferentes parâmetros da MAPA de 24 horas. Tais parâmetros incluem o DS da PA, bem como as flutuações da PA durante a monitoração de 24 horas. Desvios-padrão e coeficientes de variação da PA de 24 horas, diurna e noturna, bem como a variabilidade real média, têm sido propostos como medidas de variabilidade de curto prazo com potencial importância prognóstica. A redução da VPA pode ter implicações terapêuticas independentemente da redução das médias de PA, mas a falta de padronização dos diferentes índices descritos para essa avaliação de curto período, seu real significado incremental na estratificação de risco e a ausência de pontos de corte para normalidade não permitem que esse parâmetro seja, no momento, utilizado na interpretação da MAPA.[14]

Entretanto, há dificuldade para demonstrar real associação entre VPA obtida à MAPA, estimada pelo desvio-padrão, e LOA ou outros desfechos, porque a obtenção da real variabilidade exige registro de pressões de forma continuada, batimento a batimento.

A identificação do VPA de longo prazo desde cedo pode ajudar na previsão de doenças renais e cardiovasculares na vida adulta.[46]

PERSPECTIVAS ATUAIS E FUTURAS NO MANEJO DA VARIABILIDADE DA PRESSÃO ARTERIAL

A variabilidade da PA de curto e longo prazo está associada ao risco de eventos cardiovasculares independentemente de cada nível de PA. Medições de PA fora do consultório, como MAPA e MRPA, e outros novos dispositivos de PA, são úteis para avaliar os vários tipos de variabilidade da PA. Mais dados sobre como gerenciar e controlar a VPA precisarão ser adicionados. Além disso, estudos futuros devem ser realizados para verificar se os diferentes tipos de manejo da VPA são úteis na prevenção de eventos cardiovasculares.

REFERÊNCIAS

1. Barroso WKS, Rodrigues CIS, Bortolotto LA, Mota-Gomes MA, Brandão AA, Feitosa ADM, et al. Diretrizes Brasileiras de Hipertensão Arterial. Brazilian Guidelines of Hypertension – 2020. Arq Bras Cardiol. 2021;116(3):516-658.
2. Mancia G. Short- and long-term blood pressure variability: present and future. Hypertension. 2012;60:512-7.
3. Wendelin-Saarenhovi M, Isoaho R, Hartiala J, Helenius H, Kivel€a SL, Hietanen E. Long-term reproducibility of ambulatory blood pressure in unselected elderly subjects. Clin Physiol. 2001;21:316-22.
4. Grossman E. Ambulatory blood pressure monitoring in the diagnosis and management of hypertension. Diabetes Care. 2013;36(Suppl 2): S307-S311.
5. Turner JR, Viera AJ, Shimbo D. Ambulatory blood pressure monitoring in clinical practice: a review. Am J Med. 2015;128(1):14-20.
6. Whelton PK, Carey RM, Aronow WS, Casey DE Jr, Collins KJ, Dennison Himmelfarb C, et al. 2017 ACC/AHA/AAPA/ABC/ACPM/AGS/APHA/ASH/ASPC/NMA/PCNA guideline for the prevention, detection, evaluation, and management of high blood pressure in adults: executive summary: a report of the American College of Cardiology/American Heart Association task force on clinical practice guidelines. Hypertension. 2018;71(6):1269e1324.
7. Gaborieau V, Delarche N, Gosse P. Ambulatory blood pressure monitoring versus self-measurement of blood pressure at home: correlation with target organ damage. J Hypertens. 2008; 26(10):1919-27.
8. Sega R, Facchetti R, Bombelli M, Cesana G, Corrao G, Grassi G, et al. Prognostic value of ambulatory and home blood pressures compared with office blood pressure in the general population: follow-up results from the Pressioni Arteriose Monitorate e Loro Associazioni (PAMELA) study. Circulation. 2005;111(14):1777-83.
9. ABC-H Investigators, Roush GC, Fagard RH, Salles GF, Pierdomenico SD, Reboldi G, Verdecchia P, et al. Prognostic impact from clinic, daytime, and night-time systolic blood pressure in nine cohorts of 13,844 patients with hypertension. J Hypertens. 2014;32(12):2332-40.
10. Williams B, Mancia G, Spiering W, Agabiti Rosei E, Azizi M, Burnier M, et al. 2018 ESC/ESH Guidelines for the management of arterial hypertension. Eur Heart J. 2018;39(33):3021-104.
11. Parati G, Stergiou G, O'Brien E, Asmar R, Beilin L, Bilo G, et al; European Society of Hypertension Working Group on Blood Pressure Monitoring and Cardiovascular Variability. European Society of Hypertension practice guidelines for ambulatory blood pressure monitoring. J Hypertens. 2014;32(7):1359-66.
12. Bellomo G, Narducci PL, Rondoni F, Pastorelli G, Stangoni G, Angeli G, Verdecchia P. Prognostic value of 24-hour blood pressure in pregnancy. JAMA. 1999;282(15):1447-52.
13. Kinsara AJ. Ambulatory blood pressure monitoring in daily practice. Indian Heart J. 2017;69(6): 788-9.

14. 6ª Diretrizes de Monitorização Ambulatorial da Pressão Arterial e 4ª Diretrizes de Monitorização Residencial da Pressão Arterial. Arq Bras Cardiol. 2018;110(5 suppl 1):1-29.
15. de la Sierra A, Pareja J, Yun S, Acosta E, Aiello F, Oliveras A, et al. Central blood pressure variability is increased in hypertensive patients with target organ damage. J Clin Hypertens. 2018;20:266-72.
16. Poveda García MI, Del Pino Y Pino MD, Alarcón Rodriguez R, Rodelo-Haad C, Parrón Carreño T. The value of ABPM and subclinical target organ damage parameters in diagnosis of resistant hypertension. Nefrologia (Engl Ed). 2019;39(1):67-72.
17. Urbina EM, Mendizabal B, Becker RC, Daniels SR, Falkner BE, Hamdani G, et al. Association of blood pressure level with left ventricular mass in adolescents. Hypertension. 2019;74(3):590-6.
18. Xiao F, Li P, Han Z, Jing L, Hua S, Zhao L. Patients with dipper and nondipper high-normal blood pressure were associated with left ventricular mass. Int J Hypertens. 2021; 2021:6946418.
19. Yeter E, Akçay M, Keleş T, Durmaz T, Bayram NA, Ozdemir L, et al. The association of diastolic dysfunction and circadian variation of blood pressure in prehypertension. J Am Soc Echocardiogr. 2009;22(6):726-31.
20. Cuspidi C, Facchetti R, Bombelli M, Tadic M, Sala C, Grassi G, Mancia G. High normal blood pressure and left ventricular hypertrophy echocardiographic findings from the PAMELA population. Hypertension. 2019;73:612-9.
21. Verdecchia P, Porcellati C, Schillaci G, Borgioni C, Ciucci A, Battistelli M, Guerrieri M, Gatteschi C, Zampi I, Santucci A. Ambulatory blood pressure. Na independent predictor of prognosis in essential hypertension. Hypertension. 1994;24:793-801. doi:10.1161/01.hyp.24.6.793.
22. Kario K, Shimada K, Schwartz JE, Matsuo T, Hoshide S, Pickering TG. Silent and clinically overt stroke in older Japanese subjects with white-coat and sustained hypertension. J Am Coll Cardiol. 2001;38(1):238-45. doi:10.1016/s0735-1097(01)01325-0
23. Fagard RH, Van Den Broeke C, De Cort P. Prognostic significance of blood pressure measured in the office, at home and during ambulatory monitoring in older patients in general practice. J Hum Hypertens.2005;19(10):801-7. doi: 10.1038/sj.jhh.1001903.
24. Ohkubo T, Kikuya M, Metoki H, Asayama K, Obara T, Hashimoto J, Totsune K, Hoshi H, Satoh H, Imai Y. Prognosis of "masked" hypertension and "white-coat" hypertension detected by 24-h ambulatory blood pressure monitoring 10-year follow-up from the Ohasama study. J Am Coll Cardiol. 2005;46:508–15. doi:10.1016/j.jacc.2005.03.070
25. Hansen TW, Jeppesen J, Rasmussen S, Ibsen H, Torp-Pedersen C. Ambulatory blood pressure monitoring and risk of cardiovascular disease: a population based study. Am J Hypertens. 2006:19:243-250. doi: 10.1016/j.amjhyper.2005.09.018.
26. Pierdomenico SD, Lapenna D, Di Mascio R, Cuccurullo F. Short- and long-term risk of cardiovascular events in white-coat hypertension. J Hum Hypertens. 2008;22(6):408-14. doi: 10.1038/jhh.2008.6.
27. Tocci G, Presta V, Figliuzzi I, El Halabieh NA, Battistoni A, Coluccia R, et al. Prevalence and clinical outcomes of white-coat and masked hypertension: analysis of a large ambulatory blood pressure database. J Clin Hypertens (Greenwich). 2018;20(2):297-305.
28. Kikuya M, Ohkubo T, Metoki H, Asayama K, Hara A, Obara T, et al. Day-by-day variability of blood pressure and heart rate at home as a novel predictor of prognosis: the Ohasama study. Hypertension. 2008;52(6):1045-50.
29. Mancia G. White-coat hypertension: growing evidence in favour of its adverse prognostic significance. J Hypertens. 2017;35(4):710-2.
30. Anstey DE, Pugliese D, Abdalla M, Bello NA, Givens R, Shimbo D. An update on masked hypertension. Curr Hypertens Rep. 2017;25;19(12):94.
31. Kario K. Nocturnal hypertension. Hypertension. 2018;71(6):997-1009.
32. Oliveras A, Armario P, Martell-Clarós N, Ruilope LM, de la Sierra A; Spanish Society of Hypertension-Resistant Hypertension Registry. Urinary albumin excretion is associated with nocturnal systolic blood pressure in resistant hypertensives. Hypertension. 2011;57(3):556-60.
33. Kario K, Matsuo T, Kobayashi H, Imiya M, Matsuo M, Shimada K. Nocturnal fall of blood pressure and silent cerebrovascular damage in elderly hypertensive patients. Advanced silent cerebrovascular damage in extreme dippers. Hypertension. 1996;27:130-5.
34. Yano Y, Ning H, Muntner P, Reis JP, Calhoun DA, Viera AJ, et al. Nocturnal blood pressure in young adults and cognitive function in midlife: the Coronary Artery Risk Development in Young Adults (CARDIA) study. Am J Hypertens. 2015;28:1240-7.
35. de la Sierra A, Gorostidi M, Banegas JR, Segura J, de la Cruz JJ, Ruilope LM. Nocturnal hypertension or nondipping: which is better associated with the cardiovascular risk profile? Am J Hypertens. 2014;27(5):680-7.
36. Genta-Pereira DC, Furlan SF, Omote DQ, Giorgi DMA, Bortolotto LA, Lorenzi-Filho G, et al. Nondipping blood pressure patterns predict obstructive sleep apnea in patients undergoing

ambulatory blood pressure monitoring. Hypertension. 2018;72(4):979-85.

37. Vij R, Peixoto AJ. Management of nocturnal hypertension. Expert Rev Cardiovasc Ther. 2009;7(6):607-18.
38. Jerrard-Dunne P, Mahmud A, Feely J. Circadian blood pressure variation: relationship between dipper status and measures of arterial stiffness. J Hypertens. 2007;25:1233-9.
39. Viera AJ, Lin F-C, Hinderliter AL, Shimbo D, Person SD, Pletcher MJ, Jacobs Jr DR. Nighttime blood pressure dipping in young adults and coronary artery calcium 10-15 years later: the coronary artery risk development in young adults study. Hypertension. 2012;59:1157-63.
40. Bilo G, Grillo A, Guida V, Parati G. Morning blood pressure surge: pathophysiology, clinical relevance and therapeutic aspects. Integr Blood Press Control. 2018;11:47-56.
41. Pręgowska-Chwała B, Prejbisz A, Kabat M, Puciłowska B, Paschalis-Purtak K, Florczak E, et al. Morning blood pressure surge and markers of cardiovascular alterations in untreated middle-aged hypertensive subjects. J Am Soc Hypertens. 2016;10(790-8):2.
42. Marfella R, Siniscalchi M, Portoghese M, Di Filippo C, Ferraraccio F, Schiattarella C, et al. Morning blood pressure surge as a destabilizing factor of atherosclerotic plaque: role of ubiquitin-proteasome activity. Hypertension. 2007;49: 784-91.
43. Shimizu M, Ishikawa J, Yano Y, Hoshide S, Shimada K, Kario K. The relationship between the morning blood pressure surge and low-grade inflammation on silent cerebral infarct and clinical stroke events. Atherosclerosis. 2011;219:316-21.
44. Caramori ML, Pecis M, Azevedo MJ. Increase in nocturnal blood pressure and progression to microalbuminuria in diabetes. N Engl J Med. 2003;348:260-4.
45. Li Y, Staessen JA, Lu L, Li LH, Wang GL, Wang JG. Is isolated nocturnal hypertension a novel clinical entity? Findings from a Chinese population study. Hypertension. 2007;50:333-9.
46. Wang Y, Zhao P, Chu C, Du MF, Zhang XY, Zou T, et al. Associations of long-term visit-to-visit blood pressure variability with subclinical kidney damage and albuminuria in adulthood: a 30-year prospective cohort study. Hypertension. 2022;79(6):1247-56.

SEÇÃO 2

CORAÇÃO

4

Hipertensão arterial e hipertrofia ventricular esquerda

Fernando Focaccia Póvoa
Rui Póvoa

INTRODUÇÃO

A hipertensão arterial (HA) é o mais prevalente e o principal fator de risco das doenças cerebrais e cardiovasculares (CV), acometendo principalmente rins, vasos arteriais e coração.[1,2]

O ventrículo esquerdo geralmente é o primeiro órgão-alvo atingido e o longo período de níveis pressóricos elevados induz o remodelamento ventricular em três padrões geométricos diferentes. Conforme o índice de massa do ventrículo esquerdo e a espessura relativa da parede, avaliados pelo ecocardiograma, definem-se os padrões geométricos em remodelamento concêntrico, hipertrofia ventricular concêntrica e hipertrofia ventricular excêntrica (Figura 1).[3]

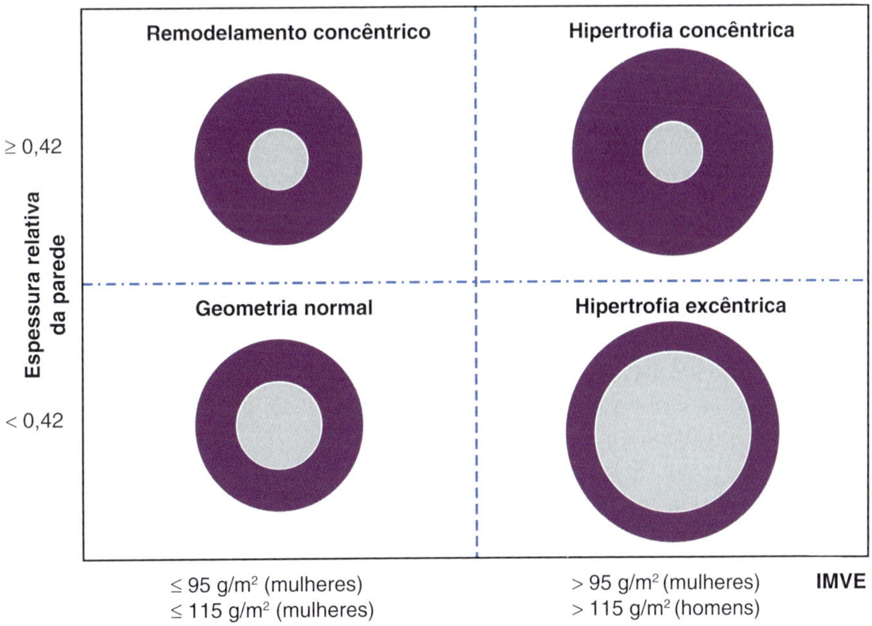

FIGURA 1 Possíveis padrões geométricos do ventrículo esquerdo em pacientes hipertensos, com relação ao IMVE (índice de massa do ventrículo esquerdo) e a relação da espessura relativa da parede.
Fonte: modificada de Ganau et al.[3]

Nos últimos anos, estudos observacionais e intervencionistas abordando a hipertrofia ventricular esquerda (HVE) ofereceram a oportunidade de atualizar a classe médica sobre a prevalência desses fenótipos cardíacos nos pacientes hipertensos. Cuspidi et al. estudaram 37.700 pacientes hipertensos, com ou sem tratamento e, a partir de critérios ecocardiográficos mais ou menos conservadores na avaliação do índice de massa, a prevalência da HVE variou de 36 a 41%. Em pacientes com alto risco CV (diabéticos ou com HA refratária), essa prevalência aumentou para 58 a 77%. Em relação ao gênero, a hipertrofia ventricular excêntrica foi mais prevalente nas mulheres, no entanto a hipertrofia concêntrica apresentou uma faixa semelhante em ambos os sexos. Vale ressaltar que a idade média foi de 44 a 67 anos.[4]

FISIOPATOLOGIA DA HIPERTROFIA VENTRICULAR ESQUERDA

O remodelamento ventricular decorrente da HA envolve uma complexa interação entre cardiomiócitos, células endoteliais, fibroblastos e o sistema autoimune. O estiramento ventricular consegue ativar cascatas de sinalização intracelular e leva à expressão e síntese proteica (p. ex., de actina e miosina), que se organizam no sarcômero. Com o aumento do sarcômero em paralelo, no caso de sobrecarga pressórica, ou em série, nos pacientes com sobrecarga volumétrica, ocorre aumento dos cardiomiócitos e atenua-se o estresse da parede ventricular esquerda.[5]

Essa resposta adaptativa também é mediada por vários mecanismos neuro-humorais, como a expressão de catecolaminas, angiotensina II e fatores de crescimento de células não miocíticas cardíacas. Os sistemas imunológicos adaptativos e inatos desempenham um papel importante na patogênese da HA e nas lesões em órgãos-alvo. O desequilíbrio da imunidade adaptativa e os níveis elevados de marcadores pró-inflamatórios contribuíram para a descompensação de órgãos nobres.[6]

O estiramento mecânico e a cascata de inflamação desencadeiam fibroblastos que se diferenciam em miofibroblastos, aumentando a produção de fibras de colágeno tipo I e tipo II e, consequentemente, a fibrose miocárdica. Outro pilar na fisiopatologia é o sistema nervoso simpático, cuja elevação crônica de sua atividade é um componente-chave da alteração das vias de sinalização que acompanham a remodelação cardíaca.

A liberação pelos mastócitos da triptase ativa o receptor 2 (PAR-2) nas fibras nervosas aferentes liberando a substância P, que, por sua vez, atua no receptor de neuroquinina-1 (NK-1) para induzir a produção de angiotensina II por células inflamatórias. A angiotensina II, além de ativar os fibroblastos, também pode estimular os nervos eferentes a produzir norepinefrina, assim estimulando ainda mais os fibroblastos a produzir colágeno (Figura 2).[7]

CONSEQUÊNCIAS DA HIPERTROFIA VENTRICULAR ESQUERDA

A HVE não é apenas uma resposta adaptativa ao longo período de níveis pressóricos elevados, mas também um fator de risco independente para desfechos cardiovasculares adversos. Há 30 anos com a análise do estudo de Framingham, a HVE observada no eletrocardiograma foi associada com o aumento de morbidade e mortalidade por doença CV e mortalidade por todas as causas.[8] A avaliação de uma subanálise com os participantes do estudo ALLHAT (Antihypertensive and Lipid-Lowering Treatment To Prevent Heart Attack Trial), a HVE diagnosticada pelo ecocardiograma aumentou o risco de infarto

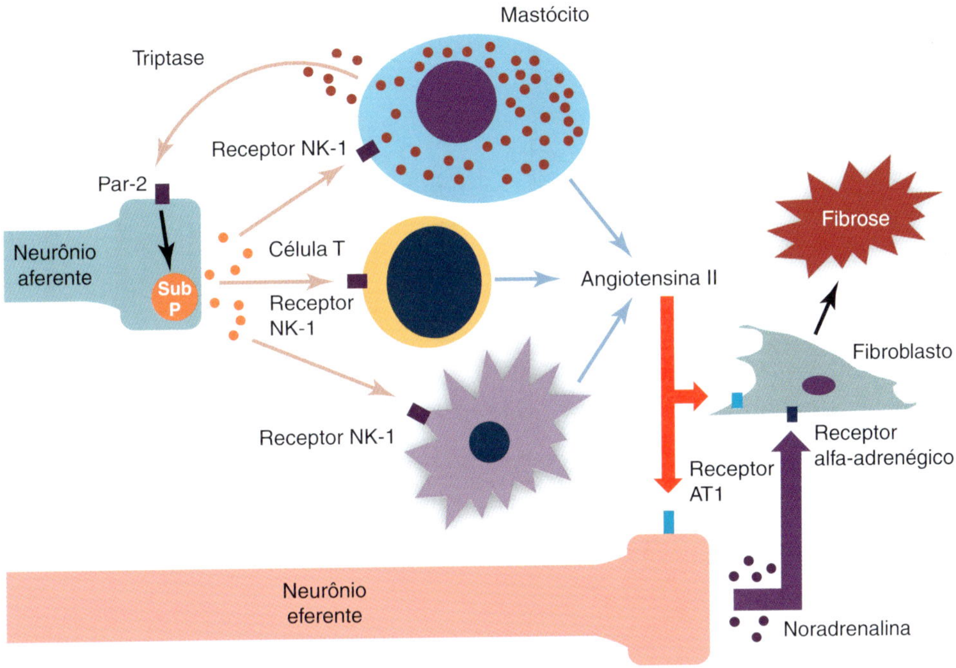

FIGURA 2 Representação do sistema nervoso simpático no desenvolvimento da fibrose no coração do hipertenso.

Fonte: adaptada de Levick et al.[7]

agudo do miocárdio, acidente vascular encefálico (AVE), insuficiência cardíaca e mortalidade por todas as causas.[9] Este impacto prognóstico foi descrito em diferentes grupos étnicos. Em uma subanálise do estudo ARIC (Atherosclerosis Risk In Communities), atribuiu-se um risco significativamente aumentado de doença CV em afro-americanos com HVE, e o The Northern Manhattan Study, com uma coorte prospectiva, confirmou semelhança nos tipos geométricos de HVE em americanos e hispânicos.[10,11]

Diversos estudos demonstraram a ligação entre os fenótipos geométricos relacionados à hipertrofia do ventrículo esquerdo e o risco de morte súbita. O relatório do Oregon Sudden Unexpected Death Study indicou uma associação significativa entre os padrões geométricos e o risco aumentado de morte súbita cardíaca, com *odds ratio* de 3,20; 2,47; 1,76 para HVE concêntrica, excêntrica e remodelamento concêntrico, respectivamente.[12] Schillaci et al., avaliando a relação da intensidade da massa do VE com a morbidade e mortalidade CV, encontraram uma relação positiva entre os quintis da massa e o risco (Figura 3).[13]

Com dados do Dallas Heart Study e por meio de uma análise de regressão linear multivariada, utilizando ressonância magnética (RM) do coração e avaliação do escore de cálcio coronariano, verificou-se que a massa do ventrículo esquerdo permaneceu intimamente correlacionada com a quantidade de cálcio intracoronariano. O padrão de hipertrofia concêntrica foi preditor de doença isquêmica do coração, além de facilitar e agravar a apresentação dos pacientes com doença coronariana. Os mecanismos fisiopatológicos são diversos e incluem desbalanço da oferta

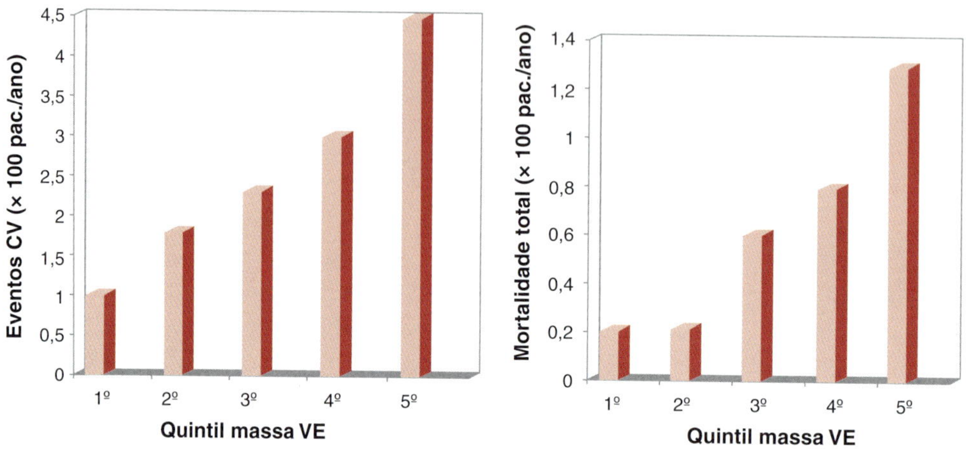

FIGURA 3 Relação contínua entre hipertrofia e risco cardiovascular.

Fonte: modificada de Schillaci et al.[13]

e consumo de oxigênio relacionados a geometria do ventrículo esquerdo, presença de doença coronariana, disfunção endotelial, redução da reserva coronariana, disfunção diastólica e remodelação estrutural do miocárdio e leito vascular.[13-15]

A HVE representa o principal caminho para o desenvolvimento da insuficiência cardíaca. Nas fases iniciais predomina a fração de ejeção preservada, com o tempo evoluindo para fração de ejeção reduzida. Nos ensaios clínicos esta associação é vista de forma quase constante. A HA apresenta elevada prevalência na população com insuficiência cardíaca. No estudo de Framingham, 91% dos pacientes com novos casos de insuficiência cardíaca aguda eram hipertensos e 70% dos pacientes do estudo PARADIGM-HF (Prospective Comparison of ARNI with ACEI to Determine Impact on Global Mortality and Morbidity in Heart Failure) apresentavam histórico de hipertensão. A HA é um dos maiores fatores de risco para insuficiência cardíaca por sua alta prevalência, assim como é uma das principais causas de infarto agudo do miocárdio.[16,17]

A sobrecarga crônica de pressão resultando na HVE parece ser o início da cascata de eventos. A hipertrofia concêntrica representa uma tentativa inicial de o ventrículo esquerdo manter o estresse tensional na parede ventricular em resposta às pressões sistêmicas elevadas conforme a lei de Laplace. Após o remodelamento concêntrico a sobrecarga pressórica leva à disfunção diastólica, podendo ser o início dos sintomas de insuficiência cardíaca. Nessa fase há anormalidades no relaxamento dos miócitos e progressiva fibrose extracelular, prejudicando o enchimento ventricular e provocando aumento da pressão atrial. A disfunção diastólica é comum nos pacientes hipertensos com HVE e altamente prevalente nos pacientes com insuficiência cardíaca com fração de ejeção preservada, além de preceder as alterações na função sistólica.

Eventualmente, uma parcela de pacientes com HA progride para disfunção sistólica e quadro de insuficiência cardíaca com fração de ejeção reduzida e, em contrapartida aos pacientes com insuficiência cardíaca com fração de ejeção preservada, esses pacientes apresentam perda desproporcional de miócitos em vez de hipertrofia. A cardiomiopatia dilatada decorre do estresse da parede como consequência da apoptose dos miócitos (Figura 4).[18,19]

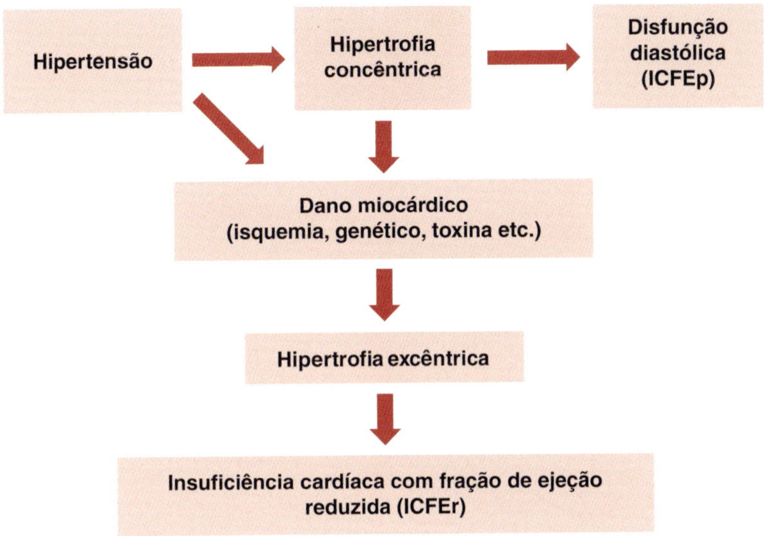

FIGURA 4 Mecanismo proposto para o desenvolvimento da insuficiência cardíaca de etiologia hipertensiva.

Fonte: adaptada de Borlaug et al.[19]

Diversos estudos retrospectivos avaliaram o risco de arritmias cardíacas em pacientes com HVE. Em estudo com 2.482 pacientes hipertensos não tratados, observou-se que cada aumento do desvio padrão na massa do ventrículo esquerdo foi associado a um aumento de 20% no risco de fibrilação atrial com forte associação na progressão da fibrilação atrial paroxística para permanente. Felizmente, a regressão da massa do ventrículo esquerdo com o tratamento anti-hipertensivo levou a uma diminuição significativa da prevalência de fibrilação atrial.[20,21] Além da fibrilação atrial, a HVE apresenta associação com arritmias ventriculares, com uma chance de 2,8 vezes de desenvolver taquicardia ventricular ou fibrilação ventricular e de 3,4 vezes de desenvolver taquicardia supraventricular.[22] Estas consequências da HVE já foram muito bem descritas e relatadas por Messerli e Soria na década de 1990 (Figura 5).[23]

O AVE continua sendo a segunda causa de mortalidade e a principal causa de incapacidade permanente.[24] Uma análise do Framingham Heart Study, com 1.230 pacientes acima de 58 anos, expôs que os indivíduos no quartil mais elevado do índice de massa ventricular apresentavam um risco 2,7 vezes maior de doença cerebrovascular em comparação àqueles em quartis mais baixos. O remodelamento concêntrico foi o padrão geométrico mais prevalente nos pacientes abaixo de 60 anos que apresentaram AVE isquêmico.[25]

Em pacientes com insuficiência renal terminal, a HVE é extremamente comum, sendo encontrada em 60 a 80% dos pacientes que iniciam terapia renal substitutiva. O aumento da pré-carga e da pós-carga, decorrente da hipervolemia e do aumento da resistência periférica, são os principais desencadeadores da HVE na doença renal crônica, originando uma mistura de HVE excêntrica e concêntrica. Porém, outros fatores podem ser determinantes, como alto débito cardíaco por anemia ou fístula arteriovenosa e diminuição da complacência das artérias centrais, além da ativação da renina e da endotelina.[26]

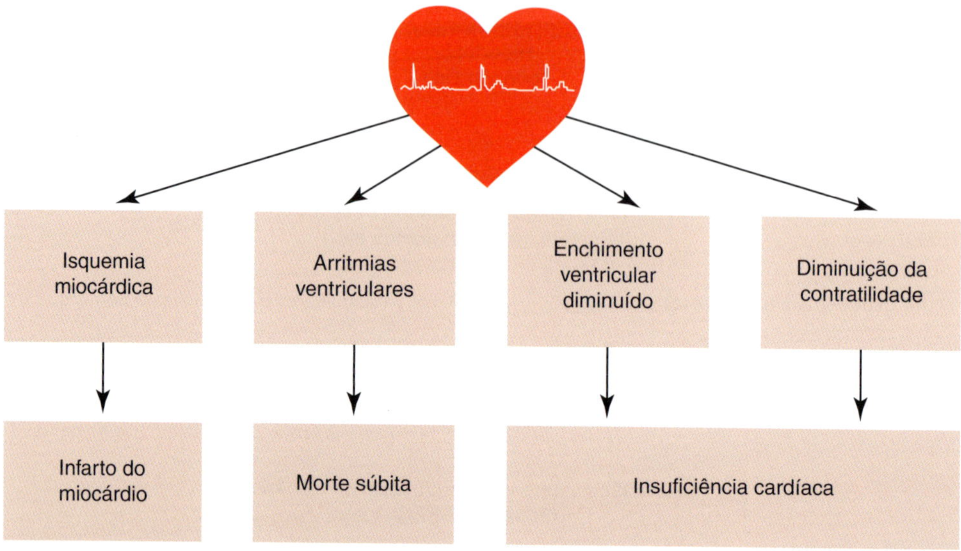

FIGURA 5 Consequências clínicas da hipertrofia ventricular esquerda.
Fonte: modificada de Messerli e Soria, 1992.[23]

DIAGNÓSTICO

Eletrocardiograma

O eletrocardiograma (ECG) foi o primeiro exame diagnóstico para detectar o aumento da massa cardíaca e, atualmente, a literatura dispõe de diversos critérios eletrocardiográficos para o diagnóstico de HVE (Tabela 1). A realização do ECG em paciente hipertenso tem como objetivo estratificar o quanto a pressão arterial afetou um dos principais órgãos-alvo e identificar outras alterações cardiovasculares que possam ter implicações terapêuticas e prognósticas. O aumento da amplitude do QRS com desvio do eixo cardíaco para a esquerda é consequência do aumento da massa do ventrículo esquerdo, originando grandes ondas S nas derivações precordiais direitas. A espessura aumentada das paredes do ventrículo esquerdo retarda o tempo de ativação, resultando no aumento de duração do complexo QRS e da deflexão intrinsecoide.[27,28]

A diretriz de hipertensão europeia de 2018 reconhece quatro critérios eletrocardiográficos para o diagnóstico de HVE, com sensibilidade e especificidade semelhantes entre eles. Os mais comumente utilizados são: critério de Sokolow-Lyon, critério de voltagem de Cornell e critério de produto de Cornell.[29] Contudo, diversos fatores podem influenciar a sensibilidade e especificidade no diagnóstico de hipertrofia como idade, gênero, peso, altura, configuração torácica, etnia e anatomia do coração. Desta forma, o diagnóstico eletrocardiográfico de HVE apresenta sensibilidades e especificidades distintas conforme o critério utilizado. Em pacientes hipertensos idosos (60-79 anos), o melhor critério eletrocardiográfico para o diagnóstico de HVE foi o de Narita, com sensibilidade de 38,1% e especificidade de 87,5%. Já no grupo de maiores de 80 anos, os critérios de Perúgia e (Rm + Sm) × duração apresentaram os melhores desempenhos, com sensibilidade de 44,7% e 39,4% e especificidade de 89,3% e 91,3%, respectivamente.[30]

TABELA 1 Principais descritores de hipertrofia ventricular esquerda

Critérios eletrocardiográficos	Definição
(Rm + Sm) × duração do complexo QRS	Somatório da maior amplitude da onda S com a maior amplitude da onda R no plano horizontal (em mm), multiplicando-se o total pela duração do complexo QRS (em segundos). Estabelece-se o diagnóstico de HVE se o resultado for ≥ 2,8 mm.s
Critério de voltagem de Sokolow-Lyon	$SV_1 + RV_5$ ou $V_6 \geq 30$ mm e ≥ 35 mm
Critério de voltagem de Cornell	$RaVL + SV_3 \geq 20$ mm para mulheres e ≥ 28 mm para homens
Critério de duração de Cornell	$(RaVL + SV_3) \times$ duração do QRS (para mulheres, adicionar 8 mm) ≥ 2.440 mm.ms.
Escore de pontos de Romhilt-Estes	Amplitude de R ou S ≥ 30 mm no plano horizontal ou ≥ 20 mm no plano frontal, padrão *strain* em V_5 ou V_6 (se em uso de digital vale apenas um ponto) e crescimento do átrio esquerdo pelo índice de Morris – esses dados individualmente somam 3 pontos; eixo elétrico do QRS acima de −30° soma dois pontos; duração de QRS ≥ 90 ms em V_5 ou V_6 ou tempo de ativação ventricular ≥ 50ms em V_5 ou V_6 somam 1 ponto. Por esse escore, a HVE é diagnosticada quando a soma dos pontos é ≥ 5
Onda R de aVL	R de aVL ≥ 11 mm
Escore de Perúgia	HVE é diagnosticada pela presença de um ou mais dos seguintes achados: critério de Cornell, considerando o limite de ≥ 20 mm para mulheres e ≥ 24 mm para homens, escore de Romhilt-Estes ou padrão *strain*
Critério de Peguero-Lo Presti	Maior S em qualquer derivação + SV4. Se o resultado for ≥ 2,8 mV em homens e ≥ 2,3 mV em mulheres, estabelece-se o diagnóstico de HVE
Critério de Narita	Onda R de D1 + onda S de V4, se ≥ 1,6 mV em homem e ≥ 1,4 mV em mulheres
Escore de Gubner-Ungerleider	$RD_1 + SV_3 > 25$ mm
RaVL produto	RaVL × duração QRS ≥ 1.030 mm.ms
Relação V_6/V_5	$V_6/V_5 > 1$

HVE: hipertrofia ventricular esquerda; Rm: maior onda R; Sm: maior onda S.
Fonte: adaptada de Povoa et al.[30]

Ecocardiograma

O ecocardiograma 2D continua sendo a modalidade de imagem mais eficaz para avaliação da geometria ventricular e suas variáveis, como a massa do ventrículo esquerdo e a espessura relativa da parede. Com a utilização do ecocardiograma, verificou-se prevalência da HVE entre 15 e 20% na população adulta. Nas recomendações da American Society of Echocardiography e European Association of Echocardiography, as espessuras do septo interventricular e da parede posterior do ventrículo esquerdo devem ser obtidas em diástole e a massa do ventrículo esquerdo, em grama, calculada segundo a fórmula de Devereux. Os valores normais da massa ventricular podem ser expressos em termos absolutos, corrigidos para a estatura (índice de massa do ventrículo esquerdo – IMVE), sendo considerados normais valores ≤ 95 g/m² para mulheres e ≤ 115 g/m² para homens.[31]

O método linear e a fórmula baseada em 2D são os principais métodos ecocardiográficos para quantificação da massa ventricular. A tecnologia da ecocardiografia 3D vem evoluindo rapidamente e diversos estudos confirmaram a validade de técnicas automatizadas para a quantificação precisa da câmara cardíaca e sua massa ventricular. Apesar de promissora, a ecocardiografia 3D subestima ligeiramente a massa ventricular em comparação à RM.[32]

Os estímulos para o desenvolvimento da HVE podem ser múltiplos e decorrentes de diversas causas, como cardiomiopatia hipertrófica, exercício físico, valvopatias, fármacos etc. A tecnologia ecocardiográfica do *speckle tracking* ajuda substancialmente na compreenssão da etiologia da HVE e fornece informações prognósticas em pacientes com hipertrofia e fração de ejeção preservada.[33]

Ressonância magnética

A RM é o padrão-ouro para a avaliação global das câmaras cardíacas e atualmente é capaz de fornecer imagens que não sofrem influência de suposições geométricas, além de um delineamento superior de endocárdio e epicárdio. Por fornecer imagens fidedignas do ventrículo esquerdo, a RM é útil em ensaios clínicos para demonstrar a regressão da massa ventricular esquerda após tratamento anti-hipertensivo. Também é valiosa para distinguir os diferentes tipos de HVE, miocardiopatia hipertrófica, cardiomiopatias infiltrativas e coração de atleta.[34] A detecção e quantificação da fibrose miocárdica pelo realce tardio do gadolínio na sequência T1 fornece informações prognósticas importantes para os pacientes com HVE. Contudo, indisponibilidade, alto custo e tempo elevado para realização do exame limitam seu uso na prática clínica.[35]

TRATAMENTO

Antes de descrever o tratamento, é importante entender como os mecanismos estressores do miocárdio se relacionam com a HVE.

Os estressores miocárdicos que resultam em HVE eventualmente levam à remodelação transcricional que, em última análise, dita a função de cada célula durante o estresse. Na maioria dos casos a HVE ocorre em decorrência do estresse persistente ao longo do tempo e, em nível molecular e a longo prazo, resulta em mudanças nas vias metabólicas, sarcoméricas, iônicas e nas vias de sinalização. Inicialmente é uma mudança adaptativa, porém a persistência dos fatores estressores desencadeia fibrose miocárdica e insuficiência cardíaca; logo, a detecção e o tratamento precoce seriam, idealmente, capazes de reverter ou impedir a remodelação a longo prazo (Figura 6).[36] Por isso é importante a

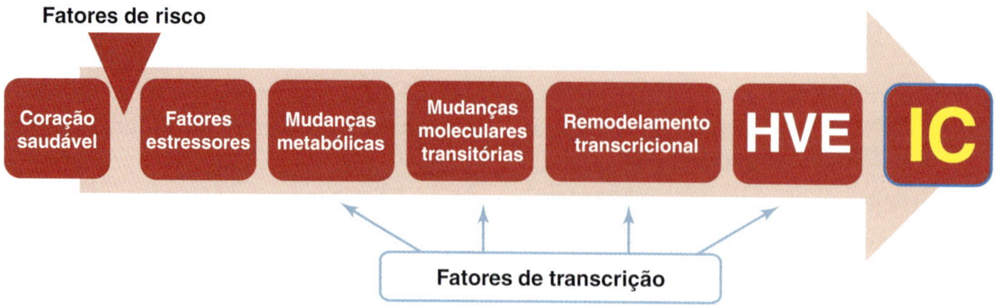

FIGURA 6 Mecanismos adaptativos decorrentes do estresse miocárdico.

HVE: hipertrofia ventricular esquerda; IC: insuficiência cardíaca congestiva.
Fonte: adaptada de Nam et al.[36]

ação preventiva nessas fases iniciais, agindo principalmente na eliminação dos principais fatores estressantes do coração, e, é claro, a HA é o principal deles.

Os benefícios a longo prazo da terapia anti-hipertensiva em pacientes hipertensos estão bem estabelecidos. Desde a década de 1990 a terapia farmacológica com inibidores da enzima conversora da angiotensina (iECA), bloqueadores dos canais de cálcio e betabloqueadores reduziram a PA associada à massa do ventrículo esquerdo.[37]

As principais diretrizes em hipertensão enfatizam os benefícios de se atingir as metas pressóricas no hipertenso de alto risco CV. O The Studio Italiano Sugli Effetti Cardiovascolari del Controllo della Pressione Arteriosa Sistolica demonstrou uma diminuição de 37% da HVE diagnosticada pelo eletrocardiograma se a pressão arterial sistólica (PAS) for < 130 mmHg em pacientes acima de 55 anos sem diabetes que apresentavam PAS > 150 mmHg prévia ao estudo.[38] O estudo ACCORD-BP (Action to Control Cardiovascular Risk in Diabetes - blood pressure trial) estudou o efeito da terapia intensiva (PAS < 120 mmHg) *versus* padrão (PAS < 140 mmHg) no controle da pressão arterial sobre a HVE no eletrocardiograma. Em pacientes diabéticos (n = 4.331) com seguimento médio de 4,4 anos, a redução da pressão arterial intensiva foi associada a um risco 39% menor de HVE em comparação ao tratamento padrão.[39]

O estudo SPRINT (Systolic Blood Pressure Intervention Trial) foi fundamental para estabelecer os benefícios cardiovasculares da redução intensiva da pressão arterial (PAS < 120 mmHg) em uma população de alto risco, porém sem diabetes. Uma análise *post hoc* com 8.164 pacientes demonstrou um risco 46% menor de desenvolver e 66% maior de regredir a HVE no ECG com a redução intensiva da PA em comparação com o tratamento padrão.[40]

Os estudos ACCORD e SPRINT destacam a eficácia da redução intensiva da PAS na regressão da HVE, porém nenhum estudo até o momento estabeleceu se a importância da carga da regressão da HVE pode ser atribuída à redução da PAS *versus* pressão arterial diastólica (PAD). Uma metanálise realizada por Zhang et al. estudou associações na redução da PAS e PAD com a regressão ecocardiográfica da HVE em hipertensos, e a redução da PAD contribuiu mais para a regressão da HVE em comparação à PAS.[41]

Tratamento não farmacológico

A modificação do estilo de vida continua sendo a principal medida para a prevenção da HVE em hipertensos. O estudo TOMHS (Treatment of Mild Hypertension Study) destacou a utilidade de várias intervenções não farmacológicas combinadas (redução de peso, restrição de sal e exercício físico intensivo) sobre a pressão arterial e a massa do ventrículo esquerdo. Embora o tratamento não farmacológico seja menos eficaz na redução da pressão arterial em comparação à terapia farmacológica, observou-se redução da massa ventricular esquerda em ambos os braços do estudo.[42]

Desde a década de 1980, diversos estudos que incluíram pacientes com excesso de peso e hipertensão demonstraram que a redução do peso e a mudança do estilo de vida regrediram a massa do ventrículo esquerdo em até 24%. Esta associação significativa entre a massa do ventrículo esquerdo e a diminuição do peso foi independente da redução dos níveis pressóricos.[43]

Demonstrou-se que, em hipertensos obesos, a dieta DASH (*dietary approaches to stop hypertension*), eficaz na redução da pressão arterial, isoladamente, não reduziu a massa ventricular esquerda. No entanto, quando combinada a um programa de perda de peso, promoveu redução da massa ventricular, com importante poder estatístico.[44]

Em uma metanálise com 1.022 pacientes candidatos à cirurgia bariátrica, a perda de peso apresentou uma correlação positiva com redução da massa ventricular, espessura relativa da parede e diâmetro do átrio esquerdo, além de melhora na disfunção diastólica.[45]

A restrição salina é importante não só na redução dos níveis pressóricos, mas também na redução da massa ventricular independentemente da redução da pressão arterial, já evidenciada em alguns estudos.

Alguns ensaios clínicos demonstraram a eficácia de restrição dietética de sódio na redução da massa ventricular esquerda e redução dos níveis pressóricos. As implicações a longo prazo na HVE ainda não são totalmente conhecidas, porém é evidente a diminuição de desfechos CV até em indivíduos pré-hipertensos.[46]

Tratamento farmacológico

As diretrizes são categóricas na escolha dos anti-hipertensivos dos hipertensos com HVE. A inibição do sistema renina-angiotensina-aldosterona (SRAA), com inibidor da enzima conversora da angiotensina 1 (iECA) ou bloqueador do receptor AT1 da angiotensina II, deve ser a primeira escolha. Atualmente grande parte das classes de anti-hipertensivos, incluindo diuréticos, bloqueadores dos canais de cálcio, betabloqueadores e, evidentemente, todos os inibidores do SRAA, são capazes de reverter a HVE secundária à HA.[47]

Os diuréticos antagonistas mineralocorticoides são terapias emergentes na redução da HVE. Estudos demonstraram que a associação de eplerenona com enalapril foi mais efetiva em reduzir a massa do ventrículo esquerdo que o diurético sozinho.[48]

O estudo PARADIGM (Prospective Comparison of Angiotensin Receptor-Neprilysin Inhibitors with an ACE inhibitor to Determine Impact on Global Mortality and Morbidity in Heart Failure) utilizou o sacubitril/valsartana para o tratamento de pacientes com insuficiência cardíaca com fração de ejeção reduzida, e aparentemente diminuiu mais a mortalidade quando comparado com o enalapril. Além destes efeitos, o fármaco é mais eficaz em reduzir a pressão arterial central de aorta do que a braquial, cuja relação com as lesões em órgãos-alvo é evidente. Isto se fundamenta nos estudos de Schmieder et al., que demonstraram que a inibição da neprilisina foi superior em regredir a massa do ventrículo esquerdo pela RM em comparação à olmesartana.[49]

Uma nova classe de medicamentos antidiabéticos, classificados como inibidores do cotransportador de sódio-glucose (iSGLT2), é considerada como primeira linha no tratamento de pacientes com insuficiência cardíaca com fração de ejeção reduzida. A dapagliflozina e a empagliflozina, dois iSGLT2, demonstraram de forma similar reduzir morbidade e mortalidade na insuficiência cardíaca com fração de ejeção reduzida. A empagliflozina reduziu a massa do ventrículo esquerdo pela RM em um pequeno estudo de pacientes diabéticos com alto risco CV em comparação ao placebo.[50] Os aspectos mais positivos desses iSGLT2 são a redução aditiva da mortalidade e morbidade CV sem a necessidade de substituição dos fármacos clássicos no tratamento da insuficiência cardíaca (inibidores do SRAA, betabloqueador e espironolactona).

Ainda temos um longo caminho para aprender a real fisiopatologia da HVE e inúmeros obstáculos para o controle deste importante e independente fator de risco na HA. Entretanto, com o desenvolvimento de novos fármacos, novos conceitos e ferramentas estão surgindo para que a HVE seja mais bem controlada.

REFERÊNCIAS

1. Egan BM, Li J, Hutchison FN, Ferdinand KC. Hypertension in the United States, 1999 to 2012. Circulation. 2014;130(19):1692-9.
2. Malta DC, Gonçalves RPF, Machado IE, Freitas MIF, Azeredo C, Szwarcwald CL, et al. Prevalência da hipertensão arterial segundo diferentes critérios diagnósticos. Pesquisa Nacional de Saúde. Rev Bras Epidemiol. 2018;21(sup 1):E180021.
3. Ganau A, Devereux RB, Roman MJ, de Simone G, Pickering TG, Saba PS, et al. Patterns of left ventricular hypertrophy and geometric remodeling in essential hypertension. J Am Coll Cardiol. 1992;19(7):1550-8.
4. Cuspidi C, Sala C, Negri F, Mancia G, Morganti A; Italian Society of Hypertension. Prevalence of left-ventricular hypertrophy in hypertension: an updated review of echocardiographic studies. J Hum Hypertens. 2012;26(6):343-9.
5. Marwick TH, Gillebert TC, Aurigemma G, Chirinos J, Derumeaux G, Galderisi M, et al. Recommendations on the use of echocardiography in adult hypertension: a report from the European Association of Cardiovascular Imaging (EACVI) and the American Society of Echocardiography (ASE). J Am Soc Echocardiogr. 2015;28(7):727-54.
6. González A, Ravassa S, López B, Moreno MU, Beaumont J, San José G, et al. Myocardial remodeling in hypertension. Hypertension. 2018;72(3):549-58.
7. Levick SP, Murray DB, Janicki JS, Brower GL. Sympathetic nervous system modulation of inflammation and remodeling in the hypertensive heart. Hypertension. 2010; 55(2):270-6.
8. Dawber TR, Meadors GF, Moore FEJ. Epidemiological approaches to heart disease: the Framingham Study. Am J Public Health. 1951;41:279-86.
9. Bang CN, Soliman EZ, Simpson LM, Davis BR, Devereux RB, Okin PM, et al. Electrocardiographic left ventricular hypertrophy predicts cardiovascular morbidity and mortality in hypertensive patients: the ALLHAT Study. Am J Hypertens. 2017;30(9):914-22.
10. Nunez E, Arnett DK, Benjamin EJ, Oakes JM, Liebson PR, Skelton TN. Comparison of the prognostic value of left ventricular hypertrophy in African-American men versus women. Am J Cardiol. 2004; 94(11):1383-90.
11. Rodriguez CJ, Lin F, Sacco RL, Jin Z, Boden-Albala B, Homma S, et al. Prognostic implications of left ventricular mass among Hispanics: the Northern Manhattan Study. Hypertension. 2006; 48(1):87-92.
12. Aro AL, Reinier K, Phan D, Teodorescu C, Uy-Evanado A, Nichols GA, et al. Left-ventricular geometry and risk of sudden cardiac arrest in patients with preserved or moderately reduced left-ventricular ejection fraction. Europace. 2017;19(7):1146-52.
13. Schillaci G, Verdecchia P, Porcellati C, Cuccurullo O, Cosco C, Perticone F. Continuous relation between left ventricular mass and cardiovascular risk in essential hypertension. Hypertension. 2000;35(2):580-6.
14. de Simone G, Palmieri V. Left ventricular hypertrophy in hypertension as a predictor of coronary events: relation to geometry. Curr Opin Nephrol Hypertens. 2002;11(2):215-20.
15. Mehta SK, Rame JE, Khera A, Murphy SA, Canham RM, Peshock RM, de Lemos JA, Drazner MH. Left ventricular hypertrophy, subclinical atherosclerosis, and inflammation. Hypertension. 2007;49(6):1385-91.
16. Levy D, Larson MG, Vasan RS, Kannel WB, Ho KK. The progression from hypertension to congestive heart failure. JAMA. 1996;275(20):1557-62.
17. McMurray JJ, Packer M, Desai AS, Gong J, Lefkowitz MP, Rizkala AR, et al. Angiotensin-neprilysin inhibition versus enalapril in heart failure. N Engl J Med. 2014;371(11):993-1004.
18. Slivnick J, Lampert BC. Hypertension and heart failure. Heart Fail Clin. 2019;15(4):531-41.
19. Borlaug BA, Redfield MM. Diastolic and systolic heart failure are distinct phenotypes within the heart failure spectrum. Circulation 2011;123(18).
20. Verdecchia P, Reboldi G, Gattobigio R, Bentivoglio M, Borgioni C, Angeli F, et al. Atrial fibrillation in hypertension: predictors and outcome. Hypertension. 2003;41(2):218-23.
21. Erküner Ö, Dudink EAMP, Nieuwlaat R, Rienstra M, Van Gelder IC, Camm AJ, et al. Effect of systemic hypertension with versus without left ventricular hypertrophy on the progression of atrial fibrillation (from the Euro Heart Survey). Am J Cardiol. 2018;122(4):578-83.
22. Chatterjee S, Bavishi C, Sardar P, Agarwal V, Krishnamoorthy P, Grodzicki T, Messerli FH. Meta-analysis of left ventricular hypertrophy and sustained arrhythmias. Am J Cardiol. 2014;114(7):1049-52.
23. Messerli F, Soria F. Hypertension, left ventricular hypertrophy, ventricular ectopy, and sudden death. Am J Med. 1992:93(2A):2A-21S.
24. Verdecchia P, Angeli F, Gattobigio R, Sardone M, Pede S, Reboldi GP. Regression of left ventricular hypertrophy and prevention of stroke in hypertensive subjects. Am J Hypertens. 2006;19:493-9.
25. Bikkina M, Levy D, Evans JC, Larson MG, Benjamin EJ, Wolf PA, Castelli WP. Left ventricular mass and

risk of stroke in an elderly cohort. The Framingham Heart Study. JAMA. 1994;272(1):33-6.
26. Amann K, Rychlík I, Miltenberger-Milteny G, Ritz E. Left ventricular hypertrophy in renal failure. Kidney Int Suppl. 1998;54(68):S78-S85.
27. Roman MJ, Kligfield P, Devereux RB, Niles NW, Hochreiter C, Halle A, et al. Geometric and functional correlates of electrocardiographic repolarization and voltage abnormalities in aortic regurgitation. J Am Coll Cardiol. 1987; 9(3):500-8.
28. De Luna AB. Clinical electrocardiographic: a test book. 2. ed. São Paulo: Futura; 1987.
29. B Williams, G Mancia WS. 2018 ESC/ESH Guidelines for the management of arterial hypertension – The Task Force for the management of arterial hypertension of the European Society of Cardiology (ESC) and the European Society of Hypertension (ESH). Eur Heart J. 2018;39:3021-104.
30. Povoa FF, Luna Filho B, Bianco HT, Amodeo C, Povoa R, Bombig MTN, et al. Desempenho do eletrocardiograma no diagnóstico da hipertrofia ventricular esquerda em hipertensos idosos e muito idosos. Arq Bras Cardiol. 2021; 117(5):924-31.
31. Marwick TH, Gillebert TC, Aurigemma G, Chirinos J, Derumeaux G, Galderisi M, et al. Recommendations on the use of echocardiography in adult hypertension: a report from the European Association of Cardiovascular Imaging (EACVI) and the American Society of Echocardiography (ASE). Eur Heart J Cardiovasc Imaging. 2015;16(6):577-605.
32. Shimada YJ, Shiota T. Meta-analysis of accuracy of left ventricular mass measurement by three-dimensional echocardiography. Am J Cardiol. 2012;110(3):445-52.
33. Phelan D, Collier P, Thavendiranathan P, Popović ZB, Hanna M, Plana JC, et al. Relative apical sparing of longitudinal strain using two-dimensional speckle-tracking echocardiography is both sensitive and specific for the diagnosis of cardiac amyloidosis. Heart. 2012;98(19):1442-8.
34. Petersen SE, Selvanayagam JB, Francis JM, Myerson SG, Wiesmann F, Robson MD, et al. Differentiation of athlete's heart from pathological forms of cardiac hypertrophy by means of geometric indices derived from cardiovascular magnetic resonance. J Cardiovasc Magn Reson. 2005;7(3):551-8.
35. Mavrogeni S, Katsi V, Vartela V, Noutsias M, Markousis-Mavrogenis G, Kolovou G, et al. The emerging role of cardiovascular magnetic resonance in the evaluation of hypertensive heart disease. BMC Cardiovasc Disord. 2017;17(1): 132-9.
36. Nam D, Reineke EL. Timing and targeting of treatment in left ventricular hypertrophy. Methodist Debakey Cardiovasc J. 2017;13(1):9-14.
37. Klingbeil AU, Schneider M, Martus P, Messerli FH, Schmieder RE. A meta-analysis of the effects of treatment on left ventricular mass in essential hypertension. Am J Med. 2003;115(1):41-6.
38. Verdecchia P, Staessen JA, Angeli F, de Simone G, Achilli A, Ganau A, et al. Usual versus tight control of systolic blood pressure in non-diabetic patients with hypertension (Cardio-Sis): an open-label randomised trial. Lancet. 2009; 374:525-33.
39. Soliman EZ, Byington RP, Bigger JT, Evans G, Okin PM, Goff DC, et al. Effect of intensive blood pressure lowering on left ventricular hypertrophy in patients with diabetes mellitus: action to control cardiovascular risk in Diabetes Blood Pressure Trial. Hypertension. 2015;66:1123-9.
40. Soliman EZ, Ambrosius WT, Cushman WC, Zhang ZM, Bates JT, Neyra JA, et al. Effect of intensive blood pressure lowering on left ventricular hypertrophy in patients with hypertension. Circulation. 2017;136:440-50.
41. Zhang K, Chen J, Liu Y, Wang T, Wang L, Wang J, et al. Diastolic blood pressure reduction contributes more to the regression of left ventricular hypertrophy: a meta-analysis of randomized controlled trials. J Hum Hypertens. 2013;27(11):698-706.
42. Liebson PR, Grandits GA, Dianzumba S, Prineas RJ, Grimm RH, Neaton JD, et al. Comparison of five antihypertensive monotherapies and placebo for change in left ventricular mass in patients receiving nutritional-hygienic therapy in the treatment of mild hypertension study (TOMHS). Circulation. 1995;91:698-706.
43. MacMahon SW, Wilcken DE, Macdonald GJ. The effect of weight reduction on left ventricular mass. A randomized controlled trial in young, overweight hypertensive patients. N Engl J Med. 1986;314(6):334-9.
44. Cook NR, Cutler JA, Obarzanek E, Buring JE, Rexrode KM, Kumanyika SK, et al Long-term effects of dietary sodium reduction on cardiovascular disease outcomes: observational follow-up of the trials of hypertension prevention (TOHP). BMJ. 2007;334(7599):885-8.
45. Cuspidi C, Rescaldani M, Tadic M, Sala C, Grassi G. Effects of bariatric surgery on cardiac structure and function: a systematic review and meta-analysis. Am J Hypertens. 2014;27(2):146-56.
46. Jula AM, Karanko HM. Effects on left ventricular hypertrophy of long-term nonpharmacological treatment with sodium restriction in mild-to-moderate essential hypertension. Circulation. 1994; 89:1023-31.

47. Barroso WKS, Rodrigues CIS, Bortolotto LA, Mota-Gomes MA, Brandão AA, Feitosa ADM, et al. Brazilian Guidelines of Hypertension – 2020. Arq Bras Cardiol. 2021;116(3):516-658.
48. Pitt B, Reichek N, Willenbrock R, Zannad F, Phillips RA, Roniker B, et al. Effects of eplerenone, enalapril, and eplerenone/enalapril in patients with essential hypertension and left ventricular hypertrophy: the 4E-left ventricular hypertrophy study. Circulation. 2003;108(15):1831-8.
49. Schmieder RE, Wagner F, Mayr M, Delles C, Ott C, Keicher C, et al. The effect of sacubitril/valsartan compared to olmesartan on cardiovascular remodelling in subjects with essential hypertension: the results of a randomized, double-blind, active-controlled study. Eur Heart J. 2017;38(44):3308-17.
50. Verma S, Mazer CD, Yan AT, Mason T, Garg V, Teoh H, et al. Effect of empagliflozin on left ventricular mass in patients with type 2 diabetes mellitus and coronary artery disease: the EMPAHEART CardioLink-6 randomized clinical trial. Circulation. 2019;140:1693-702.

5

Insuficiência cardíaca com fração de ejeção reduzida

Dilma do Socorro Moraes de Souza
Henrique Tria Bianco

INTRODUÇÃO

Segundo relatório divulgado pela Organização Mundial da Saúde (OMS), a expectativa de vida em todo o mundo aumentou em cerca de cinco anos nos últimos 15 anos. É o avanço mais rápido desde a década de 1960, mas persistem as desigualdades entre países.[1] Desta forma, a população mais idosa aumentou, bem como a incidência de hipertensão arterial (HA) e insuficiência cardíaca (IC), cuja prevalência em países desenvolvidos é de 1 a 2% na população geral e em torno de 10% em idosos acima de 70 anos.[2,3] A HA está linearmente associada às doenças cardiovasculares (DCV), com robustas evidências de um risco exponencial para doenças isquêmicas, como a doença coronariana e o acidente vascular encefálico (AVE).[4,5]

Por sua vez, a IC, sendo uma afecção relativamente comum em idosos, não deve ser vista isoladamente, posto que anemia, caquexia, insuficiência renal, apneia obstrutiva do sono, doença pulmonar obstrutiva crônica e *diabetes mellitus* são condições frequentemente observadas nesses pacientes, afetando desfavoravelmente o prognóstico.[6] Tradicionalmente, a IC era vista como resultado do comprometimento da capacidade do coração em bombear quantidades suficientes de sangue para a circulação durante a sístole – isto é, disfunção sistólica do ventrículo esquerdo. Entretanto, a IC também pode ocorrer em pacientes com função sistólica ventricular esquerda normal, nos quais são necessárias pressões de enchimento mais altas para obter um volume diastólico final normal do ventrículo esquerdo: a chamada insuficiência cardíaca com fração de ejeção ventricular esquerda preservada (ICFEP) ou "diastólica".[7-9]

A IC é uma das principais causas de hospitalização em adultos no Brasil; no entanto, a maioria dos dados disponíveis ainda era limitada a apontamentos de centros únicos. O registro BREATHE foi pioneiro em incluir uma ampla amostra de pacientes hospitalizados com IC descompensada de diferentes regiões brasileiras, relatando altas taxas de mortalidade intra-hospitalar dos pacientes admitidos com IC aguda, somada à baixa taxa de prescrição de medicamentos baseada em evidências.[10]

FISIOPATOLOGIA DA DOENÇA CARDÍACA HIPERTENSIVA

A HA induz o aumento da pós-carga do ventrículo esquerdo (VE), assim como da resistência vascular periférica (RVP). Como consequência, há ativação de vias neuro-hormonais, bem como elevação da pressão diastólica final do VE, tornando o ventrículo hipertrofiado e rígido. Desta forma, a sobrecarga pressórica crônica pode induzir à hipertrofia do tipo concêntrica, enquanto a sobrecarga volumétrica encontra-se mais associada ao padrão excêntrico (Figura 1).

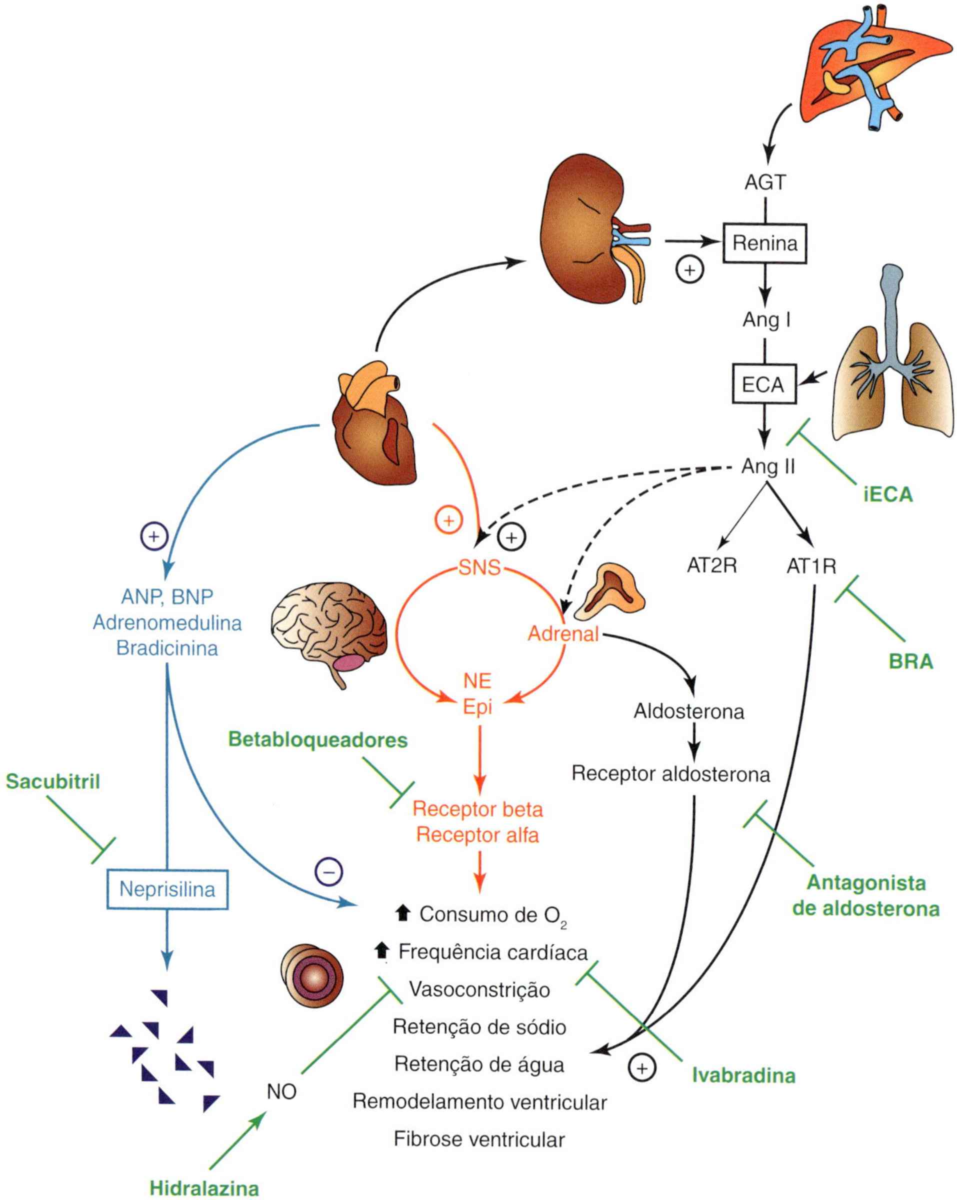

FIGURA 1 Insuficiência cardíaca – fisiopatologia e implicações terapêuticas.

AGT: angiotensinogênio; Ang I: angiotensina I; Ang II: angiotensina II; ANP: peptídeo natriurético atrial; AT1R: receptor do tipo 1 da angiotensina II; AT2R: receptor do tipo 2 da angiotensina II; BNP: peptídeo natriurético cerebral; BRA: bloqueador do receptor da angiotensina; ECA: enzima conversora da angiotensina; Epi: epinefrina; iECA: inibidor da enzima conversora de angiotensina; NE: norepinefrina; NO: óxido nítrico; SNS: sistema nervoso simpático.

Fonte: adaptada de Gordin e Fonarow, 2016.[11]

DA HIPERTENSÃO ARTERIAL AO DESENVOLVIMENTO DE INSUFICIÊNCIA CARDÍACA

Encontra-se bem fundamentada a associação da hipertrofia ventricular esquerda (HVE) a eventos adversos, sendo considerada fenótipo intermediário na progressão da doença cardíaca hipertensiva. O papel da hipertensão arterial como causa da insuficiência cardíaca está bem ilustrado nos estudos epidemiológicos e nos grandes ensaios clínicos. No estudo de Framingham, 90% dos casos de IC tinham antecedentes de HA.[12,13] A IC que se apresenta na doença cardíaca hipertensiva pode se manifestar como a via final de uma série de situações fisiopatológicas que tem início com o envelhecimento, aterosclerose, HVE e doença arterial coronariana. Com base nos dados dos estudos epidemiológicos, pode-se calcular o risco de um paciente hipertenso desenvolver um quadro de insuficiência cardíaca e observa-se que a presença de hipertensão arterial aumenta em duas ou três vezes esse risco, que é de hipertensão arterial aumenta o risco cardiovascular, sendo de 2,07 vezes maior nos homens e de 3,35 maior nas mulheres.[14]

Definição de insuficiência cardíaca

Muitos avanços se deram nos últimos anos em relação à IC, uma doença de importância global, cujos ônus dela decorrentes aumentam continuamente. Os esforços em definir a doença levam em conta conceitos clínicos, metabólicos e funcionais. Dessa forma, diretrizes consideram que existe IC com FE reduzida (ICFER) em pacientes com FE $\leq$ 40%. Já os pacientes com FE $\geq$ 50% são considerados portadores de IC com FE preservada (ICFEP).[15]

ESTRATÉGIAS DE PREVENÇÃO DA HIPERTENSÃO ARTERIAL E INSUFICIÊNCIA CARDÍACA

No estudo SPRINT (Systolic Blood Pressure Intervention Trial), buscou-se observar possíveis benefícios de um tratamento mais intensivo da pressão arterial sistólica (PAS) para um alvo inferior a 120 mmHg, ou para uma meta inferior a 140 mmHg de PAS (tratamento padrão) em pacientes de alto risco cardiovascular, excluindo-se pacientes com AVE prévio, doença renal crônica, acima de 75 anos e com *diabetes mellitus*. Entre os pacientes com alto risco de eventos cardiovasculares, mas sem diabetes, observaram-se taxas mais baixas para os eventos cardiovasculares fatais e não fatais e morte por qualquer causa, embora taxas mais altas de alguns eventos adversos tenham sido observadas no grupo de tratamento intensivo. Adicionalmente, no grupo de tratamento intensivo observaram-se taxas mais baixas de vários outros desfechos importantes, incluindo IC (risco relativo 38% menor).[16]

TRATAMENTO

A IC caracteriza-se por uma ativação neuro-hormonal sustentada que promove um benefício compensatório inicial, mas torna-se deletéria em longo prazo, e, apesar dos avanços observados nas últimas décadas, ainda está associada a altas taxas de mortalidade e readmissões hospitalares. O tratamento atual da IC combina o bloqueio medicamentoso neuro-hormonal com medidas de alívio sintomático, em uma abordagem multiprofissional voltada ao controle dos principais fatores que levam à descompensação do quadro clínico do paciente.

Antes da década de 1980, o tratamento da IC era direcionado para repouso no leito, restrição hídrica, uso de digital e diuréticos. Nos anos seguintes, a IC passou a ser interpretada como uma doença neuro-hormonal, e os investigadores tentaram a todo custo melhorar a função cardíaca, bloqueando o sistema renina-angiotensina-aldosterona e a ativação simpática. A classe dos inibidores da enzima de conversão da angiotensina (iECA) destaca-se pelo pioneirismo e robustas evidências na redução nas taxas de mortalidade em pacientes com ICFER. No estudo SOLVD, a adição de enalapril à terapia convencional reduziu significativamente as taxas de mortalidade e hospitalizações. Adicionalmente, embora tenham sido observadas reduções nas taxas dos eventos fatais, a maior redução ocorreu entre as mortes atribuídas à IC progressiva, com redução do risco relativo em 22%, favorável ao grupo enalapril.[17]

Os fármacos betabloqueadores (BB) têm sido utilizados em pacientes com IC desde meados da década de 1970. Inicialmente, estudos clínicos com pequenas séries de casos apresentaram resultados favoráveis em relação à melhora da fração de ejeção do ventrículo esquerdo (FEVE). A partir da década de 1990 surgiram ensaios clínicos randomizados, multicêntricos e placebo-controlados demonstrando impacto benéfico no desempenho hemodinâmico, qualidade de vida e redução das taxas de hospitalização. Destaca-se o estudo COPERNICUS (Carvedilol Prospective Randomized Cumulative Survival). O estudo recrutou 2.289 pacientes sintomáticos e com severa redução da função ventricular esquerda, apesar da terapia com iECA. Após um período médio de acompanhamento de 10,4 meses, a mortalidade foi reduzida em 34% no "grupo carvedilol".[18]

Novos fármacos foram surgindo para o tratamento farmacológico da IC, causando impactos aos principais desfechos ao reduzir períodos de hospitalização e melhorar a sobrevida. O sacubitril/valsartana é um complexo supramolecular de sal de sódio do pró-fármaco sacubitril, inibidor da neprilisina, e da valsartana, um antagonista dos receptores da angiotensina. A neprilisina, uma endopeptidase neutra, degrada vários peptídeos vasoativos endógenos, incluindo peptídeos natriuréticos, bradicinina e adrenomedulina. A inibição da neprilisina aumenta os níveis dessas substâncias, em oposição à superativação neuro-hormonal que contribui para a vasoconstrição, a retenção de sódio e o remodelamento ventricular. O estudo PARADIGM-HF (Prospective comparison of ARNI with ACEI to Determine Impact on Global Mortality and morbidity in Heart Failure) demonstrou alguma superioridade do sacubitril/valsartana em relação ao enalapril em reduzir o risco de morte e hospitalização, em pacientes com redução da função ventricular esquerda.[19]

O desfecho destacadamente utilizado em ensaios clínicos em pacientes com ICFER é o composto de tempo até a hospitalização por agravamento da IC ou morte cardiovascular. O estudo DAPA-HF avaliou a eficácia e segurança da dapagliflozina, em comparação ao placebo, adicionada ao tratamento padrão. O desfecho primário era composto de pelo menos um episódio de piora da IC ou morte cardiovascular. Dos pacientes randomizados, 12,7% tiveram piora ambulatorial da IC, resultando em intensificação da terapia, 11,6% foram internados por piora da IC e 10,5% morreram por causas cardiovasculares em algum momento do seguimento. Em um resultado composto de quatro componentes pré-especificados entre o tempo até a primeira hospitalização por IC, visita urgente por IC, evento de piora ambulatorial ou morte cardiovascular, houve um benefício altamente significativo da dapagliflozina em relação ao placebo: HR: 0,73; IC 95% 0,65-0,82, p < 0,0001.[20]

Outro interessante estudo, o EMPEROR – Reduced (Empagliflozin Outcome Trial in Patients with Chronic Heart Failure and a Reduced Ejection Fraction), randomizou pacientes com IC classes funcionais II a IV da New York Heart Association (NYHA), mais de 70% deles apresentando FEVE < 30%. O desfecho primário, morte cardiovascular ou hospitalização por IC, foi favorável à empagliflozina, HR: 0,75; IC 95% 0,65-0,86, p < 0,001.[21] Na Tabela 1, pode-se observar o tratamento farmacológico recomendado para os pacientes com ICFER, FE < 40%, classes funcionais II a IV da NYHA.

CONCLUSÕES

A HA causa alterações estruturais e funcionais no coração, culminando em IC e contribuindo para o aumento da morbidade e mortalidade cardiovascular. As terapias farmacológicas atuais são capazes de prevenir as lesões em órgãos-alvo e reverter as alterações miocárdicas em pacientes com risco de IC. O grande desafio é definir o alvo ideal de PA em indivíduos com IC estabelecida, pois as evidências até o momento são inconsistentes e escassas. Nesse contexto, é necessário identificar pacientes com risco aumentado de desenvolver IC de etiologia hipertensiva de forma a monitorá-los com atenção para iniciar o tratamento adequado.

TABELA 1 Fármacos recomendados para pacientes com ICFER, FE < 40%

Tratamento recomendado	Nível de evidência e grau de recomendação
iECA recomendados na ICFER para redução do risco de morte e hospitalização por IC	I-A
Betabloqueadores recomendados para ICFER estável para redução do risco de morte e hospitalização por IC	I-A
Antagonistas dos receptores mineralocorticoides, recomendados para ICFER na redução de morte e hospitalização por IC	I-A
Dapagliflozina ou empagliflozina (ICFER) para redução do risco de morte e hospitalização por IC	I-A
Sacubitril/valsartana como substituto dos iECA para ICFER na redução de morte e hospitalização por IC	I-B
BRA para disfunção de VE sintomática (nos intolerantes a iECA por tosse/angioedema) para reduzir morbidade e mortalidade	I-A
Associação de hidralazina e nitrato para disfunção sistólica sintomática em classes funcionais II-IV (NYHA) com contraindicação à iECA/BRA (insuficiência renal e/ou hipercalemia) independentemente de raça ou para pacientes negros autodeclarados com disfunção sistólica sintomática em NYHA III-IV, apesar de terapêutica otimizada	I-B

BRA: bloqueador dos receptores da angiotensina; IC: insuficiência cardíaca; ICFER: insuficiência cardíaca com fração de ejeção reduzida; iECA: inibidor da enzima de conversão da angiotensina; NYHA: New York Heart Association; VE: ventrículo esquerdo.
Fonte: adaptada de McDonagh et al., 2021.[22]

REFERÊNCIAS

1. WHO Baseline report for Decade of Healthy Ageing. Dezembro 2020. Disponível em: www.who.int/news/item/17-12-2020-who-launches-baseline-report-for-decade-of-healthy-ageing. Acesso em: 27 ago. 2022.
2. Gulland A. Global life expectancy increases by five years. BMJ. 2016;353:i2883.
3. Kario K, Chen C-H, Park S, Park CG, Hoshide S, Cheng HM, et al. Consensus document on improving hypertension management in Asian patients, taking into account asian characteristics. Hypertension. 2018;71(3):375-82.
4. Mosterd A, Hoes AW. Clinical epidemiology of heart failure. Heart 2007; 93:1137-46.
5. Levy D, Larson MG, Vasan RS, Kannel WB, Ho KK. The progression from hypertension to congestive heart failure. JAMA. 1996;275:1557-62.
6. Kannel WB, Wolf PA, Benjamin EJ, Levy D. Prevalence, incidence, prognosis, and predisposing conditions for atrial fibrillation: population-based estimates. Am J Cardiol. 1998;82:2N-9N.
7. Asrar Ul Haq M, Mutha V, Rudd N, Hare DL, Wong C. Heart failure with preserved ejection fraction – unwinding the diagnosis mystique. Am J Cardiovasc Dis. 201411;4(3):100-13.
8. Mesquita ET, Socrates J, Rassi S, Villacorta H, Mady C. Insuficiência cardíaca com função sistólica preservada. Arq Bras Cardiol. 2004; 82(5).
9. Paulus WJ, Bourlag BA. Heart failure with preserved ejection fraction: pathophysiology, diagnosis and treatment. Eur Heart J. 2011; 32(6):670-9.
10. Albuquerque DC, Souza Neto JD, Bacal F, Rohde LEP, Bernardez-Pereira S, Berwanger O, et al.; Investigadores Estudo BREATHE. I Brazilian Registry of Heart Failure – clinical aspects, care quality and hospitalization outcomes. Arq Bras Cardiol. 2015;104(6).
11. Gordin JS, Fonarow GC. New medications for heart failure. Trends Cardiovasc Med. 2016; 26(6):485-92.
12. Lenfant C, Roccella EJ. A call to action for more aggressive treatment of hypertension. J Hypertens. 1999;17(suppl 1):S3-S17.
13. Cleland JGF. Progression from hypertension to heart failure. Cardiology. 1999;92(suppl 1):0-9.
14. Palac RT. Management of hypertension: can we prevent heart failure? Cong H Fail. 1998;4:24-31.
15. Bozkurt B, Coats AJS, Tsutsui H, Abdelhamid M, Adamopoulos S, Albert N, et al. Universal definition and classification of heart failure: a report of the Heart Failure Society of America, Heart Failure Association of the European Society of Cardiology, Japanese Heart Failure Society and Writing Committee of the Universal Definition of Heart Failure: Endorsed by the Canadian Heart Failure Society, Heart Failure Association of India, Cardiac Society of Australia and New Zealand, and Chinese Heart Failure Association. Eur J Heart Fail. 2021;23(3):352-80.
16. The SPRINT Research Group. A randomized trial of intensive versus standard blood-pressure control. N Engl J Med. 2015;373:2103-16.
17. The SOLVD Investigators. Effect of enalapril on survival in patients with reduced left ventricular ejection fractions and congestive heart failure. N Engl J Med 1991;325:293-302.
18. Fowler MB. Carvedilol prospective randomized cumulative survival (COPERNICUS) trial: carvedilol in severe heart failure. Am J Cardiol. 2004; 93(9A):35B-9B.
19. Okumura N, Jhund PS, Gong J, Lefkowitz MP, Rizkala AR, et al.; PARADIGM-HF Investigators and Committees. Effects of sacubitril/valsartan in the PARADIGM-HF trial (prospective comparison of ARNI with ACEI to determine impact on global mortality and morbidity in heart failure) according to background therapy. N Engl J Med. 2014;371:993-1004.
20. Docherty KF, Jhund PS, Anand I, Bengtsson O, Böhm M, de Boer RA, et al. Effect of dapagliflozin on outpatient worsening of patients with heart failure and reduced ejection fraction: a prespecified analysis of DAPA-HF. Circulation. 2020;142(17):1623-32.
21. Packer M, Anker SD, Butler J, Filippatos G, Ferreira JP, Pocock SJ, et al.; EMPEROR-Reduced Trial Committees and Investigators. Empagliflozin in patients with heart failure, reduced ejection fraction, and volume overload: EMPEROR-Reduced Trial. J Am Coll Cardiol. 2021;77(11):1381-92.
22. McDonagh TA, Metra M, Adamo M, Gardner RS, Baumbach A, Böhm M, et al.; ESC Scientific Document Group. 2021 ESC Guidelines for the diagnosis and treatment of acute and chronic heart failure. Eur Heart J. 2021;42(36): 3599-726.

6

Hipertensão arterial e insuficiência cardíaca com fração de ejeção preservada

Márcio Gonçalves de Sousa
Oswaldo Passarelli Júnior
Raphael Machado Rossi
Victor Bemfica de Mello Mattos

INTRODUÇÃO

A insuficiência cardíaca com fração de ejeção preservada (ICFEP) é uma síndrome clínica complexa e prevalente, associada a elevadas morbidade e mortalidade, sendo a hipertensão arterial (HA) um importante fator de risco para sua ocorrência. Estima-se que aproximadamente 50% dos pacientes que desenvolvem insuficiência cardíaca (IC) tenham ICFEP, e esta população apresenta mais frequentemente história de HA, em comparação com os pacientes portadores de IC com fração de ejeção reduzida (ICFER). Embora existam algoritmos de tratamento medicamentoso proposto pelas diretrizes internacionais de HA para pacientes com lesão em órgãos-alvo, incluindo os com hipertrofia ventricular esquerda (HVE), sua aplicabilidade para pacientes com ICFEP é controversa.

A ICFEP é uma condição clínica heterogênea em relação a sua fisiopatologia e apresentação clínica com diferentes fenótipos no contexto da HA, apresentando diferentes comprometimentos da disfunção diastólica, extensão de fibrose miocárdica e atividade neuro-humoral, o que pode requerer diferentes ajustes em seu tratamento. A presença de HVE e/ou disfunção diastólica do VE é considerada fundamental para o diagnóstico, mas não é patognomônica. Ainda é controverso se a ICFEP é uma entidade distinta ou intermediária da transição entre uma função ventricular esquerda normal para a reduzida em pacientes hipertensos geralmente mal controlados.[1] Na ICFEP, a associação entre níveis de PA e desfechos clínicos ainda permanece controversa, e o diagnóstico precoce da HA e seu tratamento adequado podem reduzir significativamente o risco de desenvolvimento de IC, especialmente em idosos.[2]

A ICFEP continua sendo um desafio diagnóstico e terapêutico, uma vez que diferenciá-la de outras causas de dispneia pode requerer métodos diagnósticos avançados como ecocardiograma com estresse físico, avaliação hemodinâmica invasiva e exclusão de possíveis diagnósticos diferenciais.

Apesar da classificação de IC depender fortemente de valores de corte da fração de ejeção do ventrículo esquerdo (FEVE), evidências recentes apontam em direção a uma mudança gradual nos mecanismos subjacentes, fenótipos e resposta terapêutica conforme a FEVE aumenta. Por exemplo, dentre pacientes com IC, a taxa de hospitalização e morte cardiovascular diminui com o aumento da FEVE, bem como classes de medicações que apresentam grande eficácia na ICFER demonstraram menor ou nenhum impacto com o aumento da função ventricular esquerda.[3]

A HA é um dos fatores de risco mais comuns para ICFEP e seu tratamento previne o desenvolvimento de IC, havendo mecanismos fisiopatológicos específicos envolvendo essas duas entidades, bem como abordagem diagnóstica e terapêutica.

EPIDEMIOLOGIA

A maioria dos pacientes portadores de ICFEP é idosa e do sexo feminino, mais propensa a ser hipertensa, obesa e com comorbidades associadas.[1] Estima-se que existam ao redor de 64 milhões de portadores de IC no mundo, e em países desenvolvidos acomete de 1 a 2% da população adulta.[4] Embora existam diferenças nos critérios diagnósticos, a maioria dos estudos estima que 50% tenham ICFEP, com tendência de alta. A estimativa mais realista da prevalência na população mundial da IC é de 4,2%, em torno do dobro dos registros de casos declarados. Esta diferença entre casos relatados e estimativa ocorre pelo fato de ao redor de 50% dos casos não serem diagnosticados, especialmente no caso de ICFEP, pois os pacientes somam 76% dos casos não detectados.[4] As razões para a não detecção são múltiplas, como: critérios diagnósticos diferentes, doença pulmonar crônica, obesidade com sintomas similares, falta de condicionamento físico, senilidade e ausência de disponibilidade da realização do ecocardiograma em serviços primários. Em virtude do envelhecimento e crescimento da população mundial, da maior sobrevida dos pacientes após o diagnóstico e de uma maior acurácia tanto para o diagnóstico como para manuseio clínico, essa população está aumentando.

A incidência da IC nos países europeus e nos Estados Unidos é de 1 a 9 casos para cada 1.000 pessoas/ano. Dados europeus recentes estimaram a incidência da IC estratificando por tipo, utilizando os critérios diagnósticos da Sociedade Europeia de Cardiologia. A incidência foi de 3,7/1.000 pessoas/ano para o sexo masculino e de 2,4/1.000 para o sexo feminino.[4] Dados dos Estados Unidos projetaram o risco do desenvolvimento de IC em uma coorte de 40 mil pessoas ao redor de 45 anos, com uma estimativa de 95 anos, 30 a 42% da população do sexo masculino de etnia branca, 20 a 29% do sexo masculino de etnia negra, 32 a 39% do sexo feminino de etnia branca e 24 a 46% do sexo feminino afrodescendente. Em pacientes hipertensos, a probabilidade do desenvolvimento de IC é de 7,8%.[5]

O estudo prospectivo PURE (Prospective Urban Rural Epidemiology),[6] envolvendo 155.722 adultos, com uma coorte na qual a população era composta por países de diferentes condições sociais (3 países de alta renda, 10 de média renda e 4 de baixa renda), quantificou a incidência mundial de mortalidade por doença cardiovascular. A incidência da IC após um tempo médio de acompanhamento de 9,5 anos foi similar, apesar das diferentes condições sociais e do maior acesso a recursos nos países ricos. O estudo PARADIGM-HF[7] demonstrou diferenças regionais nas taxas de hospitalização, maiores na América do Norte (11/100 pessoas/ano, IC 95% 9-13) e menores na América Latina (5/100 pessoas/ano, IC 95% 5-6). Menores taxas de hospitalização não refletem uma menor gravidade da doença; entretanto, os pacientes da América Latina também tiveram taxas elevadas de mortalidade, inclusive maiores que os pacientes europeus.

Embora o sexo feminino tenha menor incidência de IC em relação ao sexo masculino (todas as idades exceto > 74 anos), mesmo assim correspondem a 50% dos casos, especialmente pelo fato de a ICFEP ser mais comum no sexo feminino. No registro Swede-HF,[8] o sexo feminino correspondeu a 55% dos casos de ICFEP e de 29% dos casos de ICFER. Outros estudos tiveram resultados similares demonstrando a maior suscetibilidade do sexo feminino à ICFEP, em parte pela maior expectativa de vida no sexo feminino diante de uma entidade clínica que tem maior prevalência em idosos. Mulheres costumam ser mais obesas que os homens e a relação entre obesidade e a incidência da ICFEP parece ser maior no sexo feminino.

A incidência de obesidade aumenta na população mundial, estimando-se que, em 2025, 20% será obesa, havendo uma correlação entre massa corpórea e parâmetros da função diastólica. Pelo fato de a obesidade ser acompanhada por uma redução da tolerância ao exercício e redução dos peptídeos natriuréticos, ambos se associam a um aumento do ventrículo esquerdo, mesmo na ausência de IC, e o diagnóstico nesta população da ICFEP é particularmente mais difícil. Metanálise[9] recente envolvendo 47 estudos de coorte incluindo 12 milhões de indivíduos revelou que o risco relativo do desenvolvimento de IC associada a diabetes tipo 2 foi de 1,95 (IC 95% 1,05-1,13) em mulheres e de 1,74 (IC 95% 1,55-1,95) em homens. A presença de comorbidades aumenta a gravidade dos sintomas da IC e leva a uma piora da qualidade de vida e a um pior prognóstico. Diabetes e obesidade afetam a função ventricular esquerda mesmo na ausência de doença coronariana e hipertensão arterial. Dentro da população com diabetes, estima-se que 45% tenham ICFEP e 40% tenham ICFER.[4]

A condição socioeconômica é um fator de risco conhecido para a incidência das doenças cardiovasculares. Um estudo recente no Reino Unido estimou que a prevalência da IC em relação ao sexo e à idade foi de 2% na população socioeconômica mais carente e 1,2% na população de condição mais elevada, com base em dados hospitalares e de atenção primária.[10] Uma metanálise recente envolvendo 11 estudos clínicos demonstrou que a privação socioeconômica aumentou a incidência de IC em 62%.[10] Estudos observacionais demonstraram que a mortalidade em pacientes com ICFEP é similar à dos pacientes com ICFER, e a sobrevida de pacientes com IC de ambos os tipos em 1, 2, 5 e 10 anos foi estimada em aproximadamente 87, 73, 57 e 35%, respectivamente.[11]

FISIOPATOLOGIA

Classicamente, o paradigma da ICFEP induzida por hipertensão arterial (HA) é o desenvolvimento de hipertrofia ventricular esquerda (HVE) em razão do aumento do estresse parietal em decorrência do aumento da pressão sistêmica, o que resulta em remodelamento atrial esquerdo e disfunção longitudinal sistólica e diastólica, eventualmente levando à IC clínica.[12] Contudo, muitos casos de ICFEP não seguem esse padrão fisiológico clássico. Na análise de três dos principais estudos relacionando fármacos anti-hipertensivos e ICFEP (I-PRESERVE,[13] CHARM-PRESERVED[14] e TOPCAT[15]), aproximadamente um a dois terços dos pacientes não apresentavam HVE e entre um terço e metade dos pacientes não apresentavam aumento de átrio esquerdo (AE).

Além disso, aproximadamente metade dos pacientes apresentava função diastólica normal ou somente levemente reduzida. Isso sugere que a fisiopatologia da ICFEP não seja um processo único e uniforme, mas a manifestação de múltiplos desarranjos envolvendo função miocárdica, vascular periférica e demais órgãos e sistemas, em decorrência de um aumento da inflamação sistêmica por múltiplas comorbidades. Foi proposto que comorbidades como obesidade, HA, *diabetes mellitus* (DM), doença renal crônica (DRC) e doença pulmonar obstrutiva crônica (DPOC) induzem um estado pró-inflamatório que resulta em disfunção endotelial microvascular coronariana, menor biodisponibilidade de óxido nítrico (NO), diminuição do monofosfato cíclico de guanosina e diminuição da atividade da proteína kinase G (PKG) nos cardiomiócitos. Essa diminuição da atividade de PKG determina o desenvolvimento de HVE e aumento do enrijecimento do VE.[16]

A hipertensão é caracterizada por aumento da elastância arterial (Ea) e da elastância sistólica final do VE (Efe). O aumento da Efe em compensação à Ea elevada resulta no comprometimento da reserva contrátil do VE durante exercício ou durante episódios de aumento de pós-carga, o que predispõe a um risco aumentado em pacientes hipertensos ao desenvolvimento de ICFEP quando expostos a um aumento da carga arterial pulsátil. Em uma análise de 5.960 pacientes participantes do estudo MESA (Multiethnic Study of Atherosclerosis), indivíduos com uma magnitude de onda refletida elevada apresentavam aproximadamente 4 vezes mais risco de desenvolvimento de eventos cardiovasculares em comparação com indivíduos normotensos que não apresentavam o mesmo achado.[17] Além disso, ICFEP hipertensiva é caracterizada por múltiplos comprometimentos da reserva funcional cardiovascular, como aumento do cronotropismo, contratilidade e vasodilatação periférica exercício-induzidos.[18]

ABORDAGEM ATUAL DA ICFEP

A ICFEP pode ser definida como IC com FEVE normal e aumento das pressões de enchimento do VE ao repouso ou exercício. A maioria das *guidelines* define ICFEP clinicamente como a presença de sinais e sintomas de IC associados a FEVE > 50%, ao aumento das pressões de enchimento do VE[19] ou seus correspondentes não invasivos (aumento da relação E:e', aumento do volume atrial esquerdo e de peptídeos natriuréticos BNP) e à exclusão cuidadosa dos principais diagnósticos diferenciais.

Contudo, os critérios diagnósticos para ICFEP ainda são muito discutidos. Por exemplo, o valor de corte ideal para FEVE ainda não é consenso, uma vez que a maioria dos ensaios clínicos randomizados para avaliação terapêutica na ICFEP fez uso de valores menores como 40 e 45%, com a finalidade de maximizar as taxas de eventos e, assim, aumentar o poder estatístico para demonstrar eficácia terapêutica. Paciente com ICFE levemente reduzida aparentemente tem fisiopatologia e resposta terapêutica mais similares àquelas apresentadas por pacientes com ICFER do que ICFEP, e sua inclusão nos ensaios clínicos citados favorece a eficácia terapêutica de medicações já consagradas na ICFER. Outro exemplo digno de nota é a avaliação do peptídeo natriurético cerebral (BNP), que tende a ser menor na ICFEP em relação à ICFER, provavelmente por um menor estresse diastólico de parede, e maior prevalência de obesidade nessa população. Por último, os critérios diagnósticos atuais valorizam avaliação e medição das pressões de enchimento dos pacientes somente ao repouso, porém o aumento dessas medidas ocorre somente durante o exercício em grande parte dos pacientes com ICFEP, demandando a realização de testes avançados, como ecocardiograma de esforço ou avaliação hemodinâmica invasiva ao esforço, para a identificação de anormalidades na reserva diastólica. Contudo, não é factível submeter todos os pacientes com suspeita de ICFEP a esses tipos de estudo por sua baixa disponibilidade, alto custo, necessidade de experiência do operador e janela acústica adequada.[11]

Um algoritmo diagnóstico para ICFEP, o escore H_2FPEF (Figura 1), combina características clínicas e parâmetros diagnósticos para distinguir ICFEP de causas não cardíacas de dispneia. Esse escore permite identificar pacientes com alto risco de eventos de IC. Sua validação contra exames de hemodinâmica invasiva demonstrou sensibilidade razoável. Contudo, até 23% dos pacientes foram erroneamente classificados, predominantemente dentre aqueles classificados como de baixo risco, mas que apresentavam critérios compatíveis com ICFEP durante a avaliação invasiva. Portanto, valores baixos no escore H_2FPEF podem não excluir ICFEP. Além disso, uma porção substancial dos pacientes apresenta valores intermediários utilizando esse sistema de classificação, determinando a necessidade da realização de exames avançados, conforme citado anteriormente, dificultando sua confirmação diagnóstica.

TRATAMENTO DA ICFEP

Terapia baseada no estilo de vida

Até 80% dos pacientes com ICFEP apresentam excesso de peso, e sua perda tem efeitos benéficos no relaxamento cardíaco e no perfil metabólico. Em um pequeno ensaio clínico randomizado em pacientes obesos com ICFEP,[20] uma dieta calórica restritiva sozinha ou associada com exercícios físicos relacionou-se com perda de peso significativa e a um aumento de VO_2 pico. Juntos, dieta e exercícios apresentaram efeitos somatórios. Dieta hipossódica também foi associada a uma mudança hemodinâmica favorável na ICFEP.

Exercícios físicos apresentam efeito benéfico na ICFEP e suas comorbidades associadas, como fibrilação atrial (FA) e doença arterial coronariana (DAC). Uma metanálise[21] de 8 ensaios clínicos randomizados com 463 pacientes com ICFEP demonstrou que atividade física esteve associada a um aumento de VO_2 pico, aumento da distância percorrida durante o teste de caminhada de 6 minutos e melhora nos testes de qualidade de vida.

A FA está comumente associada à ICFEP e pode estar relacionada a alguns dos sintomas

H_2FPEF
ESCORE

Variável clínica	Valores	Pontos
Heavy (pesado)	IMC > 30	2
Hipertensão	2 ou mais anti-hipertensivos	1
Fibrilação atrial	Paroxística ou persistente	3
Hipertensão pulmonar	PSAP estimada pelo ecocardiograma > 35 mmHg	1
Elder (idoso)	Idade > 60 anos	1
Filling pressure (pressão de enchimento)	Relação E:e' > 9	1

PROBABILIDADE PARA ICFEp
1-2 pontos: baixa **3-4 pontos:** intermediária **> 4 pontos:** alta

FIGURA 1 Critérios diagnósticos para ICFEP (escore H_2FPEF).[1]

ICFEp: insuficiência cardíaca com fração de ejeção preservada; IMC: índice de massa corporal; PSAP: pressão sistólica em artéria pulmonar.

apresentados pelos pacientes. Um programa de exercício de 6 meses, combinando exercícios aeróbicos realizados em domicílio e supervisionados, resultou em uma diminuição significativa na recorrência de FA e na redução da gravidade dos sintomas em 12 meses.[22]

Meta pressórica e tratamento da HA na ICFEP

Dentre as comorbidades associadas à ICFEP, hipertensão é a mais prevalente, além de ser o fator de risco mais comum, e desempenha um papel crítico na progressão da ICFEP. Portanto, seu tratamento e manutenção da PA abaixo do alvo terapêutico são essenciais. As últimas *guidelines* para HA da European Society of Cardiology (ESC) e American College of Cardiology/American Heart Association (ACC/AHA) recomendam redução intensiva da PA para valores abaixo de 130/80 mmHg em pacientes com IC.[11] Contudo, apesar da importância da hipertensão na ICFEP, não há ensaio clínico randomizado demonstrando a eficácia de seu tratamento, uma vez que pacientes com IC são excluídos da maioria dos estudos em hipertensão. Por exemplo, o Systolic Blood Pressure Intervention Trial (SPRINT) excluiu indivíduos com IC sintomática ou FEVE < 35%. Entretanto, ensaios clínicos randomizados realizados em hipertensos demonstraram claramente o benefício da redução da PA para a prevenção de IC. O SPRINT demonstrou uma redução de 37% de IC aguda descompensada no grupo de tratamento intensivo, meta abaixo de 120 mmHg.[23]

O estudo HYVET, que incluiu pacientes idosos > 80 anos e hipertensos, demonstrou redução de 64% na incidência de IC depois de um acompanhamento médio de 2 anos.[24] Em uma recente análise *post hoc* do estudo PARAGON-HF (Prospective Comparison of ARNI with ARB Global Outcomes in HF with Preserved Ejection Fraction),[25] uma média de PA sistólica de 120 a 129 mmHg esteve associada a um menor risco para o desfecho composto de mortalidade cardiovascular, hospitalizações por IC, infarto agudo do miocárdio e acidente vascular encefálico, apoiando, portanto, a recomendação de intensificação da redução da PA em pacientes com IC.

Entretanto, em um estudo de coorte[26] em pacientes idosos com ICFEP e HA, PA sistólica < 130 mmHg não esteve associada a uma redução de mortalidade por todas as causas, enquanto PA sistólica < 120 mmHg esteve associada a um maior risco de mortalidade por todas as causas em comparação com uma PA sistólica > 130 mmHg. A relação causal não pode ser avaliada por não se tratar de um ensaio clínico randomizado, contudo, sugere que uma PA baixa pode estar associada com eventos adversos em pacientes idosos com ICFEP ou que tenham múltiplas comorbidades. Por outro lado, isso pode se dar por fenômenos de causalidade reversa, uma vez que pacientes com IC mais graves tendem a apresentar PA diminuída.

Não há recomendação baseada em evidências para a PA-alvo ideal em pacientes hipertensos com ICFEP e, portanto, as recomendações atuais são baseadas em extrapolações de ensaios clínicos e registros, necessitando de novos estudos prospectivos para avaliar a PA ideal nesses pacientes.[27]

Inibidores do sistema renina-angiotensina

Dentre as principais classes de fármacos anti-hipertensivos, os inibidores do sistema renina-angiotensina (SRA) pareciam ser a primeira escolha óbvia, considerando sua eficácia na ICFER. Entretanto, ensaios clínicos randomizados não demonstraram uma eficácia evidente dos inibidores da SRA na ICFEP, especialmente os estudos CHARM-Preserve[14] (candesartana *vs.* placebo), The Perindopril in Elderly People with Chronic HF trial (perindopril *vs.* placebo)[28] e o I-PRESERVE (irbesartana *vs.* placebo),[13] que falharam em demonstrar a redução significativa nos desfechos primários determinados. Apesar disso, os inibidores do SRA demonstraram eficácia em reduzir hipertrofia de VE e benefício em comorbidades prevalentes, como DAC e DRC, e, portanto, são recomendadas como drogas de escolha iniciais em indivíduos hipertensos com ICFEP, na ausência de contraindicações.

No estudo TOPCAT,[15] a espironolactona não reduziu significativamente o desfecho primário em comparação ao grupo controle; contudo, houve uma redução significativa nas hospitalizações relacionadas à IC.

Apesar dos resultados negativos dos estudos mencionados, vale a pena citar que, em uma análise de subgrupo do estudo I-PRESERVE,[13] pacientes com obesidade, DM, dislipidemia e DAC apresentaram uma redução significativa do desfecho primário com irbesartana. Igualmente, em uma análise de subgrupo do estudo TOPCAT, o uso de espironolactona esteve associado a uma redução significativa do desfecho primário no subgrupo de pacientes com maior comprometimento funcional, obesidade, DM, DRC e HVE.[15]

Diuréticos

A diurese desempenha um papel importante no controle da PA, bem como na melhora dos sintomas de IC. A clortalidona é um diurético tiazídico-*like* que é eficaz na redução da incidência de IC em pacientes hipertensos. No estudo ALLHAT (Antihypertensive and Lipid-Lowering Treatment to Prevent Heart Attack Trial),[29] a clortalidona reduziu significativamente o risco de hospitalizações por ICFEP recém-diagnosticada em comparação com lisinopril, anlodipino e doxazosina.

Betabloqueadores

A eficácia dos betabloqueadores (BB) na ICFEP não é clara. Em uma metanálise de dados de pacientes individuais de 11 ensaios clínicos, evidenciou-se que os BB reduziram mortalidade por todas as causas e mortalidade cardiovascular, comparada com placebo em todos os pacientes com IC em ritmo sinusal, exceto naqueles com FEVE > 50%.[30]

Em um estudo sueco[31] de ecocardiograma que investigou os efeitos do carvedilol na função diastólica em pacientes com ICFEP, a droga melhorou significativamente a relação da velocidade de pico mitral de enchimento diastólico. Contudo, em comparação com o placebo, o carvedilol não levou a uma melhora em outros marcadores de função diastólica. Adicionalmente, em uma análise secundária do estudo TOPCAT, o uso de BB esteve associado com um maior risco de hospitalizações relacionadas à IC em pacientes com FEVE > 50%. Embora os BB sejam claramente benéficos em pacientes com FA e DAC, muitos pacientes com ICFEP apresentam incompetência cronotrópica, o que pode ser agravado por seu uso. Portanto, os BB devem ser usados na ICFEP que apresente DAC e FA subjacente e devem ser evitados em pacientes com insuficiência cronotrópica pela possibilidade de agravamento dos sintomas.

Bloqueadores dos canais de cálcio

Os bloqueadores dos canais de cálcio (BCC) têm uma ótima eficácia na redução da PA, mas tendem a ser menos eficientes que os diuréticos na incidência de IC. As *guidelines* de IC não recomendam o uso de BCC não di-hidropiridínicos em pacientes sintomáticos com ICFER, por seu efeito inotrópico negativo. Contudo, há evidências de que BCC di-hidropiridínicos, especialmente anlodipino,[32] são relativamente seguros na ICFER. Dessa forma, associar um BCC di-hidriopiridínico quando a PA não está controlada com inibidores do SRA e diuréticos com ou sem espironolactona deve ser considerado com cauteloso monitoramento do possível agravamento de sintomas de IC. No Organized Program to Initiate Lifesaving Treatment in Hospitalized Patients with Heart Failure Registry,[33] a mortalidade por todas as causas, internação hospitalar relacionada à IC e hospitalizações por todas as causas foram comparadas entre pacientes com ICFEP que receberam BCC na alta hospitalar e aqueles que não os receberam. Os BBC não melhoraram ou pioraram os resultados clínicos, independentemente do tipo de BCC utilizado.

Inibidores da neprilisina

Os inibidores da neprilisina (INRA – sacubitril + valsartana) não reduziram o desfecho composto de morte cardiovascular e hospitalizações por IC em pacientes com FEVE > 44% em relação à valsartana isoladamente no estudo PARAGON-HF,[34] mas reduziram significativamente hospitalizações por IC. Pacientes que apresentavam troponina elevada ou hospitalizações recentes por IC apresentaram maior risco de eventos cardiovasculares e estiveram mais relacionados ao benefício apresentado pelos INRA. Além disso, os benefícios também foram maiores em pacientes em uso de antagonistas dos receptores de mineralocorticoides. Pode-se especular que esses fenótipos de ICFEP, mais associados com doença cardíaca estrutural e sobrecarga volêmica, possam ser mais responsivos à terapia com INRA.

Inibidores da SGLT-2

No estudo EMPEROR-PRESERVED,[35] a empagliflozina reduziu o desfecho composto por hospitalizações por IC e morte cardiovascular em pacientes com FEVE > 40%. O benefício foi atingido majoritariamente pela redução de hospitalizações por IC. Em uma análise de subgrupo não houve benefício evidente na população com FEVE > 60%. Em 2022, foram publicados os dados do estudo DELIVER,[36] que demonstrou benefício semelhante com o uso de dapaglifozina em pacientes com FEVE > 40% em relação aos encontrados no EMPEROR-PRESERVED.

CONCLUSÕES

A IC é um problema de saúde pública importante e desafiador, pois sua prevalência vem aumentando em virtude de uma sobrevida maior. Apesar de um prognóstico ruim e uma qualidade de vida comprometida, a expectativa de vida aumentou nos últimos anos. Programas de saúde pública voltados para cuidados de diferentes comorbidades, como obesidade, hipertensão e diabetes, são importantes especialmente nos países em desenvolvimento. O tratamento da HA reduz a incidência da ICFEP, especialmente quando o diagnóstico é precoce e as metas preconizadas pelas diferentes diretrizes são alcançados, embora não tenhamos estudos clínicos específicos comparando estratégias farmacológicas nesta população. Existe um paradigma tradicional de que a HA resulta em HVE e remodelamento do átrio esquerdo e que ambos levariam a uma ICFEP. Somam-se a isso múltiplos fatores e comorbidades frequentemente envolvidos, como funções miocárdicas e vasculares, que fazem da ICFEP uma entidade clínica de apresentação heterogênea e um desafio clínico a ser enfrentado.

REFERÊNCIAS

1. Kasiakogias A, Rosei EA, Camafort M, Ehret G, Mancia G, Kretz R, et al. Hypertension and heart failure with preserved ejection fraction: position paper by the European Society of Hypertension. J Hypertens. 2021;39:1522-45.
2. Barroso WKS, Rodrigues CS, Bortolotto LA, Gomes MM, Brandão AA, Feitosa ADM, et al. Diretrizes Brasileiras de Hipertensão Arterial-2020. Arq Bras Cardiol 2021;116(3): 516-658.

3. Gevaert AB, Kataria R, Zannad F, Sauer AJ, Damman K, Sharma K, et al. Heart failure with preserved ejection fraction: recent concepts in diagnosis, mechanisms and management. Heart. 2022;108:1342-50.
4. Groenewegen A, Rutten FH, Mosterd A, Hoes AW. Epidemiology of heart failure. Eur Heart J. 2020:22:1342-56.
5. Rapsomaniki E, Timmis A, George J, Pujades-Rodrigues M, Shah AD, Denaxas S, et al. Blood pressure and incidence of twelve cardiovascular diseases: lifetime risks, healthy life-years lost, and age-specific association in 1.25 million people. Lancet. 2014;383:1899-911.
6. Yusuf S, Joseph P, Rangarajan S, Islam S, Mente A, Hystad P, et al. Modificable risk factors, cardiovaculr disease, and mortality in 155.722 individuals from 21 hig-income, midlle income, and low-income countries (PURE): a prospective cohort study. Lancet. 2020;395:795-808.
7. Kristensen SL, Martinez F, Jhund OS, Aranjo JL, Belohlavek J, Boytsov S, et al. Geographic variations in the PARADIGM-HF heart failure trial. Eur Heart J. 2016;37:3167-74.
8. Stolfo D, Uijl A, Vedin O, Stromberg A, Faxen UL, Rosano GM, et al. Sex-based diferences in heart failure across the ejection fraction espectrum: phenotyping, and prognostic and therapheutic implications. JACC Heart Fail. 2019;7:505-15.
9. Ohkuma T, Komorita Y, Peters SAE, Woodward M. Diabetes as a risk fator for heart failure in women and men: a systematic review and meta-analysis of 47 cohorts including 12 million individuals. Diabetologia. 2019;62:1550-60.
10. Potter EL, Hopper I, Sem J, Salim A, Marwick TH. Impact of socioeconomic status on incident heart failure and left ventricular dysfunction: systematic review and meta-analysis. Eur Heart J Qual Care Clin Outcomes. 2019;5:169-79.
11. Shah KS, Xu H, Matsouaka RA, Bhatt DL, Heidenreich PA, Hernandez AF, et al. Heart failure with preserved, bordeline, and reduced ejection fraction: 5-year outcomes. J Am Coll Cardiol. 2017;70:2476-86.
12. Paulus WJ, Tschöpe C. A novel paradigm for heart failure with preserved ejection fraction: comorbidities drive myocardial dysfunction and remodeling through coronary microvascular endothelial inflammation. J Am Coll Cardiol. 2013;62(4):263-71.
13. Massie BM, Carson PE, McMurray JJ, Komajda M, McKelvie R, Zile MR, et al. Irbesartan in patients with heart failure and preserved ejection fraction. N Engl J Med. 2008;359(23):2456-67.
14. Yusuf S, Pfeffer MA, Swedberg K, Granger CB, Held P, McMurray JJV, et al. Effects of candesartan in patients with chronic heart failure and preserved left-ventricular ejection fraction: the CHARM-Preserved Trial. Lancet. 2003; 362:777-81.
15. Pfeffer MA, Claggett B, Assmann SF, Boineau R, Anand IS, Clausell N, et al. Regional variation in patients and outcomes in the Treatment of Preserved Cardiac Function Heart Failure with an Aldosterone Antagonist (TOPCAT) trial. Circulation. 2015;131(1):34-42.
16. Borlaug BA, Olson TP, Lam CS, Flood KS, Lerman A, Johnson BD, et al. Global cardiovascular reserve dysfunction in heart failure with preserved ejection fraction. J Am Coll Cardiol. 2010;56:845-54.
17. Chirinos JA, Kips JG, Jacobs DR Jr, Brumback L, Duprez DA, Kronmal R, et al. Arterial wave reflections and incident cardiovascular events and heart failure: MESA (Multiethnic Study of Atherosclerosis). J Am Coll Cardiol. 2012;60:2170-7.
18. Churchill TW, Li SX, Curreri L, Zern EK, Lau ES, Liu EE, et al. Evaluation of 2 existing diagnostic scores for heart failure with preserved ejection fraction against a comprehensively phenotyped cohort. Circulation. 2021;143:289-91.
19. Pieske B, Tschöpe C, de Boer RA, Fraser AG, Anker SD, Donal E, et al. How to diagnose heart failure with preserved ejection fraction: the HFA-PEFF diagnostic algorithm: a consensus recommendation from the heart failure association (HFA) of the European Society of Cardiology (ESC). Eur Heart J. 2019;40:3297-317.
20. Kitzman DW, Brubaker P, Morgan T, Haykowsky M, Hundley G, Kraus WE, et al. Effect of caloric restriction or aerobic exercise training on peak oxygen consumption and quality of life in obese older patients with heart failure with preserved ejection fraction: a randomized clinical trial. JAMA. 2016;315:36-46.
21. Fukuta H, Goto T, Wakami K, Kamiya T, Ohte N. Effects of exercise training on cardiac function, exercise capacity, and quality of life in heart failure with preserved ejection fraction: a meta-analysis of randomized controlled trials. Heart Fail Rev. 2019;24:535-47.
22. Elliot A, Verdicchio C, Mahajan R. ACTIVE-AF: a randomised controlled trial of an exercise and physical activity program in patients with atrial fibrillation (Abstract). Eur Soc Cardiol Congr. 2021.
23. Upadhya B, Rocco M, Lewis CE, Oparil S, Lovato LC, Cushman WC, et al. Effect of intensive blood pressure treatment on heart failure events in the systolic blood pressure reduction intervention trial. Circ Heart Fail. 2017;10(4):e003613.
24. Beckett NS, Peters R, Fletcher AE, Staessen JA, Liu L, Dumitrascu D, et al. Treatment of hypertension in patients 80 years of age or older. N Engl J Med. 2008;358(18):1887-98.

25. Selvaraj S, Claggett BL, Bohm M, Anker SD, Vaduganathan M, Zannad F, et al. Systolic blood pressure in heart failure with preserved ejection fraction treated with sacubitril/valsartan. J AmColl Cardiol. 2020;75(14):1644-56.
26. Kawano H, Fujiwara A, Kai H, Kumagai E, Okamoto R, Shibata R, et al. Effects of blood pressure lowering in patients with heart failure with preserved ejection fraction: a systematic reviewand meta-analysis. Hypertens Res. 2019;42:504-13.
27. Faselis C, Lam PH, Zile MR, Bhyan P, Tsimploulis A, Arundel C, et al. Systolic blood pressure and outcomes in older patients with HFpEF and hypertension. Am J Med. 2021;134:e252-e263.
28. Cleland JG, Tendera M, Adamus J, Freemantle N, Polonski L, Taylor J, et al. The Perindopril in elderly people with chronic heart failure (PEP-CHF) study. Eur Heart J. 2006;27(19): 2338-45.
29. Davis BR, Kostis JB, Simpson LM, Black HR, Cushman WC, Einhorn PT, et al. Heart failure with preserved and reduced left ventricular ejection fraction in the antihypertensive and lipid-lowering treatment to prevent heart attack trial. Circulation. 2008;118(22):2259-67.
30. Cleland JGF, Bunting KV, Flather MD, Altman DG, Holmes J, Coats AJ, et al. Beta-blockers for heart failure with reduced, mid-range, and preserved ejection fraction: an individual patient-level analysis of double-blind randomized trials. Eur Heart J. 2018;39(1):26-35.
31. Bergstrom A, Andersson B, Edner M, Nylander E, Persson H, Dahlstrom U. Effect of carvedilol on diastolic function in patients with diastolic heart failure and preserved systolic function. Results of the Swedish Doppler-echocardiographic study (SWEDIC). Eur J Heart Fail. 2004;6(4):453-61.
32. Packer M, O'Connor CM, Ghali JK, Pressler ML, Carson PE, Belkin RN, et al. Effect of amlodipine on morbidity and mortality in severe chronic heart failure. Prospective Randomized Amlodipine Survival Evaluation Study Group. N Engl J Med. 1996;335(15):1107-14.
33. Patel K, Fonarow GC, Ahmed M, Morgan C, Kilgore M, Love TE, et al. Calcium channel blockers and outcomes in older patients with heart failure and preserved ejection fraction. Circ Heart Fail. 2014;7(6):945-52.
34. Solomon SD, McMurray JJV, Anand IS, Ge J, Lam CSP, Maggioni AP, et al. angiotensin-neprilysin inhibition in heart failure with preserved ejection fraction. N Engl J Med. 2019;381(17):1609-20.
35. Anker SD, Butler J, Filippatos G, Ferreira JP, Bocchi E, Bohm M, et al. Empagliflozin in heart failure with a preserved ejection fraction. N Engl J Med. 2021;385:1451-61.
36. Solomon SD, McMurray JJV, Claggett B, de Boer RA, DeMets D, Hernandez AF, et al. Dapagliflozin in heart failure with mildly reduced or preserved ejection fraction. N Engl J Med. 2022;387:1089-98.

Hipertensão arterial e doença arterial coronariana

Antônio Carlos de Souza Spinelli
Ferdinand Gilbert Saraiva da Silva Maia

PERSPECTIVA HISTÓRICA

Até o fim do século XIX, não havia método prático para medir a pressão arterial. Apenas no início do século XX as medidas de pressão arterial se tornaram clinicamente factíveis e relevantes.[1] Durante a primeira metade do século XX, entretanto, a hipertensão era entendida como uma resposta natural, compensatória às alterações fisiológicas do envelhecimento. De fato, na década de 1930, interpretava-se que "o maior perigo a um homem com hipertensão arterial com certeza está no seu diagnóstico, uma vez que um tolo certamente tentará reduzi-la".[2]

Este entendimento começou a mudar após a Segunda Guerra Mundial e em resposta ao caso de um paciente muito particular: o presidente dos Estados Unidos, Franklin Delano Roosevelt. Ao assumir o segundo mandato presidencial, em 1937, Roosevelt apresentava uma pressão de 162/98 mmHg, à época considerada normal para um homem de 54 anos. Durante os anos seguintes, seus níveis tensionais apresentaram-se progressivamente maiores, tão altos quanto 260/150 mmHg antes da Conferência de Yalta, em fevereiro de 1945. Nesse ínterim, Roosevelt passou a apresentar dispneia, ortopneia, tontura e muitas das complicações da hipertensão arterial não tratada: hipertrofia ventricular verificada no eletrocardiograma (ECG), congestão pulmonar na radiografia de tórax, proteinúria no sumário de urina. Recebeu de seus médicos o tratamento anti-hipertensivo da época, à base de fenobarbital e dieta hipossódica, associado à digoxina. Roosevelt faleceu em abril de 1945, aos 63 anos, em decorrência de um acidente vascular encefálico (AVE).[3]

Logo após a "Grande Guerra", os recém-desenvolvidos antibióticos, os avanços no saneamento e a melhoria geral nas condições econômicas da população lançaram os Estados Unidos em plena "transição epidemiológica", com uma queda acentuada nas mortes relacionadas a infecções (como tuberculose, pneumonia e doença cardíaca reumática) e um aumento importante nas mortes associadas às doenças cardiovascular e aterosclerótica. Contudo, pouco se compreendia sobre o desenvolvimento da doença coronariana.

Estes fatos levaram as autoridades de saúde pública dos Estados Unidos a iniciar um grande estudo prospectivo, com duração estimada em 20 anos, para entender a patogênese da doença cardíaca. A cidade de Framingham, no estado de Massachussetts, foi escolhida para sediar o estudo por ter uma população numericamente estável, representativa da classe média norte-americana e geograficamente próxima aos serviços universitários de Boston.[4] Em 1957, as primeiras publicações do Framingham Heart Study finalmente demonstraram que níveis elevados de pressão arterial, dislipidemia e obesidade estão relacionados ao desenvolvimento da doença arterial coronariana (DAC).[5]

PERSPECTIVA FISIOPATOLÓGICA E EPIDEMIOLÓGICA

A hipertensão arterial é um importante fator de risco para a doença aterosclerótica coronariana. Em modelos animais, níveis pressóricos elevados implicam reestruturação arterial, permeabilidade alterada a macromoléculas e acúmulo de LDL na placa aterosclerótica, resultando em placas maiores e com maior conteúdo de macrófagos[6] (Figura 1). Nos estudos fisiológicos, os principais determinantes do consumo de oxigênio pelo miocárdio são frequência cardíaca, pressão arterial sistólica (estresse da parede miocárdica) e contratilidade do ventrículo esquerdo.[7] Dessa forma, a hipertensão arterial contribui para o desenvolvimento e a progressão da aterosclerose, bem como para maior consumo miocárdico e um eventual desbalanço entre oferta e consumo de oxigênio.

Nos estudos de coorte, há uma associação forte e direta entre níveis tensionais e risco de mortalidade por causa cardiovascular a partir de valores tão baixos quanto 115/75 mmHg. Em uma avaliação de um milhão de adultos do Prospective Studies Collaboration, cada acréscimo de 20 mmHg na pressão arterial sistólica (PAS) ou 10 mmHg na pressão arterial diastólica (PAD) em adultos entre 40 e 69 anos esteve associado a um aumento de duas vezes na mortalidade por doença cardíaca isquêmica.[8] Mesmo em pacientes "normotensos", é possível observar a relação entre a pressão arterial e o desenvolvimento da doença cardiovascular aterosclerótica. Em uma coorte de 1.457 pacientes do MESA (Multi-Ethnic Study of Atherosclerosis) com

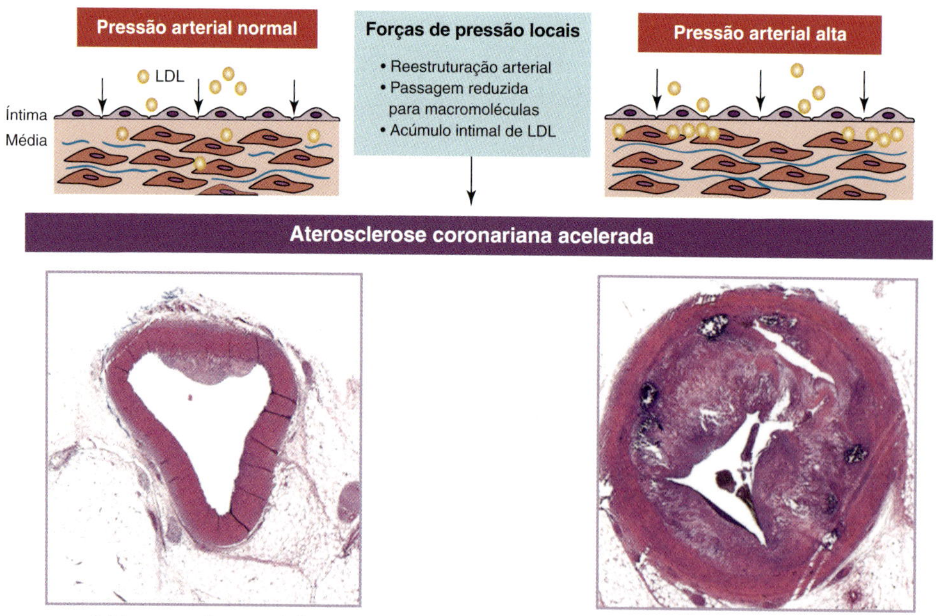

FIGURA 1 A hipertensão arterial promove reestruturação arterial, mudança da permeabilidade a moléculas e acúmulo de LDL na camada íntima, resultando em aterosclerose coronariana acelerada.
Fonte: Al-Mashhadi et al., 2021.[6]

PAS entre 90 e 129 mmHg, portanto, "normal", sem dislipidemia, diabetes ou tabagismo e sem terapia anti-hipertensiva, os níveis mais "altos" de PAS estiveram associados a maior escore de cálcio coronariano e mais eventos cardiovasculares, com um incremento de risco de 53% (*hazard ratio* ajustado de 1,53, IC 95% 1,17-1,99) para cada acréscimo de 10 mmHg acima de 90 mmHg.[9]

A doença aterosclerótica é multifatorial e vários outros fatores de risco concorrem para os eventos coronarianos. Mesmo quando considerados todos em conjunto, a hipertensão arterial continua com um papel relevante. No Interheart, um estudo de caso-controle com quase 30 mil pacientes de 52 países, 90% do risco de infarto em homens e 94% do risco em mulheres puderam ser atribuídos a nove fatores de risco modificáveis (tabagismo, dislipidemia, hipertensão arterial, *diabetes mellitus*, obesidade abdominal, fatores psicossociais, baixo consumo de frutas e vegetais, consumo de álcool e sedentarismo). Neste estudo, o risco populacional de infarto atribuível à hipertensão arterial foi de 17,9%.[10]

Enquanto o risco de hipertensão na população geral e nos pacientes coronarianos é bem estabelecido, há intenso debate quanto ao risco de hipotensão, particularmente considerando a pressão arterial diastólica (PAD). No fim da década de 1970, alguns estudos observacionais relataram uma redução progressiva de eventos com a redução da pressão arterial sistólica (PAS), em um modelo sem limiar ("quanto menor, melhor"); entretanto, sugeriram um limiar de PAD abaixo do qual não se alcançaria benefício cardiovascular ou, pior, haveria excesso de eventos.[11,12] Uma metanálise de 13 estudos observacionais com pelo menos um ano de seguimento observou uma relação em J ("curva J" – Figura 2) entre a redução da pressão arterial diastólica e eventos cardíacos, com um novo excesso de eventos ao atingir uma PAD abaixo de 85 mmHg, embora não ocorresse a mesma associação com eventos cerebrovasculares.[13] Corroborando esses dados,

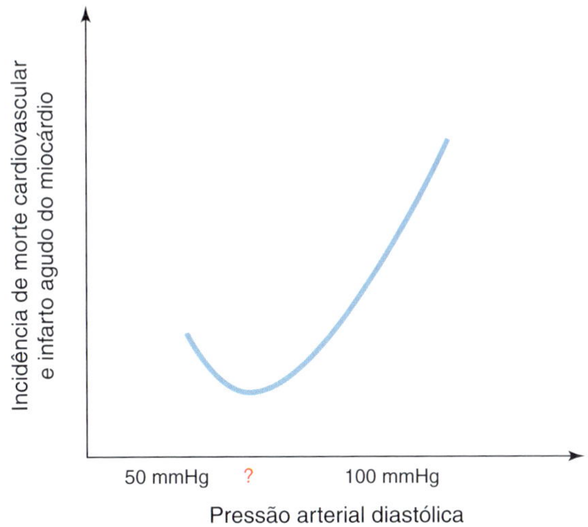

FIGURA 2 Curva J. Em pacientes com doença arterial coronariana, observa-se um aumento na incidência de morte cardiovascular e infarto agudo do miocárdio associada com pressões arteriais diastólicas mais baixas, embora atualmente não seja possível determinar causalidade. Marcamos com uma interrogação o ponto de inflexão da curva J (valor abaixo do qual se observa o aumento de eventos cardiovasculares), uma vez que este não é completamente reprodutível nos estudos observacionais, oscilando entre algo como 60 e 80 mmHg. As diretrizes da ESC e SBC orientam evitar reduções de PAD abaixo de 70 mmHg.[13]

um subestudo do MESA com mais de 6 mil pacientes, acompanhados por uma mediana de 12 anos, também observou uma associação entre PAD mais baixas (abaixo de 60 mmHg) com eventos cardíacos e mortalidade, mas não por AVE. Este fenômeno estava restrito a pacientes com doença aterosclerótica coronariana (escore de cálcio coronariano > 0).[14]

Por outro lado, a metanálise de 61 estudos observacionais do Prospective Studies Collaboration não demonstrou evidência de curva J.[8] Em diversos ensaios clínicos randomizados, o fenômeno de curva J dos estudos observacionais também não é reprodutível. O estudo HOT (Hypertension Optimal Treament), com três metas de PAD (≤ 90, ≤ 85 e ≤ 80 mmHg), não observou incremento de eventos na faixa mais baixa.[15] Também não se observou diferença de eventos com metas mais baixas de PAD nos estudos ABCD (Appropriate Blood Pressure Control in Diabetes).[16,17] Por sua vez, o SPRINT, *trial* com meta de PAS mais baixa (< 120 *vs.* < 140 mmHg), observou uma associação entre a PAD basal mais baixa e o risco de eventos cardiovasculares, mas não se demonstrou que o benefício da redução de PAS seja diferente de acordo com o valor inicial de PAD.[18] No STEP, outro estudo de meta de PAS (110-130 *vs.* 130-150 mmHg), também não houve diferença evidente no benefício cardiovascular da terapia anti-hipertensiva para os pacientes com PAD < 60 mmHg.[19]

A observação da curva J pode ser parcialmente explicada por três fenômenos, que não são mutuamente exclusivos: redução da perfusão coronariana com a PAD mais baixa, principalmente em pacientes com doença coronariana estabelecida ou hipertrofia ventricular; aumento da pressão de pulso (diferença entre PAS e PAD), indicando rigidez arterial; e causalidade reversa, isto é, presença de outras condições comórbidas que impliquem ao mesmo tempo redução da PAD e aumento de eventos coronarianos.[20] Esta terceira hipótese é reforçada pelos achados de uma coorte britânica com mais de 46 mil participantes acompanhados por mais de 20 anos, que demonstrou uma redução progressiva nos níveis pressóricos (tanto da PAS como da PAD), iniciando-se até uma década antes da morte, não completamente atribuível à idade, tratamento anti-hipertensivo ou melhor sobrevida sem hipertensão.[21] De toda forma, ainda há espaço para controvérsias, e as diretrizes apresentam posições diferentes sobre este tema: enquanto todas recomendam redução de pressão arterial para valores < 130/80 mmHg, algumas orientam uma faixa de segurança abaixo da qual não se deve reduzir os níveis pressóricos.

METAS PARA O TRATAMENTO DO PACIENTE HIPERTENSO COM DOENÇA ARTERIAL CORONARIANA

Em 2015, foi publicado o estudo SPRINT. Neste estudo, 9.361 pacientes de alto risco cardiovascular (20% dos quais com doença cardiovascular estabelecida) foram randomizados para um tratamento anti-hipertensivo de alta intensidade, com meta de PAS < 120 mmHg, ou padrão, com meta de PAS < 140 mmHg. A redução adicional de PAS no grupo intensivo implicou diminuição de 27% no desfecho primário de infarto do miocárdio, síndrome coronariana aguda, AVE, insuficiência cardíaca ou morte cardiovascular, inclusive com redução de 27% na mortalidade por todas as causas.[22] A medida de PA utilizada no estudo SPRINT, entretanto, foi realizada com protocolo próprio (medida automatizada, em paciente desacompanhado, após repouso) e, provavelmente, é sistematicamente mais baixa que a medida ambulatorial realizada na prática clínica. Desse modo, os 121 mmHg finais, alcançados em média com a "medida SPRINT", devem corresponder, na prática, a algo próximo a 130 mmHg na medida habitual de consultório.[23]

A redução de eventos cardiovasculares com tratamento mais rigoroso foi reafirmada no STEP, estudo chinês com 8.511 idosos (65% dos quais sob alto risco cardiovascular) randomizados para uma meta intensiva de PAS (110-130 mmHg) *versus* uma meta padrão (130-150 mmHg). Mais uma vez, observou-se uma redução de 25% no desfecho primário de infarto, hospitalização por angina, insuficiência cardíaca aguda descompensada, revascularização coronariana, fibrilação atrial e morte cardiovascular. No STEP, entretanto, a meta mais intensa não se refletiu em redução de mortalidade.[19] De fato, revisões sistemáticas prévias apontavam que alcançar metas mais baixas de PA provavelmente implica redução de eventos coronarianos e relacionados à insuficiência cardíaca, mas, na população geral, não parece implicar redução de mortalidade.[24,25]

Reconhecendo o alto risco cardiovascular dos pacientes coronarianos, as principais sociedades internacionais (American College of Cardiology - ACC, European Society of Cardiology - ESC; International Society of Hypertension - ISH; Sociedade Brasileira de Cardiologia - SBC) recomendam uma meta de PAS < 130 mmHg e PAD < 80 mmHg.[26-29] As diretrizes da ESC e da SBC orientam evitar níveis tensionais mais baixos (PAS < 120 mmHg e PAD < 70 mmHg), considerando os potenciais riscos da hipotensão em "curva J",[27,29] preocupação que não é compartilhada pelo ACC e pela ISH.[26,28] Nos idosos, ESC e ISH orientam para uma meta de PAS < 140 mmHg, mais permissiva.[27,28]

DEFININDO O TRATAMENTO

O objetivo primário do tratamento anti-hipertensivo é a redução de risco cardiovascular. Entretanto, em pacientes com DAC, o consumo de oxigênio miocárdico sofre marcante influência de fatores hemodinâmicos, como a frequência cardíaca e o estresse da parede miocárdica determinado pela pressão arterial. Desse modo, o ajuste da terapia anti-hipertensiva pode ser determinante para o controle adequado da angina. Da mesma forma, diversos medicamentos empregados habitualmente para controle de angina apresentam efeito hemodinâmico sobre a frequência cardíaca, a pressão arterial ou ambas.

Betabloqueadores

Embora não seja considerado como primeira linha para o tratamento da hipertensão arterial não complicada, os betabloqueadores (BB) ganham força no tratamento dos pacientes com DAC. Uma metanálise de 147 ensaios clínicos, com mais de 464 mil participantes, observou um efeito protetor adicional, superior ao esperado pela redução da pressão arterial, em pacientes com DAC: redução de 29% (IC 95% 22-34%) em eventos coronarianos recorrentes com BB contra 15% (IC 95% 11-19%) com outros fármacos. Esse benefício foi limitado aos primeiros anos após o infarto do miocárdio e não foi observado em pacientes com eventos cerebrovasculares ou sem doença cardiovascular prévia.[30] Parte dessa evidência, contudo, vem de *trials* antigos, antes da reperfusão no infarto agudo do miocárdio e do advento das estatinas. Enquanto o benefício em pacientes com fração de ejeção do ventrículo esquerdo reduzida é bem definido, alguns estudos contemporâneos desafiam o conceito da redução de eventos atribuída aos BB nos pacientes com função ventricular preservada.[31,32]

Além disso, os BB levam à redução de frequência cardíaca e de pressão arterial, reduzindo o consumo miocárdico de oxigênio e apresentando importante eficácia antianginosa, semelhante à de outros fármacos.[33] Dessa forma, o uso de BB é recomendado como parte da terapia anti-hipertensiva em pacientes coronarianos pelas diretrizes do ACC, ESC, ISH e SBC.

Inibidores do sistema renina-angiotensina

Alguns ensaios clínicos randomizados demonstraram redução de risco cardiovascular com o uso de uma terapia anti-hipertensiva baseada em inibidores da enzima de conversão da angiotensina (iECA) em pacientes de alto risco cardiovascular (HOPE, com ramipril)[34] e DAC (EUROPA, com perindopril).[35]

Metanálises comparando estudos de iECA e bloqueadores dos receptores da angiotensina (BRA) não conseguiram evidenciar redução de mortalidade ou infarto do miocárdio com BRA, a despeito de reduções semelhantes de pressão arterial – o chamado "paradoxo dos BRA", em que há redução de pressão arterial semelhante à obtida com iECA, mas sem a redução equivalente no número de infartos).[36]

De todo modo, as diretrizes recomendam que um inibidor do sistema renina-angiotensina (iECA ou BRA) faça parte da terapia dos pacientes hipertensos com DAC.

Bloqueadores dos canais de cálcio

Os bloqueadores dos canais de cálcio (BCC) não reduzem eventos cardiovasculares maiores ou mortalidade, mas são eficazes para o controle de angina. Assim, podem ser utilizados preferencialmente em pacientes sintomáticos.

Os BCC não di-hidropiridínicos (DHP), verapamil e diltiazem, promovem redução da frequência cardíaca, vasodilatação coronariana e redução da vasoconstrição induzida pelo esforço. A associação de BCC não DHP com BB ou ivabradina não é recomendada, pelo risco de bloqueios cardíacos.

Os BCC DHP de longa duração, como anlodipino, também têm ação antianginosa, embora não reduzam a frequência cardíaca. Apresentam boa tolerabilidade e podem ser utilizados isoladamente ou em associação ao BB. Os BCC DHP de curta duração, como nifedipino, não constituem boa opção, em decorrência da taquicardia reflexa.[33,37]

Nitratos de ação prolongada

Nitratos de ação prolongada são opções para o controle sintomático da angina em substituição ou adição aos BB e BCC, embora também não impliquem redução do risco cardiovascular ou mortalidade. Embora não sejam fármacos de primeira linha para tratamento de hipertensão, é importante levar em consideração que apresentam efeito vasodilatador e hipotensor. A redução de pré e pós-carga é parcialmente compensada por taquicardia e aumento da contratilidade miocárdica pela atividade simpática reflexa. Entretanto, hipotensão e hipotensão ortostática são eventos adversos importantes associados ao uso dos nitratos (assim como cefaleia e *flushing*). Não é demais lembrar que o uso concomitante de riociguat e inibidores de fosfodiesterase tipo 5 (sildenafila, tadalafila, entre outros fármacos comumente utilizados para o tratamento de hipertensão pulmonar e disfunção erétil), potencializa o efeito vasodilatador/hipotensor dos nitratos, contraindicando seu uso.[33,37]

Associação de fármacos

Os pacientes hipertensos com DAC são classificados como pacientes de alto ou muito alto risco cardiovascular e, mesmo nos casos de hipertensão no estágio I (PAS de 140-159 mmHg e/ou PAD de 85-99 mmHg), deve-se iniciar o tratamento com uma combinação de fármacos como primeira escolha para alcançar o controle eficaz da pressão arterial e a adequada redução de morbidade e mortalidade.[29]

As combinações preferenciais de anti-hipertensivos de maneira geral já foram amplamente estabelecidas. Sever e Messerli apresentam, no uso da terapia combinada de anti-hipertensivos, as combinações prefe-

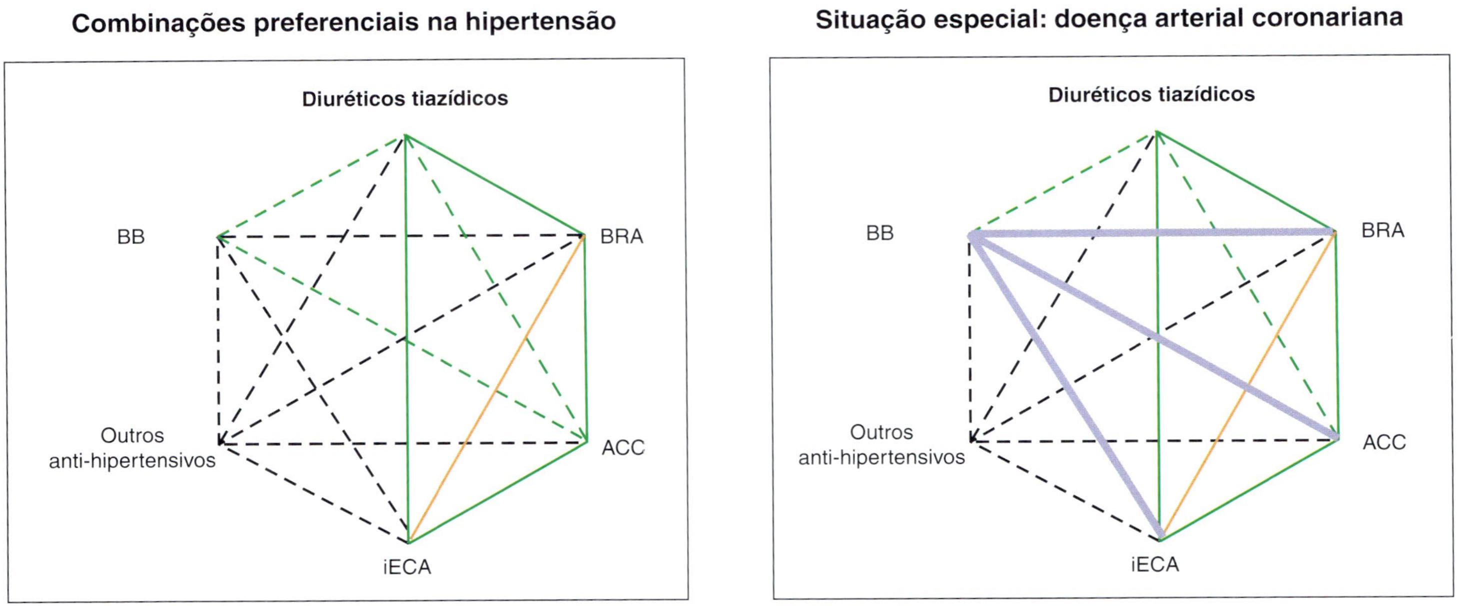

FIGURA 3 Combinações preferenciais de fármacos. As associações BB + iECA e BB + BRA, não consideradas preferenciais na hipertensão não complicada, ganham força e se tornam recomendação de primeira linha em pacientes com doença arterial coronariana. Em pacientes com *angina pectoris*, a associação de BB e BCC/ACC DHP de longa duração também são uma opção interessante para controle sintomático.

ACC: antagonistas dos canais de cálcio; BB: betabloqueadores; BCC: bloqueadores dos canais de cálcio; BRA: bloqueadores dos receptores da angiotensina; DHP: di-hidropiridínicos; iECA: inibidores da enzima de conversão de angiotensina.[29]

TABELA 1 Recomendação das diretrizes sobre os hipertensos com doença arterial coronariana

	ACC, 2017	ESC, 2018	ISH, 2020	SBC, 2020
Meta de PA (mmHg)	PA < 130/80	PAS entre 120-130 (em pacientes acima de 65 anos, 130-140) PAD entre 70-80	PA < 130/80 (< 140/80 em idosos)	PA < 130/80 Evitar reduzir para < 120/70
Terapia de primeira linha	BB + iECA/BRA	BB + iECA/BRA	BB + iECA/BRA	BB + iECA/BRA
Em pacientes com angina	Adição de BCC	BB e/ou BCC	BB e/ou BCC	Sem recomendações específicas

ACC: American College of Cardiology; ESC: European Society of Cardiology; BB: betabloqueadores; BCC: bloqueadores dos canais de cálcio; BRA: bloqueadores dos receptores da angiotensina; iECA: inibidores da enzima de conversão da angiotensina; ISH: International Society of Hypertension; PA: pressão arterial; PAD: pressão arterial diastólica; PAS: pressão arterial sistólica; SBC: Sociedade Brasileira de Cardiologia.

renciais, aceitáveis e inaceitáveis (Figura 3).[38] Na simultaneidade de hipertensão e DAC, especialmente no pós-infarto, algumas associações que a princípio não seriam preferenciais passam a ter indicação mais favorável.

Assim, a combinação de BB com um inibidor do sistema renina-angiotensina (iECA ou BRA), não preferencial no paciente com hipertensão não complicada, passa a ser considerada terapia de primeira linha pelas principais diretrizes internacionais nos pacientes com DAC. Em pacientes sintomáticos por angina, a associação de BB com um BCC DHP de longa duração também ganha força por permitir melhor eficácia antianginosa associada ao controle da pressão arterial.

CONCLUSÕES

A hipertensão arterial e a DAC têm estreita relação. A hipertensão arterial produz e acelera o desenvolvimento da doença aterosclerótica. Ao mesmo tempo, em pacientes com doença coronariana estabelecida, o tratamento da hipertensão arterial reduz o risco cardiovascular e pode contribuir para controle dos sintomas de angina. A relevância da hipotensão arterial, principalmente diastólica, como marcador de risco ou causa de maior incidência de eventos cardiovasculares (o fenômeno da "curva J"), ainda é alvo de debate.

Em pacientes com DAC, uma meta pressórica mais rigorosa, abaixo de 130/80 mmHg, é consensual entre as principais diretrizes. O tratamento da hipertensão nessa população deve envolver o uso de BB e inibidores do sistema renina-angiotensina, preferencialmente com iECA.

REFERÊNCIAS

1. Korotkov NS. To the question of methods of determining the blood pressure. Rep Imp Military Acad. 1905;11:365-7.
2. Hay JH. The significance of a raise blood pressure. BMJ 1931;2:43-7.
3. Moser M. Historical perspectives on the management of hypertension. J Clin Hypertens. 2006;8(8 suppl2):15-20.
4. Andersson C, Nayor M, Tsao CW, Levy D, Vasan RS. Framingham Heart Study: JACC Focus Seminar, 1/8. J Am Cool Cardiol. 2021;77(21):2680-92.
5. Dawber TR, Moore FE, Mann GV. Coronary heart disease in the Framingham study. Am J Public Health Nations Health. 1957;47:4-24.
6. Al-Mashhadi RH, Al-Mashhadi AL, Nasr ZP, Mortesen MB, Lewis EA, Camafeita E et al. Local pressure drives low-density lipoprotein accumulation and coronary atherosclerosis in hypertensive minipigs. J Am Coll Cardiol. 2021; 77(5):575-89.

7. Duncker DJ, Bache RJ. Regulation of coronary blood flow during exercise. Physiol Rev. 2008;88(3):1009-86.
8. Lewington S, Clarke R, Qizilbash N, Peto R, Collins R; Prospective Studies Collaboration. Age-specific relevance of usual blood pressure to vascular mortality: a meta-analysis of individual data for one million adults in 61 prospective studies. Lancet. 2002;360(9349):1903-13.
9. Whelton SP, McEvoy JW, Shaw L, Psaty BM, Lima JAC, Budoff, M et al. Association of normal systolic blood pressure levels with cardiovascular disease in the absence of risk factors. JAMA Cardiol. 2020;5(9):1011-8.
10. Yusuf S, Hawken S, Ounpuu S, Dans T, Avezum A, Lanas F, et al. Effect of potentially modifiable risk factors associated with myocardial infarction in 52 countries (the INTERHEART Study): case-control study. Lancet. 2004;364:937-52.
11. Anderson TW. Re-examination of some of the Framingham blood-pressure data. Lancet. 1978; 312(8121):861-5.
12. Stewart IMCDG. Relation of reduction in pressure to first myocardial infarction in patients receiving treatment for severe hypertension. Lancet. 1979;313(8121):861-5.
13. Farnett L, Mulrow CD, Linn WD, Lucey CR, Tuley MR. The J-curve phenomenon and the treatment of hypertension. JAMA. 1991;265(4):489-95.
14. Rahman F, Al Rifai M, Blaha MJ, Nasir K, Bufodd MJ, Psaty BM, et al. Relation of diastolic blood pressure and coronary artery calcium to coronary events and outcomes (from the Multi-Ethnic Study of Atherosclerosis). Am J Cardiol. 2017; 120(10):1797-803.
15. Hansson L, Zanchetti A, Carruthers SG, Dahlof B, Elmfeldt D, Julius S, et al. Effect of intensive blood pressure lowering and low-dose aspirin in patients with hypertension: principal results of the Hypertension Optimal Treatment (HOT) randomized trial. HOT Study Group. Lancet. 1998;351(9118):1755-62.
16. Estacio RO, Jeffers BW, Gifford N, Schrier RW. Effect of blood pressure control on diabetic microvascular complications in patients with hypertension and type 2 diabetes. Diabetes Care. 2000;23 Suppl 2:B54-64.
17. Schrier RW, Estacio RO, Esler A, Mehler P. Effect of aggressive blood pressure control in normotensive type 2 diabetic patients with albuminuria, retinopathy and strokes. Kidney Int. 2002;61(3):1086-97.
18. Beddhu S, Chertow GM, Cheung AK, Cushman WC, Rahman M, Greene T, et al. Influence of baseline diastolic blood pressure on effects of intensive compared with standard blood pressure control. Circulation. 2018;137(2):134-43.
19. Zhang W, Zhang S, Deng Y, Wu S, Ren J, Sun G, et al. Trial of intensive blood-pressure control in older patients with hypertension. N Eng J Med. 2021;385(14):1268-79.
20. Filippone EJ, Foy AJ, Naccarelli GV. The diastolic blood pressure J-curve revisited: an update. Cardiol Res Pract. 2021;12:100065.
21. Delgado J, Bowman K, Ble A, Masoli J, Han Y, Henley W, et al. Blood pressure trajectories in the 20 years before death. JAMA Intern Med. 2018;178(1):93-9.
22. Wright Jr JT, Williamson JD, Whelton PK, Snyder JK, Sink KM, Rocco MV, et al. A randomized trial of intensive versus standard blood-pressure control. N Eng J Med. 2015;373(22):2103-16.
23. Agarwal R. Implications of blood pressure measurement technique for implementation of Systolic Blood Pressure Intervention Trial (SPRINT). J Am Heart Assoc. 2017;6(2):e004536.
24. Sakima A, Satonaka H, Nishida N, Yatsu K, Arima H. Optimal blood pressure targets for patients with hypertension: a systematic review and meta-analysis. Hypertens Rev. 2019;42(4):483-5.
25. Arguedas JA, Leiva V, Wright JM. Blood pressure targets in patients with hypertension. Cochrane Database Syst Rev. 2020;12(12):CD004349.
26. Whelton PK, Carey RM, Aronow WS, Casey Jr DE, Collins JK, Himmelfarbd CD, et al. 2017 ACC/AHA/AAPA/ABC/ACPM/AGS/APhA/ASH/ASPC/NMA/PCNA Guideline for the prevention, detection, evaluation, and management of high blood pressure in adults: a report of the American College of Cardiology/American Heart Association Task Force on Clinical Practice Guidelines. Hypertension. 2018;71(6):e13-e115.
27. Williams B, Mancia G, Spiering W, Rosei EA, Azizi M, Burnier M, et al. 2018 ESC/ESH Guidelines for the management of arterial hypertension. Eur Heart J. 2018;39(33):3021-104.
28. Unger T, Borghi C, Charchar F, Khan NA, Poulter NR, Prabhakaran D, et al. 2020 International Society of Hypertension global hypertension practice guidelines. J Hypertens. 2020;38(6): 982-1004.
29. Barroso WKS, Rodrigues CIS, Bortolotto LA, Mota-Gomes MA, Brandao AA, Feitosa ADM, et al. Brazilian Guidelines of Hypertension – 2020. Arq Bras Cardiol. 2020;116(3):516-58.
30. Law MR, Morris JK, Wald NJ. Use of blood pressure lowering drugs in the prevention of cardiovascular disease: meta-analysis of 147 randomized trials in the context of expectations from prospective epidemiological studies. BMJ. 2009;338:b1665.
31. Bangalore S, Steg G, Deedwania P. B-blocker use and clinical outcomes in stable outpatients with and without coronary artery disease. JAMA. 2012;308(13):1340-9.

32. Booij HG, Damman K, Warnica JW, Rouleau JL, van Gilst WK, Westenbrink BD. B-blocker therapy is not associated with reductions in angina or cardiovascular events after coronary artery bypass graft surgery: insights from the IMAGINE Trial. Cardiovasc Drugs Ther. 2015; 29(3): 277-85.
33. Ferrari R, Camici PG, Crea F, Danchin N, Fox K, Maggioni AP, et al. Expert consensus document: a 'diamond' approach to personalized treatment of angina. Nat Rev Cardiol. 2018;15(2):120-32.
34. Yusuf S, Sleight P, Pogue J, Bosch J, Davies R, Dagenais G, et al. Effects of an angiotensin-converting-enzyme inhibitor, ramipril, on cardiovascular events in high-risk patients. N Engl J Med. 2000;342(3):145-53.
35. Fox KM, EURopean trial On reduction of cardiac events with Perindopril in stable coronary Artery disease Investigators. Efficacy of perindopril reduction of cardiovascular events among patients with stable coronary artery disease: randomised, double-blind, placebo-controlled, multicentre trial (the EUROPA study). Lancet. 2003;362(9386):782-8.
36. Savarese G, Costanzo P, Cleland JGF, Vassalo E, Ruggiero D, Rosano G, et al. A meta-analysis reporting effects of angiotensin-converting inhibitors and angiotensin receptor blockers in patients without heart failure. J Am Coll Cardiol. 2013;61(2):131-42.
37. Knuuti J, Wijns W, Saraste A, Capodanno D, Barbato E, Funck-Bretano C, et al. 2019 ESC Guidelines for the diagnosis and management of chronic coronary syndromes. Eur Heart J. 2020;41(3):407-77.
38. Sever PS, Messerli FH. Hypertension management 2011: optimal combinatin therapy. Eur Heart J. 2011;32(20):2499-506.

SEÇÃO 3

RINS

Aspectos clínicos e fisiopatológicos da lesão renal na hipertensão arterial

Cibele Isaac Saad Rodrigues

INTRODUÇÃO

A associação entre hipertensão arterial (HA) e doença renal crônica (DRC) encontra-se bem estabelecida na literatura científica. Há reconhecidamente uma reciprocidade dialógica da HA como causa, mas também como consequência da DRC.

Embora o risco relativo de DRC avançada (estágios IV e V) em pacientes com HA primária não complicada e controlada seja baixo em comparação com outras complicações cardiovasculares, a HA, pela sua alta prevalência na população adulta, ainda responde pela causa mais frequente de DRC dialítica no Brasil, e a segunda em outros países.[1,2]

Pacientes com doença renal preexistente e/ou *diabetes mellitus* (DM) exibem uma suscetibilidade muito maior a danos renais acelerados, mesmo com HA estágios 1 e 2. Além disso, danos não tão evidentes em órgãos-alvo, como albuminúria leve, hipertrofia ventricular esquerda (HVE) discreta ou disfunção diastólica detectadas ao ecocardiograma, podem ocorrer no início da HA e evoluir paulatina e despercebidamente até que ocorram complicações maiores.[3]

Historicamente, o dano renal induzido pela HA nos rins tem sido dividido em dois padrões clínicos e histológicos distintos, denominados nefrosclerose "benigna" e "maligna", que serão descritos a seguir.[4]

No contexto da hipertensão, o desenvolvimento de DRC, nos seus diferentes estágios, causa pior prognóstico em razão de desfechos adversos cardiovasculares (CV) e morte.[4]

Mecanismos complexos, muitas vezes interagindo entre si, estimulados tanto pela HA quanto pela predisposição genética, têm grande relevância na patogênese da nefrosclerose hipertensiva. É certo que uma compreensão mais profunda dos mecanismos moleculares envolvidos nessas interações permitirá a identificação de alvos adequados de tratamentos farmacológicos que são capazes de alcançar um controle pressórico adequado e, consequentemente, impedir ou desacelerar a lesão renal hipertensiva.[5]

ASPECTOS FISIOPATOLÓGICOS DA LESÃO RENAL HIPERTENSIVA

Os aspectos fisiopatológicos envolvidos na HA da DRC estão descritos na Figura 1. Como se pode verificar, há um desbalanço entre fatores vasoconstritores, que se encontram hiperativados, e vasodilatadores, que estão inibidos, resultando em aumento do débito cardíaco e da resistência periférica, frequentemente resultando em HA resistente ou refratária.[6]

O detalhamento dos processos envolvidos nas lesões renais encontra-se na Figura 2. Inclui: suscetibilidade genética; alterações

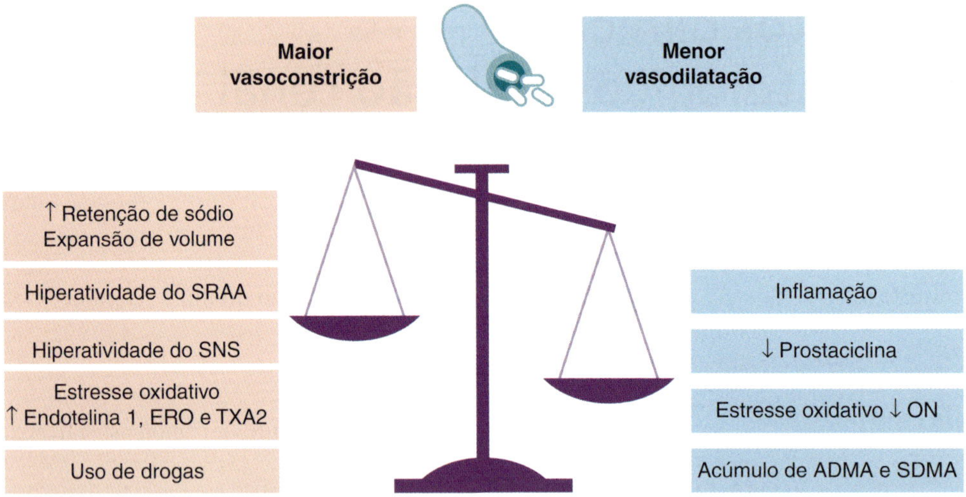

FIGURA 1 Fatores reguladores da hipertensão arterial na doença renal crônica.[7]

ERO: espécies reativas de oxigênio; ON: óxido nítrico: ADMA: dimetilarginina assimétrica; SNS: sistema nervoso simpático; SDMA: dimetilarginina simétrica; SRAA: sistema renina-angiotensina-aldosterona; TXA2: tromboxano A2.

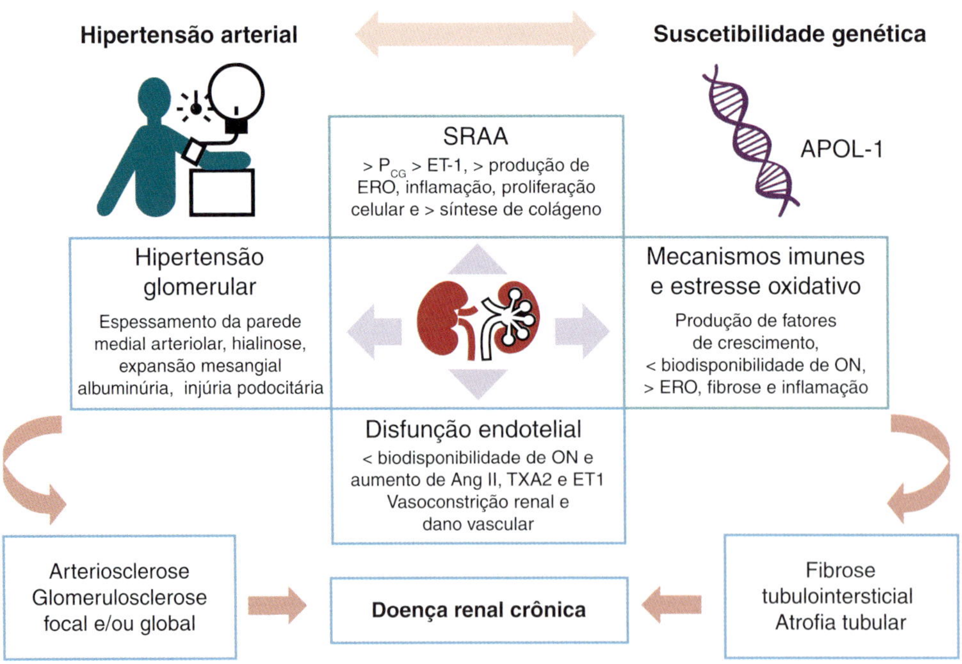

FIGURA 2 Detalhamento dos processos envolvidos nas lesões vasculares, endoteliais e tubulointersticiais que determinam progressão para a doença renal crônica.[5]

Ang II: angiotensina II; ERO: espécies reativas de oxigênio; ET-1: endotelina-1; ON: óxido nítrico; P_{CG}: pressão capilar glomerular; SRAA: sistema renina-angiotensina-aldosterona; TXA2: tromboxano A2.

hemodinâmicas, como a hipertensão glomerular; ativação de mecanismos imunes e de estresse oxidativo; alterações funcionais, como as que ocorrem em nível endotelial; e, finalmente, a hiperatividade do sistema renina-angiotensina-aldosterona (SRAA), assim como suas interações com outros sistemas vasoconstritores, como o sistema nervoso simpático.[7]

Hiperfiltração e hipertensão glomerular

O sangue circulante é filtrado através da barreira glomerular para formar um ultrafiltrado de plasma coletado no espaço de Bowman. O volume de filtração glomerular quando ajustado pelo tempo é definido como a taxa de filtração glomerular (TFG), e a TFG total é a soma de todas as TFG de cada néfron. A hiperfiltração glomerular pode ser dividida em absoluta e relativa.[7-9]

A hiperfiltração dita "absoluta" corresponde a um aumento suprafisiológico na TFG que ocorre quando a TFG de néfron único (SNGFR) aumenta em um rim com um número normal de néfrons funcionantes. Pode ocorrer em pessoas saudáveis após o consumo de uma refeição rica em proteínas e fisiologicamente durante a gravidez, bem como em pacientes com doenças como obesidade, DM ou doença renal policística autossômica dominante.[7-9]

A hiperfiltração "relativa" é um aumento no SNGFR na complexa situação de um número reduzido de néfrons funcionantes, o que pode resultar em uma TFG dentro ou abaixo da faixa normal. Pode ocorrer de forma congênita, em pacientes com um número de néfrons reduzidos ao nascimento, ou adquirida, naqueles com redução da massa renal como resultado de nefrectomia total ou parcial ou decorrente de doença renal, por exemplo, glomerulonefrite crônica.[7-9]

Os aumentos persistentes no SNGFR que estão associados à hipertensão glomerular podem levar a proteinúria glomerular (albuminúria), glomerulosclerose focal ou difusa e declínio progressivo da função renal.[7-9]

Hiperatividade do sistema renina-angiotensina-aldosterona

A DRC está associada à hiperatividade do SRAA. Há redução do fluxo sanguíneo nos capilares peritubulares próximos aos glomérulos esclerosados. Como resultado desta redução, há aumento da secreção de renina e, consequentemente, de angiotensina II, que, via receptores AT1, provoca vasoconstrição e reabsorção de sódio no túbulo contornado distal e, via secreção de aldosterona, também no duto coletor. À medida que há menor superfície de filtração glomerular, os néfrons remanescentes hiperfiltram, mas acabam por não suprir a excreção de sódio. Todos esses efeitos determinam aumento do volume extracelular, mas igualmente ocorre vasoconstrição volume-independente por aumento da rigidez arterial.[10,11]

Mecanismos imunes e de estresse oxidativo

O estresse oxidativo surge quando há um desbalanço entre a produção de radicais livres e a defesa antioxidante. Esse processo de produção de oxidantes ocorre principalmente nas mitocôndrias, com o auxílio de enzimas mitocondriais citocromo oxidase, como o citocromo P450. Os produtos desses processos provavelmente contribuem para a progressão da lesão renal (inflamação e fibrose) e para patogênese das doenças ateroscleróticas na DRC, como a hipertensão. As espécies reativas de oxigênio (ERO) primárias responsáveis pelo estresse oxidativo são os superóxidos e o peróxido de hidrogênio, que estão aumentados na DRC.[12,13]

Outros fatores que podem contribuir para a produção elevada de ERO na DRC incluem produção reduzida e menor biodisponibilidade de ON, a maior atividade da endotelina 1 e a hiperatividade do SRAA, via angiotensina II.[12,13]

Disfunção endotelial

O endotélio vascular é um órgão dinâmico e complexo, modulando múltiplos processos biológicos, incluindo tônus e permeabilidade vascular, respostas inflamatórias, trombose e angiogênese. A disfunção endotelial é fundamental na patogênese da aterosclerose, da HA e de doença cardiovascular e renal.

Acúmulo de inibidores endógenos de óxido nítrico sintase endotelial (eNOS); inflamação e estresse oxidativo; produtos avançados de glicosilação (AGE); distúrbios do metabolismo mineral ósseo, englobando hiperfosfatemia, hiperparatireoidismo, aumento do fator de crescimento de fibroblastos 23 (FGF23) e baixos níveis da forma ativa da vitamina D (1,25 vitamina D); e o fator vasoprotetor antienvelhecimento Klotho interferem na biodisponibilidade do óxido nítrico (ON) e são críticos para a disfunção endotelial na DRC.[14]

É difícil separar o estresse oxidativo da disfunção endotelial porque são vias comuns de mecanismos que envolvem, além da menor disponibilidade de ON, aumento de substâncias proliferativas como angiotensina II, tromboxano A2 e endotelina 1, determinando em última análise vasoconstrição renal e dano endotelial dos capilares glomerulares. Estes mecanismos estão intrinsecamente envolvidos na HA da DRC cooperando mutuamente para as alterações funcionais e estruturais.[14]

FATORES CONTRIBUTIVOS PARA PROGRESSÃO DA LESÃO RENAL HIPERTENSIVA

Os diferentes fatores que se adicionam e interferem na progressão da lesão renal hipertensiva podem ser divididos em sociodemográficos (idade, sexo, nível socioeconômico e raça), histológicos (natureza e grau de comprometimento glomerular e tubulointersticial), duração e gravidade da HA e da albuminúria, além de outros, comumente de natureza metabólica, dietética e de hábitos e vícios (Figura 3).[11]

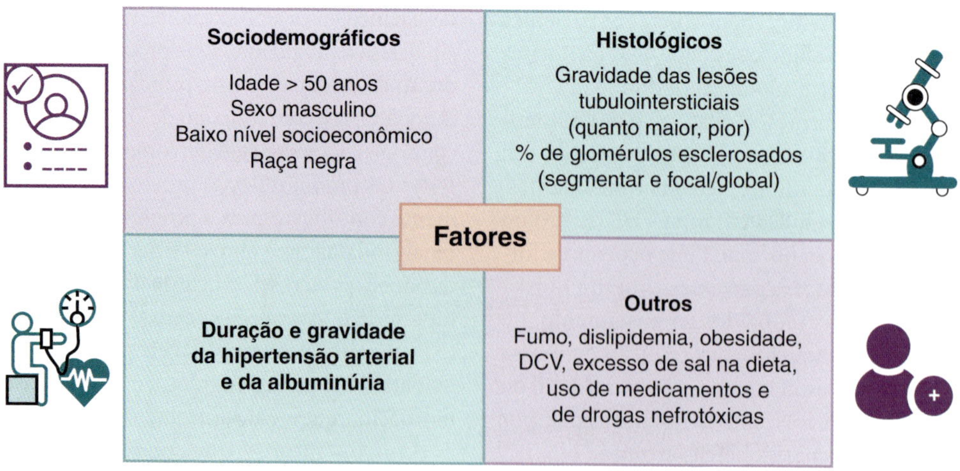

FIGURA 3 Fatores contributivos para progressão da lesão renal hipertensiva.[11]
DCV: doença cardiovascular.

LESÕES HISTOPATOLÓGICAS DA LESÃO RENAL HIPERTENSIVA

O termo nefrosclerose refere-se a um diagnóstico histopatológico inespecífico, via final comum de várias doenças que acometem os rins, enquanto a nefrosclerose hipertensiva (NH) é definida como DRC causada por HA primária com apresentações "benigna" ou "maligna". No entanto, a imensa maioria dos pacientes não é submetida à biópsia renal para confirmação diagnóstica. Assim, a NH é frequentemente diagnosticada em doentes que apresentam DRC e que contam em sua história clínica que apresentam HA de longa data, geralmente com mau controle pressórico e baixa adesão às mudanças no estilo de vida (MEV) e aos tratamento farmacológico, geralmente acompanhada de albuminúria leve (isto é, < 300 mg/dia), e nenhuma outra causa aparente que justifique o déficit de função renal.[15,16]

As lesões renais hipertensivas acometem os rins em todos os seus componentes histológicos: vasos, glomérulos, túbulos e interstício, conforme se encontram resumidas na Figura 4.[15,16]

AVALIAÇÃO CLÍNICA, LABORATORIAL E DE IMAGEM DO COMPROMETIMENTO RENAL DA HA

Clinicamente, a nefrosclerose hipertensiva, em sua fase inicial, é assintomática. Um dos sinais clínicos precoces de comprometimento da função renal é a dificuldade em concentrar a urina, que se manifesta pelo aumento da diurese no período de sono (nictúria). À medida que a DRC progride, há dificuldade na excreção de sódio e água e aparece edema, que é mais frequente e mais intenso quanto mais oligúrico for o paciente. Nas fases mais avançadas, é possível a detecção de

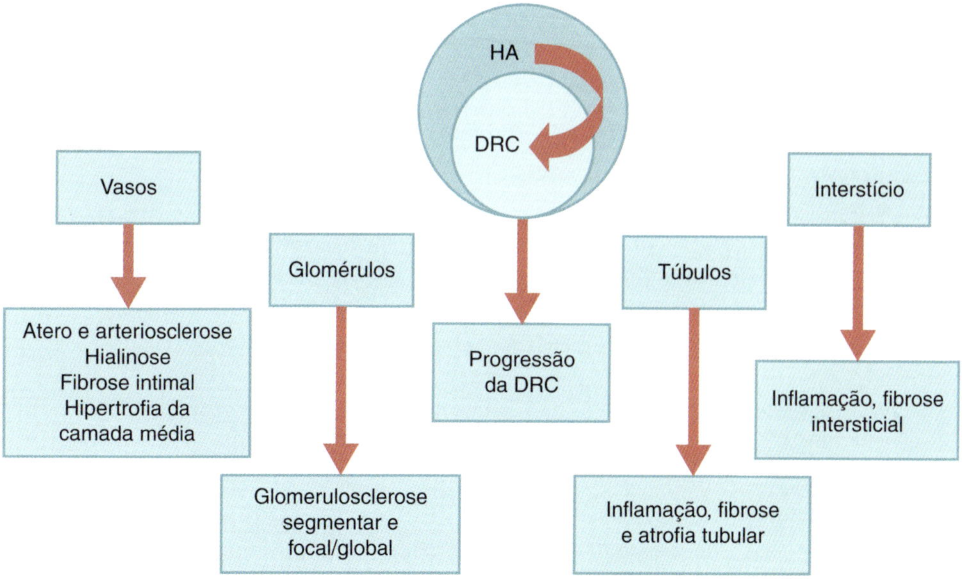

FIGURA 4 Lesões histopatológicas renais da hipertensão arterial.[11]
DRC: doença renal crônica; HA: hipertensão arterial.

anemia, alterações do metabolismo do cálcio e do fósforo, alterações acidobásicas e a HA pode se caracterizar com frequência como resistente ou refratária. Sinais e sintomas de insuficiência cardíaca, como dispneia, estase jugular, hepatomegalia, edema e eventualmente terceira bulha, podem estar presentes.

O exame de fundo de olho geralmente mostra retinopatia hipertensiva com esclerose arteriolar, exsudatos algodonosos e duros e hemorragias. Quando há retinopatia, geralmente a microvasculatura renal também está comprometida.

Em virtude dos poucos sintomas nas fases iniciais, a avaliação laboratorial passa a ser fundamental para estabelecer se há ou não comprometimento da função renal, assim como para estadiá-la. É importante ressaltar que é possível utilizar ferramentas, em sua maioria simples, amplamente disponíveis e que estão resumidas no Quadro 1.[17]

Uma vez calculada a taxa de filtração estimada pelas fórmulas já citadas, pode-se classificar a DRC em estágios, que são cotejados com a albuminúria, segundo o KDIGO (Figura 5).[18]

METAS DE PRESSÃO ARTERIAL NA HA NA DRC

As metas pressóricas na HA da DRC pouco variam, exceto aquelas preconizadas pelo KDIGO, que são mais arrojadas (120/80 mmHg), baseadas no estudo SPRINT,[19] cuja metodologia de medida da PA

QUADRO 1 Avaliação complementar do comprometimento renal da HA
Creatinina com cálculo da TFG estimado por fórmulas como MDRD e CKD-EPI – verificar o estágio de DRC, segundo o KDIGO. Pode ser acessado na página da internet mdrd.com ou em aplicativos gratuitos de nefrologia como Nefrocalc e outros, também disponíveis no *site* da Sociedade Brasileira de Nefrologia (SBN) em: https://www.sbn.org.br/profissional/utilidades/calculadoras-nefrologicas/
Urina tipo I – observar a presença de hematúria glomerular (presença de dismorfismo eritrocitário ou cilindros hemáticos, nos casos de HA secundária a lesões glomerulares), leucocitúria com urocultura negativa (significando inflamação), cilindrúria, proteinúria (qualitativa ou quantitativa), densidade urinária baixa em DRC
Relação proteinúria/creatininúria ou relação albuminúria/creatininúria e em amostra isolada, utilizando a classificação do KDIGO para albuminúria (leve, moderada ou grave)
Alterações eletrolíticas associadas a tubulopatias
Cálcio/fósforo – hipocalcemia e hiperfosfatemia, especialmente materializadas nas fases mais avançadas da DRC (IV e V), geralmente acompanhadas de hiperparatireoidismo secundário
Gasometria arterial – o distúrbio acidobásico mais frequentemente observado na DRC (IV e V) é a acidose metabólica com concentração de bicarbonato venoso < 22 mEq/L
Hemograma – considerar a presença de anemia normocítica, normocrômica e hipoproliferativa como associada à DRC
Exames de imagem: detectam alterações estruturais tardias ▪ Ultrassonografia renal e de vias urinárias (com Doppler, quando necessário) ▪ Tomografia computadorizada – particularmente sem contraste, pela possibilidade de piora da função renal com seu uso ▪ Ressonância magnética
Em casos selecionados, a biópsia renal poderá oferecer valorosos subsídios: microscopia ótica e imunofluorescência obrigatórias e microscopia eletrônica em casos selecionados

CKD-EPI: Chronic Kidney Disease Epidemiology Collaboration; DRC: doença renal crônica; HA: hipertensão arterial; KDIGO (Kidney Disease: Improving Global Outcomes); MDRD (Modification of Diet in Renal Disease).

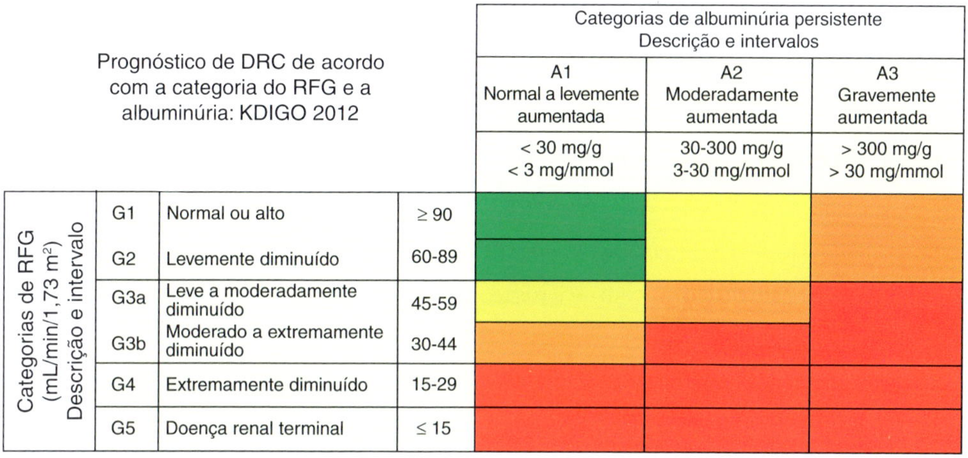

FIGURA 5 Classificação da taxa de filtração glomerular (TFG) e da albuminúria, segundo o KDIGO (Kidney Disease: Improving Global Outcomes) e a relação entre essas duas variáveis e o prognóstico dos indivíduos com lesão renal.

Verde = baixo risco; amarelo = risco moderado; laranja = alto risco; vermelho = risco muito alto.

DRC: doença renal crônica; RFG: ritmo de filtração glomerular.

Fonte: traduzido de KDIGO: Kidney Diseases Improving Global Outcomes.

não está disponível na maioria dos países, por utilizar equipamentos não disponíveis, ser realizada desacompanhada e requerer infraestrutura e tempo de consulta inviáveis para nosso sistema de saúde. Os alvos constantes dos principais *guidelines*/posicionamentos e diretrizes estão resumidos na Tabela 1, sendo considerada PA controlada ≤ 130/80 mmHg, quando utilizada a medida convencional de consultório, independentemente da presença de albuminúria ou de DM.

TRATAMENTO DA HA NA DRC: MUDANÇAS NO ESTILO DE VIDA E MEDICAMENTOSO

As modificações no estilo de vida (MEV) preconizadas, resumidas no Quadro 2, não diferem daquelas recomendadas para a população geral.

Resumidamente,[11,16,18,22] o tratamento medicamentoso é baseado no bloqueio do SRAA, como inibidores da enzima de conversão da angiotensina (iECA) ou bloqueadores dos receptores AT1 da angiotensina 2 (BRA), independentemente da causa da DRC, da presença ou não de albuminúria ou de DM. Recomenda-se o uso das doses máximas toleradas para obter os melhores resultados em desfechos. Deve-se verificar creatinina e potássio com 15 dias do início ou do aumento de dose.

Diuréticos são eficazes até fases avançadas de DRC, podendo ser utilizados tiazídicos ou seus símiles, como a clortalidona, até TFG de 30 mL/min/1,73 m². À medida que a diurese diminui e o edema está presente, a troca por diuréticos de alça é recomendada. É possível a associação de diuréticos que agem em diferentes locais do néfrons nos casos de edema refratário. A espironolactona está indicada para o controle da HA resistente ou refratária, particularmente em pacientes proteinúricos, e o acompanhamento do potássio e da creatinina deve ser realizado.

Bloqueadores de canais de cálcio dihidropiridínicos fazem parte da tríade de

TABELA 1 Metas pressóricas na HA da DRC

Documento	ESC/ESH 2018[20]	ISH 2020[21]	DBHA 2020[17]	KDIGO 2021[18]
Com ou sem albuminúria, presença de DM ou não (PA em mmHg)	18-65 anos: PAS ≤ 130-140 > 65 anos: PAS 130-139 PAD 70-79	≤ 130/80 e ≤ 140/80 em idosos	≤ 130/80 em medida de consultório	PA ≤ 120/80 em medida de PA padronizada e desacompanhada (SPRINT)[19]

DBHA; Diretrizes Brasileiras de Hipertensão Arterial; DM: *diabetes mellitus*; ESC: European Society of Cardiology; ESH: European Society of Hypertension; ISH: International Society of Hypertension; KDIGO: Kidney Diseases Improving Global Outcomes; PA: pressão arterial; PAD: pressão arterial diastólica; PAS: pressão arterial sistólica.

QUADRO 2 Mudanças no estilo de vida na HA da DRC[11,16,18]

MEV	Recomendação
Ofereça MEV	Atendimento multidisciplinar, sempre que possível
Dieta hipossódica e saudável	Estimule o uso da dieta DASH. Dieta hipossódica < 2,0 g/dia de sódio, correspondente a < 5,0 g de sal/dia
Atividade física	Idealmente 150 minutos/semana, de acordo com a capacidade cardiovascular, cognição, presença de fragilidade, risco de queda e tolerância individual
Consumo de álcool	Doses máximas: 1 drinque/dia (15 g) para mulheres e 2 drinques/dia (30 g) para homens
Ofereça programas para cessar o tabagismo	Encoraje e encaminhe o paciente para que seja acompanhado em programas de cessação de fumo
Envolva o paciente em seu autocuidado	A participação do paciente pode resultar em melhor prognóstico pela melhor adesão
Perda de peso	Atingir a meta de IMC < de 25 kg/m^2

DASH: abordagens dietéticas para parar a hipertensão; IMC: índice de massa corporal; MEV: mudança no estilo de vida.

tratamento preferencial, sendo os vasosseletivos e de ação prolongada os mais utilizados.

Como quarto fármaco, a preferência é pela espironolactona seguida por simpatolítico de ação central, a clonidina. Os betabloqueadores, alfabloqueadores e vasodilatadores de ação direta podem ser necessários para que a meta seja atingida.

PRINCIPAIS MENSAGENS

- A HA é de natureza multifatorial, podendo ser causa e consequência de DRC.
- Há um desbalanço entre fatores vasoconstritores, que se encontram hiperativados e vasodilatadores, que estão inibidos, resultando em aumento do débito cardíaco e da resistência periférica, frequentemente resultando em HA resistente ou refratária.
- As lesões renais hipertensivas acometem os rins em todos os seus componentes histológicos: vasos, glomérulos, túbulos e interstício.
- Em virtude dos poucos sintomas nas fases iniciais (praticamente só nictúria), a avaliação laboratorial passa a ser fundamental para estabelecer se há ou não comprometimento da função renal, assim como para estadiá-la, segundo o KDIGO, cotejando com a albuminúria para o prognóstico.
- Meta ≤ 130/80 mmHg pela medida de consultório é a preconizada pela maioria das diretrizes atuais.

- Tratar a HA da DRC com MEV e medicamentos, especialmente bloqueadores do SRAA, diuréticos apropriados, bloqueadores dos canais de cálcio e mesmo espironolactona, possibilitam melhor controle de PA. É recomendável monitorar K e função renal após a introdução e o aumento de doses de bloqueadores do SRAA e/ou espironolactona com 15 dias da conduta. Demais classes podem ser utilizadas para que a meta seja atingida.

REFERÊNCIAS

1. Neves PDMM, Sesso RCC, Thomé FS, Lugon JR, Nascimento MM. Brazilian dialysis survey 2019. Braz J Nephrol. 2021;43(2):217-2.
2. US Renal Data System. 2020 Annual Report. CKD in the General Population. Disponível em: https://adr.usrds.org/2020/chronic-kidney-disease/1-ckd-in-the-general-population. Acesso em: 11 jul. 2022.
3. Pugh D, Gallacher PJ, Dhaun N. Management of hypertension in chronic kidney disease. Drugs. 2019;79(4):365-79. Erratum in: Drugs. 2020;80(13):1381.
4. Liang S, Le W, Liang D, Chen H, Xu F, Chen H, et al. Clinico-pathological characteristics and outcomes of patients with biopsy-proven hypertensive nephrosclerosis: a retrospective cohort study. BMC Nephrol. 2016;17.
5. Mennuni S, Rubattu S, Pierelli G, Tocci G, Fofi C, Volpe M. Hypertension and kidneys: unraveling complex molecular mechanisms underlying hypertensive renal damage. J Hum Hypertens. 2014;28(2):74-9.
6. Kidney Disease: Improving Global Outcomes (KDIGO) Blood Pressure Work Group. KDIGO 2021 Clinical Practice Guideline for the Management of Blood Pressure in Chronic Kidney Disease. Kidney Int. 2021;99(3S):S1-S87.
7. Braam B, Lai CF, Abinader J, Bello AK. Extracellular fluid volume expansion, arterial stiffness, and uncontrolled hypertension in patients with chronic kidney disease. Nephrol Dial Transplant. 2020;35(8):1393-8.
8. Cortinovis M, Perico N, Ruggenenti P, Remuzzi A, Remuzzi G. Glomerular hyperfiltration. Nat Rev Nephrol. 2022;18(7):435-51.
9. Denic A, Mathew J, Lerman LO, Lieske JC, Larson JJ, Alexander MP, et al. Single-nephron glomerular filtration rate in healthy adults. N Engl J Med. 2017;376(24):2349-57.
10. Griffin KA, Polichnowski AJ, Bidani AK. (2016). Pathophysiology of hypertension in chronic kidney disease and dialysis. In: Singh A, Agarwal R, editores. Core concepts in hypertension in kidney disease. New York: Springer; 2016.
11. Ku E, Lee BJ, Wei J, Weir MR. Hypertension in CKD: Core Curriculum 2019. Am J Kidney Dis. 2019;74(1):120-31.
12. Ling XC, Kuo KL. Oxidative stress in chronic kidney disease. Ren Replace Ther. 2018;4(53):1-9.
13. Vida C, Oliva C, Yuste C, Ceprián N, Caro PJ, Valera G, et al. Oxidative stress in patients with advanced CKD and renal replacement therapy: the key role of peripheral blood leukocytes. Antioxidants (Basel). 2021;10(7):1155.
14. Roumeliotis S, Mallamaci F, Zoccali C. Endothelial dysfunction in chronic kidney disease, from biology to clinical outcomes: a 2020 update. J Clin Med. 2020;9(8):2359.
15. Skorecki KL, Wasser WG. Hypertension-misattributed kidney disease in African Americans. Kidney Int. 2013;83:6e9.
16. Peixoto AJ, Bakris GL. Approach to the patient with hypertensive nephrosclerosis. In: Kimmel PL, Rosenberg ME, editors. Chronic renal disease. 2. ed. Academic Press; 2020. p.737-52.
17. Barroso WKS, Rodrigues CIS, Bortolotto LA, Mota-Gomes MA, Brandão AA, Feitosa ADM, et al. Diretrizes Brasileiras de Hipertensão Arterial – 2020. Arq Bras Cardiol. 2021;116(3): 516-658.
18. Stevens PE, Levin A; Kidney Disease: Improving Global Outcomes Chronic Kidney Disease Guideline Development Work Group Members. Evaluation and management of chronic kidney disease: synopsis of the kidney disease: improving global outcomes 2012 clinical practice guideline. Ann Intern Med. 2013;158(11):825-30.
19. SPRINT Research Group, Lewis CE, Fine LJ, Beddhu S, Cheung AK, Cushman WC, Cutler JA, et al. Final report of a trial of intensive versus standard blood-pressure control. N Engl J Med. 2021;384(20):1921-30.
20. 2018 ESC/ESH Guidelines for the management of arterial hypertension. The Task Force for the management of arterial hypertension of the European Society of Cardiology and the European Society of Hypertension. J Hypertens. 2018;36:1953-2041.
21. Unger T, Borghi C, Charchar F, Khan NA, Poulter NR, Prabhakaran D, et al. 2020 International Society of Hypertension. Global Hypertension Practice Guidelines. Hypertension. 2020; 75:1334-57.
22. Sinha AD, Agarwal R. Clinical pharmacology of antihypertensive therapy for the treatment of hypertension in CKD. Clin J Am Soc Nephrol. 2019;14(5):757-64.

SEÇÃO 4

CÉREBRO

Hipertensão arterial e lesão em órgãos-alvo: cérebro

Jamary Oliveira Filho

INTRODUÇÃO

A hipertensão arterial (HA) afeta mais de 1 bilhão de pessoas no mundo, sendo o principal fator de risco modificável para acidente vascular encefálico (AVE) e demência.[1] O AVE e a demência representam a principal causa de incapacidade e perda de autonomia no mundo.[2,3] Apesar da importância do tema, o controle da HA frequentemente é insuficiente e as evidências sobre seu efeito no cérebro são incompletas, gerando variações de conduta nas emergências pelos profissionais de saúde. Neste capítulo, revisamos as principais informações a respeito da influência da HA no leito cerebrovascular e as evidências mais atuais sobre o tratamento da HA (indicação, momento, alvo e duração) no AVE e na demência.

EFEITOS DA HIPERTENSÃO ARTERIAL NO CÉREBRO

A fisiopatologia do efeito da HA no cérebro não é completamente compreendida, mas varia no decorrer da vida. Nos indivíduos mais jovens a HA é predominantemente determinada pela hiperestimulação simpática com forte componente genético,[4] gerando aumento da pressão arterial média (PAM), enquanto em indivíduos idosos há aumento da rigidez arterial e pulsatilidade aórtica, com aumento da pressão arterial sistólica (PAS).[5,6] Como os leitos vasculares cerebral e renal são de baixa resistência, o aumento da pulsatilidade aórtica é transmitido predominantemente para esses leitos.[6,7] Embora a HA aumente o risco de qualquer tipo de AVE, esse efeito é predominante nos subtipos que decorrem de doença de pequenos vasos cerebrais profundos (artérias perfurantes).

As artérias perfurantes, vasos sanguíneos de 300 a 800 micrômetros, recebem a carga pressórica diretamente dos grandes vasos intracranianos, enquanto ramos mais distais recebem uma carga pressórica menor (Figura 1). Essa distribuição justifica por que lesões cerebrais isquêmicas e hemorrágicas ocorrem predominantemente nesses territórios das artérias perfurantes, envolvendo núcleos da base, cápsula interna, coroa radiada, tálamo, cerebelo e ponte, poupando as áreas mais superficiais do encéfalo (Figura 2).[5,8,9] Essa mesma distribuição preferencial ocorre em lesões da substância branca cerebral, principais responsáveis pelo declínio cognitivo de etiologia vascular (Figura 2).[8]

HIPERTENSÃO ARTERIAL E ACIDENTE VASCULAR ENCEFÁLICO

A HA está associada a 50% dos casos de acidente vascular encefálico isquêmico

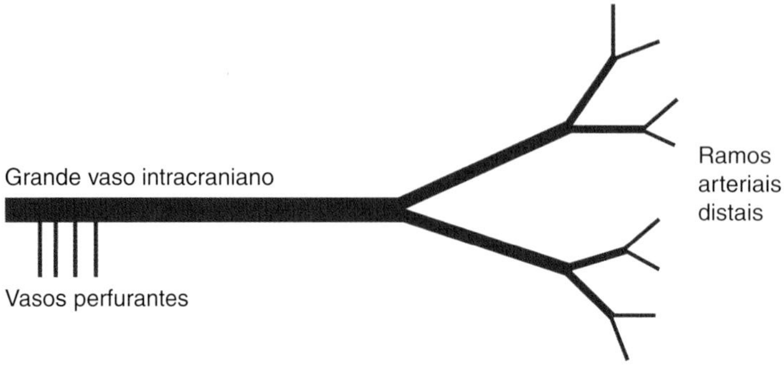

FIGURA 1 Representação esquemática da distribuição dos vasos sanguíneos cerebrais. Os grandes vasos intracranianos (artéria cerebral média, artéria cerebral anterior e artéria cerebral posterior) recebem a maior carga da pulsatilidade aórtica da circulação sistêmica. Essa pulsatilidade e o nível pressórico reduzem-se gradualmente nos leitos mais distais, mas os vasos perfurantes recebem toda a carga diretamente dos grandes vasos intracranianos. Essa distribuição justifica a ocorrência mais frequente de lesões cerebrais isquêmicas ou hemorrágicas na distribuição de irrigação dos vasos perfurantes, em regiões mais profundas do encéfalo.

Fonte: arquivo pessoal do autor.

(AVEI) e 70% dos casos de acidente vascular encefálico hemorrágico (AVEH), sendo o principal fator de risco modificável da doença.[10] Em qualquer idade, uma PAM elevada está diretamente associada a maior risco de AVE. A maioria das etiologias de AVEI sofre influência direta da HA, como as etiologias aterosclerótica de grande vaso, aterosclerótica de pequeno vaso, algumas fontes cardioembólicas (fibrilação atrial, cardiomiopatia hipertensiva) e mesmo algumas etiologias raras, como dissecção carotídea.[11] No caso do AVEH, a HA está mais associada a localizações profundas de hemorragias, como núcleos da base, tálamo, cerebelo e ponte.[12,13] Nesse grupo grande de pacientes com HA e hemorragias profundas, a relação causal é tão forte que não está indicada nenhuma investigação etiológica adicional.[14]

A relação mais forte entre HA e AVE ocorre na doença de pequenos vasos. Embora a definição original de doença de pequenos vasos tenha sido anatomopatológica (lipo-hialinose, necrose fibrinoide), a caracterização atual da doença é baseada em características radiológicas (Figura 2), incluindo infartos lacunares, hiperintensidade de substância branca, espaços perivasculares dilatados, microssangramentos e hemorragias profundas.[5] Há uma relação direta entre gravidade da hiperintensidade de substância branca na ressonância magnética cerebral e os níveis de pressão arterial, independentemente da idade.[15]

Além do forte efeito da PAM no risco de AVE, há uma associação direta entre a variabilidade da pressão arterial (VPA) e o risco de AVE, independentemente da PAM.[16] O risco de AVE aumenta conforme aumenta a VPA, seja ela definida como VPA entre visitas, entre dias ou entre ciclos cardíacos.[17] Medicamentos que reduzem a VPA, como diuréticos e bloqueadores dos canais de cálcio, são mais eficazes para prevenção de AVE que medicamentos que aumentam a VPA, como betabloqueadores, para um mesmo nível de controle de PAM.[18]

HIPERTENSÃO ARTERIAL E DEMÊNCIA

Disfunção cognitiva vascular (DCV) é definida pela presença simultânea de disfunção

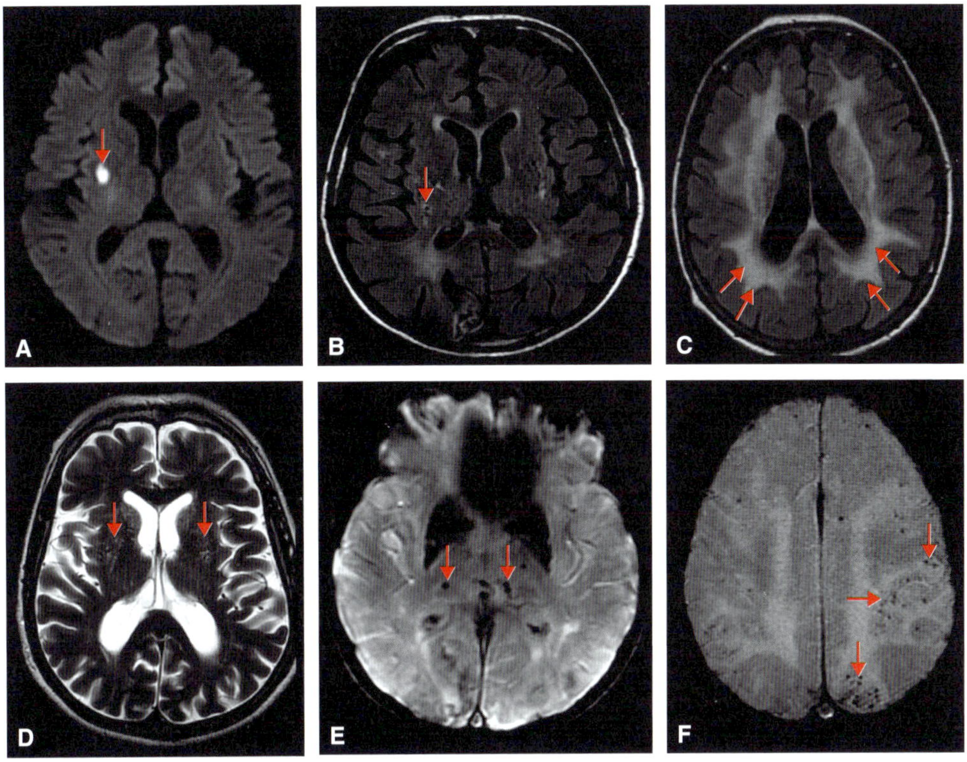

FIGURA 2 Exemplos (setas vermelhas) de doença de pequenos vasos cerebrais na ressonância magnética. A: Infarto lacunar recente na sequência de difusão; B: Infarto lacunar antigo na sequência FLAIR (notar o halo de hipersinal em torno da imagem em hiposinal); C: Hiperintensidade de substância branca na sequência FLAIR; D: Espaços perivasculares dilatados na sequência T2; E: Micro-hemorragias em tálamo sugerindo etiologia hipertensiva; F: Micro-hemorragias lobares sugerindo etiologia de angiopatia amiloide cerebral. Todas as imagens acima são características de doença das artérias perfurantes no contexto de hipertensão arterial, exceto a imagem F, que é típica de angiopatia amiloide cerebral.

Fonte: imagens cedidas por Dr. Saulo Lacerda, Delfin Medicina Diagnóstica (Salvador, Bahia), com permissão.

cognitiva em um ou mais domínios (mais comumente disfunção executiva, visuoespacial e memória) e evidência de acometimento cerebrovascular na neuroimagem (infartos, hemorragias, micro-hemorragias ou hiperintensidade de substância branca).[19] O principal desafio do diagnóstico da DCV decorre da coexistência frequente de outras causas de disfunção cognitiva, como a doença de Alzheimer e outras doenças neurodegenerativas. Essa diferenciação é importante, pois ajuda a identificar quando a intervenção nos fatores de risco vasculares, incluindo a HA, é mais eficaz para prevenir a progressão da disfunção cognitiva.[19]

A relação entre HA e demência é mais forte em idades mais precoces da vida. Há fortes evidências de estudos observacionais que a HA iniciada na infância e adolescência, bem como no início da vida adulta, está associada ao desenvolvimento de declínio cognitivo, DCV e demência em idades mais avançadas.[20,21] No entanto, a associação entre HA e demência em idades mais avançadas (> 65 anos) é menos clara, com alguns estudos mostrando maior declínio cognitivo com pressão arterial mais alta, enquanto outros mostram o efeito inverso.[22,23]

Alguns estudos mostram um efeito em "U" da pressão arterial com risco de declínio cognitivo, com níveis tanto elevados (> 140/90 mmHg) quanto reduzidos (< 90/60 mmHg) de pressão arterial estando associados com progressão mais rápida de disfunção cognitiva.[22,24] Outros estudos também mostram um efeito deletério de uma maior variabilidade pressórica e de uma maior pressão de pulso (pressão arterial sistólica-diastólica) na progressão de disfunção cognitiva, independentemente do nível de PAM.[25] Esses dados em conjunto sugerem que o cérebro é um órgão particularmente sensível a flutuações de pressão arterial.

TRATAMENTO DE HIPERTENSÃO ARTERIAL NO ACIDENTE VASCULAR ENCEFÁLICO

Fase aguda (≤ 7 dias)

Na fase inicial do AVE, há preocupações muito distintas da fase crônica e que podem mudar a segurança e a eficácia do controle da pressão arterial. Essas preocupações incluem a hipertensão intracraniana, um tecido cerebral isquêmico ainda viável e com potencial de reperfusão (penumbra isquêmica), o risco de edema cerebral e transformação hemorrágica. Há também diferenças importantes na conduta do AVE isquêmico e hemorrágico nessa fase inicial.

No AVEI, as primeiras 24 horas do início dos sintomas são caracterizadas por uma indefinição quanto ao destino do tecido isquêmico. Nessa fase, a reperfusão com a trombólise intravenosa (até 4,5 horas) ou a trombectomia mecânica (até 24 horas) está associada a uma maior chance de recuperação do tecido cerebral e melhores desfechos clínicos.[26] Nessa fase, a HA pode ser uma resposta fisiológica à oclusão arterial, na tentativa de garantir uma melhor perfusão ao tecido isquêmico. Diversos estudos observacionais mostram um pior desfecho clínico quando a pressão arterial é ativamente reduzida pelo médico, principalmente nos pacientes que não atingem a recanalização do vaso sanguíneo.[27,28] Em ensaios clínicos randomizados, a redução precoce da pressão arterial teve desfecho neutro ou negativo em comparação com o grupo controle.[29-32] Por isso, as diretrizes recomendam reduzir a pressão arterial somente em casos extremos de hipertensão (> 220/120 mmHg), exceto nos casos em que as terapias de reperfusão para o AVEI estiverem sendo contempladas, em que o alvo pressórico é < 180/110 mmHg, ou naqueles em que houver sinais de lesão de outro órgão-alvo, como na dissecção aguda da aorta ou infarto agudo do miocárdio.[26] Depois das primeiras 24 horas, a pressão arterial pode ser gradualmente reduzida até um alvo < 140/90 mmHg, devendo-se ter maior cuidado com os pacientes com estenose de grandes vasos.

No AVEH, as primeiras seis horas de início dos sintomas são mais cruciais pelo risco de expansão do hematoma cerebral. Nessa fase, a redução da pressão arterial pode ter um efeito na redução desse grau de expansão. Dois ensaios clínicos avaliaram alvos pressóricos nessa fase: o estudo INTERACT-2 e o estudo ATACH-2.[33,34] O INTERACT-2 foi um ensaio clínico multicêntrico que comparou dois alvos pressóricos (pressão sistólica < 180 mmHg *vs.* < 140 mmHg) em 2.839 pacientes nas primeiras seis horas de início dos sintomas e foi neutro quanto ao desfecho primário, mas mostrou menores sequelas em um desfecho secundário pré-especificado (*odds ratio* para maior sequela na escala de Rankin de 0,87; intervalo de confiança 95% 0,77-1,00, p = 0,04).[33] No estudo ATACH-2, 1.000 pacientes com AVEH nas primeiras seis horas foram randomizados para os mesmos alvos pressóricos que o estudo INTERACT-2 e o desfecho clínico foi semelhante nos dois grupos (proporção de escala de Rankin 4-6, correspondendo a morte ou sequela neurológica incapacitante).[34] Com base nesses dois estudos, as diretrizes atuais recomendam reduzir a PAS nas primeiras horas no AVEH com alvo de 160 mmHg.[14]

Fase crônica (> 7 dias)

Nessa fase, não há dúvidas de que a redução da pressão arterial promove uma redução do risco de AVE recorrente, tanto isquêmico quanto hemorrágico, com intervenções simples, como a redução da ingestão de sódio, apresentando grande impacto populacional na redução de AVE, morte e outros eventos cardiovasculares.[35] As evidências são mais frágeis quanto ao alvo pressórico ideal, o agente específico e aos demais tratamentos visando reduzir o acúmulo de lesões isquêmicas silenciosas no cérebro.

Em pacientes sem histórico de AVE, o estudo SPRINT mostrou uma redução de 25% em eventos vasculares maiores no grupo de alvo mais intensivo de PAS (< 120 mmHg) em comparação com o alvo convencional (< 140 mmHg).[36] Em pacientes diabéticos, o estudo ACCORD não conseguiu demonstrar um benefício do alvo intensivo comparado ao convencional.[37] Uma metanálise de 19 estudos mostrou uma redução de 22% no risco relativo de AVE em pacientes do alvo intensivo em comparação ao alvo convencional.[38]

Em pacientes com histórico de AVE, uma metanálise de quatro estudos (SPS3, PODCAST, PAST-BP e RESPECT) mostrou uma redução de 22% no risco de AVE recorrente sem evidência de complicações.[39] A principal crítica a essa metanálise é o quanto se pode generalizar os resultados para todos os pacientes com AVE, pois a maior parte dos pacientes vem dos estudos RESPECT, realizado apenas no Japão,[40] e SPS3, realizado apenas no subtipo de AVEI por aterosclerose de pequeno vaso (AVE lacunar).[41] De fato, nos estudos PRoFESS[42] e SPS3,[41] houve aumento da taxa de eventos recorrentes com níveis de PAS abaixo de 120 mmHg. No estudo PROGRESS (testou perindopril/indapamida, sem alvo pressórico específico), no entanto, a menor taxa de AVE recorrente localizou-se na faixa abaixo de 120 mmHg de PAS.[43]

As evidências citadas apontam para um benefício da redução intensiva da pressão arterial para a maioria dos pacientes com AVE na sua fase crônica. O limite inferior de segurança da pressão arterial é desconhecido, sendo geralmente adotado o limite de 90/60 mmHg ou na presença de hipotensão sintomática ortostática. Na individualização do tratamento, os pacientes com AVEI aterosclerótico de grandes vasos (carótida, artérias vertebrais ou basilar) representam um subgrupo no qual o controle intensivo da pressão arterial pode ser inseguro e o alvo pode ser mais liberal (PAS < 140 mmHg).[44-46]

TRATAMENTO DA HIPERTENSÃO ARTERIAL NA DEMÊNCIA

As evidências da eficácia do tratamento da HA na prevenção de declínio cognitivo e demência são controversas. A maioria dos estudos randomizados não apresentava disfunção cognitiva como desfecho primário, o que gera uma série de inconsistências: viés decorrente de perda de seguimento preferencial dos pacientes que desenvolvem demência, avaliação cognitiva superficial e insensível a mudanças ao longo do tempo, seguimento curto e viés de seleção por excluir participantes em risco mais alto de progressão para disfunção cognitiva vascular.

Os estudos randomizados mais antigos (SHEP, HYVET, HOPE-3 e SCOPE) excluíram pacientes com AVE e não mostraram diferenças no desfecho cognitivo entre os grupos de tratamento de HA *versus* controle.[19] No estudo Syst-Eur, no qual 2.902 pacientes do estudo original tiveram um seguimento estendido por mais dois anos, o risco de demência foi reduzido em 55% no grupo de tratamento titulado com nitrendipina/enalapril/hidroclorotiazida em comparação com o grupo controle (7,4 para 3,3 casos por 1.000 pacientes-ano, $p < 0,001$).[47]

Os estudos mais recentes mostram efeitos variáveis na função cognitiva. O estudo PROGRESS mostrou uma redução de 12% no risco relativo de demência e de 19% no declínio cognitivo no grupo perindopril/indapamida em comparação com o grupo controle.[43] O estudo SPRINT-MIND avaliou pacientes sem histórico de AVE e não mostrou redução no risco de demência (desfecho primário), mas houve uma redução de 15% no desfecho combinado de disfunção cognitiva mínima ou demência no grupo de controle intensivo da pressão arterial quando comparado ao grupo controle, sem diferenças significativas nos domínios cognitivos individuais.[48,49] O estudo ACCORD-MIND avaliou pacientes diabéticos e também não mostrou diferenças no desfecho cognitivo. Um subestudo do SPRINT-MIND mostrou que o risco de demência aumenta com maior variabilidade da pressão arterial, independentemente da PAM, sugerindo que esse pode ser um alvo de tratamento em estudos futuros.[50]

As dificuldades decorrentes de seguimento curto e baixa frequência de eventos nos estudos randomizados motivaram investigadores a buscar desfechos substitutivos, como hiperintensidade da substância branca e volume cerebral. No entanto, mesmo para esses desfechos os resultados são contraditórios. Nos estudos SPRINT-MIND e ACCORD-MIND houve menor progressão da hiperintensidade de substância branca, mas uma maior progressão da atrofia cerebral no grupo de controle intensivo de pressão arterial em comparação com o grupo controle.[15,51] Há diversos estudos em andamento comparando alvos pressóricos, como OPTIMAL, IBIS, EPICS, ESPRIT e PROHIBIT-ICH (registrados no www.ClinicalTrials.gov), que devem proporcionar uma resposta mais definitiva a essas e outras perguntas.

No momento, diretrizes recomendam tratar hipertensão arterial para prevenção de declínio cognitivo e demência.[52] Entretanto, em indivíduos idosos ou com demência estabelecida, as evidências de benefício do tratamento da HA são mais frágeis, principalmente para metas pressóricas mais intensivas. Nesses casos, em geral se pratica a individualização do tratamento, pesando cuidadosamente os benefícios do tratamento com os efeitos adversos das medicações e da hipotensão sintomática.

CONCLUSÕES

O tratamento e a prevenção de AVE e demência são grandes desafios do século atual, em que se prevê um aumento progressivo da prevalência de envelhecimento da população. Nesse contexto, para a maioria dos indivíduos o tratamento intensivo e precoce da HA é a estratégia mais eficaz para prevenir o declínio cognitivo e o desenvolvimento de doenças vasculares cerebrais, coronarianas e dos vasos periféricos. Os limites dessa estratégia, quando alvos mais elevados de pressão arterial devem ser almejados, incluem a fase hiperaguda do AVEI, estenose de grandes vasos (carótida, vertebrais, basilar), idosos e portadores de demência já estabelecida. Os ensaios clínicos em andamento devem ajudar a estabelecer melhor esses limites.

REFERÊNCIAS

1. Collaboration NCDRF. Worldwide trends in hypertension prevalence and progress in treatment and control from 1990 to 2019: a pooled analysis of 1201 population-representative studies with 104 million participants. Lancet. 2021;398:957-80.
2. Livingston G, Huntley J, Sommerlad A, Ames D, Ballard C, Banerjee S, et al. Dementia prevention, intervention, and care: 2020 report of the Lancet Commission. Lancet. 2020;396:413-46.
3. Feigin VL, Norrving B, Mensah GA. Global burden of stroke. Circ Res. 2017;120:439-48.
4. Grassi G, Biffi A, Seravalle G, Trevano FQ, Dell'Oro R, Corrao G, Mancia G. Sympathetic neural overdrive in the obese and overweight state. Hypertension. 2019;74:349-58.
5. Webb AJS, Werring DJ. New insights into cerebrovascular pathophysiology and hypertension. Stroke. 2022;53:1054-64.
6. Ben-Shlomo Y, Spears M, Boustred C, May M, Anderson SG, Benjamin EJ, et al. Aortic pulse wave velocity improves cardiovascular event prediction: an individual participant meta-analysis of prospective observational data from 17,635 subjects. J Am Coll Cardiol. 2014;63:636-46.
7. Alvarez-Bueno C, Cunha PG, Martinez-Vizcaino V, Pozuelo-Carrascosa DP, Visier-Alfonso ME, Jimenez-Lopez E, Cavero-Redondo I. Arterial stiffness and cognition among adults: a systematic review and meta-analysis of observational and longitudinal studies. J Am Heart Assoc. 2020;9:e014621.
8. Brown R, Low A, Markus HS. Rate of, and risk factors for, white matter hyperintensity growth: a systematic review and meta-analysis with implications for clinical trial design. J Neurol Neurosurg Psychiatry. 2021;92:1271-7.
9. White WB, Wakefield DB, Moscufo N, Guttmann CRG, Kaplan RF, Bohannon RW, et al. Effects of intensive versus standard ambulatory blood pressure control on cerebrovascular outcomes in older people (INFINITY). Circulation. 2019;140:1626-35.
10. O'Donnell MJ, Xavier D, Liu L, Zhang H, Chin SL, Rao-Melacini P, et al.; INTERSTROKE investigators. Risk factors for ischaemic and intracerebral haemorrhagic stroke in 22 countries (the INTERSTROKE study): a case-control study. Lancet. 2010;376:112-23.
11. Pezzini A, Caso V, Zanferrari C, Del Zotto E, Paciaroni M, Bertolino C, et al. Arterial hypertension as risk factor for spontaneous cervical artery dissection. A case-control study. J Neurol Neurosurg Psychiatry. 2006;77:95-7.
12. Folsom AR, Yatsuya H, Mosley TH, Jr., Psaty BM, Longstreth WT, Jr. Risk of intraparenchymal hemorrhage with magnetic resonance imaging-defined leukoaraiosis and brain infarcts. Ann Neurol. 2012;71:552-9.
13. Offenbacher H, Fazekas F, Schmidt R, Koch M, Fazekas G, Kapeller P. MR of cerebral abnormalities concomitant with primary intracerebral hematomas. AJNR Am J Neuroradiol. 1996;17:573-8.
14. Greenberg SM, Ziai WC, Cordonnier C, Dowlatshahi D, Francis B, Goldstein JN, et al.; American Heart Association/American Stroke Association. 2022 Guideline for the Management of Patients With Spontaneous Intracerebral Hemorrhage: a guideline from the American Heart Association/American Stroke Association. Stroke. 2022;53:e282-e361.
15. SPRINT MIND Investigators for the SPRINT Research Group, Williamson JD, Pajewski NM, Auchus AP, Bryan RN, Chelune G, Cheung AK, et al. Association of intensive vs standard blood pressure control with cerebral white matter lesions. JAMA. 2019;322:524-34.
16. Ernst ME, Chowdhury EK, Beilin LJ, Margolis KL, Nelson MR, Wolfe R, et al.; ASPREE Investigator Group. Long-term blood pressure variability and risk of cardiovascular disease events among community-dwelling elderly. Hypertension. 2020;76:1945-52.
17. Rothwell PM, Howard SC, Dolan E, O'Brien E, Dobson JE, Dahlöf B, et al. Prognostic significance of visit-to-visit variability, maximum systolic blood pressure, and episodic hypertension. Lancet. 2010;375:895-905.
18. Webb AJ, Fischer U, Mehta Z, Rothwell PM. Effects of antihypertensive-drug class on interindividual variation in blood pressure and risk of stroke: a systematic review and meta-analysis. Lancet. 2010;375:906-15.
19. Levine DA, Springer MV, Brodtmann A. Blood pressure and vascular cognitive impairment. Stroke. 2022;53:1104-13.
20. Gottesman RF, Albert MS, Alonso A, Coker LH, Coresh J, Davis SM, et al. Associations between midlife vascular risk factors and 25-year incident dementia in the Atherosclerosis Risk in Communities (ARIC) cohort. JAMA Neurol. 2017;74:1246-54.
21. Lande MB, Kupferman JC. Blood pressure and cognitive function in children and adolescents. Hypertension. 2019;73:532-40.
22. Legdeur N, Heymans MW, Comijs HC, Huisman M, Maier AB, Visser PJ. Age dependency of risk factors for cognitive decline. BMC Geriatr. 2018;18:187.
23. Waldstein SR, Giggey PP, Thayer JF, Zonderman AB. Nonlinear relations of blood pressure to

cognitive function: the Baltimore Longitudinal Study of Aging. Hypertension. 2005;45:374-9.
24. Walker KA, Sharrett AR, Wu A, Schneider ALC, Albert M, Lutsey PL, et al. Association of midlife to late-life blood pressure patterns with incident dementia. JAMA. 2019;322:535-45.
25. Levine DA, Galecki AT, Langa KM, Unverzagt FW, Kabeto MU, Giordani B, et al. Blood pressure and cognitive decline over 8 years in middle-aged and older black and white Americans. Hypertension. 2019;73:310-8.
26. Powers WJ, Rabinstein AA, Ackerson T, Adeoye OM, Bambakidis NC, Becker K, et al. Guidelines for the Early Management of Patients With Acute Ischemic Stroke: 2019 Update to the 2018 Guidelines for the Early Management of Acute Ischemic Stroke: a guideline for healthcare professionals from the American Heart Association/American Stroke Association. Stroke. 2019;50:e344-e418.
27. Castillo J, Leira R, Garcia MM, Serena J, Blanco M, Davalos A. Blood pressure decrease during the acute phase of ischemic stroke is associated with brain injury and poor stroke outcome. Stroke. 2004;35:520-6.
28. Oliveira-Filho J, Silva SC, Trabuco CC, Pedreira BB, Sousa EU, Bacellar A. Detrimental effect of blood pressure reduction in the first 24 hours of acute stroke onset. Neurology. 2003;61:1047-51.
29. Nasi LA, Martins SCO, Gus M, Weiss G, de Almeida AG, Brondani R, et al. Early Manipulation of Arterial Blood Pressure in Acute Ischemic Stroke (MAPAS): results of a randomized controlled trial. Neurocrit Care. 2019;30:372-9.
30. Barer DH, Cruickshank JM, Ebrahim SB, Mitchell JR. Low dose beta blockade in acute stroke ("BEST" trial): an evaluation. Br Med J (Clin Res Ed). 1988;296:737-41.
31. The RIGHT-2 Investigators R. Prehospital transdermal glyceryl trinitrate in patients with ultra-acute presumed stroke (RIGHT-2): an ambulance-based, randomised, sham-controlled, blinded, phase 3 trial. Lancet. 2019;393:1009-20.
32. Sandset EC, Bath PM, Boysen G, Jatuzis D, Kõrv J, Lüders S, et al.; SCAST Study Group. The angiotensin-receptor blocker candesartan for treatment of acute stroke (SCAST): a randomised, placebo-controlled, double-blind trial. Lancet. 2011;377:741-50.
33. Anderson CS, Heeley E, Huang Y, Wang J, Stapf C, Delcourt C, et al.; INTERACT2 Investigators. Rapid blood-pressure lowering in patients with acute intracerebral hemorrhage. N Engl J Med. 2013;368:2355-65.
34. Qureshi AI, Palesch YY, Barsan WG, Hanley DF, Hsu CY, Martin RL, et al. Intensive blood-pressure lowering in patients with acute cerebral hemorrhage. N Engl J Med. 2016;375:1033-43.
35. Neal B, Wu Y, Feng X, Zhang R, Zhang Y, Shi J, et al. Effect of salt substitution on cardiovascular events and death. N Engl J Med. 2021;385: 1067-77.
36. SPRINT Research Group, Wright JT Jr, Williamson JD, Whelton PK, Snyder JK, Sink KM, Rocco MV, et al. A randomized trial of intensive versus standard blood-pressure control. N Engl J Med. 2015;373:2103-16.
37. ACCORD Study Group, Cushman WC, Evans GW, Byington RP, Goff DC Jr, Grimm RH Jr, Cutler JA, et al. Effects of intensive blood-pressure control in type 2 diabetes mellitus. N Engl J Med. 2010;362:1575-85.
38. Xie X, Atkins E, Lv J, Bennett A, Neal B, Ninomiya T, et al. Effects of intensive blood pressure lowering on cardiovascular and renal outcomes: updated systematic review and meta-analysis. Lancet. 2016;387:435-43.
39. Zonneveld TP, Richard E, Vergouwen MD, Nederkoorn PJ, de Haan R, Roos YB, Kruyt ND. Blood pressure-lowering treatment for preventing recurrent stroke, major vascular events, and dementia in patients with a history of stroke or transient ischaemic attack. Cochrane Database Syst Rev. 2018;7:CD007858.
40. Kitagawa K, Yamamoto Y, Arima H, Maeda T, Sunami N, Kanzawa T, et al.; Recurrent Stroke Prevention Clinical Outcome (RESPECT) Study Group. Effect of standard vs intensive blood pressure control on the risk of recurrent stroke: a randomized clinical trial and meta-analysis. JAMA Neurol. 2019;76:1309-18.
41. SPS3 Study Group, Benavente OR, Coffey CS, Conwit R, Hart RG, McClure LA, et al. Blood-pressure targets in patients with recent lacunar stroke: the SPS3 randomised trial. Lancet. 2013;382:507-15.
42. Yusuf S, Diener HC, Sacco RL, Cotton D, Ounpuu S, Lawton WA, et al.; PRoFESS Study Group. Telmisartan to prevent recurrent stroke and cardiovascular events. N Engl J Med. 2008;359: 1225-37.
43. Group PC. Randomised trial of a perindopril-based blood-pressure-lowering regimen among 6,105 individuals with previous stroke or transient ischaemic attack. Lancet. 2001;358: 1033-41.
44. Amin-Hanjani S, Turan TN, Du X, Pandey DK, Rose-Finnell L, Richardson D, et al.; VERiTAS Study Group. Higher stroke risk with lower blood pressure in hemodynamic vertebrobasilar disease: analysis from the VERiTAS study. J Stroke Cerebrovasc Dis. 2017;26:403-10.

45. Park JM, Kim BJ, Kwon SU, Hwang YH, Heo SH, Rha JH, et al. Intensive blood pressure control may not be safe in subacute ischemic stroke by intracranial atherosclerosis: a result of randomized trial. J Hypertens. 2018;36:1936-41.
46. Rothwell PM, Howard SC, Spence JD, Carotid Endarterectomy Trialists C. Relationship between blood pressure and stroke risk in patients with symptomatic carotid occlusive disease. Stroke. 2003;34:2583-90.
47. Forette F, Seux ML, Staessen JA, Thijs L, Babarskiene MR, Babeanu S, et al.; Systolic Hypertension in Europe Investigators. The prevention of dementia with antihypertensive treatment: new evidence from the Systolic Hypertension in Europe (Syst-Eur) study. Arch Intern Med. 2002;162:2046-52.
48. Rapp SR, Gaussoin SA, Sachs BC, Chelune G, Supiano MA, Lerner AJ, et al. Effects of intensive versus standard blood pressure control on domain-specific cognitive function: a substudy of the SPRINT randomised controlled trial. Lancet Neurol. 2020;19:899-907.
49. SPRINT MIND Investigators for the SPRINT Research Group, Williamson JD, Pajewski NM, Auchus AP, Bryan RN, Chelune G, Cheung AK, et al. Effect of intensive vs standard blood pressure control on probable dementia: a randomized clinical trial. JAMA. 2019;321:553-61.
50. de Havenon A, Anadani M, Prabhakaran S, Wong KH, Yaghi S, Rost N. Increased blood pressure variability and the risk of probable dementia or mild cognitive impairment: a post hoc analysis of the SPRINT MIND trial. J Am Heart Assoc. 2021;10:e022206.
51. Williamson JD, Launer LJ, Bryan RN, Coker LH, Lazar RM, Gerstein HC, et al.; Action to Control Cardiovascular Risk in Diabetes Memory in Diabetes Investigators. Cognitive function and brain structure in persons with type 2 diabetes mellitus after intensive lowering of blood pressure and lipid levels: a randomized clinical trial. JAMA Intern Med. 2014;174:324-33.
52. Smith EE, Barber P, Field TS, Ganesh A, Hachinski V, Hogan DB, et al. Canadian Consensus Conference on Diagnosis and Treatment of Dementia (CCCDTD)5: Guidelines for management of vascular cognitive impairment. Alzheimers Dement (N Y). 2020;6:e12056.

10

Hipertensão e ataque isquêmico transitório

Fernanda M. Consolim-Colombo
Fernando Oliveira Costa

INTRODUÇÃO

Apesar dos avanços no manejo agudo e na prevenção de doenças cerebrovasculares, o acidente vascular encefálico (AVE) e o comprometimento cognitivo vascular, juntos, continuam sendo a principal causa de morte e incapacidade neurológica em todo o mundo. A hipertensão arterial (HA) e suas consequências estão associadas a mais de 50% dos AVE isquêmicos e 70% dos AVE hemorrágicos. Mesmo diante de um adequado controle da pressão arterial, permanece um risco de 10% para eventos cerebrovasculares recorrentes, e não há estratégia comprovada para prevenir doenças vasculares cognitivas. Neste capítulo, será abordado o ataque isquêmico transitório (AIT) e sua relação com a HA. Embora o AIT não traga manifestações clínicas permanentes, ele pode ser o prenúncio de eventos clínicos devastadores – cerca de 30% dos pacientes que sofrem um AVE apresentaram quadros de ATI previamente.

DEFINIÇÃO, EPIDEMIOLOGIA, ETIOLOGIA E MANIFESTAÇÕES CLÍNICAS

O AIT é uma alteração da função cerebral que decorre de um bloqueio temporário do fluxo de sangue para o sistema nervoso central (SNC), com aparecimento súbito de sintomas neurológicos focais que permanecem por menos de 24 horas. Ou seja, há regressão praticamente completa dos sintomas neurológicos algumas horas após o evento súbito.[1]

Esta definição clássica de AIT baseada no tempo é questionada por várias razões. De forma mais significativa, há risco de lesão tecidual permanente (ou seja, infarto) mesmo quando os sintomas neurológicos transitórios focais duram menos de uma hora.[2]

Assim, pode-se ter a definição “tecidual” de AIT, que seria um episódio transitório de disfunção neurológica causada por isquemia focal do cérebro, medula espinhal ou retina, sem infarto agudo, considerando-se ausência de alterações em neuroimagem e/ou clínicas que indiquem lesão tecidual permanente.[1,2] Os infartos associados ao AIT classicamente definidos são frequentemente muito pequenos; a maioria tem menos de 1 mL de volume. Métodos de imagem com baixa sensibilidade para pequenos infartos, como tomografia computadorizada (TC) ou ressonância magnética (RM) convencional, resultariam em alguns eventos transitórios sendo inadequadamente classificados como AIT sem infarto agudo. Por outro lado, a imagem obtida na RM com difusão tecidual, com sua maior sensibilidade para infarto agudo, aumentaria a proporção de eventos transitórios classificados como AVE isquêmico.[3]

O AIT é um sintoma neurológico comum. Estudos de bases populacionais evidenciam uma incidência geral estimada ao redor de 1 por 1.000 pessoas-ano (variando de 0,52-1,19 por 1.000 pessoas-ano). Porém, nota-se um impacto grande da idade, com incidência na faixa etária de 45 a 54 anos de 0,22 por 1.000 pessoas-ano e, para a faixa de 85 a 94 anos, a incidência seria de 4,88 por 1.000 pessoas-ano. Afrodescendentes e homens têm maiores taxas, comparados a brancos e mulheres.[4-6]

A conotação benigna do AIT é atualmente muito questionada. Os AIT diferem de AVE isquêmicos, pois os sintomas geralmente se resolvem em horas e não ocorre nenhuma lesão cerebral permanente. Porém, os mecanismos fisiopatológicos são os mesmos. Assim, considera-se o AIT como o prenúncio de um evento mais grave e permanente. A monitoração do paciente que se apresenta com AIT deve ser rigorosa nas primeiras 24 a 48 horas dos sintomas (mesmo após sua regressão), considerando-se a possibilidade de ocorrência de novas isquemias e eventualmente lesão neuronal definitiva (AVE). Após essa fase, os riscos para novos eventos ainda persistem, se não houver introdução de estratégias terapêuticas específicas. Uma revisão sistemática e metanálise que incluiu mais de 200 mil pacientes mostrou que o risco de AVE foi de 2,4% em dois dias, 3,8% em sete dias, 4,1% em 30 dias e 4,7% em 90 dias após AIT.[7] Assim, além da intervenção nas fases mais precoces, para a prevenção secundária, o controle dos fatores de risco para as doenças cardiovasculares deve ser mantido de forma constante e com metas rígidas.

O AIT deve ser considerado uma síndrome.[7] Os AIT típicos são caracterizados por sintomas neurológicos focais transitórios, geralmente com início súbito, que podem ser localizados em um único território vascular do cérebro, incluindo um ou mais dos seguintes aspectos:

- Cegueira monocular transitória (amaurose fugaz).
- Afasia ou disartria.
- Hemianopsia.
- Hemiparesia e/ou perda hemissensorial (completa ou parcial).

Os AIT atípicos podem apresentar sintomas neurológicos isolados transitórios:

- Vertigem isolada.
- Ataxia isolada.
- Diplopia isolada.
- Distúrbio de fala isolado (fala arrastada) sem afasia.
- Visão diminuída bilateral isolada.
- Perda sensorial unilateral isolada envolvendo apenas uma parte do corpo.

São diagnósticos diferenciais dos AIT:

- Convulsão.
- Aura de enxaqueca.
- Síncope.
- Amnésia global transitória.
- Distúrbio desmielinizante do SNC (p. ex., esclerose múltipla).
- Vestibulopatia periférica.
- Distúrbio metabólico (p. ex., hipoglicemia).
- Miastenia grave.
- Neuropatia craniana/periférica.
- Angiopatia amiloide cerebral.
- Hematoma subdural.
- Hemorragia subaracnoidea ou intracerebral.
- Ataque neurológico transitório sem outra especificação.

A manifestação clínica do AIT depende, em parte, de seu subtipo fisiopatológico, que é dividido em três mecanismos principais:[8,9]

- **AIT embólico:** os AIT embólicos são caracterizados por episódios discretos, geralmente únicos e mais prolongados, de sintomas neurológicos focais. O êmbolo pode surgir de um processo patológico em uma artéria, geralmente extracraniana, ou do coração (p. ex., fibrilação atrial ou trombo ventricular esquerdo) ou da aorta. Uma busca diligente de uma fonte embólica potencial é necessária em todos os casos de AIT. Os AIT embólicos são mais bem divididos entre aqueles na circulação cerebral anterior (carótida, artéria cerebral anterior, território da artéria cerebral média) e aqueles na circulação cerebral posterior (vertebrobasilar, território da artéria cerebral posterior). Os sintomas em ambas as circulações dependem do tamanho do fragmento embólico em relação ao tamanho da artéria ocluída.

- **AIT lacunar/dos vasos penetrantes/dos pequenos vasos:** é geralmente decorrente da isquemia cerebral transitória causada por lesões obstrutivas aterotrombóticas na origem dos vasos penetrantes ou por lipo-hialinose distalmente dentro do vaso penetrante. Menos comumente, a embolia pode causar AIT lacunares ou de pequenos vasos. Esses AIT de pequenos vasos causam sintomas semelhantes aos AVE decorrente de isquemia por embolia ou doença aterotrombótica de grandes vasos ou dissecção arterial lacunar. Assim, pode ocorrer fraqueza ou dormência de face, braço e perna em razão de isquemia na cápsula interna, ponte ou tálamo. Como resultado, deve ser excluída doença grave em grandes artérias antes que o diagnóstico de AIT lacunar ou de pequeno vaso possa ser estabelecido com segurança. Importante destacar que os infartos lacunares podem ser precedidos por AIT lacunares, que consistem em breves sintomas e sinais clínicos estereotipados e repetitivos. Portanto, a instalação do AVE lacunar pode ocorrer de forma gradual e progressiva, em vez de abrupta,[9] e esse padrão sugere a etiologia de lipo-hialinose de pequenos vasos.
- **AIT por baixo fluxo em grandes artérias:** está frequentemente associado a lesão aterosclerótica com grave obstrução na origem da artéria carótida interna ou na sua porção intracraniana ao nível do sifão, quando o fluxo colateral para o círculo de Willis está comprometido. Outras causas importantes incluem lesões estenóticas graves no território da artéria cerebral média ou na junção das artérias vertebral e basilar. A manifestação clínica está relacionada à isquemia do território cerebral irrigado pela artéria obstruída. Os AIT por baixo fluxo geralmente são breves (duram minutos) e frequentemente recorrentes, em especial quando as lesões envolvem a circulação anterior do cérebro (carótida interna). O acometimento do território posterior (artéria basilar, junção vertebrobasilar, artéria cerebral posterior) pode não causar eventos recorrentes.

AVALIAÇÃO INICIAL DO PACIENTE

O AIT é uma emergência neurológica.[8] Portanto, o manejo inicial da suspeita de AIT e AVE isquêmico "menor" inclui tratamento antiplaquetário imediato e avaliação complementar urgente.

Há um escore de risco que foi projetado para identificar pacientes com alto risco de AVE isquêmico nos primeiros sete dias após o AIT: o escore ABCD² (*Age, Blood pressure, Clinical features, Duration of symptoms, and Diabetes* – Tabela 1). Esse escore, embora com críticas quanto ao seu valor preditivo e aplicabilidade, pode auxiliar na indicação terapêutica imediata, enquanto se realiza a investigação para determinar a etiologia e a presença ou não de lesão tecidual neurológica.

TABELA 1 Escore $ABCD^2$

Idade	
≥ 60 anos	1 ponto
< 60 anos	0 ponto
Pressão arterial aferida após AIT	
Sistólica ≥ 140 mmHg e diastólica ≥ 90 mmHg	1 ponto
Sistólica < 140 mmHg e diastólica < 90 mmHg	0 ponto
Manifestações clínicas	
Fraqueza unilateral	2 pontos
Distúrbio de fala isolado	1 ponto
Outras	0 ponto
Duração dos sintomas de AIT	
≥ 60 minutos	2 pontos
10 a 59 minutos	1 ponto
< 10 minutos	0 ponto
Diabetes	
Presente	1 ponto
Ausente	0 ponto

AIT: ataque isquêmico transitório.
Fonte: modificado de Johnston et al., 2007.[10]

Os riscos estimados de AVE em dois dias, determinados pela pontuação $ABCD^2$ nas coortes combinadas de derivação e validação, foram:[10]

- Alto risco de AVE (8%): pontuação de 6 a 7.
- Moderado risco de AVE (4%): pontuação de 4 a 5.
- Baixo risco de AVE (1%): pontuação de 0 a 3.

Os exames complementares iniciais sugeridos são:[8,11]

- Imagens do cérebro com RM com difusão (preferencial) ou TC para identificar infarto e descartar causas não isquêmicas.
- Imagens de grandes artérias extracranianas e intracranianas com angio-RM ou angio-TC (maior sensibilidade), ultrassonografia com Doppler de carótidas ou vertebrais e Doppler transcraniano, para identificar lesões vasculares.
- Avaliação cardíaca (eletrocardiograma, Holter, ecocardiografia) para identificar fibrilação atrial ou outra fonte cardioembólica.
- Exames laboratoriais: hemograma, tempo de protrombina (TP) e tempo de tromboplastina parcial ativado (TTPa), eletrólitos séricos, creatinina, glicemia de jejum ou hemoglobina glicada, lipídios, velocidade de hemossedimentação (VHS) e proteína C reativa (PCR).

Nessa avaliação, existem lesões vasculares que, uma vez detectadas, devem ser abordadas rapidamente.[8,11-16] São elas:

- Lesão ateromatosa com estenose > 70% na origem da artéria carótida interna (este grau de estenose corresponde a um diâmetro residual do lúmen de 1,5 mm).

- Doença aterotrombótica intracraniana na artéria vertebral distal ou na junção vertebrobasilar/artéria basilar proximal.
- Embolia no topo da artéria basilar ou da artéria cerebral média que vem de uma fonte abaixo – arterial, aórtica ou cardíaca.
- Lesões de dissecção na origem da porção petrosa da artéria carótida interna ou no nível C1-2 da artéria vertebral ao entrar no forame transverso.

Na presença de fibrilação atrial, deve-se suspender o uso de antiagregantes plaquetários e iniciar tratamento com anticoagulantes.[8]

Foram criados outros escores que incorporam ao escore ABCD² aspectos de imagem [*Clinical and Imaging-based Prediction* (CIP),[17] ABCD²-I,[18] ABCD³-I[19]] e outras informações clínicas [*Canadian TIA*,[20] *Recurrence Risk Estimator* (RRE)[21]]. Estudos iniciais acrescentam maior valor prognóstico à avaliação do risco de AVE pós-AIT. Porém, pesquisas adicionais e validação desses modelos são necessárias para determinar qual a real utilidade desses modelos na prática clínica geral. A exigência de RM limita a ampla aplicabilidade de modelos avançados de previsão de risco.[8]

TRATAMENTO INICIAL DO ATAQUE ISQUÊMICO TRANSITÓRIO

Sugere-se que, em pacientes com AIT ou AVE isquêmico agudo menor (ou seja, não elegíveis para terapia trombolítica ou trombectomia mecânica), a terapia antiplaquetária seja instituída imediatamente, enquanto a avaliação complementar estiver em andamento. De forma breve, sugere-se iniciar dupla antiagregação plaquetária [ácido acetilsalicílico (AAS) mais clopidogrel ou AAS mais ticagrelor] para pacientes com as seguintes características:

- AIT de alto risco, definido por uma pontuação ABCD² $\geq$ 4.
- AIT com uma estenose em artéria de grande calibre, ou lesão à RM com difusão, caso a imagem esteja disponível neste estágio.
- AVE isquêmico menor e não incapacitante, definido por uma pontuação na escala de AVE do National Institutes of Health (NIHSS) $\leq$ 5.

Iniciar monoterapia com AAS para pacientes que não atendem aos critérios mencionados (ou seja, AIT com pontuação ABCD² < 4 e sem estenose relevante de grandes artérias ou sem lesão à RM com difusão (se imagem disponível). Uma vez determinado o mecanismo isquêmico, a terapia antitrombótica pode ser modificada se necessário.[8]

Medidas para controle de fatores de risco cardiovascular devem ser iniciadas, incluindo o controle pressórico, quando valores estiverem acima de 140/90 mmHg.

ATAQUE ISQUÊMICO TRANSITÓRIO E HIPERTENSÃO ARTERIAL – ASPECTOS GERAIS

A HA é o principal fator de risco modificável relacionado ao desenvolvimento das doenças cerebrovasculares, incluindo o AVE hemorrágico e o AVE isquêmico.[22] Além disso, há uma forte relação entre a hipertensão e a incidência de AIT e o risco subsequente de AVE em curto prazo.[23] Está bem estabelecido que o controle rigoroso da pressão arterial (PA) visando à redução da carga das doenças cerebrovasculares apresenta grande benefício na redução das taxas do primeiro evento de AVE, bem como na sua recorrência.[22]

Uma revisão sistemática e metanálise (19 estudos, com mais de 40 mil participantes) confirmou os benefícios substanciais do tratamento para a redução da PA para a prevenção de AVE. Nessa revisão, os benefícios foram mantidos entre os principais subgrupos de pacientes, com diferentes regimes farmacológicos e com benefícios ainda maiores associados a metas mais reduzidas de PA.[24] Existem poucos estudos randomizados com poder estatístico suficiente que avaliaram metas pressóricas e risco de eventos secundários após AVE/AIT. Alguns estudos demonstraram benefícios para valores mais baixos, porém, outros geraram resultados negativos. Além disso, deve-se considerar que pacientes mais idosos foram excluídos das avaliações, tornando difícil a generalização dos valores para todos os pacientes pós-AVE.[22] Como exemplo, a análise secundária do estudo PROGRESS (Perindopril Protection Against Recurrent Stroke Study), para a prevenção secundária de AVE, demonstrou efeitos amplamente benéficos da redução da PA em todos os subtipos de AVE.[25] Considerando esse e outros estudos, as Diretrizes Brasileiras de Hipertensão Arterial indicam, para a prevenção secundária, metas para valores de pressão arterial sistólica (PAS) de 130 a 120 mmHg para pacientes hipertensos com AVE prévio, e sugerem, se possível, o uso de inibidores do sistema renina-angiotensina associados a bloqueadores dos canais de cálcio ou diuréticos.[22] Entretanto, em virtude da heterogeneidade dos mecanismos de isquemia desse grupo, pacientes com estenoses > 50% em territórios de grandes artérias intracerebrais podem ter aumento da incidência de novos eventos com valores de PAS ao redor de 120 mmHg, quando comparados aos que tiveram PAS ao redor de 130 a 140 mmHg; portanto, a redução da PA nesse subgrupo deve ser menos intensa, sugerindo-se valores de PAS < 140 mmHg. Nesse contexto, pacientes pós-AVE/AIT devem ter acompanhamento frequente, observando-se a tolerância individual à redução da PA e o surgimento de efeitos adversos. Estudos nacionais e internacionais, prospectivos, randomizados, de intervenção, com o objetivo de determinar as melhores metas para controle da PA (< 135-125 mmHg *vs.* < 125 mmHg) após AVE, estão em andamento.

ALGUNS ASPECTOS ESPECÍFICOS NA ABORDAGEM DA PRESSÃO ARTERIAL DOS PACIENTES COM AIT

Com relação à fase aguda do AIT, um estudo recente demonstrou existir relação entre valores da PAS obtida na triagem de emergência com a presença de AIT/AVEm (m: *minor*), em pacientes com idade < 80 anos. As análises indicaram que valores de PAS ao redor de 160 mmHg ou mais aumentaram a chance de o paciente ter AIT/AVEm comprovado, enquanto valores ≤ 150 mmHg foram mais prevalentes em pacientes com outros diagnósticos.[26] Quando examinada por subtipos de eventos, a PAS dos pacientes com AIT/AVEm por obstrução de pequenos vasos (AIT lacunar) foi significativamente maior quando comparada à de outras etiologias e à de pacientes com quadros que não sejam AIT.[26] Esses dados corroboram os achados prévios, que sugerem que o AVE lacunar tem relação com maiores valores de PA quando comparado com o AVE embólico.[27]

Além de elevados valores de PA associarem-se à presença de isquemia cerebral,[22,26,27] a variabilidade da PA também pode estar associada a maior risco de AIT.

A observação de que a variabilidade da PA, aferida em diferentes momentos, pode ser um importante fator preditor independente de eventos cardiovasculares, enfatiza a importância do controle ideal da PA.[28]

As tendências temporais no controle da PA, antes da ocorrência do AIT lacunar agudo, comparado ao AIT não lacunar e ao AVE, foram analisadas recentemente, em diferentes faixas etárias.[29] Foi realizado um estudo de base populacional de AIT/AVE isquêmico (Oxford Vascular Study). Valores de PA aferidos no atendimento primário foram obtidos durante 15 anos, e compararam-se os valores de pacientes que tiveram eventos isquêmicos lacunares com os indivíduos com eventos isquêmicos não lacunares, nas faixas etárias < 65 e ≥ 65 anos.[29] Demonstrou-se que o descontrole da PA mantido por todo o período, ou a elevação da PA durante um período (1-5 anos precedendo o evento) se associa a maior taxa de AIT lacunares em pacientes com < 65 anos, sugerindo um papel direto da PA na aceleração do processo de lesão.[29] Esse estudo tem um impacto direto sobre a prática clínica, indicando que deve ser dada maior atenção à variabilidade da PAS obtida no consultório como marcador de risco de eventos isquêmicos centrais.[29,30]

Outra forma de avaliar a variabilidade da PA é por meio da monitoração da PA (MAPA). Valores aumentados da PAS ou pressão arterial diastólica (PAD), ou ausência do comportamento normal do ritmo circadiano nesse exame, tem relação com desfechos cardiovasculares.[28]

De forma significativa, um estudo mais antigo já havia demonstrado a correlação de elevados valores pressóricos diurnos da MAPA com a ocorrência de AIT.[23] Uma recente publicação avaliou a associação entre a variabilidade da pressão arterial (VPA) e a recorrência de AVE, de acordo com o subtipo de evento isquêmico inicial: AVE decorrente de aterosclerose de grandes artérias ou decorrente da oclusão de pequenas artérias. A VPA diastólica durante a noite foi significativamente associada à recorrência de AVE nos pacientes que tiveram AVE por oclusão de pequenas artérias.[31] Os resultados têm implicações para o manejo da prevenção secundária de AVE e indicam a necessidade de pesquisas futuras nessa importante área.[32]

ABORDAGEM MULTIMODAL DA HA APÓS AIT/AVC

Em escala global, existem muitos milhões de pessoas com HA não tratada ou com valores não controlados. Mesmo após um evento isquêmico, a PA permanece mal controlada em uma grande proporção de pacientes e o tratamento inadequado e a má adesão são fatores importantes para a recorrência de eventos. O efetivo controle da PA para a prevenção secundária após AIT foi bem discutido em recente revisão.[33] De forma breve, pode-se destacar que os desafios práticos para alcançar o controle ideal da PA nessa população incluem: transpor as altas taxas persistentes de descontinuação do tratamento; ampliar as aferições da PA fora do consultório com técnicas confiáveis; e monitorar e titular as doses das medicações anti-hipertensivas para evitar a redução excessiva da PA.[33]

Tendo por base as evidências disponíveis, sugere-se que a grande maioria dos pacientes deve iniciar logo a terapia anti-hipertensiva combinada, mas não imediatamente, após um AIT ou AVE, com um regime que inclua um diurético tiazídico ou tiazídico-*like* para alcançar um PA-alvo de pelo menos 130/80 mmHg.[33]

As questões mais frequentes quanto ao tratamento pressórico continuam e, de fato, são as mesmas para os pacientes após um AVE.[33]

Parte desses desafios foram alvo de estudos anteriores. O impacto de um acompanhamento mais amplo de pacientes após AIT/AVE foi o alvo do estudo SUCCEED (Secondary Stroke Prevention by Uniting Community and Chronic Care Model Teams Early to End Disparities).[34] Nesse estudo, cerca de 500 pacientes que sofreram AVE foram recrutados em cinco hospitais que atendem populações de baixa renda no Condado de Los Angeles, Califórnia (Estados Unidos). Os pacientes foram randomizados para receberem acompanhamento de saúde mais amplo ou manter o atendimento usual. Aos participantes randomizados para intervenção foi oferecida uma intervenção multimodal de cuidados coordenados, incluindo componentes centrais hipotéticos (ou seja, ≥ 3 visitas clínicas, ≥ 3 visitas domiciliares e oficinas do Programa de Autogestão de Doenças Crônicas) e consultas telefônicas adicionais, protocolo para gerenciamento de fatores, materiais educacionais e ferramentas de autogestão. Os participantes randomizados para o grupo controle receberam cuidados usuais, que variaram de acordo com o local, mas que frequentemente incluíam um monitor de PA gratuito, ferramentas de autogestão e materiais de informação. O desfecho primário foi alteração na PAS em 12 meses. Os desfechos secundários foram valores de colesterol, hemoglobina glicada e níveis de PCR, índice de massa corporal, adesão a tratamento antitrombótico, nível de atividade física, dieta (peso, ingestão de sal) e tabagismo em 12 meses. Após esse período, houve redução semelhante da PAS nos dois grupos, cerca de 10 mmHg. Em comparação com o grupo controle, os participantes do grupo intervenção tiveram maiores melhorias na ingestão de sal autorrelatada e nos níveis séricos de PCR; porém, não houve diferenças em outros desfechos secundários. Esse ensaio clínico randomizado de uma intervenção multinível e multimodal complexa não encontrou melhorias nos fatores de risco vascular além do cuidado usual.[34]

Os achados foram semelhantes a outras intervenções complexas para o controle do fator de risco vascular pós-AVE em indivíduos vulneráveis em ambientes urbanos.[35-37] Importante ressaltar que estudos com intervenção mais complexa obtiveram resultados melhores em populações sem AVE/AIT.[38]

Um novo estudo está sendo realizado com o objetivo de melhorar o atendimento dos pacientes após AIT/AVE, com ações que incluem: fornecimento de informações (diagnóstico e risco de AVE), prevenção de AVE (medicação e mudança de estilo de vida) e cuidados holísticos (problemas residuais e retorno ao trabalho ou atividades habituais). O estudo trará informações sobre viabilidade e aceitação das ações e dos procedimentos, e será uma ponte para futuros ensaios clínicos randomizados dessa intervenção.[39]

REFERÊNCIAS

1. Easton JD, Saver JL, Albers GW, Alberts MJ, Chaturvedi S, Feldmann E, et al. Definition and evaluation of transient ischemic attack: a scientific statement for healthcare professionals from the American Heart Association/American Stroke Association Stroke Council; Council on Cardiovascular Surgery and Anesthesia; Council on Cardiovascular Radiology and Intervention; Council on Cardiovascular Nursing; and the Interdisciplinary Council on Peripheral Vascular Disease. The American Academy of Neurology affirms the value of this statement as an educational tool for neurologists. Stroke. 2009;40(6):2276-93.
2. Sacco RL, Kasner SE, Broderick JP, Caplan LR, Connors JJ, Culebras A. An updated definition of stroke for the 21st century: a statement for healthcare professionals from the American Heart Association/American Stroke Association. Stroke. 2013;44(7):2064-89.
3. Ay H, Koroshetz WJ, Benner T, Vangel MG, Wu O, Schwamm LH, Sorensen AG. Transient ischemic attack with infarction: a unique syndrome? Ann Neurol. 2005;57(5):679-86.
4. Lioutas VA, Ivan CS, Himali JJ, Aparicio HJ, Leveille T, Romero JR, et al. Incidence of transient ischemic attack and association with long-term risk of stroke. JAMA. 2021;325(4):373-81.
5. Cancelli I, Janes F, Gigli GL, Perelli A, Zanchettin B, Canal G, et al. Incidence of transient ischemic attack and early stroke risk: validation of the ABCD2 score in an Italian population-based study. Stroke. 2011;42(10):2751-7.
6. Wang Y, Zhao X, Jiang Y, Li H, Wang L, Johnston SC, et al. Prevalence, knowledge, and treatment of transient ischemic attacks in China. Neurology. 2015;84(23):2354-61.
7. Shahjouei S, Sadighi A, Chaudhary D, Li J, Abedi V, Holland N, et al. A 5-decade analysis of incidence trends of ischemic stroke after transient ischemic attack: a systematic review and meta-analysis. JAMA Neurol. 2021;78(1):77-87.

8. Rost NS, Faye EC. Definition, etiology, and clinical manifestations of transient ischemic attack. Disponível em: so em: 12 out. 2022.
9. Donnan GA, O'Malley HM, Quang L, Hurley S, Bladin PF. The capsular warning syndrome: pathogenesis and clinical features. Neurology. 1993;43(5):957-62.
10. Johnston SC, Rothwell PM, Nguyen-Huynh MN, Giles MF, Elkins JS, Bernstein AL, Sidney S. Validation and refinement of scores to predict very early stroke risk after transient ischemic attack. Lancet. 2007;369(9558):283-92.
11. Sorensen AG, Ay H. Transient ischemic attack: definition, diagnosis, and risk stratification. Neuroimaging Clin N Am. 2011;21(2):303-13.
12. Russo LS Jr. Carotid system transient ischemic attacks: clinical, racial, and angiographic correlations. Stroke. 1981;12(4):470-3.
13. Flossmann E, Rothwell PM. Prognosis of vertebrobasilar transient ischaemic attack and minor stroke. Brain. 2003;126(Pt 9):1940-54.
14. Paul NL, Simoni M, Chandratheva A, Rothwell PM. Population-based study of capsular warning syndrome and prognosis after early recurrent TIA. Neurology. 2012;79(13):1356-6.
15. Suwanwela N, Can U, Furie KL, Southern JF, Macdonald NR, Ogilvy CS, et al. Carotid Doppler ultrasound criteria for internal carotid artery stenosis based on residual lumen diameter calculated from en bloc carotid endarterectomy specimens. Stroke. 1996;27(11):1965-9.
16. Can U, Furie KL, Suwanwela N, Southern JF, Macdonald NR, Ogilvy CS, et al. Transcranial Doppler ultrasound criteria for hemodynamically significant internal carotid artery stenosis based on residual lumen diameter calculated from en bloc endarterectomy specimens. Stroke. 1997;28(10):1966-71.
17. Ay H, Arsava EM, Johnston SC, Vangel M, Schwamm LH, Furie KL, et al. Clinical- and imaging-based prediction of stroke risk after transient ischemic attack: the CIP model. Stroke. 2009;40(1):181-6.
18. Giles MF, Albers GW, Amarenco P, Arsava MM, Asimos A, Ay H, et al. Addition of brain infarction to the ABCD2 Score (ABCD2I): a collaborative analysis of unpublished data on 4574 patients. Stroke. 2010;41(9):1907-13.
19. Merwick A, Albers GW, Amarenco P, Arsava EM, Ay H, Calvet D, et al. Addition of brain and carotid imaging to the ABCD^2 score to identify patients at early risk of stroke after transient ischaemic attack: a multicentre observational study. Lancet Neurol. 2010;9(11):1060-9.
20. Perry JJ, Sivilotti MLA, Émond M, Stiell IG, Stotts G, Lee J, et al. Prospective validation of Canadian TIA Score and comparison with ABCD2 and ABCD2i for subsequent stroke risk after transient ischaemic attack: multicentre prospective cohort study. BMJ. 2021;372:n49.
21. Arsava EM, Kim GM, Oliveira-Filho J, Gungor L, Noh HJ, Lordelo MJ, et al. Prediction of early recurrence after acute ischemic stroke. JAMA Neurol. 2016;73(4):396-401.
22. Barroso WKS, Rodrigues CIS, Bortolotto LA, Mota-Gomes MA, Brandão AA, Feitosa ADM, et al. Brazilian Guidelines of Hypertension – 2020. Arq Bras Cardiol. 2021;116(3):516-658.
23. Zhang WW, Cadilhac DA, Donnan GA, O'Callaghan C, Dewey HM. Hypertension and TIA. Int J Stroke. 2009;4(3):206-14.
24. Xie X, Atkins E, Lv J, Bennett A, Neal B, Ninomiya T, et al. Effects of intensive blood pressure lowering on cardiovascular and renal outcomes: updated systematic review and meta-analysis. Lancet. 2016;387:435-43.
25. Chapman N, Huxley R, Anderson C, Bousser MG, Chalmers J, Colman S, et al.; Writing Committee for the PROGRESS Collaborative Group. Effects of a perindopril-based blood pressure-lowering regimen on the risk of recurrent stroke according to stroke subtype and medical history: the PROGRESS trial. Stroke. 2004;35:116-21.
26. Penn AM, Croteau NS, Votova K, Sedgwick C, Balshaw RF, Coutts SB, et al. Systolic blood pressure as a predictor of transient ischemic attack/minor stroke in emergency department patients under age 80: a prospective cohort study. BMC Neurol. 2019;19(1):251.
27. Meurer W, Sanchez B, Smith M, Lisabeth L, Majersik J, Brown D, et al. Predicting ischaemic stroke subtype from presenting systolic blood pressure: the BASIC project. J Intern Med. 2009;265(3):388-96.
28. Irigoyen MC, De Angelis K, Dos Santos F, Dartora DR, Rodrigues B, Consolim-Colombo FM. Hypertension, blood pressure variability, and target organ lesion. Curr Hypertens Rep. 2016;18(4):3.
29. Li L, Welch SJV, Gutnikov SA, Mehta Z, Rothwell PM; Oxford Vascular Study. Time course of blood pressure control prior to lacunar TIA and stroke: population-based study. Neurology. 2018;90(20):e1732-e1741.
30. Lau KK, Li L, Simoni M, Mehta Z, Küker W, Rothwell PM; Oxford Vascular Study. Long-term premorbid blood pressure and cerebral small vessel disease burden on imaging in transient ischemic attack and ischemic stroke. Stroke. 2018;49(9):2053-60.
31. Wang T, Xu J, Wang A, Liu Y, Zhao X, Wang Y, Wang Y. Night-time diastolic blood pressure variability relates to stroke recurrence in patients who had ischaemic stroke with small artery occlusion. Stroke Vasc Neurol. 2022;7(3):237-44.

32. Hawkes MA, Anderson CS, Rabinstein AA. Blood pressure variability after cerebrovascular events: a possible new therapeutic target: a narrative review. Neurology. 2022;99(4):150-60.
33. McGurgan IJ, Kelly PJ, Turan TN, Rothwell PM. Long-term secondary prevention: management of blood pressure after a transient ischemic attack or stroke. Stroke. 2022;53(4):1085-103.
34. Towfighi A, Cheng EM, Ayala-Rivera M, Barry F, McCreath H, Ganz DA, et al.; Secondary Stroke Prevention by Uniting Community and Chronic Care Model Teams Early to End Disparities (SUCCEED) Investigators. Effect of a coordinated community and chronic care model team intervention vs usual care on systolic blood pressure in patients with stroke or transient ischemic attack: the SUCCEED randomized clinical trial. JAMA Netw Open. 2021;4(2):e2036227.
35. Cheng EM, Cunningham WE, Towfighi A, Sanossian N, Bryg RJ, Anderson TL, et al. Efficacy of a chronic care-based intervention on secondary stroke prevention among vulnerable stroke survivors: a randomized controlled trial. Circ Cardiovasc Qual Outcomes. 2018;11(1):e003228.
36. Feldman PH, McDonald MV, Trachtenberg M, Trifilio M, Onorato N, Sridharan S, et al. Reducing hypertension in a poststroke Black and Hispanic home care population: results of a pragmatic randomized controlled trial. Am J Hypertens. 2020;33(4):362-70.
37. Boden-Albala B, Goldmann E, Parikh NS, Carman H, Roberts ET, Lord AS, et al. Efficacy of a discharge educational strategy vs standard discharge care on reduction of vascular risk in patients with stroke and transient ischemic attack: the DESERVE randomized clinical trial. JAMA Neurol. 2019;76(1):20-7.
38. Allen JK, Dennison-Himmelfarb CR, Szanton SL, Bone L, Hill MN, Levine DM, et al. Community Outreach and Cardiovascular Health (COACH) Trial: a randomized, controlled trial of nurse practitioner/community health worker cardiovascular disease risk reduction in urban community health centers. Circ Cardiovasc Qual Outcomes. 2011;4(6):595-602.
39. Turner GM, Jones R, Collis P, Patel S, Jowett S, Tearne S, et al. Structured follow-up pathway to support people after transient ischaemic attack and minor stroke (SUPPORT TIA): protocol for a feasibility study and process evaluation. BMJ Open. 2022;12(6):e060280.

11

Hipertensão arterial e acidente vascular encefálico isquêmico

José Carlos Aidar Ayoub
Fabio Nazaré Oliveira

INTRODUÇÃO

O acidente vascular encefálico (AVE) é a segunda causa de mortalidade em todo o mundo e a terceira causa mais comum de incapacidade.[1] O AVE pode ser classificado como isquêmico ou hemorrágico. Entre os acidentes vasculares cerebrais isquêmicos (AVEI), a classificação Trial Org 10172 in Acute Stroke Treatment (TOAST) é usada para subdividi-los em categorias que incluem cardioembolismo, oclusão de pequenos vasos, aterosclerose de grandes artérias e AVE de etiologia indeterminada (Figura 1).[2]

Nos Estados Unidos, a proporção de AVEI, hemorragia intracerebral e hemorragia subaracnóidea é de 87, 10 e 3%, respectivamente.[3] Essas porcentagens parecem ser semelhantes globalmente, com uma tendência de maior taxa de mortalidade nos países em desenvolvimento.[4]

No Brasil, em 2016, ocorreram 107.258 óbitos por AVEI, sendo os maiores números observados em homens (56.782 óbitos, 52,9%, intervalo de confiança [IC] 95% 52,6-53,2%) e no grupo de indivíduos com mais de 70 anos (64.582 mortes, 60,2%, IC 95% 59,9-60,5%). O AVEI foi responsável pela maioria das mortes (66.261 mortes, 61,8% IC 95% 61,5-62,1%). Em relação à carga de AVE por 100 mil habitantes brasileiros em 2016, houve incidência de 138,91 e mortalidade de 63,15; além de 1.437,74 anos de vida ajustados por incapacidade (DALY, do inglês *disability-adjusted life years*),* 14,77 anos vividos com incapacidade (YLD, do inglês *years lived with disability*) e 1.337,74 anos de vida perdidos (YLL, do inglês *years of life lost*).[5]

Os fatores de risco para AVE são bem identificados (Tabela 1) e podem ser classificados em: 1. não modificáveis (idade, sexo, raça, fatores genéticos, entre outros; 2. modificáveis [hipertensão arterial (HA), *diabetes mellitus* (DM), hiperlipidemia, fibrilação atrial (FA), tabagismo, obesidade etc.]; 3. potencialmente modificáveis (abuso de álcool ou drogas, uso de contraceptivos orais, infecção, síndrome metabólica etc.).[6]

A HA é o fator modificável mais significativo e o segundo fator de risco mais relevante, depois da idade, para AVE, independentemente de localização geográfica e etnia.[7] Aproximadamente 54% dos AVE em todo o mundo podem ser atribuídos à HA. Indivíduos com hipertensão são 3 a 4 vezes mais propensos a sofrer um AVE do que aquelas sem hipertensão.[8]

* Um DALY representa a perda do equivalente a um ano de saúde plena. Os DALY para uma doença ou condição de saúde são a soma dos anos de vida perdidos por mortalidade prematura (YLL) e os anos vividos com incapacidade (YLD) em razão de casos prevalentes da doença ou condição de saúde em uma população.

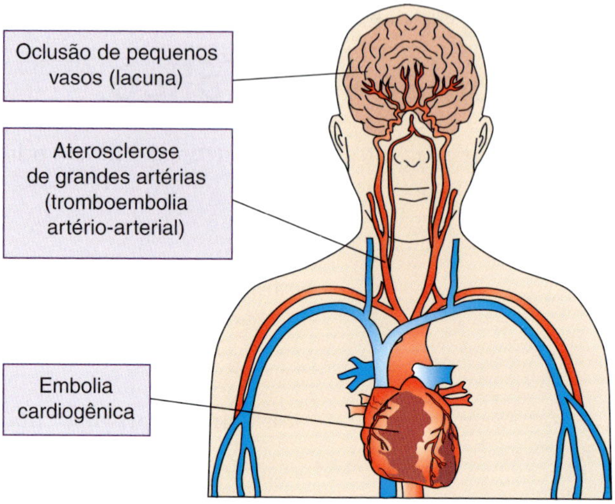

1. Aterosclerose de grandes artérias (tromboembolia artério-arterial) Provável (dados clínicos e laboratoriais compatíveis com arteriosclerose de grandes artérias; outras causas excluídas) Possível (dados clínicos e laboratoriais compatíveis com aterosclerose de grandes artérias; outras causas não excluídas)
2. Embolia cardiogênica (fontes de médio ou alto risco) Provável (dados clínicos e laboratoriais compatíveis com embolia cardíaca; outras causas excluídas) Possível (dados clínicos e laboratoriais compatíveis com embolia cardíaca; outras causas não excluídas; ou fonte cardíaca de médio risco e nenhuma outra causa encontrada)
3. Oclusão de pequenos vasos (lacuna) Provável (dados clínicos e laboratoriais compatíveis com infarto lacunar; outras causas excluídas) Possível (dados clínicos e laboratoriais compatíveis com infarto lacunar; outras causas não excluídas)
4. AVEI de outras etiologias definidas (incomuns) Provável (dados clínicos e laboratoriais compatíveis com a etiologia em questão; outras causas excluídas) Possível (dados clínicos e laboratoriais compatíveis com a etiologia em questão; outras causas não excluídas)
5. AVEI de etiologia indeterminada, quando: a) 2 ou mais potenciais causas identificadas b) Investigação negativa c) Investigação incompleta

FIGURA 1 Classificação etiológica do acidente vascular encefálico isquêmico.
Fonte: Adams et al., 1993.[2]

TABELA 1 FATORES DE RISCO PARA AVEI

Fatores de risco	Risco relativo	Prevalência	Identificação
Hipertensão arterial	3-5	25-40%	PA ≥ 140/90 mmHg
Diabetes	1,5-3	4-20%	Glicemia de jejum ≥ 126 mg/dL
Dislipidemia	1-2	6-40%	Colesterol ≥ 200 mg/dL, LDL ≥ mg/dL, HDL ≤ 35 mg/dL, triglicerídeos ≥ 200 mg/dL
Fibrilação atrial	5-18	1-2%	Pulso irregular/ECG/Holter
Tabagismo	1,5-2,5	20-40%	Fumante
Etilismo	1-3	5-30%	Seis ou mais doses por mês
Sedentarismo	2,7	20-40%	Menos que 180 minutos por semana

ECG: eletrocardiograma; PA: pressão arterial.
Fonte: adaptada de Sacco, 2006.[6]

As causas do AVE e suas consequências hemodinâmicas são heterogêneas e podem variar de acordo com os subtipos de AVE e suas diferentes fases. Assim, o manejo da pressão arterial (PA) nesse grupo de pacientes é complexo, requerendo um diagnóstico bem definido e objetivos terapêuticos claros.

MECANISMOS FISIOPATOLÓGICOS DA HIPERTENSÃO ARTERIAL NO ACIDENTE VASCULAR CEREBRAL

Há um período razoável entre o início da hipertensão e o surgimento das primeiras complicações vasculares cerebrais. Durante esse tempo, uma série de mudanças ocorre no sistema cardiovascular, com impacto direto sobre a circulação cerebral (Figura 2).

Alterações na estrutura dos vasos sanguíneos cerebrais

A HA leva à formação de placas ateroscleróticas que podem levar a oclusões nas artérias e arteríolas cerebrais consequentemente à lesão isquêmica. Além disso, a HA induz a lipo-hialinólise das arteríolas penetrantes que irrigam a substância branca cerebral, podendo provocar pequenos infartos ou mesmo hemorragias.[9]

Em decorrência do aumento crônico da pressão intraluminal, as células musculares lisas sofrem hipertrofia, hiperplasia ou rearranjo, invadindo o lúmen da artéria e levando ao estreitamento do vaso com aumento da espessura da parede. O enrijecimento vascular leva ao aumento da pressão de pulso, um bom preditor de AVE. Os fatores que contribuem para a hipertrofia nas artérias e arteríolas cerebrais incluem a inervação simpática perivascular e os efeitos mecânicos da pressão

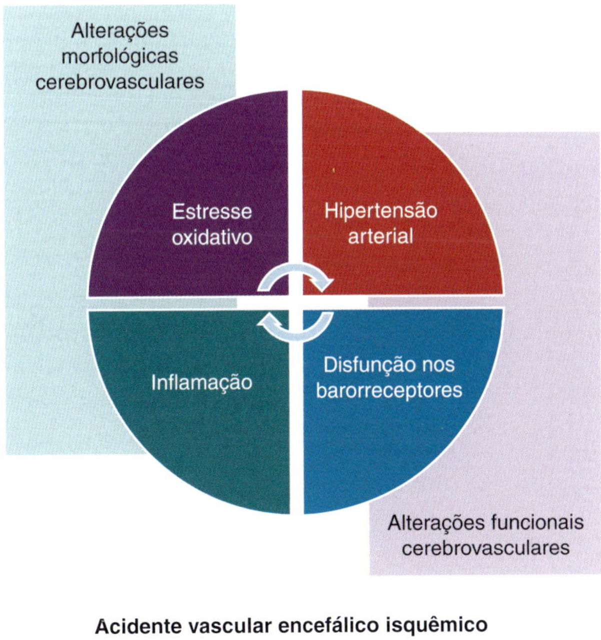

FIGURA 2 Fisiopatologia clínica da HA no AVEI: alterações morfológicas determinadas pelo estresse oxidativo e inflamação somam-se às alterações funcionais relacionadas à própria HA e à disfunção nos barorreceptores.[9]

intraluminal elevada na parede vascular, mediada por fatores de crescimento, estresse oxidativo e óxido nítrico (ON).[10]

Alterações no fluxo sanguíneo cerebral na hipertensão arterial

A autorregulação cerebrovascular torna o fluxo sanguíneo cerebral (FSC) independente de mudanças na PA dentro de uma certa faixa (PA média de 60-150 mmHg) e tem componentes miogênicos e neurogênicos. O mecanismo de autorregulação se deve a fenômenos vasculares fisiológicos de vasoconstrição e vasodilatação da circulação cerebral. Uma queda na pressão de perfusão cerebral é compensada por vasodilatação, enquanto a elevação da pressão de perfusão cerebral é compensada por vasoconstrição. Estes ajustes são regulados principalmente pela demanda metabólica, pela inervação simpática e parassimpática e pela concentração de algumas substâncias como adenosina e ON, PaO_2 e $PaCO_2$. Estudos experimentais e clínicos demonstraram que a hipertensão leva a um deslocamento da curva de autorregulação cerebrovascular para a direita em direção a valores de pressão mais elevados. O aumento do tônus miogênico, a remodelação e a hipertrofia que ocorrem na hipertensão contribuem para a mudança na autorregulação, reduzindo o lúmen vascular e aumentando a resistência cerebrovascular (Figura 3).[11]

Estresse oxidativo

Há evidências convincentes de que o estresse oxidativo desempenha um papel crítico na patogênese da hipertensão e do AVE como uma complicação de longo prazo. O estresse oxidativo nos vasos sanguíneos cerebrais e no cérebro pode causar hipertensão, com base na evidência de que a indução do estresse oxidativo causa hipertensão em cobaias. As espécies reativas de oxigênio (ERO) são um importante mediador da disfunção cerebrovascular induzida pela angiotensina 2 por meio da ativação da NADPH oxidase. A enzima NADPH oxidase é a principal fonte de disfunção cerebrovascular mediada por ERO e o aumento da

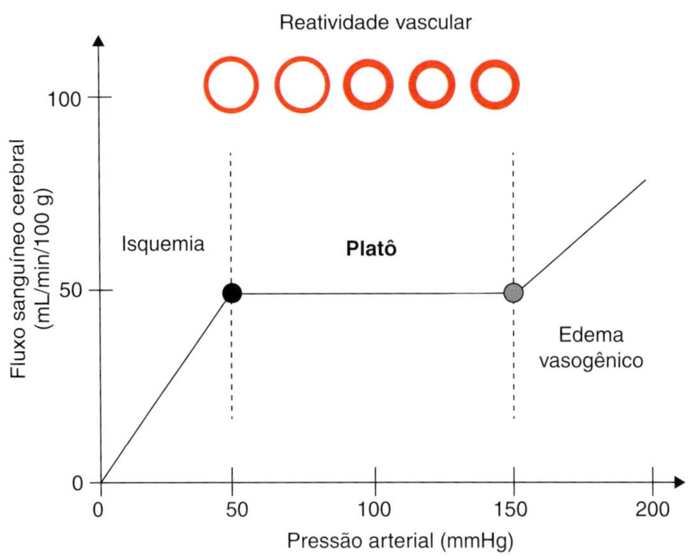

FIGURA 3 Relação entre fluxo sanguíneo cerebral, pressão arterial e diâmetro das artérias cerebrais.[11]

atividade dessa enzima foi demonstrada em vários modelos de hipertensão. A produção de ERO dentro das regiões de controle da PA do cérebro contribui para as mudanças neuro-humorais que conduzem à hipertensão.[12]

Inflamação na hipertensão

A inflamação é um processo vital que leva a alterações na integridade da parede vascular e surge como um mecanismo patológico comum em uma variedade de doenças vasculares, incluindo aterosclerose e aneurismas cerebrais. Estudos mostraram que os biomarcadores de inflamação podem prever o risco de AVEI primário. Marcadores inflamatórios como proteína C reativa (PCR), interleucina-6 (IL-6), elastase leucocitária, lipoproteína (a), molécula de adesão intercelular-1 (ICAM-1) e E-selectina são consistentemente mais elevados em pessoas propensas a desenvolver AVE em comparação com aquelas que não o são.[13]

PRESSÃO ARTERIAL E OUTROS FATORES DE RISCO NA PREVENÇÃO PRIMÁRIA DE DOENÇA CARDIOVASCULAR E AVE

Há evidências robustas de que o rastreamento e o tratamento da hipertensão previnem doenças cardiovasculares (DCV) e reduzem a mortalidade na população de meia-idade (50-65 anos). Apesar de não existirem estudos de alta qualidade sobre esse tema, é provável que a redução da PA também seja benéfica nas faixas etárias mais avançadas (> 80 anos).

As diretrizes americanas para manejo da hipertensão, influenciadas pelos resultados do estudo SPRINT (Systolic Blood Pressure Intervention Trial), recomendam uma redução da meta de tratamento de 140/90 mmHg para 130/80 mmHg, inclusive para os muito idosos. No entanto, alguns autores enfatizaram que há um maior potencial de dano para exceder o benefício quando as metas de PA são reduzidas. Em razão disso, as diretrizes europeias não recomendam a redução da pressão arterial sistólica (PAS) para < 120 mmHg.[14]

Nesse contexto, o estudo HOPE comparou os efeitos de inibidores da enzima de conversão da angiotensina (iECA) e placebo em pacientes de alto risco, demonstrando uma redução de 24% de redução de AVE, infarto agudo do miocárdio (IAM) ou morte vascular em pacientes com quadro de AVE ou ataque isquêmico transitório (AIT). O estudo PROGRESS (que avaliou a combinação de perindopril e indapamida) mostrou uma redução de 43% de AVE recorrente e redução de 40% de eventos cardiovasculares maiores.

Uma análise recente de 93 grandes estudos examinou uma redução de PA com vários

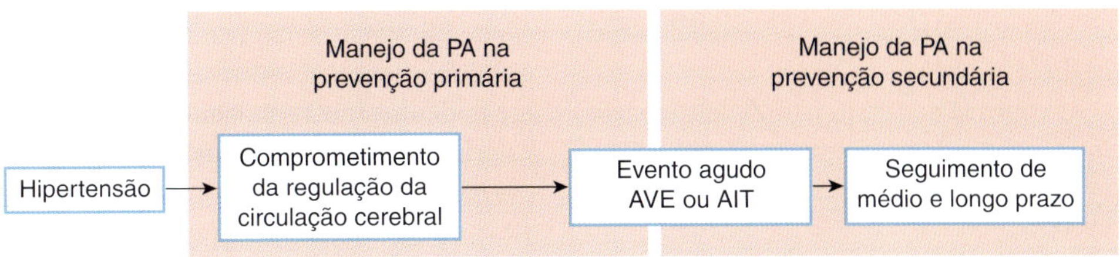

FIGURA 4 Estratégias de manejo da HA na prevenção primária e secundária do AVEI, do comprometimento da regulação cerebral ao AVE/AIT e seguimento de longo prazo.[15]

AIT: ataque isquêmico transitório; AVEI: acidente vascular encefálico isquêmico; HA: hipertensão arterial; PA: pressão arterial.

agentes usando comparações emparelhadas e mostrou benefício relativo com bloqueadores dos canais de cálcio (BCC) acima dos iECA e a associação de iECA com BCC mostrou redução significativa.[15]

O estudo HYVET, que avaliou o tratamento da indapamida com ou sem perindopril, mostrou benefício em pacientes acima de 80 anos: redução de 30% de AVE, 39% de morte por AVE, 21% de redução de morte por qualquer causa e 29% de redução de morte cardiovascular. O colesterol LDL elevado constituiu risco importante para AVE, especialmente em pacientes diabéticos.

O uso de estatinas reduz significativamente o risco de AVE em prevenção primária. O estudo JUPITER mostrou que o tratamento com 20 mg de rosuvastatina reduz AVE em 50%. O estudo FOURIER reduz o primeiro ou o AVE recorrente em 25% e AIT em 23%. O mecanismo pelo qual a estatina reduz AVE está na diminuição da espessura da íntima-média, diminuição da placa e redução da inflamação arterial. O uso das estatinas é aceito tanto na prevenção primária como secundária do AVE. Com referência ao paciente diabético, existe um risco maior de AVE de 2 a 6%.[16]

Com base no estudo DCCT/EDIC, o tratamento agressivo no DM e/ou intenso controle da glicemia não tem impacto na redução de AVE, entretanto é benéfico na redução de outros eventos cardiovasculares. Assim, o controle da PA e o uso de estatinas reduzem o risco de AVE em pacientes diabéticos.[17] Os novos hipoglicemiantes podem reduzir o risco cardiovascular que não depende do nível de glicemia *per se*.

O controle de outros fatores de risco tem um papel fundamental tanto na prevenção primária quanto na prevenção secundária do AVEI.

O tabagismo causa um aumento de AVEI relacionado com o número de cigarros/anos. Depois de 2 a 4 anos de cessar o fumo, o risco de AVE retorna aos níveis normais.[18]

Com relação ao aspecto nutricional, deve haver uma diminuição do consumo de sal com aumento da ingestão de potássio e o emprego da dieta DASH.

Índice de massa corpórea (IMC) acima de 30 está associado a um aumento de AVEI. A redução do IMC, por sua vez) diminui o risco de AVE.[19]

Outro fator importante na prevenção de AVE é a atividade física, uma vez que sua prática reduz o risco de AVE primário.[20] A presença de apneia obstrutiva do sono também está relacionada a um maior risco de AVE, outros eventos cardiovasculares e morte.[21] A elevação da homocisteína eleva o risco de eventos cardiovasculares e AVEI. O tratamento com multivitaminas e folatos contribui para redução de risco, mas sua relação com a redução de AVEI ainda não está clara. Nos dias atuais, a infecção aguda pela Covid-19[21] leva a um risco de 1% de AVE (75% isquêmicos e 21% hemorrágicos).

MANEJO DA PRESSÃO ARTERIAL EM EMERGÊNCIAS HIPERTENSIVAS ENVOLVENDO DANOS CEREBRAIS

Encefalopatia hipertensiva

O diagnóstico de encefalopatia hipertensiva é baseado na presença de sintomas neurológicos vagos, cefaleia, confusão, distúrbios visuais, convulsões, náuseas e vômitos. O início dos sintomas geralmente ocorre em 24 a 48 horas, com progressão neurológica. O exame pode mostrar retinopatia (hemorragias, exsudatos e papiledema), déficits neurológicos não focais transitórios e migratórios que variam de nistagmo a fraqueza e um estado mental alterado que varia de confusão a coma. Os sintomas geralmente são reversíveis com o início imediato da terapia. Geralmente é seguro reduzir a pressão arterial média em 20 a 25% e diminuir a pressão arterial diastólica (PAD) para 100 a 110 mmHg usando labetalol, nicardipina ou nitroprussiato. Agentes que afetam o sistema nervoso central, como clonidina, reserpina e metildopa, assim como diuréticos, devem ser evitados.[22]

Acidente vascular encefálico isquêmico agudo

O aumento da PA é comum em pacientes com AVEI. Estudo envolvendo mais de 250 mil pacientes demonstrou uma PAS > 140 mmHg em aproximadamente três quartos dos pacientes. A HA grave também é relativamente comum, com quase 10% dos pacientes apresentando PAS > 200 mmHg. Vários estudos observacionais identificaram PA elevada como fator de risco para edema cerebral, hemorragia intraparenquimatosa e desfechos clínicos desfavoráveis no AVEI.

A associação entre o aumento da pressão arterial e o AVEI pode tanto ser um marcador de gravidade do AVE quanto servir como mecanismo compensatório para manter a perfusão cerebral, como nos casos de oclusão carotídea proximal ou sistema de colaterais deficiente. As circunstâncias em que esses mecanismos se tornam mal adaptativos e contribuem diretamente para a lesão cerebral permanecem incertas e requerem maior esclarecimento por meio de novos estudos.

Leonardi-Bee et al. demonstraram relação em forma de U entre a PAS basal e o desfecho clínico. Para cada 10 mmHg abaixo de 150 mmHg, houve um aumento de morte precoce em 17,9% e morte ou incapacidade em 6 meses de 3,6%. Para cada 10 mmHg acima de 150 mmHg, houve um aumento de 3,8% no risco de morte precoce.[23]

Nas diretrizes de 2018 para o manejo do AVE da American Heart Association (AHA), a PA pode ser permitida até 220/120 mmHg em pacientes com AVEI que não são candidatos à trombólise intravenosa (IV) ou trombectomia e não têm outra contraindicação a uma PA elevada. Em pacientes com tal contraindicação, como evento coronariano agudo, insuficiência cardíaca descompensada ou pré-eclâmpsia, a redução da PA deve ser individualizada, sendo recomendada uma redução inicial de 15%.[24]

Nos pacientes elegíveis para terapia com ativador do plasminogênio tecidual recombinante (rt-PA) IV, recomenda-se que a PA seja mantida abaixo de 185/110 mmHg durante a infusão e 180/105 mmHg nas 24 horas seguintes. Esses limites foram ultrapassados em ensaios clínicos de trombólise no infarto do miocárdio, em estudos anteriores ao ensaio ativador do plasminogênio tecidual (t-PA) do Instituto Nacional de Distúrbios Neurológicos (NINDS) e posteriormente em estudos retrospectivos. A análise desses dados mostrou, invariavelmente, que níveis mais elevados de PA aumentaram significativamente o risco de transformação hemorrágica.[24]

Há uma escassez de dados prospectivos para ajudar a orientar o manejo da PA nos casos de trombectomia mecânica, principalmente quando se considera a extensão da recanalização pós-procedimento. Os principais estudos dessa técnica usaram um ponto de corte de PA de 185/110 mmHg, pois os pacientes também eram potenciais candidatos à trombólise IV, tornando difícil extrapolar o impacto de diferentes alvos hemodinâmicos. Como tal, as diretrizes atuais da AHA recomendam manter a PA abaixo de 185/110 mmHg, mas reconhecem a falta de ensaios clínicos randomizados para fundamentar essa posição (recomendação Classe IIb).[24]

Nogueira et al. mostraram, no estudo MERCI (Mechanical Embolus Removal in Cerebral Ischemia), que pacientes com PAS > 150 mmHg tiveram menor probabilidade de recanalização em comparação àqueles com pressões mais baixas, apesar das características semelhantes do trombo. A PA mais alta está frequentemente associada a efeitos colaterais negativos e esses achados podem significar que esses pacientes têm um gradiente de pressão máximo contra o coágulo, levando à impactação e recuperação mais desafiadora.[25]

O estudo MR CLEAN (Multicenter Randomized Clinical Trial of Endovascular Treatment of Acute Ischemic Stroke in the Netherlands) demonstrou melhores resultados funcionais com um nadir (PA mais favorável) de 120 mmHg e um aumento de 21% no risco relativo de hemorragia para cada 10 mmHg acima desse valor.[26]

Em outro estudo foi demonstrado que, como em outros aspectos do tratamento endovascular, a PA elevada durante a trombectomia foi associada a piores resultados. Pacientes que tiveram desfechos favoráveis tiveram média de PAS máxima de 164 mmHg em comparação com pacientes com desfechos desfavoráveis, que apresentaram média de PAS máxima de 181 mmHg.[27]

Exemplo ilustrativo

Paciente de 76 anos, com antecedentes de HA, DM e fibrilação atrial, evoluindo há cerca de 3 horas com hemiplegia à direita e afasia [18 na escala de AVE do National Institutes of Health (NIHSS)].

Tomografia com sinal da artéria cerebral média hipertensa à esquerda (Figura 5). Angiotomografia com oclusão de segmento M1 da artéria cerebral média. Angiografia cerebral: visão coronal à esquerda e de perfil à direita. Imagens superiores com oclusão de segmento M1 da artéria cerebral média e imagens inferiores mostrando a recanalização.

Controle da pressão arterial para prevenir a recorrência de AVE

Cerca de 25% dos AVE são recorrentes. O risco anual de recorrência é de cerca de 4% e a taxa de mortalidade após um AVE recorrente é de 41%.[28] O risco também é alto após um AIT ou um AVEI menor. Dados de um registro de clínicas de AIT em 21 países com 4.789 pacientes mostraram que, em 12 meses de acompanhamento, a taxa de eventos cardiovasculares, incluindo AVE, foi de 6,4% no primeiro ano e 6,4% do segundo ao quinto ano.[29]

Na prevenção secundária, as medicações anti-hipertensivas devem ser reiniciadas 72 horas após o início dos sintomas neurológicos em pacientes clinicamente estáveis. Nos pacientes com AIT, devem ser reintroduzidas imediatamente. Nos pacientes com oclusão de grandes vasos ou sintomas clínicos flutuantes, a reintrodução desses medicamentos deve ser postergada.[24]

Uma revisão Cochrane de ensaios clínicos randomizados investigando o tratamento de redução da pressão arterial para a prevenção de AVE recorrente, eventos vasculares maiores e demência em pacientes com AVE ou AIT concluiu que o uso de medicamentos anti-hipertensivos leva à redução do risco de recorrência. Esses ensaios incluíam principalmente iECA ou diuréticos e nenhuma conclusão definitiva pode ser obtida com base nas evidências atuais em relação a um alvo ideal de PAS nesse contexto. A redução da PA parece ser mais importante do que a escolha dos agentes e a eficácia na redução da PA diminui à medida que se alcança a PA basal do paciente.[30]

Nas diretrizes para a prevenção de AVE em pacientes com AVE e AIT, publicadas em 2014,[30] foi recomendado tratamento com anti-hipertensivos para pacientes com AVE isquêmico ou AIT não tratados previamente e que, após os primeiros dias do evento, tenham PAS ≥140 mmHg ou PAD ≥ 90 mmHg (Classe I; nível de evidência B). A indicação de tratamento para pacientes com PAS < 140 mmHg e PAD < 90 mmHg teria benefício incerto (Classe IIb; nível de evidência C). A reintrodução do tratamento com anti-hipertensivos deve ser indicada para pacientes com AVEI

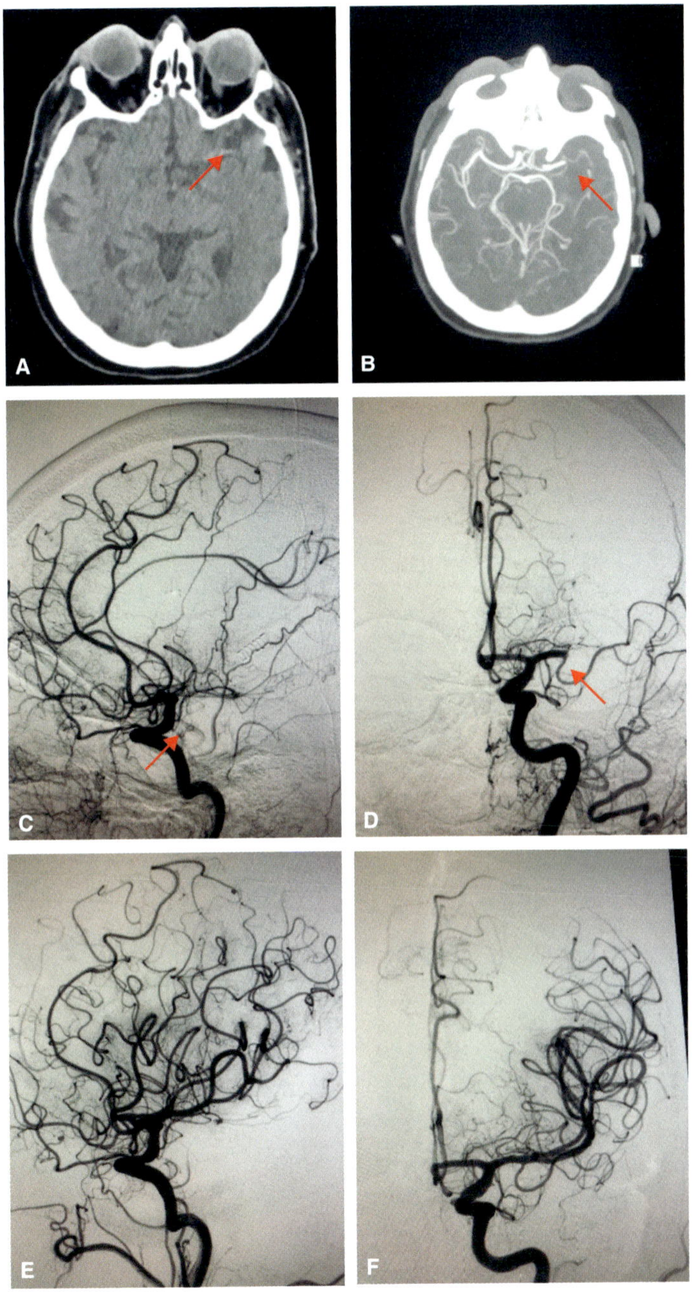

FIGURA 5 A. Tomografia com sinal da artéria cerebral média hipertensa à esquerda (seta vermelha); B. Angiotomografia com oclusão de segmento M1 da artéria cerebral média. Angiografia cerebral mostrando oclusão da artéria cerebral média esquerda; C. Visão de perfil à direita; D. Visão coronal à esquerda. Angiografia cerebral mostrando recanalização da artéria cerebral média esquerda; E. Visão de perfil à direita e F. Visão coronal à esquerda.

Fonte: Imagens cedidas pela doutora Raquel Trovo Hidalgo – Departamento de Neurologia e Radiologia Intervencionista do Hospital de Base de São José do Rio Preto (SP).

ou AIT com diagnóstico prévio de HA, tanto para a prevenção de AVE recorrente quanto para a prevenção de outros eventos vasculares (Classe I; nível de evidência A). Apesar de não terem sido determinadas metas específicas de redução da pressão arterial, e recomendável manter uma PAS < 140 mmHg e uma PAD < 90 mmHg (Classe IIa; nível de evidência B). A redução da PAS para < 130 mmHg parece ser vantajosa apenas para pacientes com infartos lacunares recentes (Classe IIb; nível de evidência B).[30]

REFERÊNCIAS

1. Lozano R, Naghavi M, Foreman K, Lim S, Shibuya K, Aboyans V, et al. Global and regional mortality from 235 causes of death for 20 age groups in 1990 and 2010: a systematic analysis for the Global Burden of Disease Study 2010. Lancet. 2012;380:2095-128.
2. Adams HP, Bendixen BH, Kappelle LJ, Biller J, Love BB, Gordon DL, Marsh EE. Classification of subtype of acute ischemic stroke. Definitions for use in a multicenter clinical trial. TOAST. Trial of Org 10172 in Acute Stroke Treatment. Stroke. 1993;24(1):35-41.
3. Benjamin EJ, Virani SS, Callaway CW, Chamberlain AM, Chang AR, Cheng S, et al.; American Heart Association Council on Epidemiology and Prevention Statistics Committee and Stroke Statistics Subcommittee. Heart disease and stroke statistics – 2018 update: a report from the American Heart Association. Circulation. 2018;137:e67-492.
4. Lavados PM, Hennis AJ, Fernandes JG, Medina MT, Legetic B, Hoppe A, et al. Stroke epidemiology, prevention, and management strategies at a regional level: Latin America and the Caribbean. Lancet Neurol. 2007;6:362-72.
5. de Santana NM, Dos Santos Figueiredo FW, de Melo Lucena DM, Soares FM, Adami F, de Carvalho Pádua Cardoso L, Correa JA. The burden of stroke in Brazil in 2016: an analysis of the Global Burden of Disease study findings. BMC Res Notes. 2018;11(1):735.
6. Sacco RL, Adams R, Albers G, Alberts MJ, Benavente O, Furie K, et al.; American Heart Association/American Stroke Association Council on Stroke; Council on Cardiovascular Radiology and Intervention; American Academy of Neurology. Guidelines for prevention of stroke in patients with ischemic stroke or transient ischemic attack: a statement for healthcare professionals from the American Heart Association/American Stroke Association Council on Stroke: co-sponsored by the Council on Cardiovascular Radiology and Intervention: the American Academy of Neurology affirms the value of this guideline. Circulation. 2006;113(10):e409-49.
7. Lewington S, Clarke R, Qizilbash N, Peto R, Collins R; Prospective Studies Collaboration. Age-specific relevance of usual blood pressure to vascular mortality: a meta-analysis of individual data for one million adults in 61 prospective studies. Lancet. 2002;360:1903-13.
8. Gorelick PB, Whelton PK, Sorond F, Carey RM. Blood pressure management in stroke. Hypertension. 2020;76(6):1688-95.
9. Dahlöf B. Prevention of stroke in patients with hypertension. Am J Cardiol. 2007;100(3A):17J-24J.
10. Harrison DG, Widder J, Grumbach I, Chen W, Weber M, Searles C. Endothelial mechanotransduction, nitric oxide and vascular inflammation. J Intern Med. 2006;259(4):351-63.
11. Paulson OB, Strandgaard S, Edvinsson L. Cerebral autoregulation. Cerebrovasc Brain Metab Rev. 1990;2(2):161-92.
12. Griendling KK, Camargo LL, Rios FJ, Alves-Lopes R, Montezano AC, Touyz RM. Oxidative stress and hypertension. Circulation Research. 2021;128(7):993-1020.
13. Tzoulaki I, Murray GD, Lee AJ, Rumley A, Lowe GD, Fowkes FG. Relative value of inflammatory, hemostatic, and rheological factors for incident myocardial infarction and stroke: the Edinburgh Artery Study. Circulation. 2007;115(16):2119-27.
14. Bangalore S, Toklu B, Gianos E, Schwartzbard A, Weintraub H, Ogedegbe G, Messerli FH. Optimal systolic blood pressure target after SPRINT: insights from a network meta-analysis of randomized trials. Am J Med. 2017;130(6):707-19.
15. Zhong XI, Dong Y, Xu W, Huang YY, Wang HF, Zhang TS, et al. Role of blood pressure management in stroke prevention: a systemic review and network meta-analysis of 93 randomized controlled trial. J Stroke. 2021;23:1-11.
16. Ridker PM, Danielson F, Fonseca FA, Genest J, Gotto AM Jr, Kastelein JJ, et al.; JUPITER Study Group. Rosuvastatin to prevent vascular events in man and women with elevated c-protein. N Engl J Med. 2008;359;2195-207.
17. Skyler JS, Bergesnstal JR, Bonow RO, Buse J, Deedwania P, Gale EAM, et al. Intensive glycemic control and the prevention of cardiovascular events: implications of the ACCORD ADVANCE and VA Diabetes trials. A position statement of the American Diabetes Association and a scientific

statement of the American College of Cardiology Foundation and the American Heart Association J Am Coll Cardiol. 2000;53:298-304.

18. Epstein K A, Viscoli CM, Spence JD, Young LH, Inzucchi SE, Gorman M, et al.; IRIS Trial Investigators. Smoking cessation and outcome after ischemic stroke or TIA Neurology. 2017;89;1723-9.
19. Larson SC, Wallin A, Wolk A. Dietary approaches to stop hypertension diet and incidence of stroke results from 2 prospective cohorts. Stroke. 2016;47;986-90.
20. Lobelo F, Rohm Young D, Sallis R, Garber MD, Billinger SA, Duperly J, et al.; American Heart Association Physical Activity Committee of the Council on Lifestyle and Cardiometabolic Health; Council on Epidemiology and Prevention; Council on Clinical Cardiology; Council on Genomic and Precision Medicine; Council on Cardiovascular Surgery and Anesthesia; and Stroke Council. Routine assessment and promotion of physical activity in healthcare settings: a scientific statement from the American Heart Association. Circulation. 2018;137;495-522.
21. Shahjouei ST, Sigoulis G, Farahmand G, Koza E, Mowla A, Vafaei Sadr A, et al. SARS-CoV-2 and stroke characteristics: a report from the multinational COVID-19 Stroke Study Group. Stroke. 2021;52e117-e130.
22. Potter T, Schaefer TJ. Hypertensive encephalopathy. [Updated 2022 Apr 28]. In: StatPearls [Internet]. Treasure Island (FL): StatPearls Publishing; 2022. Disponível em: https://www.ncbi.nlm.nih.gov/books/NBK554499/. Acesso em: 13 out. 2022.
23. Leonardi-Bee J, Bath PM, Phillips SJ, Sandercock PA; IST Collaborative Group. Blood pressure and clinical outcomes in the International Stroke Trial. Stroke. 2002;33(5):1315-20.
24. Powers WJ, Rabinstein AA, Ackerson T, et al. 2018 Guidelines for the early management of patients with acute ischemic stroke: a guideline for healthcare professionals from the American Heart Association/American Stroke Association. Stroke. 2018;49:e46-e110.
25. Nogueira RG, Liebeskind DS, Sung G, Duckwiler G, Smith WS; MERCI; Multi MERCI Writing Committee. Predictors of good clinical outcomes, mortality, and successful revascularization in patients with acute ischemic stroke undergoing thrombectomy: pooled analysis of the Mechanical Embolus Removal in Cerebral Ischemia (MERCI) and Multi MERCI Trials. Stroke. 2009;40(12):3777-83.
26. Mulder MJHL, Ergezen S, Lingsma HF, Berkhemer OA, Fransen PSS, Beumer D, et al.; Multicenter Randomized Clinical Trial of Endovascular Treatment of Acute Ischemic Stroke in the Netherlands (MR CLEAN) Investigators. Baseline blood pressure effect on the benefit and safety of intra-arterial treatment in MR CLEAN (Multicenter Randomized Clinical Trial of Endovascular Treatment of Acute Ischemic Stroke in the Netherlands). Stroke. 2017;48(7):1869-76.
27. John S, Hazaa W, Uchino K, Toth G, Bain M, Thebo U, Hussain MS. Lower intraprocedural systolic blood pressure predicts good outcome in patients undergoing endovascular therapy for acute ischemic stroke. Interv Neurol. 2016; 4(3-4):151-7.
28. Whelton PK, Carey RM, Aronow WS, Casey DE Jr, Collins KJ, Dennison Himmelfarb C, et al. 2017 ACC/AHA/AAPA/ABC/ACPM/AGS/APhA/ASH/ASPC/NMA/PCNA guideline for the prevention, detection, evaluation, and management of high blood pressure in adults: executive summary. Circulation. 2018;138:e426-83.
29. Amarenco P. Transient ischemic attack. N Engl J Med. 2020;382(20):1933-41.
30. Kernan WN, Ovbiagele B, Black HR, Bravata DM, Chimowitz MI, Ezekowitz MD, et al.; American Heart Association Stroke Council, Council on Cardiovascular and Stroke Nursing, Council on Clinical Cardiology, and Council on Peripheral Vascular Disease. Guidelines for the prevention of stroke in patients with stroke and transient ischemic attack: a guideline for healthcare professionals from the American Heart Association/American Stroke Association. Stroke. 2014;45(7):2160-236.

Hipertensão arterial e acidente vascular encefálico hemorrágico

Emilton Lima Júnior
Guilherme Luiz da Rocha

INTRODUÇÃO

Transcorrida mais da metade do plantão no pronto atendimento e nenhuma intercorrência grave aparecera. Considerei relaxar um pouco, no intervalo dos atendimentos. Estava me dirigindo à recepção quando ouvi vozes exaltadas, aquele som inconfundível da maca que vinha em velocidade e, em poucos segundos, o impacto da maca com a porta trazendo um senhor corpulento, aparentando pouco mais de 60 anos, que parecia poder cair. Entramos rápido na sala de atendimento de pacientes críticos e iniciei a avaliação.

Os socorristas contaram que foram chamados para um atendimento domiciliar e o encontraram caído, confuso e agitado, ao lado da poltrona da sala. Sua esposa havia informado que isso ocorreu logo depois que terminou de almoçar, queixara-se de forte e súbita dor de cabeça, caminhara alguns passos e caíra desfalecido ao chão.

Conforme ficha de atendimento dos socorristas, tratava-se de um paciente hipertenso, que tomava hidroclorotiazida (50 mg/dia) e atenolol (50 mg, 2×/dia).

No momento do exame estava agitado e confuso, apresentava hemiplegia e anestesia à direita. Identifiquei a presença do reflexo de Babinski e anisocoria. A escala de Glasgow 7 indicava um quadro clínico grave.

Ao realizar a aferição da pressão arterial, encontrei o valor de 242/148 mmHg, frequência cardíaca de 110 bpm, frequência respiratória 25 rpm. A informação era de que ele havia tomado a medicação anti-hipertensiva naquele dia pela manhã.

Considerei a possibilidade diagnóstica de um acidente vascular encefálico (AVE). Considerando a forma de que apresentou de início, o AVE poderia ser hemorrágico. No entanto, para certeza diagnóstica necessitaria de um exame de imagem. Solicitei uma tomografia computadorizada (TC) de urgência. Ordenei que ligassem para o serviço de imagem e comunicassem que estávamos com um paciente grave no pronto atendimento e precisávamos urgente de uma TC. De imediato nos autorizaram a levar o paciente.

Alguns minutos depois, já estava com as imagens[1] (Figura 1) disponíveis para avaliação.

Diante desses achados clínicos e das imagens obtidas, não há mais dúvida de que se trata do quadro clínico de uma emergência hipertensiva: elevação importante dos níveis pressóricos e presença aguda da lesão em órgão-alvo (cérebro), que apresentava um hematoma intraparenquimatoso. O dilema agora é como conduzir. Temos algumas certezas e muitas dúvidas.

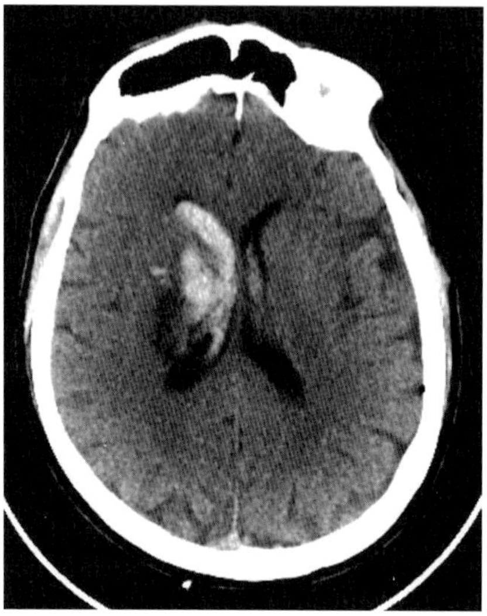

FIGURA 1 Imagem tomográfica de um hematoma cerebral com hemorragia de núcleos da base.
Fonte: arquivo pessoal do autor.

As crises hipertensivas se apresentam de duas maneiras: a urgência e a emergência hipertensiva. O que as difere é a presença de lesão aguda em órgão-alvo encontrada na emergência hipertensiva.[2] Com este o diagnóstico estabelecido, a melhor conduta é reduzir os níveis pressóricos em alguns minutos.

Na epidemiologia das crises hipertensivas, 80% seriam do tipo urgência hipertensiva e 20% emergências hipertensivas,[2] aproximadamente 60% dos casos estão ligados a lesões agudas do sistema nervoso central (SNC), na forma de AVE, em que dois terços se apresentam na forma isquêmica (AVEI) e um terço na forma hemorrágica (AVEH).[3]

No caso de comprometimento neurológico, ainda não está muito claro com que velocidade deve ocorrer essa redução nem quais valores de meta pressórica deveremos atingir. Muitos estudos têm buscado essas respostas, mas os resultados se apresentam um tanto quanto decepcionantes.[4,5] Surgem evidências de que a variabilidade pressórica aumentada durante a fase aguda pode estar relacionada a um pior prognóstico, contribuindo para um aumento da área do hematoma intraparenquimatoso.[6]

Estudos como o ATACH-2[4] e o INTERACT-2[5] se propuseram a testar a hipótese de que uma redução rápida e intensiva dos valores pressóricos seria benéfica em pacientes com AVEH. O estudo INTERACT-2, com pouco mais de 2.800 pacientes atendidos nas primeiras seis horas do início do quadro clínico, comparou as metas pressóricas < 140 mmHg *versus* < 180 mmHg, a serem atingidas na primeira hora após a randomização. O desfecho seria mortalidade e incapacidade funcional após 90 dias e não houve diferença estatística entre os grupos. O estudo ATACH-2, que randomizou pouco mais de 1.200 pacientes, atendidos nas primeiras quatro horas e meia após o início do quadro, foi interrompido por "futilidade". O objetivo era testar se um tratamento mais intensivo com metas mais baixas seria mais benéfico. Por não demonstrar diferença para os desfechos duros entre os grupos (mortalidade e incapacidade aos 90 dias de randomização) e ter apresentado, no grupo de tratamento intensivo, um maior número de eventos adversos renais, o estudo foi interrompido. Esses e outros estudos têm colaborado para mais incertezas do que certezas e dificultam o estabelecimento de um tratamento adequado e seguro nos casos de AVEH.

Diante de um paciente com AVEH, é importante obter informação precisa sobre seu histórico de doença hipertensiva, uma vez que a dinâmica circulatória cerebral difere de maneira importante entre pacientes hipertensos e normotensos. A elevação aguda da pressão arterial é mais prejudicial em um paciente normotenso, pois sua capacidade de adaptação é mais crítica; no entanto, é mais seguro ser mais agressivo na busca de metas pressóricas mais baixas. Nos pacientes hipertensos crônicos, há um quadro completamente inverso: eles suportam melhor valores mais elevados de pressão arterial, entretanto têm dificuldades de se adaptarem a valores pressóricos mais baixos[7] (Figura 2).

As diretrizes sobre esse tema publicadas recentemente vêm posicionando suas recomendações para este tipo de apresentação clínica de uma maneira aparentemente conservadora.

MANEJO DA HIPERTENSÃO ARTERIAL

Pacientes com AVEH comumente se apresentam com altos níveis pressóricos, o que contribui diretamente para a expansão do hematoma formado após a ruptura do vaso afetado. É bem conhecido que esse extravasamento de sangue apresenta inúmeras consequências: lesão do parênquima com expansão do hematoma e aumento súbito da pressão; ativação de mecanismos celulares; aumento de metabólitos da hemoglobina e do ferro (Figura 3). Todos esses mecanismos estão relacionados com um pior prognóstico.[8]

Para tentar melhorar o desfecho de pacientes como o do caso clínico supracitado, alguns tratamentos foram propostos para tentar atenuar o processo de expansão do hematoma; o controle da pressão é o que tem o racional mais conhecido. A lógica é muito simples: se há uma pressão sistêmica mais alta, é fácil entender que a pressão intracerebral também vai se elevar, talvez não no mesmo ritmo, mas

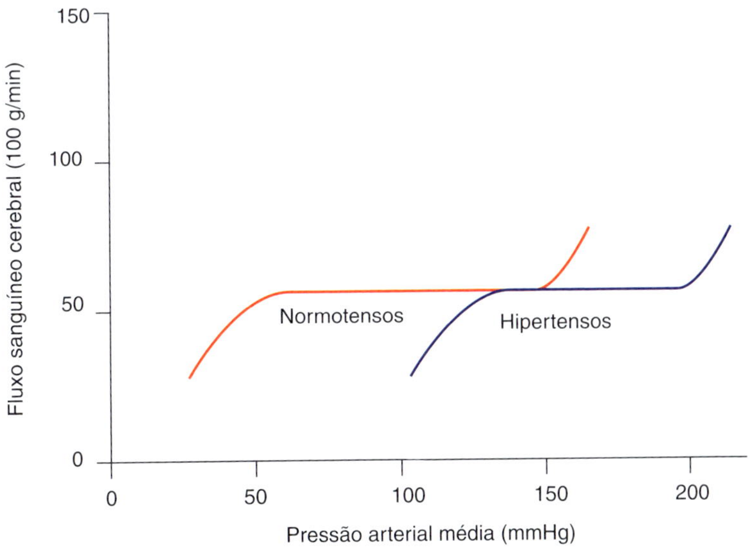

FIGURA 2 Curvas ideais do fluxo sanguíneo cerebral em níveis variados de pressão arterial em indivíduos normotensos e hipertensos.

Fonte: adaptada de Strandgaard et al., 1973.[7]

haverá um aumento.[7] Uma maior pressão dentro de um sistema quando este apresenta algum rompimento, consequentemente irá contribuir para maior extravasamento de fluídos, então parece evidente que haverá algum benefício em utilizar medicamentos que reduzam a tensão nele. Com esse racional, inúmeros estudos clínicos surgiram para tentar responder à pergunta: **reduzir a pressão vai alterar o prognóstico dos pacientes acometidos por um AVEH** (Figura 4)?

Para responder a essa pergunta da melhor maneira possível, é necessário desmembrá-la em quatro partes. A primeira parte é **quem** devemos tratar, ou seja, qual paciente vai receber o melhor benefício do tratamento da pressão. A segunda é **quando** vamos iniciar o tratamento. A terceira, **como** devemos chegar à meta. E, por último, **quanto é a meta** que devemos atingir para que o paciente receba o maior benefício, mas sem causar malefício. Essas perguntas guiaram a idealização dos estudos dos últimos anos.

Quem?

O primeiro passo para discutir quem deve receber o tratamento é definir o AVEH no paciente, portanto, é importante saber fazer o diagnóstico dessa condição. O diagnóstico do AVEH começa pela clínica do paciente. Alguns sintomas são mais associados com a apresentação hemorrágica do AVE, porém os sinais e sintomas não são suficientes para diferenciar. A clínica mais presente nos pacientes com AVEH é a presença de alteração do nível de consciência (está presente em quase 50% dos pacientes), além de cefaleia intensa de início súbito (aproximadamente 40%) e, por fim, aproximadamente 50% dos pacientes apresentam náusea e vômitos.[9] Outros sinais que também podem estar relacionados com o AVEH é o aparecimento de convulsão em quase 7% dos pacientes, além de sinais focais e perdas súbitas de visão, entre outros sinais mais específicos, dependo da região afetada. Como se pode perceber, há muito pouca diferença entre os sinais clínicos do AVEI e do AVEH, portanto é necessário lançar mão de exames complementares.

Para escolher o exame complementar, deve-se levar alguns fatores em consideração. É importante que seja um exame que possa ser realizado de forma rápida, segura e com a melhor acurácia diagnóstica disponível. Os dois principais exames para o diagnóstico são a TC sem contraste e a ressonância magnética (RM); ambas demonstram boa acurácia.[10-12] Além do exame de imagem, é importante a solicitação de alguns exames laboratoriais básicos para entender melhor quem é o paciente e quais as possíveis causas do AVE. Exames que não podem faltar são hemograma completo, RNI, PTT, creatinina, ureia, glicemia, marcadores inflamatórios (PCR e VHS), BHCG em mulheres em idade reprodutiva e finalmente um eletrocardiograma (ECG). Outro exame que pode ser solicitado dependendo do caso é o toxicológico de urina, pensando em pacientes com suspeita de abuso de cocaína.[8]

Após estabelecido o diagnóstico de AVEH, deve-se monitorar e conferir o valor da pressão arterial desse paciente, uma vez que isso muda completamente a conduta. Pacientes com valores pressóricos ≥ 220 mmHg de pressão arterial sistólica (PAS) vão ser tratados diferente daqueles com PAS < 220 mmHg. Além disso, o tamanho do hematoma também pode ser importante, pois a maior parte dos estudos não inclui pacientes com grandes hematomas ou com AVEH mais graves.[8]

Em síntese, é necessário estabelecer o diagnóstico de AVE e diferenciar se é uma causa hemorrágica ou isquêmica antes de iniciar qualquer terapia anti-hipertensiva mais radical. Isso se justifica isso pelos resultados de três grandes estudos clínicos randomizados (RIGHT-2, FAST-MAG e PIL-FAST) que acessaram o tratamento da hipertensão pré-hospitalar em pacientes com suspeita de AVE e não encontraram diferenças nos desfechos de mortalidade e nos níveis de incapacidade neurológica (escala de Rankin modificada – mRS).[13-15] Portanto, segundo a European Stroke Organization (ESO), é incerto o benefício iniciar o tratamento de hipertensão pré-hospitalar nos pacientes.[16] E, finalmente, devem-se estabelecer os níveis pressóricos e o tamanho do hematoma dos pacientes após o diagnóstico para saber em qual grupo de tratamento ele se enquadra.

Quando?

Como visto anteriormente, pode ser que seja muito cedo para instituir o tratamento pré-hospitalar, mas, a partir do momento que se tem o diagnóstico estabelecido, o tratamento deve ser iniciado o quanto antes. Dois grandes estudos publicados recentemente mostraram que antes de seis horas parece ser um bom tempo para iniciar o tratamento anti-hipertensivo. O estudo INTERACT-2 randomizou 2.839 pacientes que tiveram um AVEH para usar um tratamento baseado em diretrizes anteriores ao ano de 2013 e outro tratamento com redução da PAS em uma hora para < 140 mmHg, chamado de tratamento intensivo. O desfecho primário desse estudo foi mortalidade e incapacidade severa, definida pela escala de Rankin, em 90 dias após o evento. Também foi realizada uma análise secundária pré-especificada para avaliar diferenças nos valores da escala de Rankin entre os grupos. Para o desfecho primário, não foram encontradas diferenças entre os dois tipos de tratamento [*odds ratio* (OR) 0,87; intervalo de confiança 95% (IC 95%) 0,75-1,01; p = 0,06], porém para a análise secundária do estudo foi encontrada uma diferença significativa (OR 0,87; IC 95% 0,77-1,00; p = 0,04). Já no estudo ATACH-2, foram randomizados 1.000 pacientes para uma meta de < 140 mmHg de PAS, grupo intensivo, ou meta < 180 mmHg em quatro horas e meia, sendo tratados com nicardipina intravenosa continuamente. O desfecho primário foi o mesmo do INTERACT-2. O resultado foi concordante com o INTERACT-2 (não houve diferença no desfecho primário), porém nos desfechos de segurança houve maior número de insuficiência renal aguda após sete dias da randomização (9,0% no grupo tratamento intensivo *vs.* 4,0%, p = 0,002).

Portanto, com base nas evidências que temos no momento, a orientação da American Heart Association/American Stroke Association (AHA/AHS) é de redução nas primeiras duas horas e para que se atinja a meta em uma hora se possível. Já na diretriz da ESO ficou definido que, na fase hiperaguda do AVEH (< 6 horas), a redução da pressão pode ser benéfica, sendo duvidoso o benefício caso a redução seja iniciada em até 24 horas.[8,16] A Sociedade Brasileira de Doenças Cerebrovasculares (SBDCV) endossa a decisão da AHA/ASA.[8,17]

Como?

Umas das coisas mais importantes, antes mesmo de saber qual medicação será administrada e em qual dose, é ter em mente qual é o cenário que o paciente deve estar para obter o melhor desfecho possível. O fato de esse paciente estar no local adequado, sendo ele uma unidade de terapia intensiva (UTI) ou uma unidade de AVE, diminui a mortalidade e a incapacidade em aproximadamente 20% [risco relativo (RR) 0,81, IC 95% 0,47-0,92, p = 0,009), tanto para pacientes com AVEI quanto com AVEH (resultado encontrado em uma metanálise com 13 estudos clínicos randomizados). Portanto, é recomendado que, sempre que possível, o paciente seja admitido em uma dessas unidades.[18]

Na literatura não existe nenhum estudo que mostre superioridade de nenhuma droga para o tratamento da hipertensão nos pacientes com crise hipertensiva no AVEH. A AHA/AHS aconselha utilizar qualquer medicação que tenha meia-vida curta e que seja possível titular de maneira gradual, e indica que o uso de venodilatadores (hidralazina e nitroprussiato de sódio) pode ser danoso, já que podem alterar a homeostase intracerebral e elevar a pressão intracraniana.[8] A Sociedade Brasileira de Cardiologia (SBC) sugere utilizar labetalol como primeira escolha e nitroprussiato de sódio ou nicardipina como segunda escolha[2] (Figura 3).

Assim, a indicação de fármacos não é algo unânime, já que há poucos estudos randomizados avaliando qual é o mais adequado para o AVEH. O estudo INTERACT-2 deixou a escolha da droga a critério do médico e o ATACH-2 usou nicardipina, mas nenhum desses estudos se propôs a avaliar superioridade de nenhuma droga.

Por fim, estudos recentes têm demonstrado que o objetivo não é apenas atingir a meta pressórica, mas também mantê-la de maneira que não haja grandes variações. O estudo EnRICH demonstrou que grandes variações de pressão arterial na fase aguda (desvio padrão > 13 mmHg) parecem estar relacionadas com maior número de mortes e incapacidade funcional nos pacientes com hemorragia intracerebral.[19] Uma análise *post hoc* do estudo INTERACT-2 mostrou um resultado parecido: quanto menor foi o desvio padrão encontrado, menor foi o número de mortes e incapacidade funcional, resultado reproduzido também em metanálise dos estudos ATACH-2 e INTERACT-2.[19-21] Portanto, parece que, à luz dessas novas evidências, o controle da pressão evitando grandes diferenças pode oferecer benefício aos pacientes, porém são necessários mais estudos randomizados.

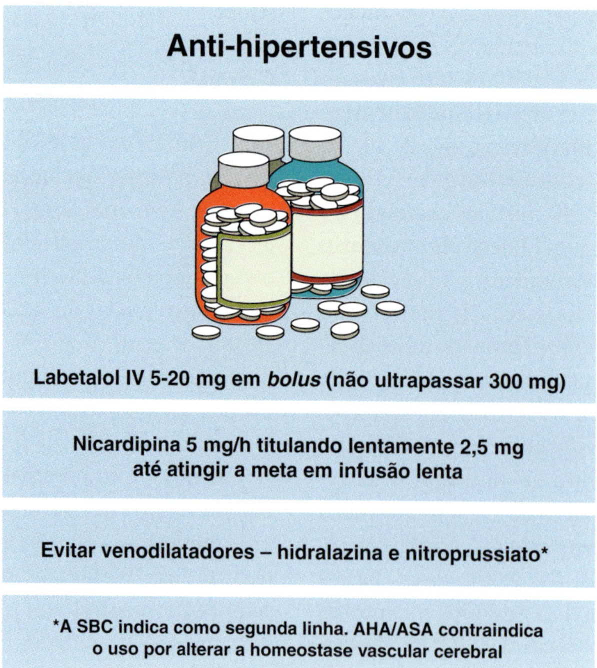

FIGURA 3 Resumo do tratamento para pressão arterial nos pacientes com AVEH. Labetalol e Nicardipina não estão disponíveis rotineiramente no Brasil.

Fonte: adaptada de Greenberg et al., 2022,[8] Vilela-Martin et al., 2020,[22] Alerhand e Lay, 2017.[23]

E a meta?

A meta para a PAS dos pacientes que não têm nenhuma contraindicação é < 140 mmHg, porém ainda há bastante discussão sobre o tema. O que sabemos hoje depois do estudo INTERACT, que foi o estudo-piloto para o INTERACT-2 e utilizou o mesmo design, é que a redução da pressão arterial indubitavelmente reduz o tamanho do extravasamento do hematoma intracerebral. Esse estudo demonstrou uma redução importante, de quase 23% (p = 0,04). Porém, quando os estudos INTERACT-2 e ATACH-2 foram publicados, essa redução do hematoma não pareceu ser suficiente para ter impacto nos desfechos de mortalidade e incapacidade funcional, ou seja, não houve diferença entre tratar até 140 mmHg ou até 180 mmHg. No primeiro estudo, o resultado de um desfecho secundário mostrou que houve uma diferença na escala de Rankin favorecendo o tratamento intensivo com meta < 140 mmHg.

Uma subanálise do ATACH-2 mostrou que, nos pacientes em tratamento intensivo que apresentaram sangramento profundo, houve uma redução importante do hematoma quando comparado aos pacientes em tratamento convencional.[24]

Ainda há um grande caminho a ser percorrido para determinar com mais robustez a meta, porém, com as evidências atuais, ESO, AHA/ASA, SBDCV e Heart and Stroke Foundation endossam a meta de < 140 mmHg nos pacientes que não têm contraindicações para essa redução. Isso parece ser seguro, podendo ter algum benefício, talvez não para a mortalidade, mas para a funcionalidade do paciente.[8,9,16]

CONCLUSÕES

Reduzir a pressão para < 140 mmHg parece ser seguro. Não reduz desfechos de mortalidade e incapacidade funcional severa, porém parece proporcionar uma melhora na escala de Rankin e na diminuição do hematoma (Figura 4).

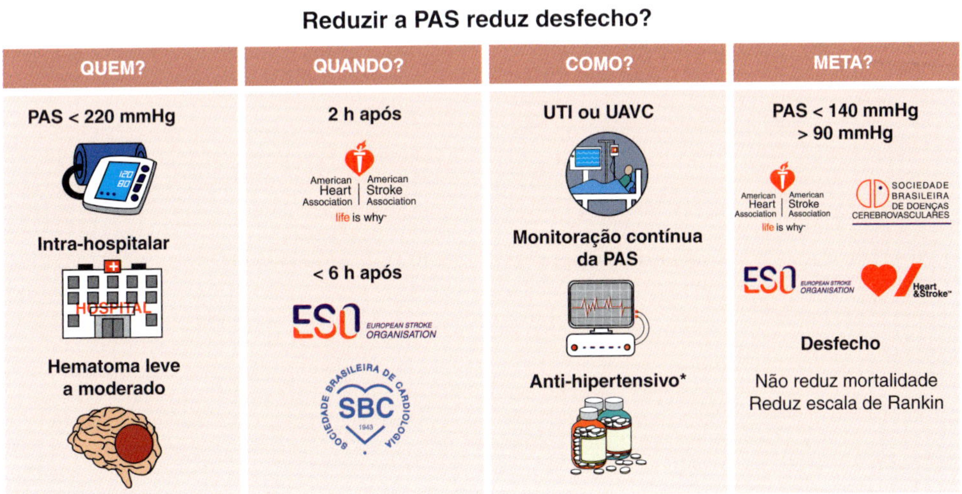

FIGURA 4 Resumo das informações do capítulo.

*Doses e medicações estão na Figura 3.

PAS: pressão arterial sistólica; UAVC: unidade de acidente vascular cerebral; UTI: unidade de terapia intensiva.

Fonte: adaptada de Greenberg et al., 2022,[8] Shoamanesh et al., 2021,[9] Sandset et al., 2021,[16] Rebello at al., 2022,[17] Vilela-Martin et al., 2020,[22] Alerhand e Lay, 2017.[23]

REFERÊNCIAS

1. Macellari F, Paciaroni M, Agnelli G, Caso V. Neuroimaging in intracerebral hemorrhage. Stroke 2014;45:903-8.
2. Vilela-Martin JF, Yugar-Toledo JC, Rodrigues M de C, Barroso WKS, Carvalho LCBS, González FJT, et al. Luso-Brazilian position statement on hypertensive emergencies - 2020. Arq Bras Cardiol. 2020;114:736-51.
3. Martin JFV, Higashiama E, Garcia E, Luizon MR, Cipullo JP. Hypertensive crisis profile. Prevalence and clinical presentation. Arq Bras Cardiol. 2004;83:130-1.
4. Qureshi AI, Palesch YY, Foster LD, Barsan WG, Goldstein JN, Hanley DF, et al. Blood pressure-attained analysis of ATACH 2 trial. Stroke. 2018;49:1412-8. =
5. Anderson CS, Heeley E, Huang Y, Wang J, Stapf C, Delcourt C, et al. Rapid blood-pressure lowering in patients with acute intracerebral hemorrhage. N Engl J Med. 2013; 368:2355-65.
6. Rodriguez-Luna D, Piñeiro S, Rubiera M, Ribo M, Coscojuela P, Pagola J, et al. Impact of blood pressure changes and course on hematoma growth in acute intracerebral hemorrhage. Eur J Neurol. 2013;20:1277-83.
7. Strandgaard S, Olesen J, Skinhoj E, Lassen NA. Autoregulation of brain circulation in severe arterial hypertension. Br Med J. 1973;1:507-10.
8. Greenberg SM, Ziai WC, Cordonnier C, Dowlatshahi D, Francis B, Goldstein JN, et al. 2022 Guideline for the management of patients with spontaneous intracerebral hemorrhage: a guideline from the American Heart Association/American Stroke Association. Stroke. 2022;53:e282-361.
9. Shoamanesh A, Patrice Lindsay M, Castellucci LA, Cayley A, Crowther M, de Wit K, et al. Canadian stroke best practice recommendations: *Management of Spontaneous Intracerebral Hemorrhage*, 7th Edition Update 2020. Int J Stroke. 2021;16:321-41.
10. Fiebach JB, Schellinger PD, Gass A, Kucinski T, Siebler M, Villringer A, et al. Stroke magnetic resonance imaging is accurate in hyperacute intracerebral hemorrhage: a multicenter study on the validity of stroke imaging. Stroke. 2004; 35:502-6.
11. Chalela JA, Kidwell CS, Nentwich LM, Luby M, Butman JA, Demchuk AM, et al. Magnetic resonance imaging and computed tomography in emergency assessment of patients with suspected acute stroke: a prospective comparison. Lancet (London, England). 2007;369:293-8.
12. Romanova AL, Nemeth AJ, Berman MD, Guth JC, Liotta EM, Naidech AM, et al. Magnetic resonance imaging versus computed tomography for identification and quantification of intraventricular hemorrhage. J Stroke Cerebrovasc Dis. 2014;23:2036-40.
13. RIGHT-2 Investigators PM, Scutt P, Anderson CS, Appleton JP, Berge E, Cala L, et al. Prehospital transdermal glyceryl trinitrate in patients with ultra-acute presumed stroke (RIGHT-2): an ambulance-based, randomised, sham-controlled, blinded, phase 3 trial. Lancet (London, England). 2019;393:1009-20.
14. Saver JL, Starkman S, Eckstein M, Stratton SJ, Pratt FD, Hamilton S, et al. Prehospital use of magnesium sulfate as neuroprotection in acute stroke. N Engl J Med. 2015;372:528-36.
15. Shaw L, Price C, McLure S, Howel D, McColl E, Younger P, et al. Paramedic Initiated Lisinopril For Acute Stroke Treatment (PIL-FAST): results from the pilot randomised controlled trial. Emerg Med J. 2014;31:994-9.
16. Sandset EC, Anderson CS, Bath PM, Christensen H, Fischer U, Gąsecki D, et al. European Stroke Organisation (ESO) guidelines on blood pressure management in acute ischaemic stroke and intracerebral haemorrhage. Eur Stroke J. 2021;6:II.
17. Rebello LC, Lange MC, Bazan R, Alves MM, Silva GS, Pontes Neto O. Letter to the editor regarding the Brazilian Guidelines of Hypertension – 2020 Reply. Arq Bras Cardiol. 2022;119: 139-42.
18. Langhorne P, Fearon P, Ronning OM, Kaste M, Palomaki H, Vemmos K, et al. Stroke unit care benefits patients with intracerebral hemorrhage: systematic review and meta-analysis. Stroke. 2013;44:3044-9.
19. Meeks JR, Bambhroliya AB, Meyer EG, Slaughter KB, Fraher CJ, Sharrief AZ, et al. High in-hospital blood pressure variability and severe disability or death in primary intracerebral hemorrhage patients. Int J Stroke. 2019;14:987-95.
20. Manning L, Hirakawa Y, Arima H, Wang X, Chalmers J, Wang J, et al. Blood pressure variability and outcome after acute intracerebral haemorrhage: a post-hoc analysis of INTERACT2, a randomised controlled trial. Lancet Neurol. 2014;13:364-73.

21. Moullaali TJ, Wang X, Martin RH, Shipes VB, Robinson TG, Chalmers J, et al. Blood pressure control and clinical outcomes in acute intracerebral haemorrhage: a preplanned pooled analysis of individual participant data. Lancet Neurol. 2019;18:857-64.
22. Vilela-Martin JF et al. Posicionamento Luso-Brasileiro de Emergências Hipertensivas. Arq Bras Cardiol [Online]. 2020;114:736-51.
23. Alerhand S, Lay C. Spontaneous intracerebral hemorrhage. Emerg Med Clin North Am. 2017;35:825-45.
24. Leasure AC, Qureshi AI, Murthy SB, Kamel H, Goldstein JN, Woo D, et al. Association of intensive blood pressure reduction with risk of hematoma expansion in patients with deep intracerebral hemorrhage. JAMA Neurol. 2019;76:949-55.

SEÇÃO 5

OLHOS

13

Alterações oculares na hipertensão arterial

Paulo Fernandes
André Castelo Branco
Gentil Luz Jr.

INTRODUÇÃO

Os olhos são estruturas muito especializadas, com atividade metabólica elevada, em que há um dos maiores fluxos sanguíneos do corpo por volume tecidual. A circulação ocular é complexa e possui dois sistemas vasculares distintos, anatômica e funcionalmente, o retiniano e o uveal. À semelhança do cérebro, as arteríolas da retina são autorreguladas, sem inervação simpática, e os capilares não fenestrados, contínuos, são componentes da barreira hematorretiniana e, consequentemente, da barreira hemato-ocular.

A hipertensão arterial (HA) pode comprometer a estrutura e a função dos vasos oculares, causando retinopatia, coroidopatia e neuropatia óptica, sendo o olho um dos principais órgãos-alvo da HA.[1] Em crises hipertensivas pode haver comprometimento agudo e acentuado da circulação retiniana e coroidal, com isquemia retiniana e coroidal e descolamento seroso da retina. A HA também é fator de risco para macroaneurismas retinianos, progressão da retinopatia diabética, obstrução arterial da retina, obstrução venosa da retina e possivelmente glaucoma e degeneração macular relacionada à idade.

A circulação retiniana tem a peculiaridade de poder ser visualizada através da fundoscopia, método não invasivo de exame que possibilita a avaliação direta das arteríolas e vênulas. Desde o século XIX, pouco tempo após a invenção do oftalmoscópio, foram descritas alterações retinianas relacionadas à HA. O estudo da retinopatia hipertensiva (RH) desde seus primórdios despertou interesse da comunidade médica pela possibilidade de correlação dos achados retinianos com o comprometimento de outros órgãos-alvo pela HA. Atualmente está incorporada na prática clínica a tomografia de coerência óptica (OCT), que produz cortes óticos da retina com resolução quase em nível celular, como também a angiografia por tomografia de coerência óptica (A-OCT), que permite a avaliação dos vasos retinianos, individualizando os plexos capilares retinianos e a coriocapilar, através de interferometria óptica, técnica não invasiva, sem injeção de contraste.[2,3] O exame fundoscópico continua sendo a base para a avaliação da RH, atualmente com possibilidade de digitalização para avaliação multiprofissional e utilização por programas de inteligência artificial.

MANIFESTAÇÕES OCULARES DA HIPERTENSÃO ARTERIAL (ACHADOS CLÍNICOS E FISIOPATOLOGIA)

Retinopatia hipertensiva

A retinopatia hipertensiva (RH) é a manifestação ocular mais comum da HA, levando a alterações estruturais e funcionais da circulação retiniana. A HA crônica geralmente não produz isquemia retiniana que induz à neovascularização retiniana, havendo raros relatos de retinopatia hipertensiva proliferativa.[4]

A RH apresenta-se clinicamente com sinais de comprometimento arteriolar e da microcirculação retiniana. O comprometimento arteriolar evidencia-se pelo estreitamento focal/generalizado das arteríolas, alterações nos cruzamentos arteriolovenulares (CAV) e esclerose arteriolar. O comprometimento da microcirculação manifesta-se por microaneurismas, micro-hemorragias, exsudatos duros e manchas algodonosas. As alterações arteriolares estão relacionadas à HA de longa duração, mal controlada, enquanto as alterações da microcirculação correspondem a episódios mais agudos de elevação da pressão arterial (PA).

A circulação retiniana é terminal, não anastomótica, composta por arteríolas, capilares e vênulas. As arteríolas retinianas são autorreguladas, sem inervação simpática, havendo controle do fluxo sanguíneo em resposta às necessidades metabólicas teciduais e à PA sistêmica, com aumento ou redução do calibre arteriolar.[5] As alterações iniciais da RH são estreitamento arteriolar focal ou difuso. O estreitamento arteriolar focal é facilmente detectado porque o calibre das arteríolas retinianas se mantém nos segmentos entre duas bifurcações. Por sua vez, o estreitamento arteriolar é mais subjetivo, com relativa baixa reprodutividade inter e intraobservador. Estão em desenvolvimento métodos digitais baseados em inteligência artificial com resultados promissores na avaliação da circulação retiniana.[6]

A HA não controlada persistente pode comprometer a parede arteriolar, levando a alterações relacionadas à arteriosclerose, identificada pela redução da transparência da parede arteriolar ao exame clínico. Na retina há o cruzamento anatômico das arteríolas com as vênulas (CA-V), sem interferência no calibre e no fluxo sanguíneo dos vasos. Na RH, o enrijecimento arteriolar pode levar a alterações nos CA-V, que vão desde redução do calibre venoso no CA-V a represamento sanguíneo na vênula, podendo chegar à oclusão venosa, com seus possíveis e frequentes prejuízos à visão.

O comprometimento da microcirculação retiniana manifesta-se por microaneurismas, micro-hemorragias, exsudatos duros e manchas algodonosas, relacionadas a episódios agudos de elevação da PA, mesmo não sendo uma crise hipertensiva, e associa-se à ruptura da barreira hematorretiniana, com consequências negativas sobre a fisiologia retiniana e a acuidade visual. Os microaneurismas são dilatações saculiformes dos capilares, com perda de pericitos e disfunção da barreira hematorretiniana. São fragilidades no leito capilar que podem se romper gerando hemorragias em chama de vela, em pontos ou em borrões, a depender da localização do plexo capilar danificado. A quebra da barreira hematorretiniana leva ao extravasamento de macromoléculas intravasculares para a retina, que se manifesta pelos exsudatos duros (depósitos lipoproteicos intrarretinianos) e edema retiniano. As manchas algodonosas (erroneamente chamadas de "exsudatos moles" no passado) são microinfartos por obstrução capilar na camada de fibras nervosas da retina, comprometendo sua transparência, com seu aspecto característico à fundoscopia.

A RH, considerando sua fisiopatologia, pode ser dividida de maneira mais ampla e didática em três estágios ou fases:

- **Fase vasoconstritora:** como resposta inicial à elevação da PA, há vasoconstrição das arteríolas retinianas, visualizada clinicamente como estreitamento arteriolar retiniano generalizado ou focal.
- **Fase esclerótica:** espessamento da íntima e hiperplasia da parede da média, além da degeneração hialina, são as manifestações patológicas da PA elevada por tempo prolongado. Essas alterações se apresentam à

fundoscopia como estreitamento arteriolar difuso e focal, opacificação das paredes arteriolares reduzindo a visualização da coluna de sangue intravascular (descritas como fios de prata ou cobre) e compressão das vênulas pelas arteríolas nos denominados cruzamentos arteriolovenulares patológicos.

- **Fase exsudativa:** a PA cronicamente elevada produz a ruptura da barreira hematorretiniana, necrose dos músculos lisos e das células endoteliais, exsudação de sangue e lipídios e isquemia da camada de fibras nervosas. Essas alterações se manifestam na retina como microaneurismas, hemorragias, exsudatos duros e manchas algodonosas. O edema do disco óptico pode ocorrer nesta fase e geralmente indica PA severamente elevada (hipertensão maligna).

Os três estágios da retinopatia hipertensiva nem sempre ocorrem sequencialmente. Pacientes com PA agudamente elevada podem apresentar apenas retinopatia com hemorragias e microaneurismas (refletindo a fase exsudativa), sem esclerose arteriolar e estreitamento arteriolar retiniano ou cruzamentos arteriolovenulares.

A RH é diagnosticada com base na presença de HA e de sinais típicos de retinopatia identificados pelo exame de fundo de olho, podendo haver pacientes com os achados de RH sem hipertensão arterial.

Classificação da retinopatia hipertensiva

Em 1939, Keith, Wagener e Barker publicaram um estudo pioneiro correlacionando achados fundoscópicos com biópsias de músculo peitoral e curva de sobrevivência em pacientes hipertensos.[7] Relacionaram a presença de edema do disco óptico com prognóstico pobre e risco aumentado de morte em hipertensos não tratados. Estabeleceram a primeira classificação da RH com base nos seus achados, utilizada por muitas décadas (Tabela 1).

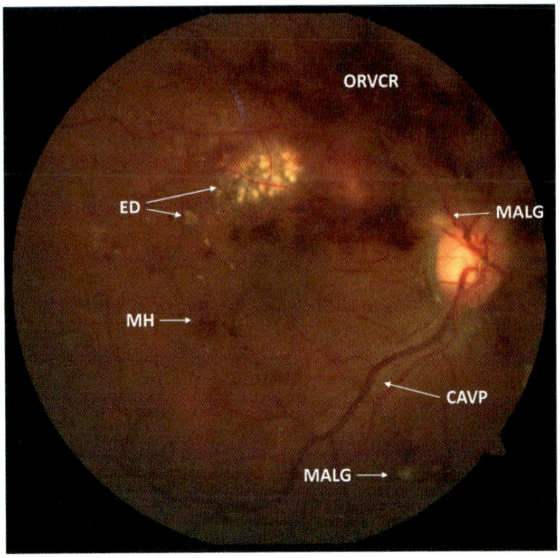

FIGURA 1 Retinografia de paciente hipertenso com exsudatos duros (ED), manchas algodonosas (MALG), cruzamento arteriolovenular patológico (CAVP), micro-hemorragias (MH) e obstrução de ramo da veia central da retina (ORVCR).

Fonte: arquivo pessoal do autor.

TABELA 1 Classificação de Keith-Wagener-Barker (KWB) – 1939

Grau	Achados fundoscópicos
1	Estreitamento leve a moderado ou esclerose das arteríolas
2	Estreitamento leve a moderado ou esclerose das arteríolas Estreitamento moderado a acentuado das arteríolas, estreitamento local e/ou generalizado das arteríolas, exagero do reflexo da luz, cruzamento arteriovenoso patológico
3	Estreitamento arteriolar retiniano e constrição focal, edema retiniano, manchas algodonosas, hemorragia retiniana, exsudatos duros
4	Grau 3 mais edema do disco óptico

Ao longo do tempo, várias revisões de retinopatia hipertensiva têm questionado a utilidade do sistema de classificação KWB e sua relevância para a prática clínica atual em razão da dificuldade de distinção entre os graus 1 e 2, com baixa reprodutividade inter e intraobservador, além do fato de que as mudanças no tratamento e a consequente evolução da HA evidenciaram que os graus de retinopatia não estão intimamente correlacionados com a gravidade da hipertensão. Em 2004, baseando-se em estudos populacionais, Wong e Mitchell propuseram uma nova classificação de RH, com três graus, unindo os graus 1 e 2 da classificação de KWB como retinopatia leve[8] (Tabela 2). Essa classificação simplificada mostrou-se confiável e reprodutível, porém ainda não foi testada em grandes estudos prospectivos de risco.[9]

Para familiarização com os achados fundoscópicos, acessar a publicação original de Wong e Mitchel[8] no NEJM.

Coroidopatia hipertensiva

A coroidopatia hipertensiva (CH) é menos comum e, consequentemente, menos estudada do que a RH. A CH manifesta-se após elevação súbita e acentuada da PA, geralmente em pacientes jovens, relacionada a toxemia gravídica, doença renal, feocromocitoma e hipertensão maligna.

A circulação da coroide, que é independente da circulação retiniana, deriva das artérias ciliares posteriores longas e curtas e é composta de três camadas; a mais interna delas é um rico plexo capilar, a coriocapilar,

TABELA 2 Classificação de retinopatia hipertensiva – Wong e Mitchell – 2004

Graus	Descrição	Associações sistêmicas
Sem retinopatia	Sinais retinianos não detectáveis	Ausentes
Retinopatia leve (apenas sinais arteriolares retinianos)	Um ou mais dos seguintes sinais arteriolares: ▪ Estreitamento arteriolar focal ▪ Estreitamento arteriolar generalizado ▪ Entalhe arteriolovenular ▪ Opacidade da parede arteriolar (fio de cobre)	Associação modesta com risco de AVE clínico, AVE subclínico, doença coronariana e mortalidade
Retinopatia moderada	Um ou mais dos seguintes sinais retinianos: ▪ Hemorragia (chama de vela, ponto e borrão) ▪ Microaneurisma ▪ Mancha algodonosa ▪ Exsudato duro	Associação forte com risco de AVE clínico, AVE subclínico, declínio cognitivo e mortalidade cardiovascular
Retinopatia maligna	Retinopatia moderada com edema do disco óptico em ambos os olhos	Associação forte com mortalidade

AVE: acidente vascular encefálico.

que nutre o terço externo da retina, incluindo os fotorreceptores. A coroide é inervada pelo sistema nervoso autônomo e, nas elevações graves da PA, responde com vasoconstrição, que pode produzir necrose fibrinoide e oclusão na coriocapilar e isquemia, comprometendo a nutrição do terço externo da retina, com baixa de acuidade visual (AV) e perda da barreira hematorretiniana externa, podendo cursar com descolamento seroso da retina. A baixa de AV pode ser o primeiro sintoma a ser percebido pelo paciente, levando ao diagnóstico do aumento agudo da PA a partir do exame oftalmológico como um sinal de alerta para que se tomem as medidas adequadas que a gravidade do quadro sistêmico requer.

A CH pode se apresentar independente da retinopatia, sendo a manifestação ocular de uma emergência hipertensiva com potencial risco à vida. As áreas de isquemia focal (manchas de Elschnig) são visualizadas na fundoscopia como lesões pálidas, amarelas e bem demarcadas, que podem eventualmente tornar-se pigmentadas como consequência secundária do infarto tecidual. As estrias pigmentadas lineares ao longo do curso das artérias coroides subjacentes foram descritas por Siegrist no final do século XIX.

A OCT e a OCT-A possibilitam a avaliação da estrutura da retina e da microcirculação retiniana e coroidal *in vivo* e detectam suas alterações, possibilitando o estudo não invasivo da coroidopatia hipertensiva, identificando as áreas isquêmicas que afetam a capacidade de bombeamento do epitélio pigmentar da retina e o metabolismo dos fotorreceptores, levando a descolamentos exsudativos da retina e perda visual, que pode ser definitiva se não tratada adequadamente em tempo hábil.[10,11] Há relatos do uso bem-sucedido de antifator de crescimento endotelial vascular (anti-VEGF) para tratamento de comprometimento persistente da barreira hemato-ocular após controle da PA em crises hipertensivas.[12]

Neuropatia óptica hipertensiva

A neuropatia óptica hipertensiva (NOH) manifesta-se pelo edema bilateral do disco óptico, que caracteriza a retinopatia hipertensiva maligna, relacionada a PA gravemente elevada.

A patogênese da NOH é controversa, com a possibilidade de relação com elevação da pressão intracraniana, estase venosa e/ou isquemia por comprometimento da circulação da cabeça do nervo óptico. Estudos experimentais em primatas não humanos mostraram edema do disco óptico relacionado a crises hipertensivas, sem aumento da pressão intracraniana nem estase venosa. Dados clínicos, angiográficos e histopatológicos desses estudos sugeriram que o edema do disco óptico está relacionado com estase do fluxo axoplásmico e exsudação, por isquemia e comprometimento da barreira hemato-ocular.[13]

A perda visual irreversível que pode ocorrer em quadros de NOH provavelmente deve-se à necrose por isquemia dos neurônios. De relevância no manejo de pacientes com NOH é a possibilidade de lesão neural pela redução acelerada da PA, principalmente em casos de mais longa duração. Parece que pode haver comprometimento da autorregualção vascular e consequente isquemia neural com a redução rápida da HA, levando a um quadro compatível com neurite ótica anterior não arterítica.[14,15]

Hipertensão arterial como fator de risco em doenças oculares

A HA é também fator de risco para outras doenças oculares vasculares, como retinopatia diabética (RD), oclusão venosa da retina, oclusão arterial retiniana, embolia arteriolar retiniana e macroaneurisma arterial, e não vasculares, como possivelmente a degeneração macular relacionada à idade[16] e o glaucoma.[17]

Oclusão venosa da retina

A HA é um dos principais fatores de risco para o desenvolvimento de oclusão venosa da retina (OVR). A OVR é uma das vasculopatias oculares mais frequentes, que pode causar perda visual severa e irreversível, mesmo com os recursos terapêuticos atuais. A OVR pode ser da veia central da retina, hemirretiniana ou de ramo da veia central da retina (ORVCR). O papel da HA na ORVCR está bem estabelecido e relaciona-se com o comprometimento do fluxo sanguíneo venular nos cruzamentos arteriolovenulares. A OVR produz um infarto hemorrágico na retina, com possibilidade de surgimento de áreas isquêmicas de não perfusão capilar que, a depender da extensão, podem induzir à neovascularização. A baixa de acuidade visual na OVR está relacionada com a isquemia retiniana, como edema macular, com a neovascularização causando hemorragia vítrea e glaucoma neovascular.[18]

Retinopatia diabética

A RD é a principal causa de perda visual em adultos em idade economicamente ativa nos países desenvolvidos. Estudos clínicos e epidemiológicos fornecem evidências da HA no desenvolvimento e na progressão da RD.[19-21] Foi detectada a produção intraocular de angiotensina II e os vasos retinianos possuem receptores para esse peptídeo, indicando seu papel na regulação da circulação ocular.[22] Encontrou-se, em pacientes com retinopatia diabética proliferativa (RDP), uma correlação significativa dos níveis intravítreos da enzima conversora da angiotensina (ECA) com os dos fatores angiogênicos metaloproteinase da matriz 9 (MMP-9) e fator de proliferação endotelial vascular (VEGF), indicando um papel da produção local de angiotensina na patogênese da RDP.[23]

Oclusão arterial da retina

A oclusão arterial da retina (OAR) tem fisiopatologia semelhante à do acidente vascular encefálico isquêmico, sendo a HA um importante fator de risco. A obstrução do fluxo arterial retiniano pode se manifestar desde isquemias transitórias e *amaurosis fugax* até obstrução completa da artéria central da retina. O paciente que apresenta OAR também deve ser investigado para risco de acidente vascular encefálico (AVE). A OAR é uma emergência médica que, apesar do prognóstico visual reservado, deve ser tratada dentro de seis horas do início para que se obtenha alguma recuperação visual.[18]

Macroaneurisma retiniano

O macroaneurisma da retina é uma dilatação focal sacular ou fusiforme arteriolar retiniana adquirida que varia de 100 a 250 μm de diâmetro e ocorre na retina posterior nas três primeiras ordens de bifurcação das arteríolas retinianas ou no disco óptico. Está associado à HA e à doença aterosclerótica em torno de 70% dos casos.[24-26] O paciente geralmente é assintomático, mas pode ter baixa de acuidade visual causada por hemorragia e/ou edema retiniano. Quando necessário, o tratamento local é indicado.

EPIDEMIOLOGIA

A importância da HA como fator de risco controlável de morbidade e mortalidade em doença cardiovascular, renal e neurológica, e a acessibilidade à avaliação clínica da circulação retiniana, com a possiblidade de correlação com a circulação sistêmica, têm estimulado e justificado diversos estudos epidemiológicos sobre a RH. Os dados obtidos têm contribuído para melhor conhecimento da RH e consequente desenvolvimento de cuidados para a população envolvida, como exposto a seguir.

No Multiethnic Study of Atherosclerosis (MESA),[27] foram observadas diferenças étnicas na prevalência de retinopatia (maior entre os chineses) e de HA (maior entre os negros), com associação mais forte entre HA e retinopatia em negros, assim como associação da retinopatia à PA sistólica e média em não hipertensos, sugerindo a possibilidade da retinopatia como marcador de dano precoce em hipertensão, mesmo em normotensos. Kawasaki et al.[28] encontraram associação de alterações na parede de arteríolas retinianas com HA e idade. No estudo de Wong et al.,[29] a RH foi duas vezes mais frequente em afro-americanos do que em brancos. Wang et al., no Beijing Eye Study,[30] confirmaram a forte associação de HA e anormalidades na circulação retiniana, com o controle da PA associado à redução da incidência da retinopatia e à maior taxa de regressão dos estreitamentos arteriolares focais, estes últimos sugerindo potenciais alterações iniciais da RH reversíveis com o controle da PA.

Em 2007, Kaushik et al.[31] estudaram o aumento do reflexo da parede arteriolar retiniana, historicamente relacionado à arteriosclerose, e concluíram que não é um sinal preditivo de mortalidade, mas sim que é um marcador de HA apenas quando muito acentuado. Também revendo sinais classicamente associados à HA, Wong et al.,[32] estudando o diâmetro arteriolar retiniano através de fotografias digitalizadas, associaram o estreitamento arteriolar à presença e ao surgimento de HA, destacando o importante papel dos pequenos vasos em sua patogênese.

Wang et al.,[33] trabalhando com dados da coorte do Blue Mountains Eye Study, concluíram que o estreitamento arteriolar retiniano precede o aumento da PA e o desenvolvimento e diagnóstico de HA severa. Este achado deve ser considerado na avaliação dos pacientes com hipertensão do avental branco.

Sakata et al.,[34] usando amostra de voluntários estimulados em pacientes em postos de saúde na região metropolitana de Piraquara (Paraná), encontraram maior prevalência de RH em hipertensos, com maior risco de desenvolver RH nos negros, hipertensos não controlados e maiores de 60 anos.

CORRELAÇÃO COM ALTERAÇÕES SISTÊMICAS – MARCADOR DE RISCO

O acesso à avaliação não invasiva da circulação retiniana e os avanços tecnológicos das últimas décadas possibilitaram a realização de diversos estudos analisando a correlação entre achados retinianos na HA e comprometimento de outros órgãos-alvo. Keith et al., em 1939, já estabeleceram a relação da RH maligna com risco aumentado de morte. Estudos mostram que a RH está relacionada com risco aumentado de AVE, mortalidade por AVE, lesões da substância branca, comprometimento cognitivo, doença coronariana, insuficiência cardíaca, morte por doença coronariana ou por qualquer causa.[35-45] Em pacientes com sinais de RH sem HA também foi detectado risco aumentado de doença vascular. Foi encontrada relação entre estreitamento arteriolar e risco de doença arterial coronariana (DAC) em mulheres e não em homens, possivelmente refletindo a maior contribuição da isquemia microvascular nas mulheres.[46] Jibran et al. publicaram em 2018 um estudo mostrando a RH como fator de risco para complicações após infarto agudo do miocárdio com elevação de ST submetido a trombólise bem-sucedida.[47]

AVALIAÇÃO OFTALMOLÓGICA NO MANEJO DO PACIENTE HIPERTENSO

A fundoscopia fornece informações suficientes para estabelecer o grau de comprometimento da circulação ocular pela HA. A familiarização com o significado dos achados e da classificação da retinopatia hipertensiva auxilia o médico a assistir mais adequadamente seus pacientes hipertensos. O clínico pode ter treinamento em fundoscopia ou encaminhar seus pacientes para avaliação com oftalmologista. A condução do paciente pode ser realizada a partir do seguinte esquema, modificado de Cheung et al.:[48]

I. Ausência de retinopatia:
   a. Cuidado rotineiro.
II. Retinopatia leve:
   a. Cuidado rotineiro.
   b. Monitoramento cuidadoso para risco de doença cardiovascular.
III. Retinopatia moderada:
   a. Pesquisar *diabetes mellitus*.
   b. Encaminhar para avaliação oftalmológica (considerar).
   c. Monitoramento cuidadoso para risco de doença cardiovascular.
   d. Considerar avaliação de condições de alto risco.
IV. Retinopatia maligna:
   a. Tratamento urgente da hipertensão.
   b. Encaminhar para avaliação oftalmológica.
V. Coroidopatia maligna:
   a. Tratamento urgente da hipertensão.
   b. Encaminhar para avaliação oftalmológica.
   c. Considerar o uso de anti-VEGF para tratamento ocular.
VI. Impossibilidade do exame ou sinais duvidosos:
   a. Cuidado rotineiro.
   b. Encaminhar para avaliação oftalmológica.

O olho configura-se em um órgão-alvo importante da HA, pela possibilidade de comprometimento da função visual e como fonte de informações para auxiliar na tomada de decisões e no cuidado do paciente hipertenso. O conhecimento sobre a fisiopatologia das alterações oculares na HA e a correlação com os riscos sistêmicos teve grande avanço desde o trabalho pioneiro de Keith, Wagener e Barker, graças à incorporação na prática cotidiana de tecnologias sofisticadas, como a OCT e a A-OCT, além da facilidade atual de se lidar com uma grande quantidade de dados em estudos epidemiológicos.

O cuidado do paciente hipertenso requer um trabalho multidisciplinar, sendo fundamentais o diálogo e colaboração entre o clínico ou cardiologista e o oftalmologista. O oftalmologista deve estar ciente da importância das alterações oculares da HA e encaminhar para avaliação clínica as pessoas com achados sugestivos ao exame, quer tenham histórico de HA, quer não. O internista terá condições de manejar melhor seus pacientes hipertensos utilizando os conhecimentos sobre as alterações oculares na HA e as informações obtidas pelo exame oftalmológico adequado.

No Brasil há carência de dados populacionais em retinopatia hipertensiva, sendo usada a extrapolação de conhecimentos produzidos em outros países. Nosso país tem um grande contingente de pessoas, particularmente entre a população negra, que encontra barreiras não só ao acesso aos serviços de saúde, mas também a condições de vida saudável, dificultando a prevenção e o controle da HA. É de suma importância que se realizem estudos populacionais brasileiros, gerando conhecimento adequado à nossa realidade e uma consequente melhoria do atendimento à população.

REFERÊNCIAS

1. Cheung CY, Wong TV. Hypertension. In: Schachat AP, Sadda SR. Ryan's retina. 6. ed. Amsterdam: Elsevier; 2018. p. 3399-420.
2. Choi WJ, Mohler KJ, Potsaid B, Lu CD, Liu JJ, Jayaraman V, et al. Choriocapillaris and choroidal microvasculature imaging with ultrahigh speed OCT angiography. PLoS One. 2013;8(12).

3. Tapp RJ, Owen CG, Barman SA, Welikala RA, Foster PJ, Whincup PH, et al. Associations of retinal microvascular diameters and tortuosity with blood pressure and arterial stiffness United Kingdom biobank. Hypertension. 2019;74(6):1383-90.
4. Sbeit RHSA, Mohammed OA, Alamlih LI. Hypertension as an unusual cause of proliferative retinopathy: case report and literature review. Case Rep Ophthalmol. 2021;12:594-602.
5. Riva CE, Alm A, Pournars CJ. Ocular circulation. In: Levin LA, Nilsson SFE, Ver Hoeve J, Wu S, Kaufman PL, Alm A. Adler's physiology of the eye. 11. ed. Edinburgh: Saunders: 2011. p.243-73.
6. Cheung CY, Xu D, Cheng CY, Sabanayagam C, Tham YC, Yu M, et al. A deep-learning system for the assessment of cardiovascular disease risk via the measurement of retinal-vessel calibre. Nat Biomed Eng. 2021;5(6):498-508.
7. Keith NM, Wagener HP, Barker NW. Some different types of essential hypertension – their course and prognosis. Am J Med Sci. 1939; 197:332-43.
8. Wong TY, Mitchell P. Hypertensive retinopathy. N Engl J Med. 2004 ;351(22):2310-7.
9. Downie LE, Hodgson LAB, Dsylva C, McIntosh RL, Rogers SL, Connell P, et al. Hypertensive retinopathy: comparing the Keith-Wagener-Barker to a simplified classification. J Hypertens. 2013;31(5):960-5.
10. Rezkallah A, Kodjikian L, Abukhashabah A, Denis P, Mathis T. Hypertensive choroidopathy: multimodal imaging and the contribution of wide-field swept-source OCT-angiography. Am J Ophthalmol Case Rep. 2019;13:131-5.
11. Stryjewski TP, Papakostas TD, Eliott D. Multimodal imaging of Elschnig spots: a case of simultaneous hypertensive retinopathy, choroidopathy, and neuropathy. Semin Ophthalmol. 2017;32(4):397-9.
12. Padhy S, Kumar V. Dramatic response to intravitreal bevacizumab in hypertensive retinopathy. Indian J Ophthalmol. 2018;66(10):1494-5.
13. Hayreh SS. Ocular vascular occlusive disorders. Heidelberg: Springer; 2015. p.571-8.
14. Pryor JS, Davies PD, Hamilton DV. Blindness and malignant hypertension. Lancet. 1979;2803.
15. Taylor D, Ramsay J, Day S, Dillon M. Infarction of the optic nerve head in children with accelerated hypertension. Br J Ophthalmol. 1981;65(3):153-60.
16. Fleckenstein M, Keenan TDL, Guymer RH, Chakravarthy U, Schmitz-Valckenberg S, Klaver CC, et al. Age-related macular degeneration. Nat Rev Dis Primers. 2021 6;7(1):31.
17. Weinreb RN, Leung CKS, Crowston JG, Medeiros FA, Friedman DS, Wiggs JL, et al. Primary open-angle glaucoma. Nat Rev Dis Primers. 2016;2:16067.
18. Scott IU, Campochiaro PA, Newman NJ, Biousse V. Retinal vascular occlusions. Lancet. 2020;396(10266):1927-40.
19. Adler AI, Stratton IM, Neil HA, Yudkin JS, Matthews DR, Cull CA, et al. Association of systolic blood pressure with macrovascular and microvascular complications of type 2 diabetes (UKPDS 36): prospective observational study. BMJ. 2000;321(7258):412-9.
20. UK Prospective Diabetes Study Group. Tight blood pressure control and risk of macrovascular and microvascular complications in type 2 diabetes: UKPDS 38. BMJ. 1998;317:703-13.
21. Emdin CA, Rahimi K, Neal B, Callender T, Perkovic V, Patel A. Blood pressure lowering in type 2 diabetes: a systematic review and meta-analysis. JAMA. 2015;313:603-15.
22. Wagner J, Jan Danser AH, Derkx FH, de Jong TV, Paul M, Mullins JJ, et al. Demonstration of renin mRNA, angiotensinogen mRNA, and angiotensin converting enzyme mRNA expression in the human eye: evidence for an intraocular renin-angiotensin system. Br J Ophthalmol. 1996;80(2):159-63.
23. Ishizaki E, Takai S, Ueki M, Maeno T, Maruichi M, Sugiyama T, et al. Correlation between angiotensin-converting enzyme, vascular endothelial growth factor, and matrix metalloproteinase-9 in the vitreous of eyes with diabetic retinopathy. Am J Ophthalmol. 2006;141(1).
24. Rabb MF, Gagliano DA, Teske MP. Retinal arterial macroaneurysms. Surv Ophthalmol. 1988;33(2):73-96.
25. Venkatesh R, Gurav P. Optic nerve head retinal artery macroaneurysm: report of a case. SAGE Open Med Case Rep. 2019;7:2050313X1986947.
26. Moosavi RA, Fong KCS, Chopdar A. Retinal artery macroaneurysms: clinical and fluorescein angiographic features in 34 patients. Eye. 2006;20(9):1011-20.
27. Ojaimi E, Nguyen TT, Klein R, Islam FMA, Cotch MF, Klein BEK, et al. Retinopathy signs in people without diabetes: the multi-ethnic study of atherosclerosis. Ophthalmology. 2011;118(4):656-62.
28. Kawasaki R, Wang JJ, Rochtchina E, Taylor B, Wong TY, Tominaga M, et al. Cardiovascular risk factors and retinal microvascular signs in an adult Japanese population: the Funagata Study. Ophthalmology. 2006;113(8):1378-84.
29. Wong TY, Klein R, Duncan BB, Nieto FJ, Klein BEK, Couper DJ, et al. Racial differences in the prevalence of hypertensive retinopathy. Hypertension. 2003;41(5):1086-91.
30. Wang S, Xu L, Jonas JB, Wang YS, Wang YX, You QS, et al. Five-year incidence of retinal microvascular abnormalities and associations with arterial

hypertension: the Beijing Eye Study 2001/2006. Ophthalmology. 2012;119(12):2592-9.
31. Kaushik S, Tan AG, Mitchell P, Wang JJ. Prevalence and associations of enhanced retinal arteriolar light reflex. a new look at an old sign. Ophthalmology. 2007;114(1):113-20.
32. Wong TY, Klein R, Richey Sharrett A, Duncan BB, Couper DJ, Barbara, et al. Retinal arteriolar diameter and risk for hypertension. Ann Intern Med. 2004;140(4):248-55.
33. Wang JJ, Rochtchina E, Liew G, Tan AG, Wong TY, Leeder SR, et al. The long-term relation among retinal arteriolar narrowing, blood pressure, and incident severe hypertension. Am J Epidemiol. 2008;168(1):80-8.
34. Sakata K, Sakata V, Barreto Jr J, Bottós KM, Bottós JM, Duarte Filho NP, Busatto D. Hipertensão e retinopatia hipertensiva Arq Bras Oftalmol. 2002;65:207-11.
35. Wong TY, Klein R, Sharrett AR, Couper DJ, Klein BE, Liao DP, et al.; ARIC Investigators. Atherosclerosis Risk in Communities Study. Cerebral white matter lesions, retinopathy, and incident clinical stroke. JAMA. 2002;288(1):67-74.
36. Wong TY, Klein R, Couper DJ, Cooper LS, Shahar E, Hubbard LD, et al. Retinal microvascular abnormalities and incident stroke: The Atherosclerosis Risk in Communities Study. Lancet. 2001;358(9288):1134-40.
37. Klein R, Myers CE, Lee KE, Klein BEK. 15-year cumulative incidence and associated risk factors for retinopathy in nondiabetic persons. Arch Ophthalmol. 2010;128(12):1568-75.
38. Harbaoui B, Courand PY, Defforges A, Khettab F, Milon H, Girerd N, et al. Cumulative effects of several target organ damages in risk assessment in hypertension. Am J Hypertens. 2016;29(2):234-44.
39. Ikram MK, Witteman JC, Vingerling JR, Breteler MM, Hofman A, de Jong PT. Retinal vessel diameters and risk of hypertension: the Rotterdam Study. Hypertension. 2006;47(2):189-94.
40. Li J, Kokubo Y, Arafa A, Sheerah HA, Watanabe M, Nakao YM, et al. Mild hypertensive retinopathy and risk of cardiovascular disease: the Suita Study. J Atheroscler Thromb. 2022; 29:000-000.
41. Sairenchi T, Iso H, Yamagishi K, Irie F, Okubo Y, Gunji J, et al. Mild retinopathy is a risk factor for cardiovascular mortality in Japanese with and without hypertension: the Ibaraki Prefectural Health Study. Circulation. 2011;124(23): 2502-11.
42. Chew SKH, Xie J, Wang JJ. Retinal arteriolar diameter and the prevalence and incidence of hypertension: a systematic review and meta-analysis of their association. Curr Hypertens Rep. 2012;14(2):144-51.
43. McGeechan K, Liew G, Macaskill P, Irwig L, Klein R, Klein BE, et al. Retinal vessel caliber and risk for coronary heart disease: a systematic review and meta-analysis. Ann Intern Med. 2009;151(6):404-13.
44. Kabedi NN, Mwanza JC, Lepira FB, Kayembe TK, Kayembe DL. Hypertensive retinopathy and its association with cardiovascular, renal and cerebrovascular morbidity in Congolese patients. Cardiovasc J Afr. 2014;25(5):228-32.
45. Rim TH, Teo AWJ, Yang HHS, Cheung CY, Wong TY. Retinal vascular signs and cerebrovascular diseases. J Neuroophthalmol. 2020;40(1):44-59.
46. Wong TY, Klein R, Richey Sharrett MA, Duncan BB, Couper DJ, Tielsch JM, et al. Retinal arteriolar narrowing and risk of coronary heart disease in men and women: the Atherosclerosis Risk in Communities Study. JAMA. 2002;287(9):1153-9.
47. Jibran MS, Habib SA, Khan SB. Hypertensive retinopathy: a prognostic factor for morbidity and mortality after acute ST elevation myocardial infarction. J Coll Physicians Surg Pak. 2019;29(3):205-9.
48. Cheung CY, Biousse V, Keane PA, Schiffrin EL, Wong TY. Hypertensive eye disease. Nat Rev Dis Primers. 2022;8(1):14.

SEÇÃO 6

VASOS

Hipertensão e disfunção endotelial

Isabella Fernandes
Nelson Dinamarco

INTRODUÇÃO

A hipertensão arterial (HA) está relacionada à disfunção endotelial, em virtude da produção de radicais livres de oxigênio que destroem o óxido nítrico (ON), impossibilitando seus efeitos protetores na parede vascular.[1,2]

Analisando a estrutura dos vasos sanguíneos destaca-se o endotélio vascular, considerado um tecido ativo e dinâmico, importante na manutenção da circulação sanguínea, caracterizado por uma camada única de células endoteliais que reveste o interior desses vasos, atuando como camada protetora entre os demais tecidos e o sangue circulante. Logo, trata-se do maior órgão-alvo na HA e demais doenças cardiovasculares.[1,3]

A disfunção endotelial é considerada um desequilíbrio na produção endotelial de mediadores que regulam tônus vascular, agregação plaquetária, coagulação e fibrinólise. Nesse contexto, refere-se como piora no relaxamento dependente do endotélio, causado pela perda da biodisponibilidade do ON, muito embora a produção de outras substâncias vasoativas derivadas do endotélio, como prostaciclina, hiperpolarizante derivado do endotélio, endotelina e angiotensina II, também possa estar alterada.[2,3]

Portanto, a disfunção endotelial ocorre em diversas doenças metabólicas e cardiovasculares, como obesidade, intolerância à glicose, hiperglicemia, hipertensão arterial e dislipidemia. Em todas essas condições decorrentes da resistência insulínica, apresenta-se como um distúrbio metabólico manifestado pela redução da utilização da glicose pelo músculo esquelético periférico, sendo, desse modo, fortemente associada à disfunção endotelial, cuja ocorrência tem se mostrado precoce.[2,4]

HIPERTENSÃO ARTERIAL

A pressão arterial (PA), fisicamente definida como a força exercida pelo sangue por unidade de área da parede vascular, permite a ocorrência do fluxo sanguíneo e a perfusão sanguínea nos tecidos. Por intermédio do fluxo circulatório, são fornecidos aos órgãos e tecidos quantidades de oxigênio conforme a necessidade e retiram-se os metabólitos resultantes da atividade celular. Logo, a manutenção de uma pressão adequada é fundamental para que ocorra o bom funcionamento do sistema circulatório.[2,5]

A HA é considerada uma desordem circulatória, associada a alterações metabólicas e funcionais/estruturais dos órgãos-alvo (coração, rins e vasos sanguíneos), caracterizada por níveis elevados e sustentados de PA. É reconhecida como um importante fator de risco para morbidade e mortalidade cardiovasculares, mesmo com o uso concomitante de medicamentos anti-hipertensivos.[1,4]

A literatura reporta alguns fatores ambientais relacionados com progressão, evolução e complicações nas doenças cardiovasculares (DCV), dentre os quais se incluem o tabagismo, a obesidade, o sedentarismo e outros. A combinação desses fatores entre indivíduos hipertensos parece variar com a idade, a inatividade física, a hiperglicemia e a dislipidemia; e a obesidade aumenta a prevalência da associação de múltiplos fatores de risco. Muitos pacientes apresentam três fatores de risco ou até mais. Também se observa em estudos que os fatores que promovem alterações na PA vêm ocorrendo em faixas etárias cada vez mais baixas.[2,6]

Importante ressaltar que a gênese da hipertensão compreende aspectos genéticos, ambientais, vasculares e neurais. A hiperatividade do sistema nervoso simpático (SNS) é proposta como um importante mecanismo de hipertensão e DCV. Portanto, para a prevenção da HA, alterações no estilo de vida são recomendadas pelas diversas diretrizes, que nos últimos anos vêm se fortalecendo pelo aumento da sobrevida dos pacientes com doenças crônicas. Entre os mecanismos fisiopatológicos da HA, pode-se citar o papel do endotélio vascular.[3,5-8]

A fisiopatologia da HA implica entender os mecanismos de controle da PA, cuja regulação depende de ações integradas entre os sistemas cardiovascular, renal, neural e endócrino, e de fatores físicos como força contrátil do coração e elasticidade das grandes artérias torácicas. A manutenção da PA dentro de uma faixa de normalidade depende de variações no débito cardíaco e na resistência periférica, com inúmeras substâncias e sistemas fisiológicos interagindo de maneira complexa para garantir uma PA em níveis adequados nas mais diversas situações.[2,5-9]

RESISTÊNCIA À INSULINA E HIPERTENSÃO ARTERIAL

A hipertensão arterial tem associação com o hiperinsulinismo em pacientes diabéticos obesos e em indivíduos obesos não diabéticos. Parentes de primeiro grau normotensos, desses pacientes, apresentam resistência à insulina e dislipidemia. Esses achados sugerem predisposição genética comum para a hipertensão arterial e resistência à insulina. Por outro lado, hiperinsulinismo sem resistência à insulina e concentrações aumentadas de insulina dentro da faixa normal não predispõem à hipertensão arterial.[8-14]

A patogenia da HA associada à obesidade é complexa e certamente não está relacionada a um único gene. Muitos fatores atuam em conjunto para promover vasoconstrição e retenção de sódio. Desse modo, a leptina, os ácidos graxos livres e a insulina, cujas concentrações estão aumentadas na obesidade, atuam sinergicamente estimulando a atividade simpática e a vasoconstrição. Além disso, a resistência à insulina e a disfunção endotelial atuam na eficiência da resposta vasoconstritora. Finalmente, o aumento da reabsorção renal de sódio também pode ocorrer, causado por aumento da atividade simpática renal, por efeito direto da insulina, hiperatividade do sistema renina-angiotensina (SRA) e possivelmente por alteração de forças físicas intrarrenais, e a filtração glomerular é determinada pelo balanço das forças hidrostáticas e coloidosmóticas, atuando através da membrana capilar.[15-19]

Assim, a resistência à insulina tem sido sugerida como responsável pelo aumento da pressão arterial em alguns pacientes com hipertensão arterial. Esta característica é agora amplamente reconhecida como parte da síndrome metabólica marcada.[16-19]

ENDOTÉLIO E ALTERAÇÕES FISIOPATOLÓGICAS

As células endoteliais, em condições fisiológicas, reguladas por fatores hemodinâmicos, como PA e fluxo sanguíneo, levam a uma resposta (dependente da produção de mediadores químicos), que produzem modificações no fluxo sanguíneo e desempenham um papel fundamental na regulação do tônus vascular através da síntese e liberação de fatores de relaxamento e contração envolvidos na homeostase cardiovascular.[20-22]

O endotélio é um órgão com múltiplas funções. A habilidade endotelial de modular o lúmen vascular pela regulação do tônus vascular (controle da dilatação e da contração local) ou pela liberação de fatores vasoativos é uma das principais respostas aos estímulos fisiológicos gerados pelo fluxo e pela pressão sanguínea.[23-25]

Os principais fatores relaxantes do endotélio são o ON, o fator hiperpolarizante derivado do endotélio (EDHF) e a prostaciclina (PGI2). Entre os fatores contráteis, os principais são a prostaglandina H2 (PGH2), o tromboxano A2, a angiotensina II (Ang II), as espécies reativas de oxigênio (ERO) e a endotelina (ET-1).[22-24,26-29]

Na hipertensão, o complexo mecanismo de elevação da PA pela deficiência de ON envolve acentuação do tônus do sistema simpático, do SRA e do estresse oxidativo. As células, incluindo as endoteliais, possuem complexos sistemas antioxidantes enzimáticos e não enzimáticos que atuam sinergicamente para defender o organismo de danos causados pelos radicais livres.[27-30]

O ON é um radical livre inorgânico, gasoso, altamente reativo e produzido a partir da oxidação do aminoácido L-arginina, que se converte em L-citrulina.[23] Dessa forma, é gerado a partir da L-arginina pela ação de ON-sintase endotelial, na presença de cofatores. Difunde-se para células musculares lisas vasculares e ativa a guanilato ciclase (GC), o que leva à vasodilatação mediada pela liberação do segundo mensageiro monofosfato cíclico de guanosina (cGMP) e à ativação da proteína quinase G-dependente, resultando na diminuição da concentração de cálcio intracelular, seguida por relaxamento. Além disso, há muitas outras funções do ON que participam na regulação de transcrição de genes, tradução de mRNA e modificação proteica de várias enzimas envolvidas na respiração mitocondrial, na mitogênese e no crescimento. O sistema de sinalização ON e cGMP é um modulador bem característico da função cardiovascular, em geral, e da PA, em particular.[30-36]

Existem três isoformas da enzima responsável pela síntese de óxido nítrico (SON). A forma neuronal (nSON), encontrada nos neurônios e ativada por cálcio, a forma induzível (iSON), estimulada por citocinas inflamatórias, produtos microbianos e perturbação mecânica, e a enzima óxido nítrico sintase endotelial (eSON), localizada no cromossomo 7, são responsáveis pela síntese de ON na circulação sanguínea, com capacidade vasoprotetora e vasodilatadora. Além de inibirem a proliferação das células musculares lisas, impedem o recrutamento, a adesão e a diferenciação de células inflamatórias, a agregação plaquetária e a produção do fator tecidual trombogênico.[33,37-39]

A obesidade classicamente é definida não só por induzir alterações hemodinâmicas, mas também por um quadro complexo envolvendo liberação desregulada de adipocinas e ácidos graxos pelo tecido adiposo branco, resistência insulínica, aumento da atividade do sistema renina-angiotensina-aldosterona (SRAA), disfunção endotelial e disfunção do SNS, com o ganho ponderal (aumento de peso). Há secreção de citocinas e hormônios que regulam funções biológicas como sensibilidade à insulina, resposta inflamatória, ações vasculares e pressão arterial.[38,40-44]

O tecido adiposo é um órgão metabolicamente ativo que possui papel importante na homeostase energética em decorrência da secreção ou ao sofrer influência de adipocinas. Dentre elas estão a leptina – hormônio regulador da fome, de caráter anorexígeno, secretado principalmente pelo tecido adiposo e que age no sistema nervoso central regulando o gasto energético –, a resistina – que bloqueia a ação da leptina, secretado por células do sistema imunológico e células epiteliais – e a adiponectina – que possui efeito anorexígeno, é secretada pelo tecido adiposo e tem sua concentração inversamente proporcional à quantidade desse tecido. Assim, na obesidade, desencadeia um processo pró-inflamatório e uma cascata de efeitos sistêmicos que contribuem para a desestabilização ou a descompensação da HA. Existe um risco proporcional entre a concentração de leptina e a hiperleptinemia, que, mediante o estímulo crônico do SNS, provoca o aumento da frequência cardíaca e, evidentemente, da PA. Já a resistina, quando aumentada, está associada ao estímulo de vias inflamatórias em razão do aumento de fatores pró-inflamatórios e da ativação de células endoteliais vasculares como a endotelina, potente vasoconstritor. E a adiponectina, além de diminuir a atividade da leptina, aumenta a sensibilidade à insulina e possui ações anti-inflamatórias, diminuindo a expressão do fator de necrose tumoral alfa (TNF-alfa) e da interleucina-6 (IL-6) e ações no metabolismo de carboidratos e lipídeos ao inibir a expressão de enzimas lipase lipoproteica (LLP) e transportador de glicose tipo 4 (GLUT-4), aumentando a liberação de ácidos graxos e glicerol, o que prejudica o metabolismo glicídico e tem impactos na obesidade, no *diabetes mellitus* (DM) 2 e na HA.[32-36,41-46]

A obesidade tem ações vasculares importantes para a homeostase, como a sinalização para o endotélio de produção de ON. Esta ocorre a partir da regulação do receptor GLUT-4 – responsável pela captação de glicose – pela insulina, que desencadeia uma cascata enzimática para a produção de ON. Por outro lado, a insulina possui um efeito controverso ao ON, causando contração quando ativa outra via de sinalização – a da proteína quinase ativada por mitógenos (MAPK) –, pois estimula a secreção de ET-1. Em virtude da expansão do tecido adiposo e da consequente maior produção de adipocinas pró-inflamatórias pelos adipócitos, essas adipocinas inibem a via de sinalização da produção do ON, provocando um desequilíbrio entre as vias, levando a alterações vasculares, como resistência vascular periférica (RVP), que afetam a HA.[14-16,35,46-52]

Na relação entre débito cardíaco (DC) e RVP, para haver HA, um dos dois componentes da fórmula (ou os dois) tem de estar aumentado. Com os mecanismos vasculares autorregulatórios, a RVP pode elevar-se em resposta a um DC aumentado ou a uma PA elevada. Desse modo, já foi constatado que o aumento crônico da PA tem importantes efeitos nos vasos sanguíneos, tanto nos de condutância (artérias) quanto nos de resistência (arteríolas), em um processo chamado "remodelamento vascular". A PA elevada estimula a liberação local de substâncias tróficas que promovem a proliferação e o desarranjo celular da parede dos vasos. As médias e pequenas artérias podem ter uma hipertrofia de sua camada muscular, enquanto as arteríolas sofrem alterações proliferativas que reduzem seu lúmen. Assim, com o passar dos anos, a RVP vai aumentando, servindo como o principal fator de manutenção (ou progressão) da hipertensão arterial.[1-5,7,14,52-55]

O SRAA está relacionado a obesidade, DM e HA. A secreção de aldosterona pela glândula adrenal é reguladora da ativação do SRAA em resposta ao volume intravascular e é mediada pelo fator lipossolúvel produzido pelo tecido adiposo. A partir de níveis elevados de aldosterona, uma série de eventos são desencadeados, como a geração de radicais livres de oxigênio e fatores de inflamação nos tecidos, contribuindo para a deficiência de sinalização metabólica da insulina e a redução da vasodilatação mediada pelo endotélio, de tal forma que também aumenta a interação via mineralocorticoides, promovendo lipogênese e inflamação no tecido adiposo. Além disso, níveis elevados da enzima de conversão da angiotensina (ECA) e expressão aumentada de angiotensinogênio no tecido adiposo, provocam, consequentemente, a angiotensina II, a qual induz estresse oxidativo, vasoconstrição, hiperatividade do SNS e aumento da reabsorção de sódio, que se apresenta em um quadro de hipertensão.[2-4,7,52-62]

A disfunção endotelial tem implicação com obesidade e DM. Essa disfunção do paciente é acarretada pela hiperglicemia, que induz estresse oxidativo, aumentando a produção de ânions superóxidos pela cadeia mitocondrial de transporte de elétrons e aumenta seletivamente a expressão da enzima cicloxigenase 2, levando ao aumento da liberação de prostaglandinas vasoconstritoras e elevando a pressão no interior dos vasos sanguíneos, situação característica da HA.[3-7,63-66]

A ativação do SNS relaciona a obesidade com o desenvolvimento de HA pela disfunção barorreflexa, presente nos barorreceptores carotídeos. Ocorre a deformação mecânica das terminações neurais, um dos mais importantes mecanismos para o controle sistólico da PA, os quais atuam ajustando a frequência cardíaca e o tônus simpático vascular. Além do mais, essa ativação do SNS influencia a hiperinsulinemia, a resistência à insulina, a hiperleptinemia e as altas concentrações de angiotensina II, como descrito anteriormente, afetando a descompensação do quadro hipertensivo.[14-16,61-65]

RESISTÊNCIA À INSULINA E CITOCINAS

Citocinas proteínas de baixo peso molecular têm diversas funções metabólicas e endócrinas que participam da inflamação e resposta do sistema imune. Várias dessas citocinas são fatores de risco independentes para doenças coronarianas e cerebrovasculares. As principais fontes de citocinas (adipocinas/adipocitocinas) são os tecidos adiposos subcutâneo e visceral. Assim, massa de tecido adiposo aumentada está associada com alterações na produção de adipocina, como superexpressão de TNF-alfa, IL-6, inibidor do ativador do plasminogênio-1 (PAI-1), e subexpressão de adiponectina em tecido adiposo. A condição pró-inflamatória associada com essas alterações confirma ligação entre resistência à insulina e disfunção endotelial.[12-16,67-70]

Existem evidências para a regulação da função endotelial pela insulina e adipocinas como adiponectina, leptina, resistina, IL-6 e TNF-alfa, visto que, por exemplo, a redução da massa de tecido adiposo, por meio da redução de peso em associação com exercício, reduz TNF-alfa, IL-6 e PAI-1, aumenta a adiponectina e está associada com melhora na sensibilidade à insulina e função endotelial.[8-12,56-58,70-74]

A atividade do SRAA está aumentada nos estados de resistência insulínica e no curso da hipertensão arterial. Está expressa no tecido adiposo e no endotélio vascular, sugerindo que este atue de maneira tanto endócrina quanto parácrina, contribuindo para a disfunção endotelial.[5-17,71-73]

O SRAA influencia a função vascular de diversas maneiras. No endotélio, a ECA quebra angiotensina I, produz angiotensina II e catalisa a degradação de bradicinina, um vasodilatador gerador de ON. Além disso, a angiotensina II também estimula a produção de ET-1 e superóxido, via NADPH-oxidase vascular. Os componentes do SRAA exercem seus efeitos no endotélio através de inúmeros mecanismos, e por isso a inibição desse sistema traz benefícios nos estados de resistência à insulina melhorando a função endotelial e a sensibilidade insulínica.[3-8,63-75]

FUNÇÃO ENDOTELIAL

O endotélio tem uma função autócrina/parácrina, reguladora da secreção de substâncias que controlam o tônus e a estrutura vascular. Produz múltiplos fatores relaxantes (ON e prostaciclina) e constritores (endotelinas isoformas 1, 2 e 3).[3-9,40-44]

O fator relaxante mais bem caracterizado e mais importante é o ON, derivado da L-arginina pela atividade da sintetase do ON endotelial. O ON tem uma produção e libertação basais, e outra dependente da influência de vários agonistas (acetilcolina, bradicinina, substância P e serotonina, entre outros).[9-16,40]

O principal fator constritor derivado do endotélio, a endotelina-1 (ET-1), é a isoforma predominante no sistema cardiovascular. A ET-1 atua através de receptores específicos, chamados de ETA e ETB. Os receptores do tipo A encontram-se apenas no músculo liso, têm uma função promotora de fatores de crescimento e medeiam a contração. Os receptores do tipo B encontram-se nas células endoteliais e do músculo liso, tendo ações distintas. Os ETB das células musculares medeiam a contração, induzindo ao relaxamento dos ETB das células endoteliais ao produzirem fatores relaxantes derivados do endotélio, incluindo ON e prostaciclina. O efeito global da ET-1 no tônus e estrutura vascular vai depender do balanço entre o efeito direto via receptores ETA e ETB.[4-6,16-22]

Em condições como envelhecimento, pós-menopausa, HA, diabetes, aterosclerose, vasospasmo e lesões de reperfusão, a ativação das células endoteliais leva à produção e liberação de fatores constritores incluindo os derivados da cicloxigenase, majoritariamente os prostanoides (tromboxano A2 e prostaglandina H2) e radicais livres de oxigênio, que vão contra-atuar na atividade relaxante do ON. Os radicais livres de oxigênio também conseguem desregular a função endotelial, causando a degradação do ON.[12-19,28-34]

A redução da síntese de ON e/ou sua crescente inativação por radicais livres de oxigênio pode ser responsável pelo aumento da resistência vascular em pacientes hipertensos, além de contribuir para consequências clínicas como hipertrofia vascular e cardíaca, e doenças coronariana e cerebrovascular.[26,34]

INFLAMAÇÃO E DISFUNÇÃO ENDOTELIAL

A inflamação está envolvida nas doenças cardiovasculares e em complicações como HA, insuficiência cardíaca congestiva, aterosclerose e acidente vascular encefálico, cuja etiologia envolve o comprometimento morfológico e funcional do endotélio e das plaquetas. Nessas condições, os níveis de mediadores inflamatórios estão aumentados na circulação e nos tecidos.[9-15,20-22]

Logo, as células endoteliais incorporam uma gama de funções homeostáticas. Tem sido sugerido que a disfunção do endotélio vascular associada à HA está relacionada com uma inflamação local e sistêmica. Sabe-se que a inflamação é uma resposta fisiológica protetora a estímulos nocivos e/ou patogênicos e que a disfunção endotelial é um estado pró-inflamatório, com alteração nas funções do endotélio, associado à HA, uma doença multifacetada.[2-10]

A disfunção endotelial refere-se à alteração da vasodilatação dependente do endotélio, que cursa com uma inflamação localizada e, posteriormente, lesões vasculares. A disfunção endotelial ocorre quando os efeitos vasoconstritores se sobrepõem aos efeitos vasodilatadores, levando a uma alteração do relaxamento vascular.[3-7,10]

O endotélio, o maior órgão do corpo, está estrategicamente localizado entre a parede de vasos sanguíneos e a corrente sanguínea. Ele detecta estímulos mecânicos (*shear stress*) e hormonais, como substâncias vasoativas. Em resposta a esses estímulos, libera agentes vasomotores e inflamatórios, que afetam a homeostase vascular. Entre as substâncias vasodilatadoras produzidas pelo endotélio estão ON, prostaciclina, fator hiperpolarizante derivado do endotélio e peptídeo natriurético tipo C. Entre os agentes vasoconstritores, incluem-se ET-1, angiotensina II, tromboxano A2 e ERO. Moduladores inflamatórios incluem ON, molécula de adesão intercelular-1 (ICAM-1), molécula de adesão vascular-1 (VCAM-1), E-selectina e fator nuclear kappa B (NF-kB), que por sua vez participam da modulação da homeostase vascular. Fator inibidor de tecido, fator de von Willebrand, prostaciclina, tromboxano A2, PAI-1 e fibrinogênio são outros moduladores que participam desse processo. O endotélio também contribui para a mitogênese, a angiogênese, a permeabilidade vascular e o equilíbrio de fluidos.[2-13,20-32]

Entre os fatores patológicos, podem-se citar os radicais livres, que promovem lesão tecidual e disfunção endotelial por perturbarem o equilíbrio do ON, causando elevado estresse oxidativo, elevados níveis de citocinas pró-inflamatórias (TNF-alfa, IL-6 e IL-1-beta) e produção excessiva de quimiocinas inflamatórias [macrófago inflamatório proteína alfa-1 (MIP-1-alfa) e quimioatrator proteína-1 (MCP-1)].[2-8,12]

Estudos com metabólitos do ON, como nitrito/nitrato (NOx), mostram que eles atuam monitorando o estado de saúde de pacientes com doenças cardiovasculares e podem ser utilizados no campo clínico como biomarcadores. Nesse contexto, corroboram essa abordagem sobre biomarcadores, pois avaliaram a função endotelial com base na medição dos biomarcadores endoteliais circulantes no plasma, uma vez que existem muitos candidatos atrativos para biomarcadores endoteliais. No entanto, os autores ressaltam que, em muitas doenças, essas moléculas possuem fracas seletividade e especificidade. Assim, se forem utilizadas individualmente, têm um baixo valor preditivo.[30-32]

Considerando que a produção de ON foi associada à baixa biodisponibilidade de L-arginina e que este substrato é análogo à dimetil-arginina assimétrica (ADMA), estudos sugerem que a razão L-arginina/ADMA tem reflexo direto na biodisponibilidade de ON. No plasma de indivíduos saudáveis, a relação L-arginina/ADMA é de aproximadamente 100:1. Porém, em uma situação fisiopatológica, a ADMA apresenta concentrações aumentadas quando comparada à L-arginina; assim, a ADMA pode atuar inibindo competitivamente a óxido nítrico sintase endotelial (eNOS), uma vez que inibe a formação de ON e, consequentemente, reduz a síntese desse substrato. Assim, os níveis elevados de ADMA podem inibir a síntese de ON, prejudicando a função endotelial.[32-36]

Níveis plasmáticos elevados de ADMA têm sido relatados em pacientes com fatores de risco vascular, possuindo valor preditivo para eventos cardio e cerebrovasculares. Destaca-se a ADMA como um biomarcador da hipertensão arterial.[33-37]

Estudos revelaram ainda que níveis elevados de ADMA reduzem a participação do ON na regulação do tônus vascular por atuarem na inibição direta da eNOS e na diminuição de sua biodisponibilidade pelo aumento da produção e liberação de ERO através da ativação do SRA, levando a uma disfunção vascular em vasos arteriais isolados *in vitro*.[39-45]

Evidências sugerem que o desequilíbrio nos níveis de ON e ERO (diminuição e aumento, respectivamente) ativa o SNS, mecanismo que parece estar envolvido nos aspectos neurogênicos da hipertensão. Desse modo, a ADMA pode servir como um biomarcador, indicando a redução da biodisponibilidade do ON.[32-40]

DISFUNÇÃO ENDOTELIAL NA HIPERTENSÃO ARTERIAL

A disfunção endotelial é considerada uma alteração funcional possivelmente reversível da célula endotelial, resultante da disponibilidade deficiente de ON. A interação entre o sistema do ON e substâncias vasoconstritoras endoteliais, essencialmente ET-1 e angiotensina II, podem participar na patogênese da disfunção endotelial. O efeito inibitório do ON, mediado pelo receptor ETB, na produção e atividade da ET-1, está deficiente dentre os hipertensos, pela diminuição da disponibilidade de ON, com o equilíbrio fica alterado, levando a um aumento da atividade vasoconstritora e proliferativa da ET-1.[3,5,6-12,26-34]

A angiotensina II também tem ações diferentes no sistema do ON. Este peptídeo, ao causar a destruição de ON via receptor AT1 e a consequente ativação das oxidases dependentes da NAD(P)H, é responsável pela formação de superóxido. Pode, eventualmente, promover a síntese de ON nas células endoteliais via estimulação de receptores AT2. O ON e os fatores constritores derivados do endotélio exercem um efeito oposto no tônus vascular, mas também inibem e ativam, respectivamente, outros mecanismos, como a agregação plaquetária, a proliferação e migração das células musculares lisas vasculares, a adesão de monócitos e a expressão de moléculas de adesão, todos eles com papel importante na gênese da trombose e da placa aterosclerótica.[8-12,20-26]

Um endotélio disfuncionante, característico da hipertensão e da maioria dos fatores de risco cardiovasculares (envelhecimento, pós-menopausa, hipercolesterolemia, tabagismo, DM e hiper-homocisteinemia), é o maior promotor da aterosclerose e, consequentemente, dos eventos cardiovasculares.[8-16]

REFERÊNCIAS

1. Mattei P, Virdis A, Ghiaddoni L, Taddei S, Salvetti A. Endothelial function in hypertension. J Nephrol. 1997;10(4):192-7.
2. Perticone F, Ceravolo R, Pugia A, Ventura G, Iacopino S, Scozzafava A, et al. Prognostic significance of endothelial dysfunction in hypertensive patients. Circulation. 2001;104:191-6.
3. Katusic ZS, Vanhoutte PM. Superoxide anion is an Endothelium-derived contracting factor. Am J Physiol. 1989;257:H33-H37.
4. Miller VM, Vanhoutte PM. Endothelium-dependent contractions to arachidonic acid are mediated by products of cyclooxygenase. Am J Physiol. 1985;248:H432-H37.
5. Tzemos N, Macdonald T. Endothelial dysfunction in human hypertension. Cardiol. 2001; 20(2):25-9.
6. Panza JA, Quyyumi AA, Brush JE Jr, Epstein SE. A normal endothelium-dependent vascular relaxation in patients with essential hypertension. N Engl J Med. 1990;323:22-7.
7. Haynes WG, Webb DJ. Endothelin as a regulator of cardiovascular function in health and disease. J Hypertens. 1998;16:1081-98.
8. Egashira K, Suzuki S, Hirroka Y, Kai H, Sugimachi M, Imaizumi T, Takeshita A. Impaired endothelium-dependent vasodilatation of large epicardial and resistance coronary arteries in patients with essential hypertension. Different responses to acetylcholine and substance P. Hypertension. 1995;25:201-6.
9. Durand ML, Gutterman DD. Diversity in mechanisms of endothelium-dependent vasodilation in health and disease. Microcirculation. 2013;20(3):239-47.
10. Dharmashankar K, Widlansky ME. Vascular endothelial function and hypertension: insights and directions. Curr Hypertens Rep. 2010;12(6): 448-55.
11. Collier P, Watson CJ, Voon V, Phelan D, Jan A, Mak G, et al. Can emerging biomarkers of myocardial remodeling identify asymptomatic hypertensive patients at risk for diastolic dysfunction and diastolic heart failure? Eur J Heart Fail. 2011;13(10):1087-95.
12. Fernandez-Real JM, Castro A, Vazquez G, Casamitjana R, Lopez-Bermejo A, Penarroja G, et al. Adiponectin is associated with vascular function independent of insulin sensitivity. Diabetes Care. 2004;27:739-45.
13. Shimabukuro M, Higa N, Asahi T, Oshiro Y, Takasu N, Tagawa T, et al. Hypoadiponectinemia is closely linked to endothelial dysfunction in man. J Clin Endocrinol Metab. 2003;88:3236-40.

14. Haffner SM. Insulin resistance, inflammation and the pre-diabetic state. Am J Cardiol 2003;92:18J-26J.
15. Steinberg HO, Tarshoby M, Monestel R, Hook G, Cronin J, Johnson A, et al. Elevated circulating free fatty acid levels impair endothelium-dependent vasodilation. J Clin Invest. 1997;100: 1230-9.
16. Piatti P, Monti LD, Galli L, Fragasso G, Valsecchi G, Conti M. Relationship between endothelin-1 concentration and metabolic alterations typical of the insulin resistance syndrome. Metabolism. 2000;49:748-52.
17. Folli F, Saad MJ, Velloso L, Hansen H, Carandente O, Feener EP. Crosstalk between insulin and angiotensin II signalling systems. Exp Clin Endocrinol Diabetes. 1999;107:133-9.
18. Katovich MJ, Pachori A. Effects of inhibition of the renin-angiotensin system in the cardiovascular actions of insulin. Diabetes Obes Metab. 2000;2:3-4.
19. Zimmet P, Boyko EJ, Collier GR, de Courten M. Etiology of the metabolic syndrome: potential role of insulin resistance, leptin resistance, and other players. Ann NY Acad Sci. 1999;892:25-44.
20. Brodie TG, Russel AE. On the determination of the rate of blood flow through an organ. J Physiol. 1905;32:47-9.
21. Moreno H Jr, Chalon S, Urae A, Tangphao O, Abiose AK, Hoffman BB, et al. Endothelial dysfunction in human hand veins is rapidly reversible after smoking cessation. Am J Physiol. 1998;275:H1040-5.
22. Corretti MC, Anderson TJ, Benjamin EJ, Celermajer D, Charbonneau F, Creager MA, et al. Guidelines for the ultrasound assessment of endothelial-dependent flow-mediated vasodilation of the brachial artery. A report of the International Brachial Artery Reactivity Task Force. J Am Coll Cardiol. 2002;39(2):257-65.
23. Forstermann U, Sessa WC. Nitric synthases: regulation and function. Eur Heart J. 2012;33(7): 829-37, 837a-837d.
24. Aroor AR, Demarco VG, Jia G, Sun Z, Nistala R, Meininger GA, Sowers JR. The role of tissue renin-angiotensin-aldosterone system in the development of endothelial dysfunction and arterial stiffness. Front Endocrinol. 2013;4:161.
25. Zhang X, Lynch AI, Davis BR, Ford CE, Boerwinkle E, Eckfeldt JH, et al. Pharmacogenetic association of NOS3 variants with cardiovascular disease in patients with hypertension: the genhat study. PLoS One. 2012;7(3):e34217.
26. Mamas M, Dunn WB, Neyses L, Goodacre R.The role of metabolites and metabolomics in clinically applicable biomarkers of disease. Arch Toxicol. 2011;85(1):5-17.
27. Lopez B, Gonzalez A, Lindner D, Westermann D, Ravassa S, Beaumont J, et al. Osteopontin-mediated myocardial fibrosis in heart failure: a role for lysyl oxidase? Cardiovasc Res. 2013;99(1):111-20.
28. World Health Organization. Global atlas on cardiovascular disease prevention and control. Geneva: WHO; 2011.
29. Sociedade Brasileira de Cardiologia; Sociedade Brasileira de Hipertensão; Sociedade Brasileira de Nefrologia. VII Diretrizes Brasileiras de Hipertensão. Arq Bras Cardiol. 2021;107(3).
30. World Health Organization. A global brief on hypertension: silent killer, global public health crisis. Geneva: WHO; 2013.
31. Grassi G. Sympathetic neural activity in hypertension and related diseases. Am J Hypertens. 2010;23(10):1052-60.
32. Prati C, Demougeot C, Guillot X, Godfrin-Valnet M, Wendling D. Endothelial dysfunction in joint disease. Joint Bone Spine. 2014;81(5):386-91.
33. Pereira AC, Paulo M, Araújo AV, Rodrigues GJ, Bendhack LM. Nitric oxide synthesis and biological functions of nitric oxide released from ruthenium compounds. Braz J Med Biol Res. 2011;44(9):947-57.
34. Dias RG, Negrão CE, Krieger MH. Óxido nítrico y sistema cardiovascular: activación celular, reactividade vascular y variante genética. Arq Bras Cardiol. 2011;96(1):68-75.
35. Ando J, Yamamoto K. Effects of shear stress and stretch on endothelial function. Antioxid Redox Signal. 2011;15(5):1389-403.
36. Ferreira LB, Albuquerque AAS, Celotto AC. Fator hiperpolarizante derivado do endotélio e doenças cardiovasculares. Rev Soc Cardiol. 2011;21:40-5.
37. Neutel JM. Effect of the renin-angiotensin system on the vessel wall: using ACE inhibition to improve endothelial function. J Hum Hypertens. 2004;18:599-606.
38. Koh KK, Ahn JY, Han SH, Kim DS, Jin DK, Kim HS, et al. Pleitropic effects of angiotensin II receptor blocker in hypertensive patients. J Am Coll Cardiol. 2003;42:905-10.
39. Oishi A, Ohmichi M, Takahashi K, Takahashi T, Mori-Abe A, Kawagoe J, et al. Medroxyprogesterone acetate attenuates estrogen-induced nitric oxide production in human umbilical vein endothelial cells. Biochem Biophys Res Commun. 2004;324:193-8.
40. Melo JB, Figueiredo Neto JAF, Campos RCA, Meireles MF, Costa ECC, Leal MCM. Estudo da função endotelial no Brasil: prevenção de doenças cardiovasculares. Rev Bras Cardiol. 2014;27:616-23.
41. Lee S, Park Y, Zuidema MY, Hannink M, Zhang C. Effects of interventions on oxidative stress and

inflammation of cardiovascular diseases. World J Cardiol. 2011;26(1):18-24.
42. Teixeira BCA, Lopes AL, Macedo RCO, Correa CS, Ramis TR, Ribeiro JL, Reischak-Oliveira A. Marcadores inflamatórios, função endotelial e riscos cardiovasculares. J Vasc Bras. 2014;13:2.
43. Ghasemi A, Zahediasl S, Azizi F. Reference values for serum nitric oxide metabolites in an adult population. Clin Biochem. 2010;43(1-2):89-94.
44. Rajendran P, Rengarajan T, Thangavel J, Nishigaki Y, Sakthisekaran D, Sethi G, Nishigaki I. The vascular endothelium and human diseases. Int J Biol Sci. 2013;9(10):1057-69.
45. Martins LC, Figueiredo VN, Quinaglia T, Boer-Martins L, Yugar-Toledo JC, Martin JF, et al. Characteristics of resistant hypertension: aging, body mass index, hyperaldosteronism, cardiac hypertrophy and vascular stiffness. J Hum Hypertens. 2011;25(9):532-8.
46. Nobre F, Coelho EB, Lopes PC, Geleilete TJM. Hipertensão arterial sistêmica primária. Medicina. 2013;46:256-72.
47. Celik M, Iyisoy A, Celik T, Yilmaz MI, Yuksel UC, Yaman H. The relationship between L-arginine/ADMA ratio and coronary collateral development in patients with low glomerular filtration rate. Cardiol J. 2012;19(1):29-35.
48. Sharma V, Ten-Have GA, Ytrebo L, Sen S, Rose CF, Dalton RN, et al. Nitric oxide and L-arginine metabolism in a devascularized porcine model of acute liver failure. Am J Physiol Gastrointest Liver Physiol. 2012;303(3):G435-41.
49. Veresh Z, Debreczeni B, Hamar J, Kaminski PM, Wolin MS, Koller A. Asymmetric dimethylarginine reduces nitric oxide donor-mediated dilation of arterioles by activating the vascular renin-angiotensin system and reactive oxygen species. J Vasc Res. 2012;49(4):363-72.
50. Behrendt D, Ganz P. Endothelial function: from vascular biology to clinical applications. Am J Cardiol. 2002;90(10C):40L-8.
51. Schachinger V, Zeiher AM. Prognostic implications of endothelial dysfunction: does it mean anything? Coron Artery Dis. 2001;12:435-43.
52. Hsueh WA, Christopher JL, Quiñones MJ. Insulin resistance and the endothelium. Am J Med. 2004;117:109-17.
53. Pessin JE, Saltiel AR. Signaling pathways in insulin action: molecular targets of insulin resistance. J Clin Invest. 2000;106:165-9.
54. Griendling KK, Sorescu D, Ushio-Fukai M. NAD(P) H oxidase. Role in cardiovascular biology and disease. Circ Res. 2000;86:494-501.
55. Despres JP, Lamarche B, Mauriege P, Cantin B, Dagenais GR, Moorjani S, et al. Hyperinsulinemia as an independent risk factor for ischemic heart disease. N Engl J Med. 1996;334:952-7.
56. Mehta JL. Pleiotropic effects of statins: how important are they in the prevention of vascular disease? Endothelium. 2003;10:3-4.
57. Wassman S, Nickenig G. Interrelationship of free oxygen radicals and endothelial dysfunction-modulation by statins. Endothelium. 2003;10:23-33.
58. Dandona P, Aljada A, Chaudhuri A, Mohanty P. Endothelial dysfunction, inflammation and diabetes. Rev Endocr Metab Dis. 2004;5:189-97.
59. Aldhahi W, Hamdy O. Adipokines, inflammation, and endothelium in diabetes. Curr Diab Rep. 2003;3:293-8.
60. Montani JP, Antic V, Yang Z, Dulloo A. Pathways from obesity to hypertension: from the perspective of a vicious triagle. Int J Obesity. 2002;26:S28-S38.
61. Fernández-Real JM, Ricart W. Insulin resistance and chronic cardiovascular inflammatory syndrome. Endocr Rev. 2003;24:278-301.
62. Arcaro G, Cretti A, Balzano S, Lechi A, Muggeo M, Bonora E. Insulin causes endothelial dysfunction in humans: sites and mechanisms. Circulation. 2002;105:576-82.
63. Reilly MP, Lehrke M, Wolfe ML, Rohatgi A, Lazar MA, Rader DJ. Resistin is an inflammatory marker of atherosclerosis in humans. Circulation. 2005;111:932-9.
64. Weyer C, Funahashi T, Tanaka S, Hotta K, Matsuzawa Y, Pratley RE, et al. Hypoadiponectinemia in obesity and type 2 diabetes: close association with insulin resistance and hyperinsulinemia. J Clin Endocrinol Metabol. 2001;86:1930-5.
65. Bahia L, Aguiar LGK, Villela NR, Bottino D, Bouskela E. Rosiglitazone improves endothelial dysfunction in insulin-resistant nondiabetic Brazilian subjects. Diabetes 2004;53(suppl 2):A482.
66. Chin JP, Dart AM. Therapeutic restoration of endothelial function in hypercholesterolemic subjects: effects of fish oils. Clin Exp Pharmacol Physiol. 1994;21:749-55.
67. Anderson TJ, Uehata A, Gerhard MD, Meredith IT, Knab S, Delagrange D, et al. Close relation of endothelial function in the human coronary and peripheral circulation. J Am Coll Cardiol. 1995;26:1235-41.
68. Ferrannini E, Natali A, Capaldo B, Lehtovirta M, Jacob S, Yki-Järvinen H. Insulin resistance, hyperinsulinemia, and blood pressure: role of age and obesity. Hypertension. 1997;30:1144-9.
69. Hsueh WA, Lyon CJ, Quiñones MJ. Insulin resistance and the endothelium. Am J Med. 2004;117:109-17.
70. Hsueh WA, Quiñones MJ. Role of endothelial dysfunction in insulin resistance. Am J Cardiol. 2003;92:10J-7J.

71. Caballero AE. Endothelial dysfunction in obesity and insulin resistance: a road to diabetes and heart disease. Obesity Res. 2003;11:1278-89.
72. Wang CCL, Goalstone ML, Draznin B. Molecular mechanisms of insulin resistance that impact cardiovascular biology. Diabetes. 2004;53:2735-40.
73. Peelman F, Waelput W, Iserentant H, Lavens D, Eyckerman S, Zabeau L, et al. Leptin: linking adipocyte metabolism with cardiovascular and autoimmune diseases. Prog Lipid Res. 2004; 43:283-301.
74. Vecchione C, Aretini A, Maffei A, Marino G, Selvetella G, Poulet R, et al. Cooperation between insulin and leptin in the modulation of vascular tone. Hypertension. 2003;42:166-70.
75. Esposito K, Marfella R, Ciotola M, Di Palo C, Giugliano F, Giugliano G, et al. Effect of a Mediterranean-style diet on endothelial dysfunction and markers of vascular inflammation in the metabolic syndrome: a randomized trial. JAMA. 2004;292:1440-6.

15

Hipertensão e aterosclerose

Francisco Antonio Helfenstein Fonseca
Maria Cristina de Oliveira Izar

INTRODUÇÃO

A hipertensão arterial é um dos principais fatores de risco para a aterosclerose e suas principais complicações, como o acidente vascular encefálico (AVE) e a cardiopatia isquêmica. Na teoria moderna da aterosclerose, a disfunção endotelial e a inflamação estão presentes em todas as fases de seu desenvolvimento e complicações.[1] Entretanto, nos últimos anos, tem ocorrido uma grande mudança nos fatores de risco associados ao desenvolvimento da aterosclerose, com maior incidência de suas complicações em países em desenvolvimento, nas mulheres, na presença de obesidade, apneia obstrutiva do sono, diabetes e poluição ambiental, mostrando a crescente importância da inflamação ao lado do melhor controle de colesterol e tabagismo.[2] Assim, várias condições relacionadas com hipertensão de mais difícil controle associam a doença hipertensiva com a aterosclerose.

HISTÓRIA NATURAL DA ATEROSCLEROSE

Embora lesões iniciais da aterosclerose tenham sido demonstradas em recém-nascidos e crianças, e sejam influenciadas por herança genética e fatores ambientais,[3,4] o desenvolvimento da aterosclerose não ocorre de maneira uniforme nos vasos, sugerindo um relevante papel das forças mecânicas, como o do estresse hemodinâmico dos vasos.[5] A função endotelial é fortemente comprometida por alterações do estresse hemodinâmico e se associa com o desenvolvimento mais localizado das lesões ateromatosas.[5] Hipertensão arterial e hipercolesterolemia são fatores determinantes da progressão da aterosclerose, entretanto, seu impacto difere na história natural da aterosclerose ao longo da vida. Com base em autópsias de homens de 0 a 97 anos (n = 573), pacientes com hipercolesterolemia apresentam maior quantidade de estrias gordurosas e de células espumosas, mas taxa similar de lesões mais avançadas, como ateromas até a quinta década de vida, quando a aterosclerose passa a se associar de maneira mais expressiva com a hipertensão arterial.[6] A hipertensão também se associa com maior espessamento da íntima nos pacientes mais jovens.[6]

Marcadores inflamatórios estão associados com as principais complicações da aterosclerose,[7,8] sugerindo que seu controle não deve se basear apenas no tratamento do fator de risco *per se*, mas também na diminuição do risco residual inflamatório. Neste contexto, nem todos os medicamentos utilizados no tratamento da hipertensão,[9] bem como do colesterol elevado,[10] reduzem marcadores inflamatórios como a proteína C reativa, embora possam diminuir parte do risco residual atribuído à inflamação.[10]

Na história natural de complicações da aterosclerose coronariana, coronariografias obtidas anos, meses ou semanas antes de um infarto agudo do miocárdio mostraram gradual crescimento das lesões ateromatosas, determinando maior estenose luminal como achado frequente nesses pacientes.[11] Assim, o crescimento do ateroma parece preceder o evento agudo sugerindo oportunidade para intervenção na história natural das síndromes coronarianas agudas, com base no controle de fatores de risco associados, particularmente com hipolipemiantes de maior efetividade.[12]

HISTÓRIA NATURAL DA DOENÇA VASCULAR ASSOCIADA À HIPERTENSÃO ARTERIAL

Pacientes se tornam hipertensos ao longo da vida, principalmente por remodelamento vascular. Muitas condições associadas, como obesidade, síndrome metabólica ou diabetes, possuem mecanismos comuns que deflagram a aterosclerose e a própria elevação da pressão arterial. Assim, na obesidade o aumento de leptina e da angiotensina II ativam o sistema nervoso simpático, desencadeando remodelamento vascular e hipertensão arterial.[13] A ativação do sistema renina-angiotensina (SRA) causa retenção de sódio renal, promovendo expansão volêmica. Finalmente, a disfunção endotelial presente em um ambiente inflamatório sistêmico também contribui para a elevação da pressão arterial.[14]

O gradual desenvolvimento de hipertensão arterial modifica profundamente as respostas vasculares dependentes do endotélio. Em condições fisiológicas, a passagem da onda de pulso determina estímulo físico pelo estiramento do endotélio vascular, que deflagra a liberação de óxido nítrico (ON) que, nas camadas mais profundas do vaso, na musculatura lisa, promove relaxamento vascular (via ativação da guanilato ciclase solúvel que sequestra cálcio no retículo endoplasmático). Entretanto, na presença de hipertensão arterial, o estiramento endotelial ao menos dobra e se associa com menor biodisponibilidade de ON e maior liberação de espécies reativas de oxigênio (ERO) e de citocinas inflamatórias, como a interleucina-6 (IL-6).[15] Essas alterações ocorrem em decorrência do aumento do estresse hemodinâmico que se associa a um infiltrado de monócitos na parede vascular.[15] Assim, em conjunto, essas alterações vasculares propiciam mecanismos de aterogênese.

Nos últimos anos, evidências vêm se acumulando para uma importante participação do sistema imune inato e adaptativo na gênese da hipertensão arterial. Coração, vasos e rins acumulam células inflamatórias na presença de hipertensão arterial, notadamente macrófagos e linfócitos T.[16] Animais deficientes em linfócitos ou macrófagos não desenvolvem hipertensão arterial sob estímulo de angiotensina II ou sal; entretanto, a hipertensão ocorre quando é feita a transferência de linfócitos T, mas não de linfócitos B, nesses modelos experimentais.[16] Outro importante estudo mostrou que a denervação simpática renal bilateral reduziu o acúmulo renal de linfócitos T CD4 e T CD8 e se associou com marcada redução de fibrose renal e albuminúria.[17] A mediação central nas respostas inflamatórias vasculares periféricas e na potencialização de estímulos hipertensivos para angiotensina II também foi demonstrada,[18] bem como a associação de células inflamatórias com elevação da pressão arterial sistólica e diastólica com base em estudos de randomização mendeliana.[19] Assim, a doença hipertensiva compartilha vários mecanismos de doença vascular associada com aterogênese e, cada vez mais, é reconhecida como uma doença de base imune e inflamatória.

A ESCOLHA DO AGENTE ANTI-HIPERTENSIVO MODULA A ATEROSCLEROSE?

A função endotelial comprometida se associa ao desenvolvimento da aterosclerose e da hipertensão arterial. Em modelo experimental de aterosclerose induzida em coelhos por dieta aterogênica, examinaram-se os efeitos na função endotelial e na aterosclerose nos animais sob terapia diurética (hidroclorotiazida), sob ação de um inibidor da enzima conversora da angiotensina (iECA) (quinapril) ou da combinação hidroclorotiazida/quinapril, comparados a animais controles, sob dieta aterogênica, mas sem medicamentos.[20] Houve significativa redução na aterosclerose apenas nos animais recebendo o quinapril. Melhor função endotelial examinada em anéis de aorta também foi obtida com o uso isolado de quinapril, sendo comprometida nos demais grupos (Figuras 1 e 2). Essa melhora da função endotelial também se associou a menor relação íntima/média, perímetro de placa e área de íntima.[20] Esse estudo precedeu um importante estudo clínico, o ACCOMPLISH (Avoiding Cardiovascular Events Through Combination Therapy in Patients Living With Systolic Hypertension),[21] que examinou em hipertensos a combinação de um iECA (benazepril) com anlodipino ou hidroclorotiazida. O estudo foi interrompido precocemente em razão do benefício no braço de terapia do iECA com anlodipino nos objetivos primário e secundário do estudo, mostrando superioridade em relação à combinação do iECA com o diurético.

Ainda no estudo ACCOMPLISH,[22] análise de subgrupo de pacientes com diabetes ou pré-diabetes mostrou maior benefício do uso da combinação de benazepril com anlodipino em comparação ao benazepril com hidroclorotiazida, a despeito de uma redução similar de pressão arterial. De forma interessante, em estudo envolvendo modelo experimental de diabetes, analisaram-se os efeitos do quinapril na aterosclerose e observou-se que os animais com glicemia inferior a 250 mg/dL tinham nítida atenuação da aterosclerose induzida pela dieta aterogênica, mas esse efeito protetor desaparecia entre os animais com glicemia superior a 250 mg/dL, a despeito da redução da atividade plasmática da ECA em ambos os grupos, sugerindo que o benefício do iECA na aterosclerose depende de um melhor controle glicêmico.[23]

TERAPIA HIPOLIPEMIANTE EM HIPERTENSOS

O colesterol é o combustível que alimenta a formação das placas ateroscleróticas, independentemente do fator de risco associado (tabagismo, diabetes, hipertensão arterial ou a própria idade). Assim, torna-se lógica sua redução ao longo da vida, para atenuação de desfechos cardiovasculares isquêmicos, como os coronarianos e os cerebrovasculares. De fato, estudos de polimorfismos genéticos mostram grande redução de desfechos cardiovasculares pela exposição a níveis mais baixos de colesterol LDL ao longo da vida.[24]

Pacientes hipertensos podem apresentar vários fatores de risco adicionais, como diabetes, tabagismo, nefropatia, hipercolesterolemia primária, história familiar de doença aterosclerótica prematura, entre outros, ou não ter nenhuma dessas condições de risco. Muitos também já estão em prevenção secundária da doença aterosclerótica ou possuem significativa aterosclerose subclínica. Nossa diretriz sobre dislipidemias e prevenção da aterosclerose (SBC-DA)[25] classifica o risco cardiovascular em baixo, intermediário, alto ou muito alto, com metas específicas para o colesterol LDL e o não HDL (Tabela 1).

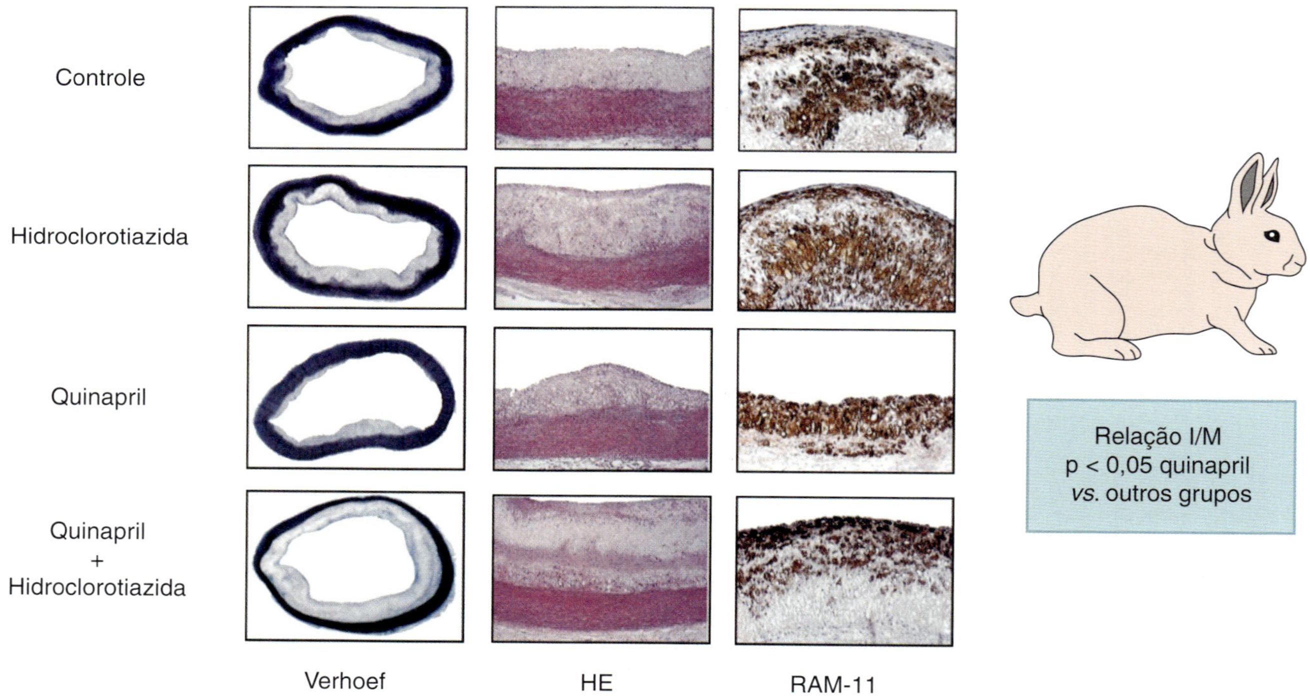

FIGURA 1 Hidroclorotiazida, quinapril e aterosclerose induzida experimentalmente. Espécimes de aortas de coelhos controles ou expostos ao tratamento com hidroclorotiazida, quinapril ou a combinação dos anti-hipertensivos. HE: hematoxilina-eosina; RAM-11: coloração para macrófagos; Verhoef: coloração para fibras elásticas na íntima vascular; I/M: relação íntima/média.

Fonte: adaptada de Fonseca et al., 2003.[20]

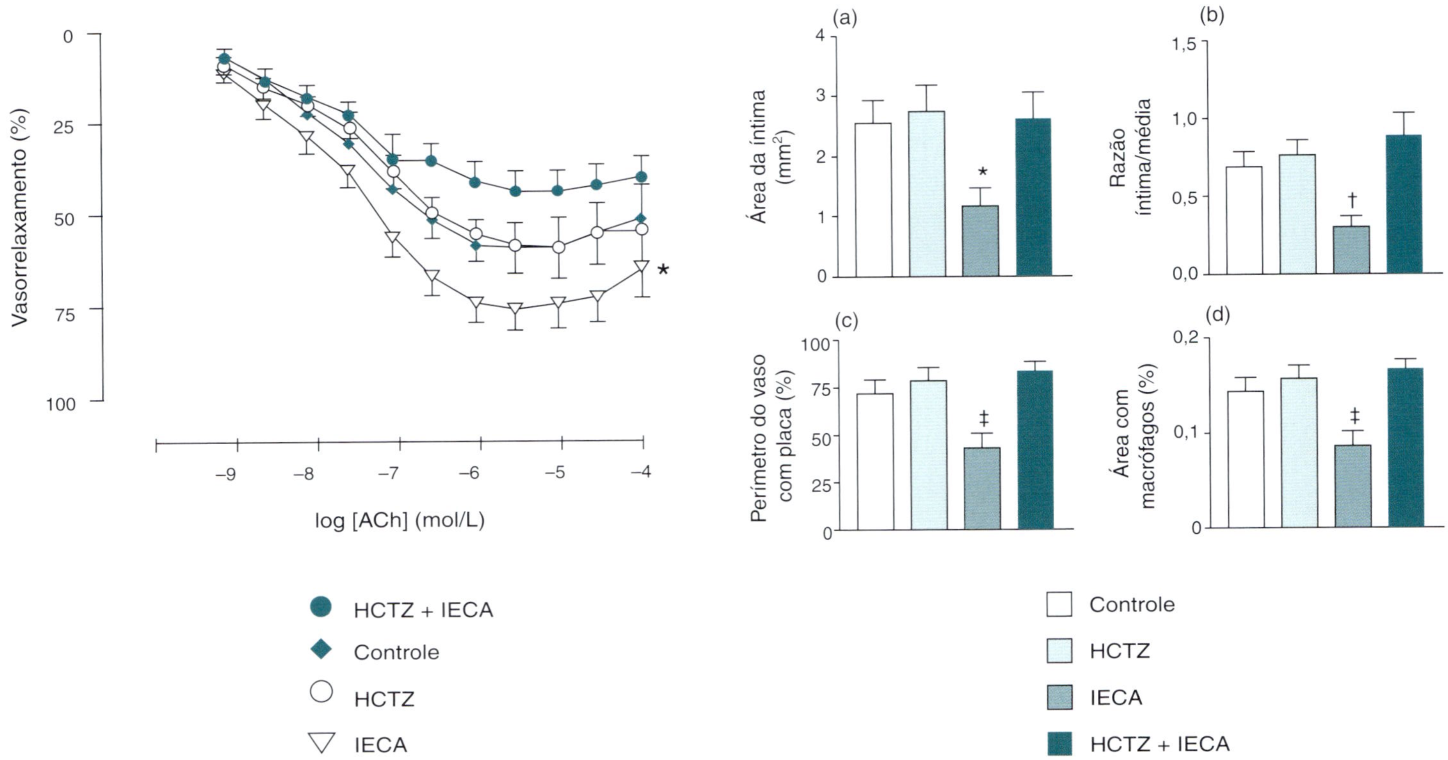

FIGURA 2 Estudo de função endotelial e anatomopatológico de aortas. Espécimes de aortas de coelhos controles ou expostos ao tratamento com hidroclorotiazida, quinapril ou a combinação dos anti-hipertensivos. Curva dose-resposta para concentrações crescentes de acetilcolina (ACh) com resposta mais favorável para animais tratados pelo quinapril ($p < 0,001$ *vs.* demais grupos); os parâmetros histológicos foram mais favoráveis para o grupo quinapril ($p < 0,05$ *vs.* demais grupos). HCTZ: hidroclorotiazida; iECA: inibidores da enzima de conversão da angiotensina.

Fonte: adaptada de Fonseca et al., 2003.[20]

TABELA 1 Metas lipídicas de acordo com o risco cardiovascular

Metas terapêuticas absolutas e redução percentual do colesterol LDL e do colesterol não LDL para pacientes com ou sem uso de estatinas			
Risco	Sem estatina	Com estatina	
	Redução (%)	Meta de LDL (mg/dL)	Meta de não LDL (mg/dL)
Muito alto	> 50	< 50	< 80
Alto	> 50	< 70	< 100
Intermediário	30-50	< 100	< 130
Baixo	> 30	< 130	< 160

Fonte: adaptada de Faludi et al., 2017.[25]

As metas terapêuticas variam de acordo com o risco baixo, intermediário, alto ou muito alto. As metas primárias são para o colesterol LDL e as secundárias, para o colesterol não HDL (30 mg acima das metas para o LDL).

É importante a manutenção da terapia hipolipemiante em longo prazo e, sempre que possível, dentro das metas para o colesterol LDL e o não HDL. Casos especiais, como a concomitância de dislipidemias graves de base genética, devem ser encaminhados a centros de referência para terapias mais específicas.

Um dos mais importantes estudos avaliando os efeitos da terapia com estatina em hipertensos foi o Anglo-Scandinavian Cardiac Outcomes Trial (ASCOT), em desenho fatorial 2 × 2 envolvendo terapia anti-hipertensiva baseada no anlodipino ou atenolol e ainda o uso de atorvastatina ou placebo. O estudo foi interrompido após uma mediana de 3,3 anos em razão dos expressivos benefícios no braço de tratamento com atorvastatina incluindo significativa redução de AVE fatal e não fatal, eventos cardiovasculares totais e eventos coronarianos totais.[26] Análise do efeito legado pelo tratamento no ASCOT revelou, mais de 10 anos após o término do estudo, menor mortalidade por AVE nos pacientes alocados para o tratamento com anlodipino e menor mortalidade cardiovascular para os pacientes alocados para terapia com atorvastatina.[27] Possível sinergismo entre a escolha do anti-hipertensivo com a estatina foi sugerido, com base em uma redução de desfechos cardiovasculares muito mais expressiva no braço da terapia anti-hipertensiva baseada no anlodipino do que no atenolol.[28]

De forma interessante, o estudo HOPE-3 com pacientes de risco cardiovascular intermediário recebendo terapia isolada com rosuvastatina, ou dois anti-hipertensivos (candesartana/hidroclorotiazida), de maneira combinada (estatina e anti-hipertensivos) ou duplo-placebo, também em desenho fatorial 2 × 2, permitiu a análise dos benefícios dos tratamentos isolados ou combinados dessas terapias, bem como o placebo empregado. O tratamento combinado de hipolipemiante e anti-hipertensivo mostrou sinergismo e resultou em significativa redução de morte cardiovascular, AVE ou infarto do miocárdio não fatais nesses pacientes sem doença cardiovascular prévia.[29] No braço de terapia exclusiva hipolipemiante também houve redução significativa nos objetivos primário e secundário do estudo, de forma consistente em vários subgrupos, independentemente da presença de hipertensão arterial, nível de colesterol, proteína C reativa e etnia ou raça.[30]

CONCLUSÕES

A hipertensão possui papel central no desenvolvimento da doença isquêmica aterosclerótica. Mesmo sem expressiva elevação do colesterol, pacientes hipertensos têm amplo benefício na redução do colesterol, cujas metas dependem de outras condições associadas que graduam o risco cardiovascular. A escolha da terapia anti-hipertensiva pode modular o benefício do tratamento hipolipemiante.

REFERÊNCIAS

1. Ross R. Atherosclerosis – an inflammatory disease. N Engl J Med. 1999;340(2):115-26.
2. Libby P. The changing landscape of atherosclerosis. Nature. 2021;592(7855):524-33.
3. Napoli C, D'Armiento FP, Mancini FP, Postiglione A, Witztum JL, Palumbo G, Palinski W. Fatty streak formation occurs in human fetal aortas and is greatly enhanced by maternal hypercholesterolemia. Intimal accumulation of low density lipoprotein and its oxidation precede monocyte recruitment into early atherosclerotic lesions. J Clin Invest. 1997;100(11):2680-90.
4. Tracy RE, Newman WP 3rd, Wattigney WA, Berenson GS. Risk factors and atherosclerosis in youth autopsy findings of the Bogalusa Heart Study. Am J Med Sci. 1995;310 Suppl 1:S37-41.
5. Brown AJ, Teng Z, Evans PC, Gillard JH, Samady H, Bennett MR. Role of biomechanical forces in the natural history of coronary atherosclerosis. Nat Rev Cardiol. 2016;13(4):210-20.
6. Homma S, Ishii T, Tsugane S, Hirose N. Different effects of hypertension and hypercholesterolemia on the natural history of aortic atherosclerosis by the stage of intimal lesions. Atherosclerosis. 1997;128(1):85-95.
7. Ridker PM, Libby P, MacFadyen JG, Thuren T, Ballantyne C, Fonseca F, et al. Modulation of the interleukin-6 signalling pathway and incidence rates of atherosclerotic events and all-cause mortality: analyses from the Canakinumab Anti-Inflammatory Thrombosis Outcomes Study (CANTOS). Eur Heart J. 2018;39(38):3499-507.
8. Ridker PM, Everett BM, Thuren T, MacFadyen JG, Chang WH, Ballantyne C, et al. Antiinflammatory therapy with canakinumab for atherosclerotic disease. N Engl J Med. 2917;377(12):1119-31.
9. Ridker PM, Danielson E, Rifai N, Glynn RJ; Val-MARC Investigators. Valsartan, blood pressure reduction, and C-reactive protein: primary report of the Val-MARC trial. Hypertension. 2006;48(1):73-9.
10. Bohula EA, Giugliano RP, Leiter LA, Verma S, Park JG, Sever PS, et al. Inflammatory and cholesterol risk in the FOURIER Trial Circulation. 2018;138(2):131-40.
11. Ahmadi A, Argulian E, Leipsic J, Newby DE, Narula J. From subclinical atherosclerosis to plaque progression and acute coronary events: JACC state-of-the-art review. J Am Coll Cardiol. 2019;74(12):1608-17.
12. Dawson LP, Lum M, Nerleker N, Nicholls SJ, Layland J. Coronary atherosclerotic plaque regression: JACC state-of-the-art review. J Am Coll Cardiol. 2022;79(1):66-82.
13. Manrique C, Lastra G, Gardner M, Sowers JR. The renin angiotensin aldosterone system in hypertension: roles of insulin resistance and oxidative stress. Med Clin North Am. 2009;93(3):569-82.
14. Cercato C, Fonseca FA. Cardiovascular risk and obesity. Diabetol Metab Syndr. 2019;11:74.
15. Loperena R, Van Beusecum JP, Itani HA, Engel N, Laroumanie F, Xiao L, et al. Hypertension and increased endothelial mechanical stretch promote monocyte differentiation and activation: roles of STAT3, interleukin 6 and hydrogen peroxide. Cardiovasc Res. 2018;114(11):1547-63.
16. Harrison DG, Marvar PJ, Titze JM. Vascular inflammatory cells in hypertension. Front Physiol. 2012;3:128.
17. Xiao L, Kirabo A, Wu J, Saleh MA, Zhu L, Wang F, et al. Renal denervation prevents immune cell activation and renal inflammation in angiotensin II-induced hypertension. Circ Res. 2015;117(6):547-57.
18. Lob HE, Marvar PJ, Guzik TJ, Sharma S, McCann LA, Weyand C, et al. Induction of hypertension and peripheral inflammation by reduction of extracellular superoxide dismutase in the central nervous system. Hypertension. 2010;55(2):277-83.
19. Siedlinski M, Jozefczuk E, Xu X, Teumer A, Evangelou E, Schnabel RB, et al. White blood cells and blood pressure: a Mendelian randomization study. Circulation. 2020;141(16):1307-17.
20. Fonseca FAH, Ihara SSM, Izar COM, Silva EP, Kasinski N, Lopes IEL, et al. Hydrochlorothiazide abolishes the anti-atherosclerotic effect of quinapril. Clin Exp Pharmacol Physiol. 2003;30(10):779-85.
21. Jamerson K, Weber MA, Bakris GL, Dahlof B, Pitt B, Shi V, et al. Benazepril plus amlodipine or hydrochlorothiazide for hypertension in high-risk patients. N Engl J Med. 2008;359(23):2417-28.
22. Bakris G, Hester A, Weber M, Dahlof B, Pitt B, Velasquez E, et al. The diabetes subgroup

baseline characteristics of the Avoiding Cardiovascular Events Through Combination Therapy in Patients Living with Systolic Hypertension (ACCOMPLISH) trial. J Cardiometabolic Syndr. 2008;3(4):229-33.

23. Pomaro DR, Ihara SS, Pinto LE, Ueda I, Casarini DE, Ebihara F, et al. High glucose levels abolish antiatherosclerotic benefits of ACE inhibition in alloxan-induced diabetes in rabbits. J Cardiovasc Pharmacol. 2005;45(4):295-300.
24. Ference BA, Yoo W, Alesh I, Mahajan N, Mirowska KK, Mewada A, et al. Effect of long-term exposure to lower low-density lipoprotein cholesterol beginning early in life on the risk of coronary heart disease: a Mendelian randomization analysis. J Am Coll Cardiol. 2012;60(25): 2631-9.
25. Faludi AA, Izar MCO, Saraiva JFK, Chacra APM, Bianco HT, Afiune A Neto, et al. Atualização da Diretriz Brasileira de Dislipidemias e Prevenção da Aterosclerose – 2017. Arq Bras Cardiol. 2017;109(2 Supl 1):1-76.
26. Sever PS, Dahlöf B, Poulter NR, Wedel H, Beevers G, Caulfield M, et al. Prevention of coronary and stroke events with atorvastatin in hypertensive patients who have average or lower-than-average cholesterol concentrations, in the Anglo-Scandinavian Cardiac Outcomes Trial--Lipid Lowering Arm (ASCOT-LLA): a multicentre randomised controlled trial. Lancet. 2003;361(9364):1149058.
27. Gupta A, Mackay J, Whitehouse A, Godec T, Collier T, Pocock S, et al. Long-term mortality after blood pressure-lowering and lipid-lowering treatment in patients with hypertension in the Anglo-Scandinavian Cardiac Outcomes Trial (ASCOT) legacy study: 16-year follow-up results of a randomised factorial trial. Lancet. 2018;392(10153):1127-37.
28. Sever P, Dahlöf B, Poulter N, Wedel H, Beevers G, Caulfield M, et al. Potential synergy between lipid-lowering and blood-pressure-lowering in the Anglo-Scandinavian Cardiac Outcomes Trial. Eur Heart J. 2006;27(24):2982-8.
29. Yusuf S, Lonn E, Pais P, Bosch J, López-Jaramillo P, Zhu J, et al. Blood-pressure and cholesterol lowering in persons without cardiovascular disease. N Engl J Med. 2016;374(21):2032-43.
30. Yusuf S, Bosch J, Dagenais G, Zhu J, Xavier D, Liu L, et al. Cholesterol lowering in intermediate-risk persons without cardiovascular disease. N Engl J Med. 2016;374(21):2021-31.

Hipertensão arterial e alterações vasculares e da aorta

João Roberto Gemelli
Ivanice Fernandes Barcellos Gemelli

INTRODUÇÃO

A relação causal, linear e contínua entre aumento da pressão arterial e dano vascular em ambos os sexos, idades ou grupos etnicos, já é amplamente conhecida, fazendo com que a pressão arterial (PA) atue sinergicamente com outros fatores de risco (FR) no desenvolvimento de doença cardiovascular (DCV).[1] Sendo assim, quanto mais FR presentes ou quanto mais elevados forem, maiores serão a velocidade e a amplitude da lesão vascular.

De forma geral, pode-se afirmar que a origem das complicações vasculares está em dois grupos, sejam eles decorrentes diretamente do valor da PA em si, de seu grau de elevação produzindo um estresse mecânico nos vasos, ou ainda, de aterosclerose, esta de múltiplas causas, sendo hipertensão arterial a mais importante.[2] Portanto, o controle da PA é um aliado significativo na redução das DCV a curto e longo prazos.[3] Em uma análise das últimas décadas, é possível observar que níveis elevados de PA mudaram dos países de alta renda para os países de mais baixa renda, como os da Ásia e da África subsaariana.[4]

Os mecanismos já conhecidos no desenvolvimento da lesão vascular são: fluxo pulsátil, disfunção da célula endotelial e hipertrofia da célula muscular lisa. Esses mecanismos são responsáveis pela esclerose vascular, sendo esta a principal consequência da hipertensão não tratada. Nos indivíduos mais idosos, as elevações da pressão arterial sistólica (PAS) têm mais relevância nesses mecanismos, ao passo que, nos jovens, tanto a PAS quanto a pressão arterial diastólica (PAD) terão a igual pertinência como determinantes nos mecanismos de lesão vascular.

A técnica mais utilizada nos dias de hoje na pesquisa para análise da função endotelial *in vivo* é a dilatação mediada pelo fluxo (DMF) na artéria braquial.[5] Este método não invasivo (feito com ultrassonografia) prediz a DCV de modo independente.[6] Esta associação se deve ao fato de que a dilatação está associada a maior ou menor biodisponibilidade do óxido nítrico (ON). Além desse exame, também há a velocidade de onda de pulso (VOP) e o índice tornozelo-braquial (ITB) como ferramentas de análise precoce do dano vascular produzido pela pré-hipertensão ou hipertensão.[7] A presença de alterações já denota a presença de lesão em órgão-alvo, o que permite uma nova estratificação desses indivíduos. A medida da VOP é um método útil para avaliação da rigidez arterial, ou seja, de dano vascular. Valores de VOP acima de 10 m/s são considerados anormais, embora já existam valores ajustados para decis de idade e sexo.[8,9]

É fundamental a busca minuciosa dessas lesões vasculares na abordagem do paciente hipertenso, pois, quando presentes, denotam lesão em órgão-alvo, o que, na maioria das vezes, elege tais indivíduos pacientes de alto risco. Embora existam várias maneiras de estratificar esse risco cardiovascular (CV) global, sugerimos a Calculadora para Estratificação de Risco Cardiovascular, recomendada e disponibilizada pelo Departamento de Aterosclerose da Sociedade Brasileira de Cardiologia (SBC).[10]

ANEURISMA E DISSECÇÃO DE AORTA TORÁCICA E ABDOMINAL

A dissecção de aorta é uma condição clínica potencialmente fatal, visto que o atraso no diagnóstico pode levar o paciente ao óbito. Sua definição clássica é a presença de uma delaminação de sua camada média por meio do influxo de sangue através de um orifício de entrada na camada íntima, criando assim uma falsa luz de extensão variável ao longo do vaso. Formas atípicas de dissecção responsáveis por síndromes aórticas agudas, como hematomas intramurais e úlcera penetrante da aorta, também podem apresentar desfechos fatais quando o diagnóstico e o tratamento são retardados.

Fatores de risco

Os FR são muitos, porém aproximadamente 72% dos pacientes que apresentam dissecção da aorta tinham hipertensão arterial, bem como a enorme maioria dessas dissecções não apresentam aneurismas preexistentes.[11,12] O mecanismo mais provável da dissecção envolve uma combinação de onda de pulso e aterosclerose acelerada; assim, quanto maior a pressão arterial, maior o risco de dissecção. A necrose cística da camada média é um substrato anatomopatológico comum e é considerado um pré-requisito para ruptura da íntima ou hemorragia da camada média. Cerca de 50 a 65% das lesões da parede intimal estão na aorta ascendente, próximas à junção sinotubular (Figura 1). Além desses fatores de risco, ainda podem-se encontrar elevações abruptas da PA em usuários de drogas como crack e cocaína, como também em levantadores de peso. Desordens do colágeno geneticamente mediadas, como as síndromes de Marfan, Loeys-Dietz e Ehlers-Danlos, representam fatores de risco importantes. Na revisão Registro Internacional de Dissecção Aguda da Aorta (International Registry of Acute Aortic Dissecction – IRAD), foi constatado que 50% dos pacientes jovens com dissecção de aorta tinham síndrome de Marfan. Valva aórtica bicúspide, coarctação da aorta, arco bovino e cirurgias em valva aórtica também são potenciais fatores de risco. A gestação e o parto representam fatores de risco independentes, sobretudo quando existem outras condições adicionais, como síndrome de Marfan e valva aórtica bicúspide.

O IRAD demonstrou também que, apesar de todos os avanços nos serviços de emergência, a dissecção de aorta ainda acumula uma mortalidade alta, em torno de 25 a 30% quando se trata de evento agudo.[12] As causas de morte incluem ruptura do vaso para dentro do saco pericárdico provocando tamponamento cardíaco, insuficiência aórtica aguda, obstrução do óstio coronariano ou ainda infarto de órgão-alvo decorrente de isquemia pela obstrução de ramo da aorta.

Classificações anatômicas

As classificações anatômicas de Stanford e de DeBakey para as dissecções de aorta são as mais utilizadas. A classificação de Stanford tipo A é definida como sendo aquela que acomete a aorta ascendente, independentemente do local do orifício de entrada ou da extensão distal da aorta comprometida. A Stanford tipo B é definida como aquela que começa após a artéria subclávia esquerda. Segundo a classificação de DeBakey, o tipo I é aquele em que a ruptura intimal se localiza na aorta

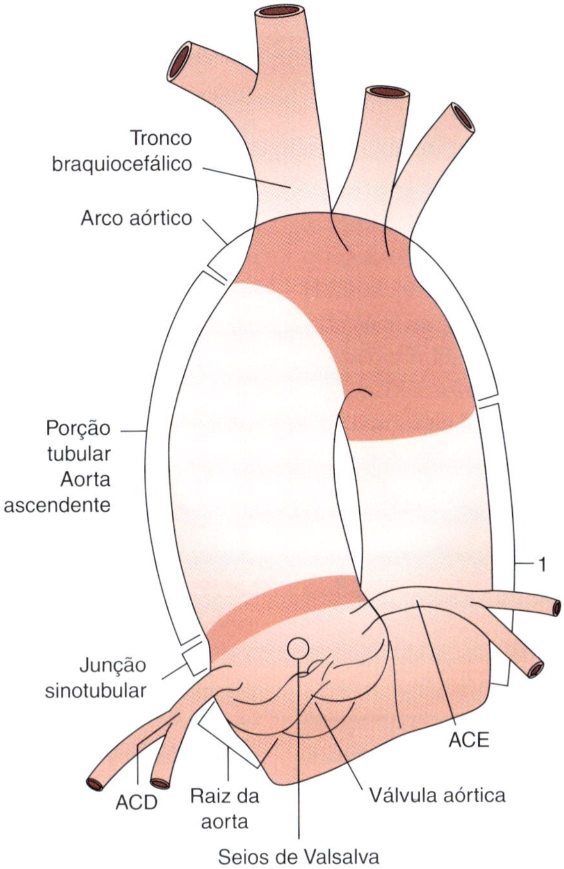

FIGURA 1 Anatomia da artéria aorta.

ACD: artéria coronária direita; ACE: artéria coronária esquerda.
Fonte: adaptada de https://blog.escolaecope.com.br/a-anatomia-da-aorta-toracica.

ascendente e a delaminação se propaga distalmente até pelo menos o arco aórtico. Na classificação de DeBakey tipo II, a dissecção se origina e fica restrita à aorta ascendente. Na classificação de DeBakey tipo III, a dissecção se inicia na aorta descendente e se propaga distalmente.[13] Na Figura 2, estão ilustrados os dois tipos de classificação mais utilizados.

Quadro clínico

O quadro clínico depende da extensão da dissecção e das estruturas cardiovasculares acometidas. De modo geral, ocorre dor torácica intensa e de início súbito, tipo facada ou sensação de peito rasgando, o que faz com que o paciente procure assistência médica com urgência. No tipo B, a dor poderá ser localizada no dorso, com irradiação para região torácica ou abdominal. Alguns casos podem ser assintomáticos ou ainda sintomas leves, vistos em pacientes idosos ou diabéticos ou naqueles que já tenham diagnóstico de aneurisma e que se apresentem com quadro de síncope ou acidente vascular encefálico (AVE).[14] Presença de alterações do pulso arterial na periferia ou até mesmo pulso ausente, bem como diferença na PA maior que 20 mmHg quando comparada com o membro contralateral, são sinais de dissecção de aorta ao exame físico.

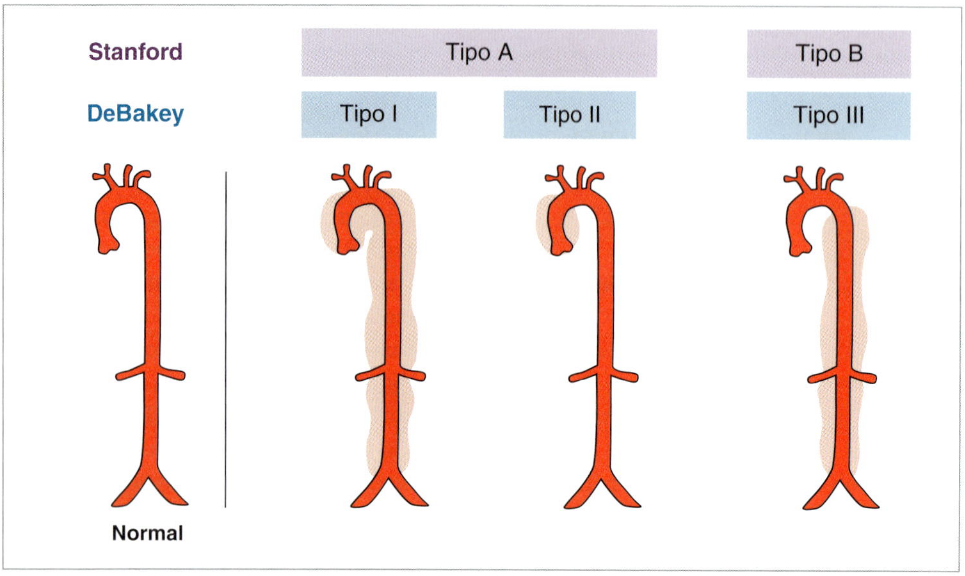

FIGURA 2 Classificação para dissecção de aorta torácica.
Fonte: adaptada de Nasim B et al., 2020.[15]

Embora este achado seja característico na dissecção, está presente em apenas 9 a 30% dos casos.[16] A pressão arterial pode estar elevada, porém também pode estar rebaixada, sobretudo nos casos de tamponamento cardíaco. Nas dissecções do tipo A, em 50 a 60% dos casos há presença de insuficiência valvar aórtica e em aproximadamente 15% deles ocorre isquemia miocárdica, já que a dissecção altera o fluxo das coronárias por deformidades do óstio coronariano.

Diagnóstico

O diagnóstico deve ser suspeitado na presença de sinais e sintomas de alto risco, o que ajudará na escolha dos exames complementares corretos para confirmação diagnóstica. Rogers et al. propuseram um escore de risco (Aortic Dissection Detection Risk Score – ADD-RS)[17] de alta sensibilidade para a identificação da dissecção de aorta (Figura 3).

Os marcadores séricos para detecção da dissecção de aorta são pouco úteis, exceto o D-dímero, embora também possa estar alterado no infarto agudo do miocárdio (IAM), tromboembolia pulmonar etc. Valores menores que 500 ng/mL possuem alto valor preditivo para excluir o diagnóstico.[41]

Exames de imagem são fundamentais para esta avaliação. A radiografia de tórax pode sugerir dissecção, mostrando alargamento de mediastino e alteração do contorno do arco aórtico. Essas alterações estão presentes em até 80% dos casos.

A angiotomografia de tórax é o exame de escolha para pacientes hemodinamicamente estáveis. A imagem característica é a presença de um *flap* no vaso, separando a luz verdadeira da falsa. A sensibilidade e especificidade da angiotomografia são de 83 a 95% e de 87 a 100%, respectivamente. Como desvantagem, este método tem o uso de contraste, o que pode piorar a função renal, e incapacidade de avaliação da função valvar aórtica.[42]

A angioressonância nuclear magnética é uma alternativa, pois não expõe o paciente à radiação ionizante e ao uso de contrastes

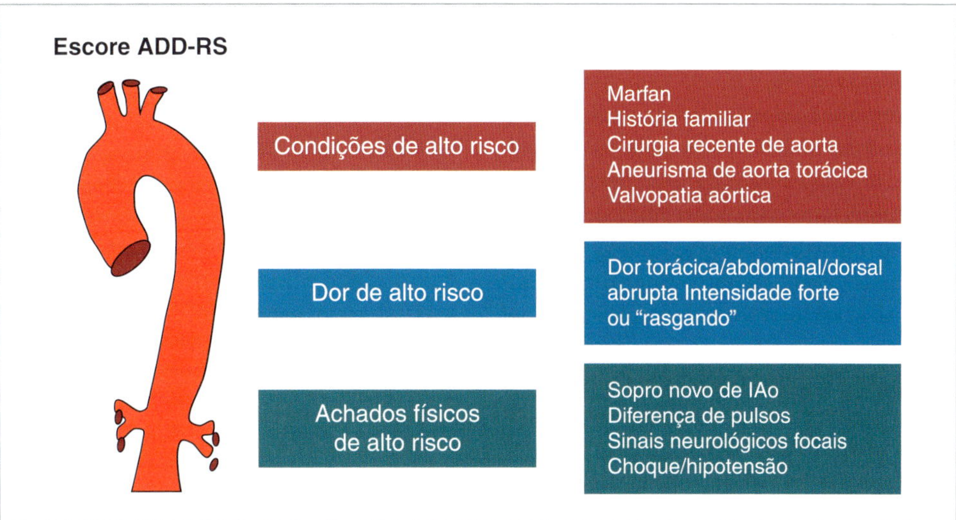

FIGURA 3 Escore ADD-RS para dissecção de aorta.[17]
IAo: insuficiência aórtica.

iodados. Sua principal desvantagem é a demora na execução.

O ecocardiograma transesofágico é um exame recomendado em pacientes estáveis. É um método rápido e pode ser feito à beira do leito. Tem uma sensibilidade de 98% e uma especificidade de 63 a 96%. Tem como vantagem a avaliação da valva aórtica e a presença ou não de derrame pericárdico. Sua desvantagem é a necessidade de sedação, podendo atrapalhar a avaliação neurológica subsequente, e o fato de ser um exame operador-dependente.[43]

Tratamento

O tratamento clínico inicialmente se baseia no controle da dor, da frequência cardíaca e da pressão arterial, visto que essas medidas podem colaborar para estabilizar e reduzir a propagação da dissecção. O controle da dor deve ser buscado com a aplicação de morfina. Betabloqueadores injetáveis são indicados, seguidos por vasodilatadores intravenosos se necessário. A PA deve ser reduzida para níveis < 120 mmHg já na primeira hora.[18] Do mesmo modo, a frequência cardíaca (FC) deve ser reduzida em torno de 60 batimentos por minuto. Para tanto, a medicação inicial de escolha é o esmolol, em razão de sua meia-vida curta. Drogas menos eficientes como diltiazem e verapamil, podem ser opções para pacientes que não sejam tolerantes ao betabloqueador.

O nitroprussiato de sódio pode ser adicionado nos casos de não se atingir a meta pressórica, contudo só deve ser usado após o controle da FC.

O tratamento cirúrgico é sempre a abordagem de escolha para a dissecção de aorta ascendente, em razão de sua alta mortalidade (1-2% por hora nas primeiras 24 a 48 horas).[19] Embora a mortalidade cirúrgica seja alta (7-36%), o tratamento cirúrgico é superior ao tratamento clínico em 70% contra 10% em um mês de pós-operatório. Basicamente o procedimento consiste em fazer o fluxo de sangue voltar à luz verdadeira, o que é conseguido com excisão do segmento de aorta onde está a lesão intimal e sua substituição por um enxerto vascular protético. Na presença de delaminação acometendo o seio de Valsalva ou dilatação da raiz da aorta, é preciso realizar a reconstrução da raiz da aorta com troca da valva aórtica. Além disso, a abordagem do hemiarco é preconizada pela maioria dos especialistas, visto que proporciona um reparo mais completo.

Em metanálise com 39 estudos e 609 pacientes submetidos ao tratamento endovascular da dissecção de aorta tipo B, obteve-se sucesso de 98% dos casos, com mortalidade intra-hospitalar de 5,2% e taxa de sobrevida de 89% em dois anos de seguimento.[44]

O estudo INSTEAD (INvestigation of STEnt grafts in Patients with Aortic Dissection) randomizou mais de 140 pacientes com dissecção do tipo B subaguda sem complicações, comparando a estratégia endovascular com a medicamentosa isolada. Após dois anos de seguimento, não demonstrou diferença de sobrevida entre os grupos. Contudo, em uma revisão depois de cinco anos (INSTEAD-XL), o tratamento endovascular foi associado a uma menor mortalidade relacionada a complicações da aorta.[20]

DOENÇA ARTERIAL PERIFÉRICA

A doença arterial periférica (DAP) surge no bloqueio da circulação arterial para os membros inferiores, geralmente decorrente de um processo aterosclerótico com trombose associada. Estima-se que existam mais de 200 milhões de pacientes com DAP no mundo e aproximadamente 50% deles têm hipertensão. Este número crescente tem relação com o aumento da expectativa de vida e se acelera quando existem outros fatores de risco, como diabetes, tabagismo, dislipidemia, idade avançada, sedentarismo, história familiar, doença renal dialítica, dentre outros. Foi demonstrado em uma metanálise que, para cada 1% a mais de hemoglobina A1c, há um aumento correspondente de 26% no risco de DAP.[21] O tabagismo também tem uma forte relação com a DAP, sendo observado uma incidência até quatro vezes maior entre tabagistas. A DAP já representa a terceira causa de morbidade cardiovascular, sendo a doença arterial coronariana a primeira e o AVE a segunda.[22] A presença de DAP, sintomática ou assintomática, é um indicador forte de DCV e mortalidade. Evidências atuais sugerem que a DAP é igual ou pior para DCV e por isso requer um tratamento agressivo.

Fisiopatogenia

A DAP consiste em progressão da oclusão vascular levando o membro a graus cada vez maiores de isquemia. Esse processo é complexo e envolve um grande número de células, proteínas e caminhos. As células mais importantes nesse processo são as endoteliais, musculares arteriais lisas, estaminais residentes, pericíticas e células inflamatórias, fibroblastos e plaquetas. A remodelação do vaso, a inflamação e as vias apoptóticas podem, em parte, contribuir para a resolução do dano tecidual. Na lesão crítica aguda, esse processo é ineficaz, já que a angiogênese e a arteriogênese são alterações de formação lenta. A combinação de todas essas mudanças vasculares leva a lesão mitocondrial, geração de radicais livres, dano de fibras musculares, degeneração de miofibrila e fibrose, levando a dano nos tecidos, o que pode levar o paciente a apresentar gangrena.

Quadro clínico

O quadro clínico varia de nenhum sintoma a formas graves. As apresentações mais frequentes são a claudicação intermitente (CI) e a isquemia crítica de membros (ICM). A CI é a mais conhecida, embora só esteja presente em 10% dos casos. Seu início de evolução é bastante gradual, o que por vezes é confundido pelo paciente com outros problemas como artrite ou o próprio envelhecimento. Durante o exercício muscular ocorre uma oclusão arterial distal, o que leva ao aparecimento de sintomas como dor, desconforto, queimação e câimbra em panturrilha, coxa ou região glútea e é prontamente aliviado ao repouso.

A ICM é a apresentação grave da DAP. Consiste em dor no repouso, ulcerações isquêmicas ou gangrena do pé. Pacientes com ICM apresentam alto risco para amputações, eventos vasculares fatais ou não fatais, como IAM e AVE. A ICM consiste em oclusão aguda com interrupção do fluxo sanguíneo para o membro, geralmente decorrente de embolia ou trombose.[23]

Diagnóstico

O diagnóstico baseia-se em exame físico minucioso, com investigação de sinais clínicos, palpações dos pulsos periféricos, procura por frêmitos e análise da pele. O teste inicialmente proposto é o índice tornozelo-braquial (ITB). Segundo metanálise publicada em 2008, um ITB ≤ 0,90 foi associado a aproximadamente o dobro de mortalidade idade-ajustada em 10 anos, mortalidade cardiovascular e maior taxa de eventos coronarianos.[24] Valores normais de ITB estão entre 1 e 1,4, e entre 0,91 e 0,99 são limítrofes. Valores > 1,4 mostram artérias não compressíveis.

Diferença da PA > 15 a 20 mmHg em braços é anormal e sugere doença vascular de artéria subclávia. A redução da rigidez arterial simboliza a perda de elasticidade das artérias, sendo um preditor de risco CV independente. A velocidade da onda de pulso (VOP) carotídeo-femoral é o padrão-ouro dessa avaliação de rigidez. A pressão de pulso central aórtica e o índice de aumento aórtico (*augmentation index*) são marcadores indiretos, porém fornecem informações adicionais sobre as características da reflexão da onda.

Exames de imagem como a ultrassonografia duplex (UD) podem ser usados tanto para rastreamento como para diagnóstico e acompanhamento. O UD também serve para detectar lesões subclínicas, ajudando assim na reestratificação de risco, especialmente para pacientes de risco intermediário.

A angiotomografia computadorizada e a angiorressonância magnética são reservadas para análise anatômica quando há previsão de abordagem cirúrgica ou endovascular.[25]

A arteriografia por punção direta é o método considerado padrão-ouro para diagnóstico, porém é pouco utilizada em virtude da complexidade e demora na execução, estando reservada para casos de lesões críticas. Por este motivo, é contraindicada na avaliação de pacientes oligo ou assintomáticos.

Vários biomarcadores arteriais têm sido estudados, como Rho-quinase, glicoproteína 39 da cartilagem humana, TWEAK, PON-3, B2M, hsCRP, interleucinas, NO, NOX-2, TGF-beta-1, TSP-1, VEGP, dentre outros, porém suas aplicações na DAP não estão claras.[26]

Tratamento

O tratamento está baseado em dois principais objetivos: reduzir os sintomas e minimizar o risco CV. Inicialmente há que se tratar os fatores de risco, visto que representam a parte mais importante. Interromper o tabagismo é imperioso, além da redução do peso, etilismo e sedentarismo. O exercício, com ou sem supervisão, de forma geral aumenta a capacidade de deambular, sobretudo nos pacientes com CI. O controle da glicemia deve ser rígido,[25] além da participação de equipe multidisciplinar na prevenção e tratamento do pé diabético. O uso de estatinas, anti-hipertensivos e antiagregantes plaquetários é fundamental no tratamento farmacológico da DAP.[25]

O ácido acetilsalicílico (AAS), isolado (75-325 mg/dia) ou combinado com clopidogrel (75 mg), reduz eventos isquêmicos fatais como IAM, AVE e morte vascular. Nos pacientes com ITB ≤ 0,9 assintomáticos, seu uso é razoável, e nos pacientes com ITB limítrofe, os antiplaquetários podem reduzir esses riscos. O uso da terapia combinada é reservado aos casos sintomáticos ou com implantes endovasculares. Estudos recentes apontam o clopidogrel como mais eficaz que o AAS no tratamento da DAP.[25] O uso de anticoagulação é incerto mesmo nos casos de *bypass* protético.

O cilostazol, um inibidor da fosfodiesterase III, inibe a agregação plaquetária e produz vasodilatação, além de melhorar o perfil lipídico, e tem sido mais eficiente na dose de 100 mg duas vezes ao dia. Seus efeitos adversos são diarreia, dor de cabeça, tontura e palpitações, fazendo com que 20% dos pacientes abandonem o tratamento nos primeiros três meses.

As estatinas estão indicadas em todos os pacientes com DAP e devem ser usadas nas doses máximas, pois esses pacientes são equivalentes aos em alto risco de DCV. Segundo a Atualização da Diretriz Brasileira de Dislipidemia e Prevenção da aterosclerose/2017, nos indivíduos de muito alto RCV, o colesterol LDL deve ser reduzido para valores < 50 mg/dL e o não HDL, para valores < 80 g/dL. Em pacientes de alto risco, a meta deve ser de LDL < 70 mg/dL e não HDL < 80 mg/dL. Para pacientes de risco intermediário, a meta de LDL é < 100 e não HDL, < 130 mg/dL. Já para pacientes de baixo risco, a meta de LDL é < 130 mg/dL e não HDL, < 160 mg/dL.[27] Não é recomendado o uso de medicação para aumento do HDL. Para triglicérides, indivíduos com valores entre 150 e 499 mg/dL devem receber medicação para redução de risco CV; os que estão acima de 500 mg/dL também devem ser medicados, pois agregam risco extra para pancreatite. O tratamento combinado com ezetimiba, em pacientes selecionados, é recomendado e agrega potência.[27]

Os anti-hipertensivos de escolha são os inibidores da enzima de conversão da angiotensina (iECA) e os bloqueadores dos receptores da angiotensina (BRA), tendo como metas PA ≤ 140/90 mmHg e, nos diabéticos, PA ≤ 130/80 mmHg, porém não se deve ultrapassar PA ≤ 120/70 mmHg.[18] Essas evidências foram muito bem demonstradas nos estudos Heart Outcomes Prevention Trial (HOPE) e Ongoing Telmisartan Alone and in Combination with Ramipril Global Endopoint Trail (ONTARGET). Os diuréticos, após 4 a 6 semanas, reduzem a resistência vascular periférica, e os betabloqueadores de ação vasodilatadora, como carvedilol e nebivolol, podem ser coadjuvantes nesse tratamento. Demais betabloqueadores devem ser cuidadosamente avaliados quanto a seu risco/benefício.

As terapias cirúrgicas endovasculares e abertas proporcionam resultados semelhantes para ICM. Uma metanálise recente com 23 estudos comparando os dois métodos não relatou diferenças na sobrevida livre de amputações aos três anos (OR 1,22; IC 95% 0,84-1,77), ou mortalidade por todas as causas (OR 1,07; IC 95% 0,73-1,56).[28]

RETINOPATIA HIPERTENSIVA

A HA representa um fator de risco para o desenvolvimento de várias doenças oculares; entre elas, destacam-se retinopatia hipertensiva (RH), coroidopatia, neuropatia óptica, oclusão da artéria retiniana, oclusão da veia retiniana, macroaneurismas da artéria retiniana, neuropatia óptica isquêmica anterior não arterítica, hemorragia supracoroidal durante cirurgias oftalmológicas, dentre outras. A HA também aumenta a progressão de retinopatia diabética, glaucoma e degeneração macular relacionada à idade. Por meio da fundoscopia pode-se ter uma visão direta da RH, que é a lesão mais presente na HA. Recente estudo em crianças hipertensas demonstrou a presença de lesão significativa da zona avascular foveal, lesão arterial subclínica e remodelamento da microcirculação, que leva a uma diminuição significativa da espessura da retina e dano à camada neural da retina, quando comparadas com crianças não hipertensas. A espessura médio-intimal da carótida foi considerada um preditor de alterações microcirculatórias.[29]

Classificação

As classificações mais citadas são as de Keith-Wagener-Barker, proposta em 1939[30] (Quadro 1), e a de Wong e Mitchell, de 2004.[31] A RH pode ser o sinal de apresentação da emergência hipertensiva, uma condição clínica aguda com risco de morte, resultante do aumento acentuado da PA que leva a dano agudo em órgãos-alvo. A presença dessas lesões na forma grave, incluindo o inchaço do disco óptico, tem sido relacionada com "hipertensão maligna".

QUADRO 1	Classificação de Keith-Wagener-Barker da retinopatia hipertensiva
Grau I	Estreitamento arteriolar retiniano leve e generalizado
Grau II	Estreitamento focal definido e pinçamento arteriovenoso
Grau III	Sinais de retinopatia grau II mais hemorragias retinianas, exsudatos e manchas algodonosas
Grau IV	Retinopatia grau III mais papiledema

Fisiopatologia

Os primeiros achados fisiopatológicos incluem estreitamento generalizado dos vasos arteriolares da retina por vasoespasmo e aumento do tônus vascular. Cronicamente a RH leva a lesões estruturais da parede do vaso, como espessamento da íntima e degeneração hialina. Estas lesões se apresentam como áreas focais ou difusas de opacificação da parede do vaso, chamadas de fios de cobre ou prata.[31,32] O espessamento das arteríolas leva à compressão das vênulas onde elas se cruzam, denominada cruzamento ou corte arteriovenoso (Figura 4B). Microaneurismas podem se formar. A HA grave cria áreas de isquemia da camada de fibras nervosas da retina, vistas como manchas algodonosas (Figura 4C). A ruptura da barreira hematorretiniana causa exsudação de sangue como pequenas hemorragias retinianas (Figura 4C) ou ainda exsudatos lipídicos, como exsudatos duros (Figura 4D). Por fim, o aumento da pressão intracraniana, causado pela HA, pode provocar isquemia no nervo óptico e edema do disco óptico (Figura 4D).

Em um estudo, verificou-se que sinais de RH moderada foram associados a um risco de 2 a 4 vezes maior de AVE, independentemente de outros fatores de risco, incluindo elevação da PA de longo prazo, tabagismo e níveis elevados de lípides.[33] No mesmo estudo, demonstrou-se que, mesmo após o controle dos fatores de risco, os pacientes com RH tinham duas vezes mais chance de desenvolver insuficiência cardíaca congestiva.

O manejo da RH passa fundamentalmente pelo controle intensivo da PA. Níveis adequados de PA devem ser atingidos com a máxima rapidez nos casos graves; já nos casos leves, o controle pode ser feito em até alguns dias.

DOENÇAS DA CARÓTIDA

Aproximadamente 6,5 milhões de pessoas morrem anualmente em decorrência de AVE. Assim como no Brasil, o AVE é a segunda causa de mortes no mundo, sendo a primeira em mortalidade e morbidade precoces.[18,34,35] A aterosclerose com estenose da artéria carótida é responsável por 20% dessas

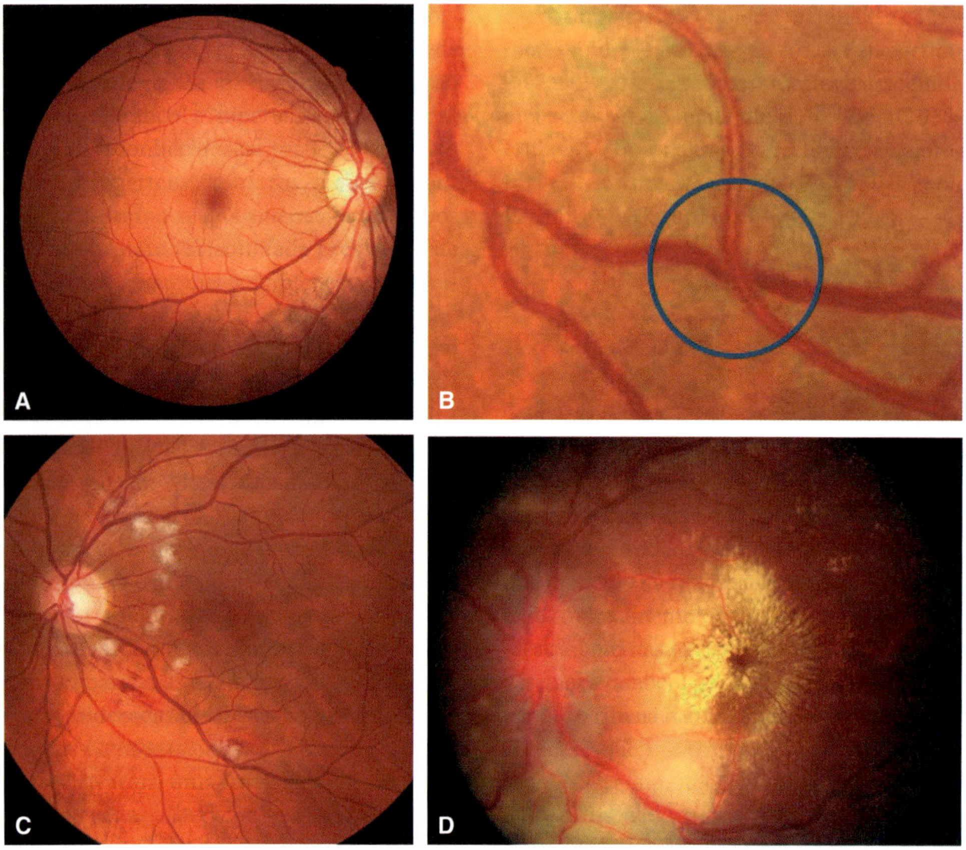

FIGURA 4 A: olho normal; B: pinçamento arteriovenoso; C: hemorragia e manchas algodonosas; D: manchas lipídicas e edema de papila.

Fonte: imagens cedidas pelo Dr. Rafael Cardoso Oliveira.

mortes, ocorrendo tipicamente na bifurcação da carótida externa e interna. Pessoas com FR como diabetes, hipertensão arterial, tabagismo e dislipidemia têm maior chance de desenvolver essa comorbidade. Embora a lesão seja assintomática, na maior parte das vezes existe uma relação maior de AVE na presença da aterosclerose de carótida.[35] A maior parte das diretrizes no mundo considera estenose importante uma lesão com estenose > 50% e/ou > 60%; sua prevalência tende a aumentar com a idade: de 1% nas pessoas com 65 anos a 3,1% nos pacientes com mais de 80 anos. A hipertensão arterial nas crianças pode estar associada ao desenvolvimento de espessamento médio-intimal (EMI) da carótida, à redução da distensibilidade arterial e ao estreitamento arteriolar na retina. Por isso, a importância da monitoração da pressão arterial em crianças a partir de três anos.[36]

A avaliação clínica abrange palpação e ausculta cardíaca e das carótidas, além da verificação dos pulsos. Nos casos com presença de sinais clínicos, está indicada a ultrassonografia das carótidas.[37]

O aumento da EMI das carótidas ou ainda a presença de placas de ateroma prediz a ocorrência de AVE e IAM, independentemente de outros fatores de risco CV. Valores > 0,9 mm têm sido considerados como anormais, assim como a presença de placas ateroscleróticas (grau de recomendação I, nível de evidência A).[18]

O tratamento pode ser clínico ou cirúrgico, a fim de prevenir o AVE fatal e não fatal. A endarterectomia carotídea (CEA) tornou-se o tratamento de escolha na estenose de carótida, além do implante de *stent*[38] (CAS). A endarterectomia de carótida consiste na abertura da artéria com a retirada da placa de ateroma, restabelecendo o fluxo normal de sangue pela carótida.

Em metanálise de 2017 envolvendo cinco estudos com mais de 6.500 pacientes, compararam-se CEA e CAS (Figura 5). O resultado composto de morte periprocedimento, AVE, IAM ou AVE ipsilateral não periprocedimento apresentou taxas semelhantes nos dois grupos, entretanto o grupo de CAS apresentou um risco significativamente maior de AVE global em longo prazo, atribuído a AVE menores no periprocedimento, enquanto o risco de IAM e paralisia dos nervos cranianos foi maior no grupo CEA.[39]

O estudo ACST-2 (Second Asymptomatic Carotid Surgery Trial), publicado em 2021 durante o ESC Congress, apresentou uma nova avaliação comparativa desses dois métodos de tratamento da estenose aórtica. Trata-se de um estudo randomizado comparativo de CEA *versus* CAS, com a participação de 130 centros. Foram alocados 1.811 pacientes no grupo CAS e 1.814 no grupo CEA e o acompanhamento médio foi de 5 anos.

O risco de AVE foi semelhante nos dois grupos (1% no grupo CAS e 2% no grupo CEA) e a estimativa de Kaplan-Meier de AVE não relacionado ao procedimento em 5 anos foi de 2,5% nos grupos para AVE fatal ou incapacitante e de 5,3% (CAS) *versus* 4,5% (CEA) para qualquer tipo de AVE (RR 1-16; IC 95% 0,86-1,57; p = 0,33).[40]

Assim, conclui-se que a investigação, o diagnóstico precoce e o correto manejo da hipertensão arterial contribuirão para a preservação do sistema vascular evitando o aparecimento de lesões precoces e desfechos importantes como AVE, IAM, amputações, cegueira e insuficiência renal, entre outros.

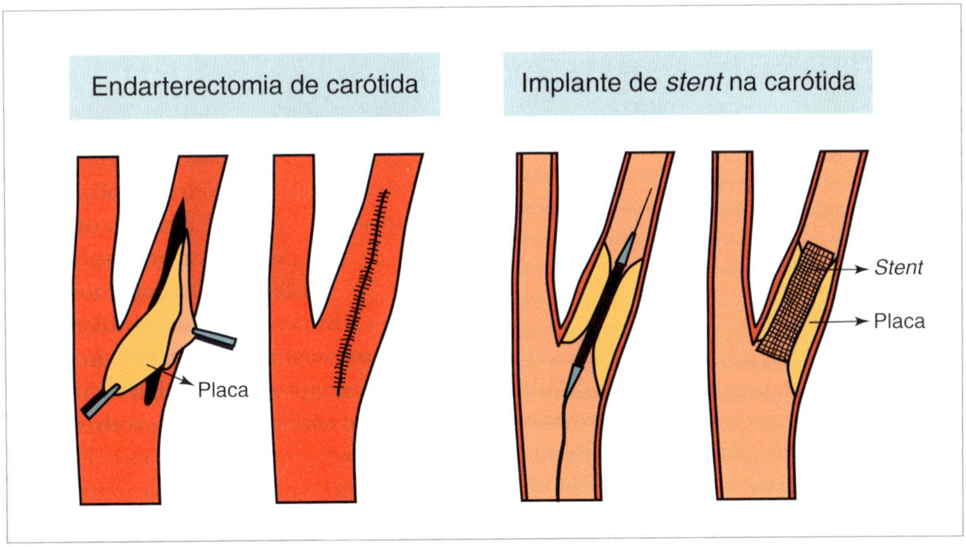

FIGURA 5 Endarterectomia e implante de *stent* na carótida.[39]

REFERÊNCIAS

1. Ettehad D, Emdin CA, Kiran A, Anderson SG, Callender T, Emberson J, et al. Blood pressure lowering for prevention of cardiovascular disease and death: a systematic review and meta-analysis. Lancet. 2016;387(10022):957-67.
2. Hollander W. Role of hypertension in atherosclerosis and cardiovascular disease. Am J Cardiol. 1976;38(6):786-800.
3. Kearney PM, Whelton M, Reynolds K, Muntner P, Whelton PK, He J. Global burden of hypertension: analysis of worldwide data. Lancet. 2005;365(9455):217-23.
4. NCD Risk Factor Collaboration. Worldwide trends in blood pressure from 1975 to 2015: a pooled analysis of 1479 population-based measurement studies with 19.1 million participants. Lancet. 2017;389 (10064):37-55.
5. Moens AL, Goovaerts I, Claeys MJ, Vrints CJ. Flow-mediated vasodilation: a diagnostic instrument, or an experimental tool? Chest. 2005;127(6):2254-63.
6. Celermajer DS, Sorensen KE, Gooch VM, Spiegelhalter DJ, Miller OI, Sullivan ID, et al. Non-invasive detection of endothelial dysfunction in children and adults at risk of atherosclerosis. Lancet. 1992;340(8828):1111-5.
7. Townsend RR, Wilkinson IB, Schiffrin EL, Avolio AP, Chirinos JA, Cockcroft JR, et al. Recommendations for Improving and Standardizing Vascular Research on Arterial Stiffness: A Scientific Statement from the American Heart Association. Hypertension. 2015;66(3):698-722.
8. Vlachopoulos C, Xaplanteris P, Aboyans V, Brodmann M, Cífkova R, Cosentino F, et al. The role of vascular biomarkers for primary and secondary prevention. A position paper from the European Society of Cardiology Working Group on peripheral circulation Endorsed by the Association for Research into Arterial Structure and Physiology (ARTERY) Society. Atherosclerosis. 2015;241(2):507-32.
9. Mikael LR, Paiva AMG, Mota-Gomes M, Sousa ALL, Jardim PCBV, Vitorino PVO, et al. Envelhecimento vascular e rigidez arterial. Arq Bras Cardiol. 2017;109(3):253-8.
10. Précoma DB, Oliveira GMM, Simão AF, Dutra OP, Coelho OR, Izar MCO, et al. Atualização da Diretriz de Prevenção Cardiovascular da Sociedade Brasileira de Cardiologia – 2019. Arq Bras Cardiol. 2019;113(4):787-891.
11. Golledge J, Eagle KA. Acute aortic dissection. Lancet. 2008;372:55-66.
12. Hagan PG, Nienaber CA, Isselbacher EM, Bruckman D, Karavite DJ, Russman PL, et al. The International Registry of Acute Aortic Dissection (IRAD): new insights into an old disease. JAMA. 2000;283(7):897-903.
13. Nienaber CA, Eagle KA. Aortic dissection: new frontiers in diagnosis and management: Part II: therapeutic management and follow-up. Circulation. 2003;108(6):772-8.
14. Park SW, Hutchison S, Mehta RH, Isselbacher EM, Cooper JV, Fang J, et al. Association of painless acute aortic dissection with increased mortality. Mayo Clin Proc. 2004;79(10):1252-7.
15. Nasim B, Mohamad A, Zafar S, Mathew L, Sajjad A, Shaik A, et al. Aortic Dissection. In: Lakshmanadoss U. Differencial diagnosis of chest pain. London: IntechOpen Limited; 2020.
16. Klompas M. Does this patient have an acute thoracic aortic dissection? JAMA. 2002;287(17): 2262-72.
17. Rogers AM, Hermann LK, Booher AM, Nienaber CA, Williams DM, Kazerooni EA, et al. Sensitivity of the aortic dissection detection risk score, a novel guideline-based tool for identification of acute aortic dissection at initial presentation: results from the International Registry of Acute Aortic Dissection. Circulation. 2011;123(20):2213-8.
18. Barroso WKS, Rodrigues CIS, Bortolotto LA, Mota-Gomes MA, Brandão AA, Feitosa ADM, et al. Diretrizes Brasileiras de Hipertensão Arterial–2020. Arquivos Brasileiros de Cardiologia. 2021;116(3):516-658.
19. Hiratzka LF, Bakris GL, Beckman JA, Bersin RM, Carr VF, Casey DE Jr, et al. Guidelines for the diagnosis and management of patients with thoracic aortic disease: a report of the American College of Cardiology Foundation/American Heart Association. Circulation. 2010;121(13):e266-369. Epub 2010 Mar 16. Erratum in: Circulation. 2010;122(4):e410. PMID: 20233780.
20. Nienaber CA, Rousseau H, Eggebrecht H, Kische S, Fattori R, Rehders TC, et al.; INSTEAD Trial. Randomized comparison of strategies for type B aortic dissection: the INvestigation of STEnt Grafts in Aortic Dissection (INSTEAD) trial. Circulation. 2009;120(25):2519-28.
21. Selvin E, Marinopoulos S, Berkenblit G, Rami T, Brancati FL, Powe NR, Golden SH. Meta-analysis: glycosylated hemoglobin and cardiovascular disease in diabetes mellitus. Ann Intern Med. 2004;141(6):421-31.
22. Criqui MH, Aboyans V. Epidemiology of peripheral artery disease. Circ Res. 2015;116(9): 1509-26. Erratum in: Circ Res. 2015;117(1):e12. PMID: 25908725.
23. Walker TG. Acute limb ischemia. Tech Vasc Interv Radiol. 2009;12(2):117-29.
24. Ankle Brachial Index Collaboration, Fowkes FG, Murray GD, Butcher I, Heald CL, Lee RJ,

et al. Ankle brachial index combined with Framingham Risk Score to predict cardiovascular events and mortality: a meta-analysis. JAMA. 2008;300(2):197-208.
25. Aboyans V, Ricco JB, Bartelink MEL, Björck M, Brodmann M, Cohnert T, et al.; ESC Scientific Document Group. 2017 ESC Guidelines on the Diagnosis and Treatment of Peripheral Arterial Diseases, in collaboration with the European Society for Vascular Surgery (ESVS): Document covering atherosclerotic disease of extracranial carotid and vertebral, mesenteric, renal, upper and lower extremity arteries Endorsed by: the European Stroke Organization (ESO) The Task Force for the Diagnosis and Treatment of Peripheral Arterial Diseases of the European Society of Cardiology (ESC) and of the European Society for Vascular Surgery (ESVS). Eur Heart J. 2018; 39(9):763-816.
26. Krishna SM, Moxon JV, Golledge J. A review of the pathophysiology and potential biomarkers for peripheral artery disease. Int J Mol Sci. 2015;16(5):11294-322.
27. Faludi AA, Izar MCO, Saraiva JFK, Chacra APM, Bianco HT, Afiune Neto A, et al. Atualização da Diretriz Brasileira de Dislipidemias e Prevenção da Aterosclerose – 2017. Arq Bras Cardiol. 2017;109(1). Erratum in: Arq Bras Cardiol. 2017; 109(5):499. PMID: 28813069.
28. Jones WS, Dolor RJ, Hasselblad V, Vemulapalli S, Subherwal S, Schmit K, et al. Comparative effectiveness of endovascular and surgical revascularization for patients with peripheral artery disease and critical limb ischemia: systematic review of revascularization in critical limb ischemia. Am Heart J. 2014;167(4):489-98.e7.
29. Rogowska A, Obrycki Ł, Kułaga Z, Kowalewska C, Litwin M. Remodeling of retinal microcirculation is associated with subclinical arterial injury in hypertensive children. Hypertension. 2021;77(4):1203-11.
30. Keith NM, Wagener HP, Barker NW. Some different types of essential hypertension: their course and prognosis. Am J Med Sci. 1939;197:332-43.
31. Wong TY, Mitchell P. Hypertensive retinopathy. N Engl J Med. 2004;351(22):2310-7.
32. Wong TY, Mitchell P. The eye in hypertension. Lancet. 2007;369:425-35.
33. Wong TY, Klein R, Couper DJ, Cooper LS, Shahar E, Hubbard LD, et al. Retinal microvascular abnormalities and incident stroke: the Atherosclerosis Risk in Communities Study. Lancet. 2001;358(9288):1134-40.
34. Benjamin E, Blaha M, Chiuve S, Cushman M, Das SR, Deo R, et al.; American Heart Association Statistics Committee and Stroke Statistics Subcommittee. Heart Disease and Stroke Statistics–2017 update: a report from the American Heart Association. Circulation. 2017;135(10):e146-e603.
35. Diao Z, Jia G, Wu W, Wang C. Carotid endarterectomy versus carotid angioplasty for stroke prevention: a systematic review and meta-analysis. J Cardiothorac Surg. 2016;11:142.
36. Flynn JT, Kaelber DC, Baker-Smith CM, Blowey D, Carroll AE, Daniels SR, et al.; Subcommittee on Screening and Management of High Blood Pressure in Children. Clinical Practice Guideline for Screening and Management of High Blood Pressure in Children and Adolescents. Pediatrics. 2017;140(3):e20171904. Erratum in: Pediatrics. 2017; Erratum in: Pediatrics. 2018;142(3). PMID: 28827377.
37. Nambi V, Chambless L, Folsom AR, He M, Hu Y, Mosley T, et al. Carotid intima-media thickness and presence or absence of plaque improves prediction of coronary heart disease risk: the ARIC (Atherosclerosis Risk in Communities) study. J Am Coll Cardiol. 2010;55(15):1600-7.
38. DeBakey M. Successful carotid endarterectomy for cerebrovascular insufficiency: nineteen-year follow-up. JAMA. 1975;233(10):1083-5.
39. Sardar P, Chatterjee S, Aronow HD, Kundu A, Ramchand P, Mukherjee D, et al. Carotid artery stenting versus endarterectomy for stroke prevention: a meta-analysis of clinical trials. J Am Coll Cardiol. 2017;69(18):2266-75.
40. Halliday A, Bulbulia R, Bonati LH, Chester J, Cradduck-Bamford A, Peto R, Pan H; ACST-2 Collaborative Group. Second asymptomatic carotid surgery trial (ACST-2): a randomised comparison of carotid artery stenting versus carotid endarterectomy. Lancet. 2021;398(10305):1065-73.
41. Suzuki T, Distante A, Zizza A, Trimarchi S, Villani M, Salerno Uriarte JA, et al. Diagnosis of acute aortic dissection by D-dimer: the International Registry of Acute Aortic Dissection Substudy on Biomarkers (IRAD-Bio) experience. Circulation. 2009;119(20):2702-7.
42. LePage MA, Quint LE, Sonnad SS, Deeb GM, Williams DM. Aortic dissection: CT features that distinguish true lumen from false lumen. AJR Am J Roentgenol. 2001;177(1):207-11.
43. Moore AG, Eagle KA, Bruckman D, Moon BS, Malouf JF, Fattori R, et al. Choice of computed tomography, transesophageal echocardiography, magnetic resonance imaging, and aortography in acute aortic dissection: International Registry of Acute Aortic Dissection (IRAD). Am J Cardiol. 2002;89(10):1235-8.
44. Eggebrecht H, Nienaber CA, Neuhäuser M, Baumgart D, Kisch S, Schmermund A, et al. Endovascular stent-graft placement in aortic dissection: a meta-analysis. Eur Heart J. 2006; 27(4):489-98.

Hipertensão arterial e arterioesclerose

Eduardo Costa Duarte Barbosa
Bruna Eibel

INTRODUÇÃO

A hipertensão arterial (HA) é importante fator de risco para o desenvolvimento de doença arterial coronariana (DAC), doença renal e doença cerebrovascular, as quais representam importante complicação do processo hipertensivo, sendo mediadas por mecanismos diversos que possuem em seu cerne o achado comum de disfunção endotelial.[1,2]

A HA pode estar associada ou mesmo fazer parte de um conjunto de fatores de risco metabolicamente interligados, os quais determinam a presença futura de complicações cardiovasculares maiores. É importante o conhecimento dos mecanismos envolvidos com o aumento da pressão arterial (PA) e os níveis elevados das lipoproteínas ricas em colesterol.[1] Evidências sugerem que a hipercolesterolemia colabora para a progressão da HA por meio da ativação do sistema renina-angiotensina (SRA), da redução da disponibilidade de óxido nítrico (ON) e da disfunção endotelial.[2] Outros mecanismos descritos são sensibilidade ao sal, secreção de substâncias vasoativas e enriquecimento das membranas celulares com excesso de colesterol.[2] Esses mecanismos agem sinergicamente na exacerbação do processo aterosclerótico.[3]

A HA figura discretamente atrás dos lipídios na lista de fatores clássicos para a aterosclerose, já que, assim como no processo aterosclerótico, a inflamação pode participar no desenvolvimento da HA e representar uma associação patofisiológica entre essas condições.[4] Dentre os fatores que ligam diretamente a HA à DAC está um efeito lesivo direto da pressão sanguínea nas artérias coronárias, levando ao ferimento e à desnudação endotelial (vasoconstrição paradoxal em resposta a agentes vasodilatadores), propiciando o início e progressão da aterosclerose.[1]

Assim, no paciente hipertenso se faz necessário o controle integral dos diversos fatores de risco, e dentre os mais importantes estão a mudança de hábitos, a redução do consumo de sal, a prática regular de exercícios físicos, a cessação do tabagismo e, quando necessário, o controle rigoroso do *diabetes mellitus* (DM).[5]

Vem sendo fortemente demonstrado que a inflamação vascular tem participação evidente na patofisiologia da HA.[6,7] Desde então, a relação entre HA e aterosclerose parece bastante plausível, na qual ambas são permeadas por alterações pró-inflamatórias através de mediadores, como moléculas de adesão leucocitárias, citocinas, fatores de crescimento, endotelina-1 (ET-1) e angiotensina II (Ang II), desencadeando a disfunção endotelial e potencializando o início da DAC (Figura 1).[7]

Estudos que relacionam HA e inflamação foram desenhados metodologicamente muitas vezes apenas para demonstrar associação com marcadores inflamatórios e com

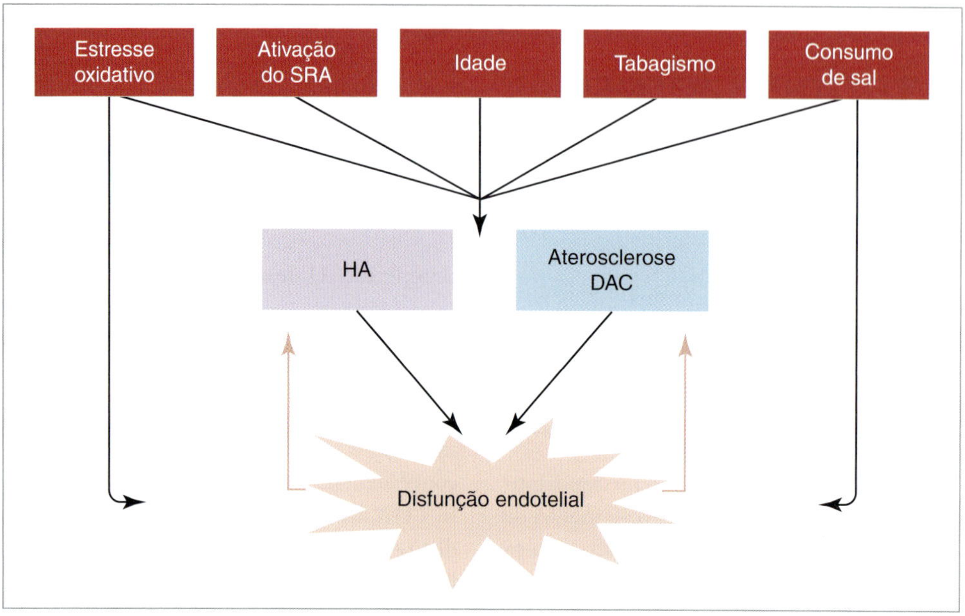

FIGURA 1 Relação entre HA e aterosclerose.

DAC: doença arterial coronariana; HA: hipertensão arterial; SRA: sistema renina-angiotensina.

Fonte: próprios autores.

um número reduzido de participantes, que não permitem ajustes para outros fatores.[5] A proteína C reativa (PCR) ultrassensível parece ser o marcador mais forte e reprodutível da inflamação vascular.[6] Esse marcador parece induzir potente diminuição da transcrição e desestabilização da função do RNA mensageiro (mRNA) da enzima óxido nítrico sintase endotelial (eNOS) nas células endoteliais, tendo por resultado a redução na liberação de ON constitutivo e induzível pelo endotélio.[8]

Os marcadores séricos atualmente investigados na disfunção vascular endotelial são resistência à insulina, homocisteinemia, lipoproteína, inibidores endógenos da óxido nítrico sintase (ONS), adiponectina, fatores inflamatórios [PCR, interleucinas IL-1-beta, IL-6, fator de necrose tumoral alfa (TNF-alfa), proteína quimiotática de monócitos], células progenitoras endoteliais (CPE), vasodilatadores (nitrito e nitrato, coativador gama do receptor ativado por proliferador de peroxissomo-1a), vasoconstritores [ET-1, tromboxano A, espécies reativas de oxigênio (ERO)], moléculas de adesão (molécula de adesão celular, molécula de adesão intercelular, P e E-selectina), fatores trombóticos e hemostáticos (inibidor do ativador do plasminogênio, ativador do plasminogênio tecidual, fator de von Willebrand, trombomodulina).[9-12] Esses marcadores são importantes indicadores de disfunção endotelial e podem ser aplicados na prática clínica.

Há uma variabilidade individual quanto à propensão para o desenvolvimento de doença vascular mais agressiva em pacientes com níveis semelhantes de HA.[13] Em uma abordagem clínica prática de avaliação do risco individual de um paciente com HA leve, deve-se levar em consideração, além da coexistência de outros determinantes de risco cardiovascular (gênero masculino, idade avançada, elevação dos lípides séricos, tabagismo e intolerância à glicose), a evidência de acometimento de órgãos-alvo: vasos retinianos, coração, rins e circulação cerebral[14] (Figura 2).[15]

DEFINIÇÃO

O termo disfunção endotelial refere-se à alteração da vasodilatação dependente do endotélio e a desregulação das interações endotélio-células sanguíneas, que causam uma inflamação localizada e, posteriormente, lesões vasculares e trombose. A disfunção endotelial ocorre quando os efeitos vasoconstritores se superpõem aos efeitos vasodilatadores, geralmente como resultado de uma diminuição da biodisponibilidade de ON, com perda de sua ação vásculo-protetora, por razões diversas como aumento de sua degradação pelas ERO em estados patológicos como HA e aterosclerose.[9] Além disso, com a vasoconstrição predominante, ocorre diminuição do relaxamento endotelial vascular para acetilcolina e queda do fluxo sanguíneo, visto que essa menor vasodilatação pode ser ocasionada pela presença de placas de lipídios na aorta.[11]

Em situações patológicas, pode ocorrer o desacoplamento da eNOS, uma situação em que a transferência de elétrons na cadeia oxidativa não se completa adequadamente. Os elétrons vazam e são captados pelo oxigênio molecular, gerando radicais livres, como o superóxido. O desacoplamento da eNOS é, portanto, um importante mecanismo inicial de disfunção endotelial.[11] Pacientes com DAC têm importante disfunção endotelial e diminuição da disponibilidade de ON, particularmente quando a DAC é severa e difusa. O ferimento endotelial e a desnudação resultam na disfunção (vasoconstrição paradoxal em resposta a agentes vasodilatadores), que parece ser o evento inicial para o desenvolvimento da aterosclerose. Portanto, o dano endotelial é o evento inicial da aterosclerose.[13]

INDICAÇÕES

Sabe-se que os mecanismos fisiopatológicos envolvidos na gênese da HA e da dislipidemia compartilham anormalidades

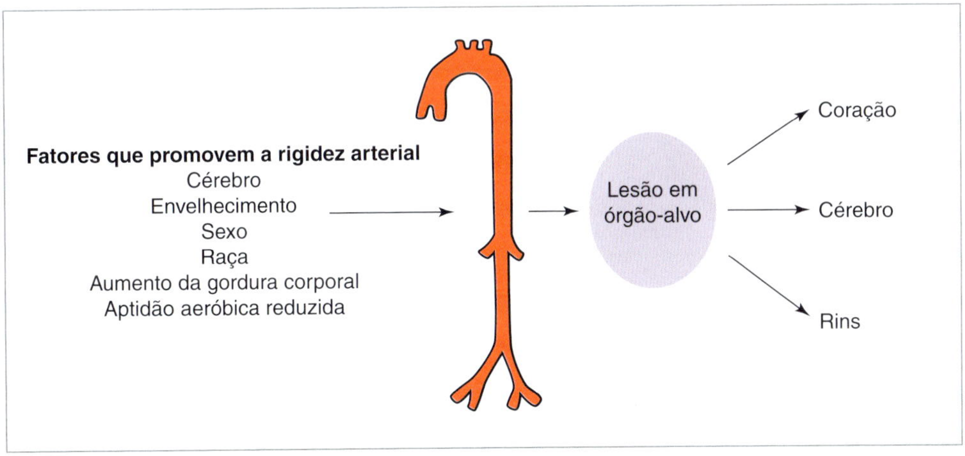

FIGURA 2 Contribuintes epidemiológicos da rigidez arterial com potenciais implicações para danos em órgãos-alvo.

Fonte: adaptada de Fleenor e Berrones, 2015.[15]

metabólicas comuns, que podem agir sinergicamente ou até mesmo acelerar o processo de aterogênese.[3] Nesse contexto, novas condutas se fazem necessárias no tratamento do paciente hipertenso, prezando pelo controle dos fatores de risco modificáveis associado ao tratamento medicamentoso otimizado segundo a Diretriz Brasileira de Hipertensão de 2020.[16] A utilização da combinação de anti-hipertensivos, mesmo em fases iniciais da HA, é recomendada. Pacientes com HA estágio 1 e com alto risco cardiovascular devem ser considerados para o uso de combinação de fármacos e mesmo os de risco baixo ou médio podem ter essa estratégia contemplada.[16-18] Nos estágios 2 e 3 da HA, sempre se deve considerar a associação de fármacos como estratégia inicial para o tratamento.[19] Dentre as associações preferenciais, as que bloqueiam o SRA, associadas a um antagonista de canal de cálcio, apresentam eficácia na redução da PA com baixa incidência de efeitos colaterais e proteção cardiovascular.[9]

Portanto, os anti-hipertensivos que aumentam a biodisponibilidade do ON deverão estar na linha de frente do regime terapêutico,[20] mostrando-se capazes de modular a disfunção endotelial em pacientes tanto assintomáticos quanto naqueles com DAC estabelecida. Deve ser considerado o emprego de estatinas, inibidores da enzima conversora da angiotensina (iECA), bloqueadores do receptor da Ang I, betabloqueadores e antioxidantes,[21,22] além de mudança no estilo de vida, alimentação, prática regular de exercícios físicos e redução de estresse.[23]

Sendo assim, é indicado o olhar clínico para a saúde vascular dos pacientes hipertensos, prezando por avaliações bioquímicas que possam indicar potenciais danos maiores (Figura 3),[15] associadas a avaliações biofísicas não invasivas atuais, como a velocidade de onda de pulso (VOP)[24] e a técnica de dilatação mediada pelo fluxo da artéria braquial (FMD),[25] para tomadas de conduta específicas.

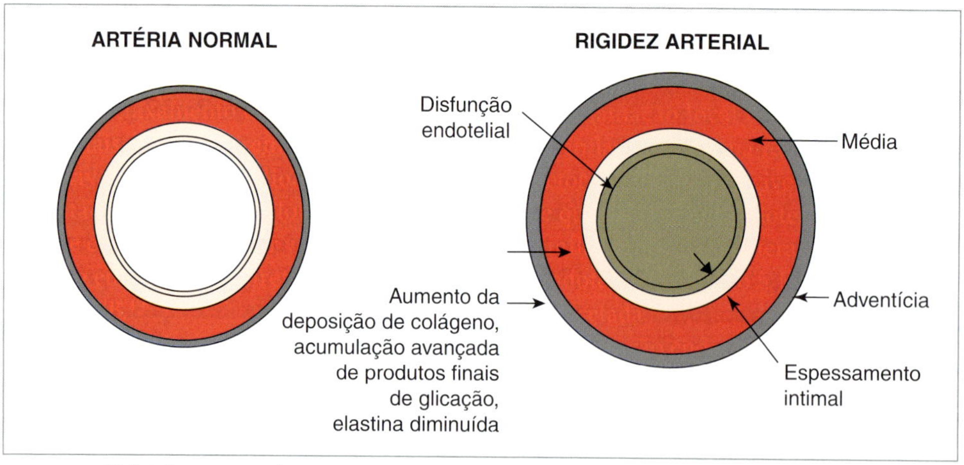

FIGURA 3 Múltiplas causas da rigidez arterial com o envelhecimento e a doença.

Fonte: adaptada de Fleenor e Berrones, 2015.[15]

REFERÊNCIAS

1. Hollanda L, Paladino AT, Froes A, Feitosa R, Gazal J, Zaidan E, et al. Hypertension and atherosclerotic disease – A double burden to the same vascular territory. Rev Bras Hipertens. 2007; 14(4):280-5.
2. Meneton P, Jeunemaitre X, de Wardener HE, MacGregor GA. Links between dietary salt intake, renal salt handling, blood pressure, and cardiovascular diseases. Physiol Rev. 2005;85: 679-715.
3. Marte AP, Santos RD. Dislipidemia and hypertension: physicopatology. Rev Bras Hipertens. 2007;14(4):252-7.
4. Ridker PM. How common is residual inflammatory risk? Circ Res. 2017;120:617-9.
5. Boos CJ, Lip GY. Is hypertension an inflammatory process? Curr Pharm Des. 2006;12(13): 1623-35.
6. Bautista LE, López-Jaramillo P, Vera LM, Casas JP, Otero AP, Guaracao AI. Is C-reactive protein an independent risk factor for essential hypertension? J Hypertens. 2001;19(5):857-61.
7. Grundy SM. Inflammation, hypertension, and the metabolic syndrome. JAMA. 2003;290(22): 3000-2.
8. Verma S, Wang CH, Li SH, Dumont AS, Fedak PW, Badiwala MV, et al. A self-fulfilling prophecy: C-reactive protein attenuates nitric oxide production and inhibits angiogenesis. Circulation. 2002;106(8):913-9.
9. Hirata Y, Nagata D, Suzuki E, Nishimatsu H, Suzuki J, Nagai R. Diagnosis and treatment of endothelial dysfunction in cardiovascular disease. Int Heart J. 2010;51(1):1-6.
10. Gotsman I, Stabholz A, Planer D, Pugatsch T, Lapidus L, Novikov Y, et al. Serum cytokine tumor necrosis factor-alpha and interleukin-6 associated with the severity of coronary artery disease: indicators of an active inflammatory burden. Isr Med Assoc J. 2008;10(7):494-8.
11. Behrendt D, Ganz P. Endothelial function: from vascular biology to clinical applications. Am J Cardiol. 2002;90(10):40-8.
12. Aird W. Spatial and temporal dynamics of the endothelium. J Thromb Haemost. 2005;3(7): 1392-406.
13. Libby P, Ridker PM, Maseri A. Inflammation and atherosclerosis. Circulation. 2002;105(9):1135.
14. Arima H, Murakami Y, Lam TH, Kim HC, Ueshima H, Woo J, et al. Effects of prehypertension and hypertension subtype on cardiovascular disease in the Asia-Pacific Region. Hypertension. 2012;59(6):1118-23.
15. Fleenor BS, Berrones AJ. Arterial stiffness -- implications and interventions. New York: Springer International Publishing; 2015.
16. Barroso WKS, Rodrigues CIS, Bortolotto LA, Mota-Gomes MA, Brandão AA, Feitosa ADM, et al. Diretrizes Brasileiras de Hipertensão Arterial – 2020. Arq Bras Cardiol. 2021;116(3): 516-658.
17. Lonn EM, Bosch J, López-Jaramillo P, Zhu J, Liu L, Pais P, et al.; HOPE-3 Investigators. Blood pressure lowering in intermediate risk persons without cardiovascular disease. N Engl J Med. 2016;374:2009-20.
18. I Posicionamento Brasileiro sobre Combinação de Fármacos Anti-Hipertensivos. Departamento de Hipertensão Arterial da Sociedade Brasileira de Cardiologia pelos autores. Arq Bras Cardiol. 2014;102(3):203-10.
19. Mancia G, Fagard R, Narkiewicz K, Redón J, Zanchetti A, Böhm M, et al.; Task Force Members. 2013 ESH/ESC Guideline for the management of arterial hypertension. The task force for the management of arterial hypertension of the European Society of Hypertension (ESH) and of the European Society of Cardiology (ESC). J Hypertens. 2013;31:1281-357.
20. Soloviev MA, Kulakova NV, Semiglazova TA, Borodulina EV, Udut VV. Correction of endothelial dysfunction in patients with arterial hypertension. Bull Exp Biol Med. 2011;151(2):183-5.
21. Williams B, Mancia G, Spiering W, Agabiti Rosei E, Azizi M, Burnier M, et al. 2018 Practice guidelines for the management of arterial hypertension of the European Society of Hypertension (ESH) and the European Society of Cardiology (ESC). Blood Press. 2018;27(6):314-40.
22. Whelton PK, Carey RM, Aronow WS, Casey DE Jr, Collins KJ, Dennison Himmelfarb C, et al. Guideline for the Prevention, Detection, Evaluation, and Management of High Blood Pressure in Adults: A Report of the American College of Cardiology/American Heart Association Task Force on Clinical Practice Guidelines. Hypertension. 2018;71(6):e13-e115.
23. Pinho RA, Araújo MC, Ghisi GL, Benetti M. Doença arterial coronariana, exercício físico e estresse oxidativo. Arq Bras Cardiol. 2010; 94(4):549-55.
24. Hermeling E, Hoeks APG, Reneman RS, Segers P, Reesink KD. Assessment of systolic and diastolic arterial stiffness. J Hypertens. 2012;30(7): 1489-91.
25. Thijssen DH, Black MA, Pyke KE, Padilla J, Atkinson G, Harris RA, et al. Assessment of flow-mediated dilation in humans: a methodological and physiological guideline. Am J Physiol Heart Circ Physiol. 2011;300 (1):H2-12.

Hipertensão arterial e doença arterial periférica

Fernando Focaccia Póvoa
Rui Póvoa

INTRODUÇÃO

A doença arterial periférica (DAP) é uma doença crônica inflamatória causada pela aterosclerose em grandes vasos arteriais resultando em obstrução luminal com expressiva diminuição na oxigenação da musculatura durante o esforço muscular dos membros, principalmente os inferiores. Quando presente, aumenta morbidade e mortalidade por outras doenças cardiovasculares (CV) em 3 a 10%. Aproximadamente 18% das pessoas acima dos 50 anos que têm DAP apresentam claudicação intermitente (CI). Este sintoma de dor ao caminhar apresenta como característica o desaparecimento com repouso. Entre os pacientes com DAP, 20 a 70% apresentam úlceras crônicas em membros inferiores. Em um ano sem manejo adequado, a isquemia progressiva aumenta em 35% a extensão das feridas e em 22% a probabilidade de amputação.[1]

A CI é geralmente o primeiro sintoma da DAP e está associada a doença ateromatosa multivascular, principalmente em carótidas e coronárias. A mortalidade dobra nos assintomáticos, porém o prognóstico e a progressão da DAP são de menor relevância na maioria dos pacientes, em que somente 20 a 25% necessitam de revascularização e menos de 5% deterioraram para isquemia crítica do membro (ICM).[2]

PREVALÊNCIA

A prevalência da DAP depende da definição utilizada pelas diversas sociedades médicas. A prevalência geral, com base nos sintomas de CI, variam de 1,1 a 2,4%. Estudos limitando-se a pacientes com mais de 60 anos estimam a prevalência em 3 a 6%, porém a definição baseada nos sintomas com frequência subestima esses valores. A maioria dos pacientes é assintomática, oligossintomáticos ou apresenta sintomas atípicos. Por exemplo, em pacientes com DAP diagnosticada usando os critérios pelo índice tornozelo-braquial (ITB), apenas 6,3% relataram sintomas de CI no estudo de Roterdam.[3]

Quando a definição de DAP é baseada na presença de doença subclínica (com o uso do ITB) e clínica (sintomas característicos), a prevalência geral dessa condição aumenta para 4,5%, o que significa cerca de 5 milhões de pessoas nos Estados Unidos da América (EUA). Em estimativas mais refinadas, que também levam em conta cirurgia de revascularização de membros inferiores, a prevalência chega a 6,1%, ou seja, 7,1 milhões de residentes nos EUA. A prevalência aumenta com a idade. Na faixa etária acima dos 80 anos quase 25% da população (tanto homens quanto mulheres) apresentam DAP[4] (Figura 1).

Em todos os grupos étnicos aumenta a prevalência com a idade, sendo mais

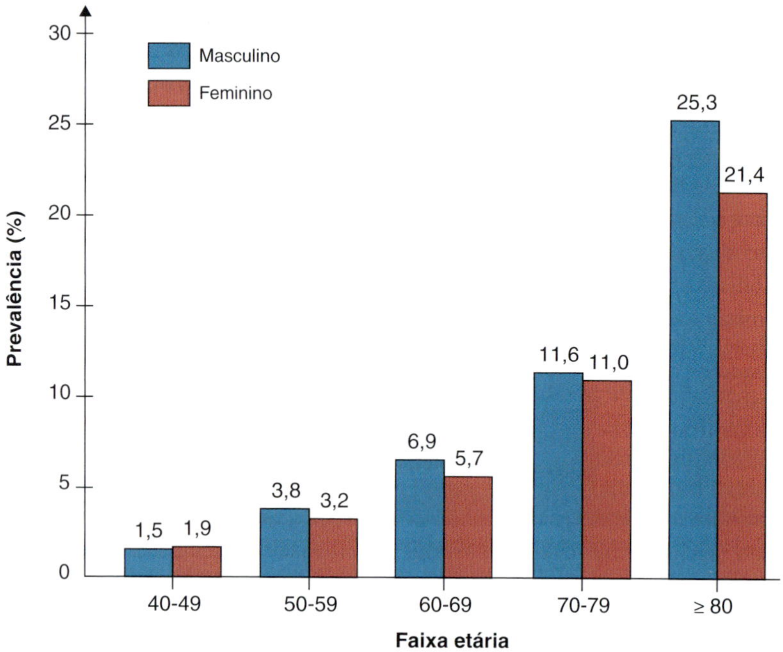

FIGURA 1 Prevalência da doença arterial periférica por grupo etário, para os sexos feminino e masculino.

Fonte: modificado de Allison et al., 2004.[4]

prevalente nos indivíduos afrodescendentes americanos[5,6] (Figura 2).

Em uma análise com 48.294 participantes, a DAP foi associada a um aumento em duas vezes na mortalidade e em três vezes no risco de morte por causas vasculares em um seguimento médio de dez anos. Apesar do avanço no diagnóstico e manejo nos EUA e na Europa, a doença continua sendo uma das principais causas de morbidade e mortalidade cardiovasculares. A carga da doença vem crescendo por todo o mundo, além de ser uma preocupação para a atenção primária e a saúde.[7]

ETIOPATOGENIA

Considerando a falta de biomarcadores precisos para avaliação da DAP e o papel fundamental da inflamação e remodelação dos vasos na progressão e ruptura da placa aterosclerótica, diversos autores avaliaram os níveis de proteínas e citocinas relacionadas a esse processo patológico. As concentrações circulantes de algumas citocinas (proteína C reativa – PCR), interleucina-6 (IL-6), fatores de coagulação (D-dímero ou fibrinogênio), proteases (metaloproteinases de matriz) e inibidores teciduais das metaloproteinases ou marcadores de dano cardíaco foram relatadas como aumentadas na DAP. Há diversos marcadores de estresse oxidativo e moléculas relacionadas à angiogênese que, até o momento, apresentaram resultados inconclusivos.[8,9]

Nos estágios iniciais da aterosclerose, a disfunção endotelial leva a níveis aumentados de citocinas pró-inflamatórias [IL-1β, IL-6, PCR, proteína quimioatrativa de monócitos 1 (MCP-1)], vesículas extracelulares, proteases e moléculas de adesão [(E-selectina, P-selectina, moléculas de adesão intercelular (ICAM), molécula de adesão celular

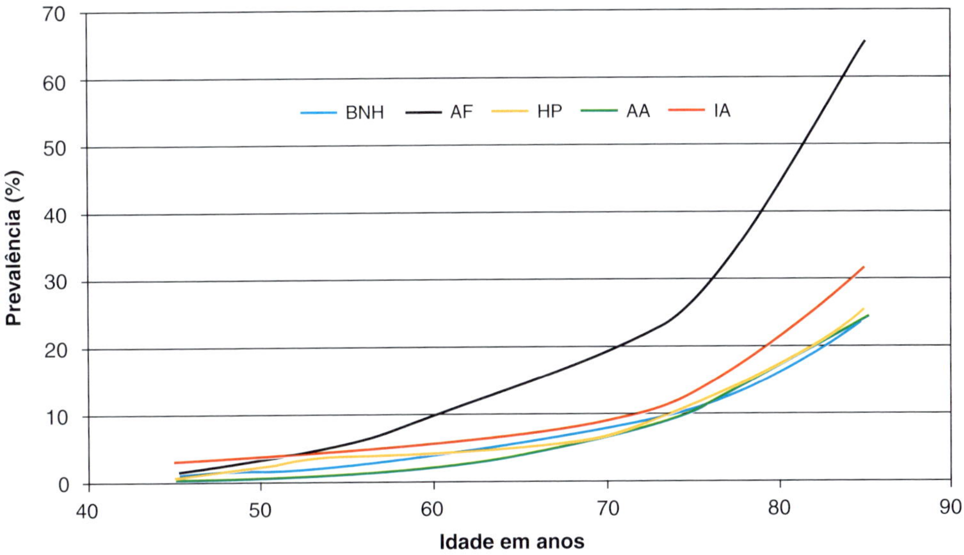

FIGURA 2 Prevalência da doença arterial periférica nos EUA de acordo com a etnia.

AA: asiáticos americanos; AF: afrodescendentes; BNH: brancos não hispânicos; HP: hispânicos; IA: indígenas americanos.

Fonte: modificada de Criqui et al., 2015.[5]

vascular-celular (VCAM)] que contribuem para o recrutamento de monócitos e infiltração na íntima. Fatores imunológicos, como as proteases, orquestram a progressão da placa, regulando a polarização de macrófagos para fenótipos pró-inflamatórios ou anti-inflamatórios, que são predominantemente localizadas em áreas instáveis (ou seja, regiões angulares) ou regiões de neovascularização. Em lesões avançadas, fatores inflamatórios e proteases exacerbam o afinamento da capa fibrosa e contribuem para a instabilidade da placa, ruptura e formação de coágulo de fibrina. As vesículas extracelulares, principalmente de origem plaquetária, também participam da formação do trombo, de acordo com a exposição de fatores pró-coagulantes. Além disso, a perfusão tecidual reduzida por estenose arterial e trombose podem causar níveis aumentados de biomarcadores relacionados a danos nos tecidos, como o N-terminal do peptídeo natriurético tipo B (BNP) ou troponina ultrassensível.[10]

FATORES DE RISCO

Atualmente os três grandes riscos modificáveis para doença arterial coronariana (DAC) (tabagismo, dislipidemia e hipertensão) estão presentes nos pacientes com DAP[11] (Figura 3).

Idade e sexo masculino também são grandes fatores risco não modificáveis para DAC e DAP. A prevalência de DAP aumenta com a idade e as taxas são maiores em homens. Da mesma forma, as cifras pressóricas, principalmente a sistólica, são geralmente mais altas nesses grupos de pacientes. Outros fatores de risco clássicos incluem diabetes, obesidade e sedentarismo, e hoje o tabagismo e o diabetes parecem ser os fatores de risco mais importantes para DAP.[12]

A DAP frequentemente está acompanhada de aterosclerose em outros leitos vasculares. A DAC está presente em aproximadamente 60 a 80% dos pacientes, enquanto 12

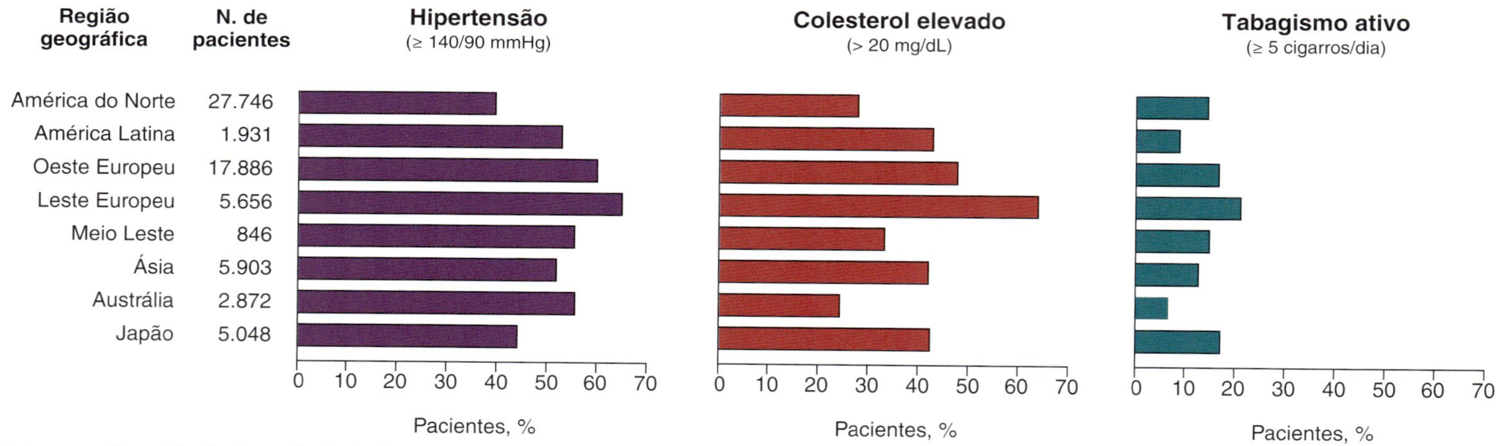

FIGURA 3 Prevalência dos principais fatores de risco para a doença vascular periférica de acordo com a região.

Fonte: modificada de Bhatt et al., 2006.[11]

a 25% sofrem estenose da artéria carótida concomitante. No estudo REACH (Reduction of Atherothrombosis for Continued Health), 4,7% dos pacientes com DAP apresentavam DAC concomitante, 1,2% doença cerebrovascular e 1,6% apresentaram ambos. Da mesma forma, cerca de um terço dos homens e um quarto das mulheres com doença coronariana ou cerebrovascular conhecida são diagnosticados com DAP.[13]

A DAC e a DAP são manifestações graves da aterosclerose sistêmica que afeta pacientes com fatores de risco cardiovasculares clássicos. Uma proporção considerável de pacientes com DAC tem DAP associada; no entanto, muitos são assintomáticos, essa condição permanece subdiagnosticada e pouco se sabe sobre a prevalência e a implicação clínica da DAP nos coronariopatas. Aproximadamente 12,8% dos pacientes submetidos à cineangiocoronariografia com suspeita de DAC apresentavam DAP não diagnosticada.[14]

Em outro estudo, 22% dos pacientes com DAC angiograficamente documentada apresentavam doença oclusiva periférica, diagnosticada pelo ITB ou pletismografia, e a prevalência da DAP correlacionava-se com a extensão da DAC.[15]

A história familiar de DAP é um fator de risco independente dos fatores convencionais. A associação foi mais forte nos indivíduos com menos de 68 anos e naqueles com maior número de parentes afetados. A história familiar de DAC foi associada com DAP, porém com uma carga mais fraca que a própria DAP familiar. Assim, os fatores genéticos e ambientais compartilhados contribuem para um risco adicional de DAP.[16]

QUADRO CLÍNICO

A avaliação clínica dos indivíduos com risco elevado de DAP se inicia com anamnese e exame físico completos e minuciosos. Os sintomas e sinais da DAP são variáveis e os pacientes podem apresentar o sintoma clássico de claudicação. Muitas vezes já chegam em fase avançada, com isquemia crítica do membro, apresentando dor isquêmica crônica há mais de duas semanas, em repouso, úlceras que não cicatrizam ou gangrena de um ou ambos os membros inferiores.[17]

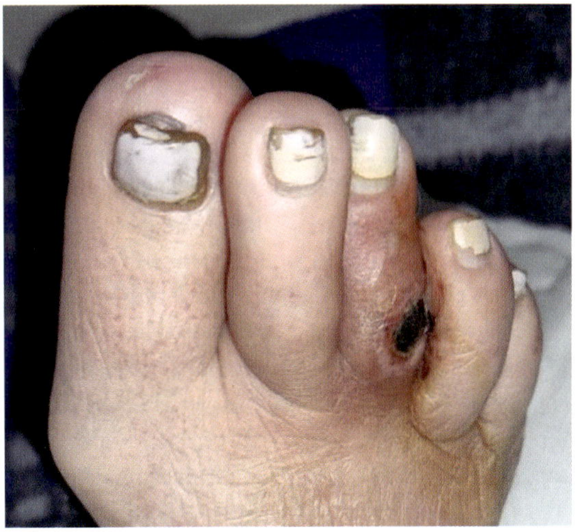

FIGURA 4 Necrose em dorso de terceiro pododáctilo direito, decorrente de isquemia.

Fonte: arquivo pessoal do autor.

Estudos vêm demonstrando que a maioria dos pacientes com DAP confirmada não apresenta claudicação típica, caracterizada por dor na perna durante o exercício e que não está presente ao repouso (dentro de 10 minutos) ou parado, mas apresentam outros sintomas não relacionados às articulações (sintomas atípicos nas pernas) ou até mesmo são assintomáticos. Pacientes com DAP que têm sintomas atípicos nas pernas ou nenhum sintoma podem ter comprometimento funcional comparável ao de pacientes com CI.

O exame físico da análise vascular para DAP inclui palpação dos pulsos, ausculta de sopros femorais e inspeção de pernas e pés. Os pulsos podem ser classificados em uma escala de 0 a 4: sem pulso (0/4), pulso pouco palpável (1/4), diminuído, normal (2/4), aumentado (3/4) e muito aumentado (4/4).[18]

O exame físico torna-se o pilar mais importante no diagnóstico e a presença de pulsos anormais, sopros vasculares, feridas/úlceras de membros inferiores que não apresentam cicatrização adequada, palidez e rubor, sugerem doença vascular em potencial.[19]

Estudos transversais de CI podem ser imprecisos por diversos fatores. A CI é um sintoma relativamente vago para DAP, pois, embora reflita uma obstrução significativa, surpreendentemente quase metade dos pacientes não apresentava redução do fluxo em testes invasivos.[20]

DIAGNÓSTICO

Os achados na história clínica e no exame físico precisam ser confirmados com testes diagnósticos. O ITB em repouso é o teste diagnóstico inicial e o primeiro passo para instituir o tratamento clínico otimizado. É um procedimento simples e não invasivo que pode ser realizado à beira do leito por meio da aferição da pressão arterial sistólica (PAS) nos braços (artérias braquiais) e tornozelos (artérias dorsais dos pés e tibiais posteriores) em decúbito dorsal. Deve ser utilizado, de preferência, um sonar Doppler para a localização precisa do pulso arterial. O ITB de cada membro é calculado dividindo-se o maior valor da pressão dorsal do pé ou pressão tibial posterior pelo valor mais alto do braço direito ou esquerdo.[21] Os resultados do ITB em repouso podem ser reportados como: anormais (ITB ≤ 0,90), limítrofe (ITB 0,91-0,99), normal (1,00-1,40) ou não compressível (ITB > 1,40). O ITB > 1,4 é característico nos pacientes diabéticos e com doença renal crônica pela calcificação importante dos vasos, podendo representar um falso negativo em algumas situações.[22]

Dependendo da apresentação clínica e dos valores do ITB, demais testes podem ser realizados, como: ITB em esteira ergométrica, índice hálux-braquial e avaliação de perfusão (pressão transcutânea de oxigênio ou pressão perfusão cutânea). Em pacientes com ITB em repouso normal ou limítrofe, o teste em esteira ergométrica é útil nos sintomáticos para aferir objetivamente as limitações funcionais. O índice hálux-braquial é útil em cenários cujo ITB > 1,4 (artérias não compressíveis) ou na suspeita de isquemia crítica. No entanto, a avaliação anatômica por imagem (ultrassonografia, angiotomografia computadorizada, angiografia por ressonância magnética ou angiografia invasiva) é geralmente reservada para pacientes altamente sintomáticos, nos quais a revascularização está sendo considerada.[23]

Diversos estudos usando critérios mais conservadores, com ITB < 0,8 (ou mesmo < 0,75), encontraram uma associação com pressão arterial elevada. No estudo NHANES (National Health and Nutrition Examination Survey), de 1999 a 2000, a prevalência de DAP em hipertensos foi de 6,9%, em comparação com 2,2% nos normotensos, com uma razão de chance (*odds ratio* – OR) de 1,75 [intervalo de confiança (IC) 95% 0,97-3,13] para

DAP em pacientes hipertensos, porém sem significância estatística.[24]

Já no Framingham Offspring Study, os pesquisadores notaram uma relação significativa para o aumento da prevalência de hipertensão e níveis decrescentes do ITB. Além disso, a hipertensão foi associada com mais do dobro do risco (OR 2,2; IC 95% 1,4-3,5) para DAP (ITB < 0,9).[25]

Os pacientes hipertensos com alto risco de eventos cardiovasculares estudados no ALLHAT Study (Antihypertensive and Lipid-Lowering Treatment to Prevent Heart Attack Trial) apresentaram uma associação em forma de U ao correlacionar a PAS com DAP. Especificamente a PAS < 120 mmHg foi associada a uma taxa 26% maior de DAP nos membros inferiores, enquanto PAS ≥ 160 mmHg foi associada a uma taxa 21% maior de eventos de DAP (comparada com PAS 120-129 mmHg). A pressão arterial diastólica (PAD) menor que 70 mmHg foi associada a taxas mais altas de eventos de DAP nos membros inferiores. A pressão de pulso (PP) também foi associada em uma curva em U com as taxas de DAP[26] (Figura 5).

IC 95%	Valor do p	mmHg
1,05–1,52	0,015	< 120
Referência		120–129
0,80–1,10	0,41	130–139
0,91–1,27	0,40	140–149
0,92–1,37	0,27	150–159
1,00–1,48	0,050	≥ 160
1,38–2,16	< 0,001	< 60
1,02–1,37	0,02	60–69
Referência		70–79
0,75–0,97	0,02	80–89
0,74–1,11	0,35	90–99
0,46–1,08	0,11	≥ 100
1,01–1,45	0,04	< 45
Referência		45–54
0,87–1,19	0,81	55–64
1,10–1,52	0,002	65–74
1,26–1,76	< 0,001	≥ 75

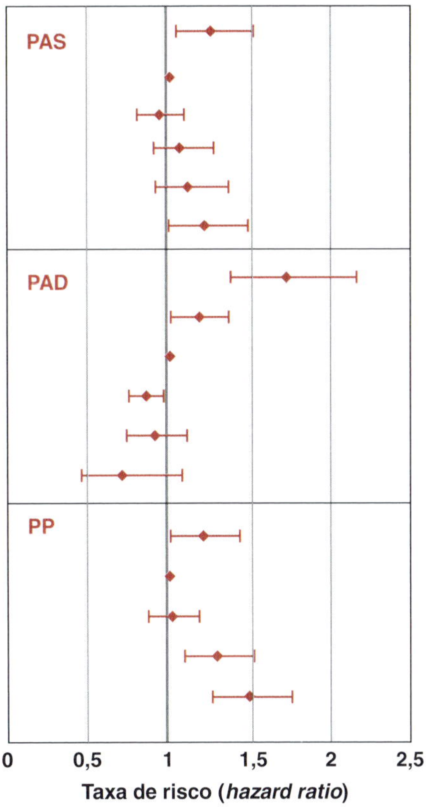

FIGURA 5 Taxa de risco de eventos em paciente com insuficiência vascular periférica, de acordo com a pressão arterial.

Fonte: modificada de Itoga et al., 2018.[26]

No estudo ARIC (Atherosclerosis Risk in Communities) houve uma relação inversa e graduada entre o ITB e os pacientes com PAS ≥140 mmHg e em regressão multivariável: cada aumento de 1 mmHg na PAS foi associado a um aumento de 16% no risco de DAP. Ou seja, diversos estudos demonstraram que, após ajuste para idade e sexo, conforme o ITB diminuiu, a prevalência da hipertensão e o risco relativo de desenvolver hipertensão aumentaram, assim como a PAS média. Por outro lado, a PAD não diferiu significativamente de acordo com níveis de ITB.[27]

Outro aspecto curioso é a relação do segmento arterial comprometido e o risco de eventos cardiovasculares (CV). Vogt et al., avaliando a razão de probabilidade dos diversos segmentos arteriais com eventos CV, encontraram diferenças não só quanto à anatomia, mas também quanto ao sexo[28] (Tabela 1).

TRATAMENTO

Tratamento não farmacológico

O aumento da atividade física está associado a diminuição da progressão da doença e mortalidade por todas as causas. As metanálises demonstraram que os programas de exercícios são eficazes para melhora na distância máxima de caminhada, aumento na distância de início do CI e melhora na atividade física. Uma metanálise demonstrou que os programas de exercícios físicos estão associados com diminuição do colesterol LDL, colesterol total, PAS e PAD. No entanto, os programas estruturados de exercícios domiciliares ainda eram subótimos. A American Heart Association (AHA) endossou que os programas de exercícios supervisionados em esteira para pacientes com claudicação tinham classe de recomendação I e nível de evidência A. Estratégias alternativas para terapia por exercícios (ergometria, ciclismo, caminhada de baixa intensidade) são listadas como classe de recomendação IIa e nível de evidência A. No Canadá, as recomendações de atividade física incluem 150 minutos de exercícios aeróbicos de intensidade moderada a intensa por semana, em séries de 10 minutos ou mais. Também há benefícios com os exercícios de fortalecimento muscular e ósseo pelo menos dois dias por semana.[29]

Pacientes com DAP devem receber um programa multidisciplinar, incluindo exercícios físicos, modificações do estilo de vida e vacinação anual para influenza, para reduzir eventos cardiovasculares e melhorar a capacidade funcional. A cessação do tabagismo é um componente vital do cuidado em todo paciente com doença aterosclerótica.

Tratamento farmacológico

A farmacoterapia para o paciente com DAP inclui agentes antiplaquetários (ácido acetilsalicílico isoladamente, 75-325 mg/dia, ou clopidogrel na dosagem de 75 mg/dia) e

TABELA 1 Correlação do segmento arterial atingido e a mortalidade

	Masculino		Feminino	
	OR	IC 95%	OR	IC 95%
Aortoilíaco	3,0	(1,6-5,4)	5,1	(1,6-16,0)
Femoropoplíteo	2,3	(1,3-4,3)	2,4	(1,2-4,9)
Tibioperoneal	0,9	(0,5-1,9)	5,0	(1,7-14,4)

Fonte: modificada de Vogt et al., 1993.[28]

estatinas, além do controle dos demais fatores de risco CV, como o *diabetes mellitus* e a hipertensão arterial.

As estatinas são fundamentais, em razão da existência de aterosclerose e com frequência a dislipidemia, além de reduzir a atividade inflamatória da placa.[30] Os pacientes com DAP são menos propensos a receber terapia médica otimizada em comparação aos pacientes com outras formas de doença cardiovascular, incluindo a DAC.

O cilostazol é uma terapia médica eficaz para o tratamento de pacientes com CI sintomáticos, porém os efeitos colaterais incluem cefaleia, diarreia, tontura e palpitações, culminando na suspensão da medicação em três meses de uso em 20% dos casos.[31,32]

A partir de 2002, iniciou-se um estudo com antiplaquetários na DAP, o Antithrombotic Trialists' Collaboration, que avaliou regimes antiplaquetários *versus* placebo em pacientes de alto risco cardiovascular.[33]

No subgrupo de pacientes com DAP sintomática, a redução no MACE (*major adverse cardiovascular events*) foi demonstrado com terapia antiplaquetária (OR 0,80; IC 95% 0,68-0,94). Em 2007, o estudo CLIPS (Critical Leg Ischemia Prevention Study) comparou a eficácia do ácido acetilsalicílico (AAS) *versus* placebo em 366 pacientes com DAP. O uso do AAS foi associado a uma diminuição significativa no MACE [*hazard ratio* (HR) 0,35; IC 95% 0,15-0,82].[34]

No estudo CAPRIE (Clopidogrel versus Aspirin in Patients at Risk of Ischaemic Events), a monoterapia com clopidogrel mostrou-se mais eficaz em reduzir eventos em pacientes sintomáticos, principalmente o risco combinado de acidente vascular isquêmico, infarto do miocárdio e morte decorrente de eventos vasculares. O clopidogrel apresentou excelente perfil de segurança.[35]

O estudo EUCLID (Examining Use of tiCagreLor In peripheral artery Disease) examinou a eficácia e a segurança do ticagrelor contra a monoterapia com clopidogrel em pacientes com DAP sintomática. Em 13.885 pacientes, não houve diferença significativa em MACE aos 30 meses.[36]

Juntos, esses estudos sugerem um benefício da monoterapia antiplaquetária (AAS ou clopidogrel) em pacientes sintomáticos com PAD.

Em uma subanálise do estudo CHARISMA (Clopidogrel for High Atherothrombotic Risk and Ischemic Stabilization, Management, and Avoidance), avaliando a eficácia do regime de clopidogrel mais AAS *versus* AAS isolado na prevenção de desfechos para os pacientes com alto risco de eventos aterotrombóticos, não houve diferença no MACE (HR 0,85; IC 95% 0,66-1,08), contudo as taxas de infarto do miocárdio (HR 0,63; IC 95% 0,42-0,96) e hospitalização por eventos isquêmicos (HR 0,81; 95% IC 95% 0,68-0,95) foram reduzidas com a dupla antiagregação plaquetária, porém com o custo aumentado de sangramentos.[37]

Em uma análise de subgrupo de 1.143 pacientes com DAP do estudo PEGASUS-TIMI 54 (Prevention of Cardiovascular Events in Patients With Prior Heart Attack Using Ticagrelor Tablets Compared to Placebo on a Background of Aspirin – Thrombolysis in Myocardial Infarction 54), comparando a dupla terapia plaquetária (ticagrelor e AAS) com monoterapia com AAS em pacientes com DAC estável com história de infarto agudo de miocárdio, o MACE foi menor com dupla antiagregação (HR 0,69; IC 95% 0,47-0,99) e paralelamente uma redução de 35% nos principais eventos adversos de membros inferiores foi demonstrada com ticagrelor e AAS em conjunto.[38]

O estudo COMPASS (Cardiovascular Outcomes for People Using Anticoagulation Strategies) recrutou 27.395 participantes com doença vascular aterosclerótica estável (DAC e/ou DAP) e comparou rivaroxabana em baixas doses, com ou sem AAS, contra

AAS isolado. A combinação de baixa dose de rivaroxabana (2,5 mg 2x/dia) e AAS diminuiu significativamente o MACE (e a mortalidade isoladamente) em comparação com monoterapia com AAS (HR 0,76; IC 95% 0,66-0,86). Houve maior frequência de eventos hemorrágicos maiores no grupo da combinação de fármacos (HR 1,70; IC 95% 1,40-2,05), porém não foram observados sangramentos fatais ou risco de morte significativo.[39]

Um subgrupo de pacientes com DAP do COMPASS foi estudado e 5.551 participantes da coorte original foram identificados como portadores de DAP. Os resultados mostraram que a inibição com rivaroxabana em baixa dose (2,5 mg 2x/dia) e AAS diminuiu significativamente a taxa de risco para o MACE (HR 0,72; IC 95% 0,57-0,90). Também houve uma redução de quase 50% nos principais eventos adversos nos membros (HR 0,54; IC 95% 0,35-0,82). Embora o sangramento maior tenha aumentado (HR 1,75; IC 95% 1,16-2,25), não houve excesso de sangramento fatal, hemorragia intracraniana ou sangramento em órgãos críticos.[40]

Em uma metanálise e revisão sistemática cujo objetivo foi comparar as terapias isoladas e combinadas dos antiplaquetários e anticoagulantes, os resultados foram interessantes e podem mudar a prática médica.

O clopidogrel, o ticagrelor, o AAS com ticagrelor ou AAS com rivaroxabana em baixa dose são superiores à monoterapia com AAS e igualmente eficazes entre si na prevenção de MACE na DAP. Destas quatro terapias, apenas o AAS com rivaroxabana em baixas doses oferece risco de sangramentos maiores. Em pacientes com mais de três meses de intervenção vascular periférica (angioplastia ou enxerto cirúrgico), o AAS com rivaroxabana em baixa dose é superior na prevenção de MACE e de eventos adversos em membros inferiores (MALE – *major adverse limb events*) em comparação com o AAS. Entretanto, esse benefício ocorre ao custo de um risco maior de sangramento.

Com base nas evidências atuais, o clopidogrel pode ser considerado a terapia antitrombótica de escolha para a maioria dos pacientes com DAP, ao passo que, em pacientes submetidos a intervenção vascular periférica, AAS com rivaroxabana em baixa dose pode ser considerado para a prevenção a longo prazo (> 3 meses) em pacientes que sofreram intervenção.[41]

O tratamento dos pacientes hipertensos com DAP é uma etapa desafiadora, pois a redução da PA está associada à redução do fluxo distal através das lesões ateroscleróticas na periferia vascular e o tratamento com agentes anti-hipertensivos pode, em teoria, exacerbar os sintomas da CI. Paralelamente, uma pressão arterial sistólica 20 mmHg maior do que o normal foi associada a um risco 63% maior de DAP.[42]

Em coronariopatas hipertensos, as diretrizes canadenses recomendam uma meta de PAS < 120 mmHg, enquanto as diretrizes americanas e europeias recomendam uma meta < 130 mmHg e uma PAD-alvo < 80 mmHg.[43-45]

Embora a hipertensão contribua para o desenvolvimento da DAP, atualmente existem poucos estudos definindo metas pressóricas.

Em um subestudo do *trial* ABCD (Appropriate Blood Pressure Control in Diabetes) em pacientes com DAP, os pacientes com redução das cifras pressóricas mais agressivas (média de 128/75 mmHg) apresentaram menos eventos cardiovasculares.[46]

Em outra análise de subgrupo de pacientes com DAP do estudo Heart Outcomes Prevention, o ITB < 0,9 foi um forte preditor de resultados adversos, independentemente dos sintomas, porém o benefício real absoluto do ramipril (*vs.* placebo) foi duas vezes maior (50 por 1.000 eventos evitados) em comparação com os pacientes com ITB > 0,9.[47]

Em outra análise *post hoc* do estudo INVEST (International Verapamil-SR/Trandolapril trial), pacientes com DAC e DAP apresentaram menor índice de MACE com uma PAS média de 135 a 145 mmHg e uma PAD entre 60 e 90 mmHg, mas com uma importante relação em forma de U, evidenciando que a pressão arterial mais baixa apresenta efeitos deletérios nos membros inferiores.[48]

Teoricamente, em pacientes com DAP, os betabloqueadores não seletivos estariam associados a essa diminuição do fluxo arterial, com consequente aumento na probabilidade de aparecimento ou piora dos sintomas de CI. Por outro lado, seria esperado que os betabloqueadores seletivos para o tecido cardíaco (beta-1) estivessem associados a uma redução menor no fluxo periférico e, portanto, a sintomas menos graves. Recentemente, celiprolol, atenolol e dinitrato de isossorbida foram comparados em um estudo controlado por placebo em 56 pacientes com DAC e DAP. Os pacientes que receberam 50 mg/dia de atenolol (um agente seletivo beta-1) mostraram uma redução significativa tanto na distância livre de dor quanto na distância máxima de caminhada em comparação com os controles.[49]

A relação da hipertensão arterial com a DAP é complexa e ainda faltam trabalhos específicos relacionados à meta pressórica, uma vez que há a presença de uma curva em J para a PAS nas manifestações clínicas quando a doença aterosclerótica está bem estabelecida. O controle pressórico é fundamental, porém cada paciente em particular apresentará o limite mínimo pressórico que não comprometa a perfusão dos membros.

REFERÊNCIAS

1. Bolton L. Peripheral arterial disease: scoping review of patient-centred outcomes. Int Wound J. 2019;16(6):1521-32.
2. Cassar K. Intermittent claudication. Br Med J. 2006;7576:1002.
3. Meijer WT, Hoes AW, Rutgers D, Bots ML, Hofman A, Grobbee DE. Peripheral arterial disease in the elderly: The Rotterdam Study. Arterioscler Thromb Vasc Biol. 1998;18(2):185-92.
4. Allison MA, Criqui MH, Ho E, Jo D. The estimated ethnic specific prevalence of peripheral arterial disease in United States, 2000. Circulation. 2004;110:e817.
5. Criqui MH, Aboyans V. Epidemiology of peripheral artery disease. Circ Res. 2015;116:1509-26.
6. Mizzi A, Cassar K, Bowen C, Formosa C. The progression rate of peripheral arterial disease in patients with intermittent claudication: a systematic review. J Foot Ankle Res. 2019;12(40):1-9.
7. Murray CJL, Vos T, Lozano R, Naghavi M, Flaxman AD, Michaud C, et al. Disability-adjusted life years (DALYs) for 291 diseases and injuries in 21 regions, 1990-2010: a systematic analysis for the Global Burden of Disease Study 2010. Lancet. 2012;380:2197-223.
8. Kremers B, Wübbeke L, Mees B, ten Cate H, Spronk H, ten Cate-Hoek A. Plasma biomarkers to predict cardiovascular outcome in patients with peripheral artery disease: a systematic review and meta-analysis. Arterioscler Thromb Vasc Biol. 2020;40:2018-32.
9. Singh T, Morris D, Smith S, Moxon JV, Golledge J. Systematic review and meta-analysis of the association between C-reactive protein and major cardiovascular events in patients with peripheral artery disease. Eur J Vasc Endovasc Surg. 2017;54:220-33.
10. Saenz-Pipaon G, Martinez-Aguilar E, Orbe J, González Miqueo A, Fernandez-Alonso L, Paramo JA, Roncal C. The role of circulating biomarkers in peripheral arterial disease. Int J Mol Sci. 2021; 22(7):3601-30.
11. Bhatt DL, Steg PG, Ohman EM, Hirsch AT, Ikeda Y, Mas JL, et al. International prevalence, recognition, and treatment of cardiovascular risk factors in outpatients with atherothrombosis. JAMA. 2006;295:180-9.
12. Newman AB, Siscovick DS, Manolio TA, Polak J, Fried LP, Borhani NO, Wolfson SK. Ankle-arm index as a marker of atherosclerosis in the Cardiovascular Health Study: Cardiovascular Heart Study (CHS) Collaborative Research Group. Circulation. 1993;88:837-45.
13. Jirak P, Mirna M, Wernly B, Paar V, Thieme M, Betge S, et al. Analysis of novel cardiovascular biomarkers in patients with peripheral artery disease. Minerva Med. 2018;109:443-50.
14. Saleh A, Makhamreh H, Qoussoos T, Alawwa I, Alsmady M, Salah ZA, et al. Prevalence of previously unrecognized peripheral arterial disease in patients undergoing coronary angiography. Medicine (Baltimore). 2018;97(29): e11519-e11528.
15. Dieter R, Tomasson J, Gudjonsson T, Brown RL, Vitcenda M, Einerson J, McBride PE. Lower extremity peripheral arterial disease

in hospitalized patients with coronary artery disease. Vasc Med. 2003;8:233-6.

16. Khaleghi M, Isseh IN, Bailey KR, Kullo IJ. Family history as a risk factor for peripheral arterial disease. Am J Cardiol. 2014;114(6):928-32.
17. McDermott MM, Mehta S, Greenland P. Exertional leg symptoms other than intermittent claudication are common in peripheral arterial disease. Arch Intern Med. 1999;159:387-92.
18. Hirsch AT, Criqui MH, Treat-Jacobson D, Regensteiner JG, Creager MA, Olin JW, et al. Peripheral arterial disease detection, awareness, and treatment in primary care. JAMA. 2001;286: 1317-24.
19. Gerhard-Herman MD, Gornik HL, Barrett C, Barshes NR, Corriere MA, Drachman DE, et al. 2016 AHA/ACC Guideline on the Management of Patients With Lower Extremity Peripheral Artery Disease: Executive Summary: A Report of the American College of Cardiology/American Heart Association Task Force on Clinical Practice Guidelines. Circulation. 2017;135(12):e686-e725.
20. Criqui MH, Fronek A, Barrett-Connor E, Klauber MR, Gabriel S, Goodman D. The prevalence of peripheral arterial disease in a defined population. Circulation. 1985;71:510-5.
21. Aboyans V, Criqui MH, Abraham P, Allison MA, Creager MA, Diehm C, et al.; American Heart Association Council on Peripheral Vascular Disease; Council on Epidemiology and Prevention; Council on Clinical Cardiology; Council on Cardiovascular Nursing; Council on Cardiovascular Radiology and Intervention, and Council on Cardiovascular Surgery and Anesthesia. Measurement and interpretation of the ankle-brachial index: a scientific statement from the American Heart Association. Circulation. 2012;126:2890-909.
22. Lijmer JG, Hunink MG, van den Dungen JJ, Loonstra J, Smit AJ. ROC analysis of noninvasive tests for peripheral arterial disease. Ultrasound Med Biol. 1996;22:391-8.
23. Mahe G, Pollak AW, Liedl DA, Cohoon KP, Mc Carter C, Rooke TW, Wennberg PW. Discordant diagnosis of lower extremity peripheral artery disease using American Heart Association postexercise guidelines. Medicine (Baltimore). 2015;94(3):e1277.
24. Selvin E, Erlinger TP. Prevalence of and risk factors for peripheral arterial disease in the United States: results from the National Health and Nutrition Examination Survey, 1999–2000. Circulation. 2004;110:738-43.
25. Murabito JM, Evans JC, Nieto K, Larson MG, Levy D, Wilson PW. Prevalence and clinical correlates of peripheral arterial disease in the Framingham Offspring Study. Am Heart J. 2002;143:961-5.
26. Itoga NK, Tawfik DS, Lee CK, Maruyama S, Leeper NJ, Chang TI. Association of blood pressure measurements with peripheral artery disease events. Circulation. 2018;138(17):1805-14.
27. Tsai AW, Folsom AR, Rosamond WD, Jones DW. Ankle-brachial index and 7-year ischemic stroke incidence: The ARIC study. Stroke. 2001;32:1721-4.
28. Vogt MT, Wolfson SK, Kuller LH. Segmental arterial disease in lower extremities: correlates of disease and relationship to mortality. J Clin Epidemiol. 1993;46:1267-76.
29. Treat-Jacobson D, McDermott MM, Bronas UG, Campia U, Collins TC, Criqui MH, et al.; American Heart Association Council on Peripheral Vascular Disease; Council on Quality of Care and Outcomes Research; and Council on Cardiovascular and Stroke Nursing. Optimal exercise programs for patients with peripheral artery disease: a scientific statement from the American Heart Association. Circulation. 2019;139:e10-33.
30. Almeida SO, Budoff M. Effect of statins on atherosclerotic plaque. Trends Cardiovasc Med. 2019;29(8):451-5.
31. Dawson DL, Cutler BS, Hiatt WR, Hobson RW 2nd, Martin JD, Bortey EB, et al. A comparison of cilostazol and pentoxifylline for treating intermittent claudication. Am J Med. 2000; 109:523-30.
32. Lee C, Nelson PR. Effect of cilostazol prescribed in a pragmatic treatment program for intermittent claudication. Vasc Endovascular Surg. 2014;48:224-9.
33. Antithrombotic Trialists' Collaboration. Collaborative meta-analysis of randomised trials of antiplatelet therapy for prevention of death, myocardial infarction, and stroke in high risk patients. BMJ. 2002;324:71-86.
34. Critical Leg Ischaemia Prevention Study (CLIPS) Group. Prevention of serious vascular events by aspirin amongst patients with peripheral arterial disease: randomized, double-blind trial. J Intern Med. 2007;261:276-84.
35. CAPRIE Steering Committee. A randomised, blinded, trial of clopidogrel versus aspirin in patients at risk of ischaemic events (CAPRIE). Lancet. 1996;348:1329-39.
36. Hiatt WR, Fowkes FG, Heizer G, Berger JS, Baumgartner I, Held P, et al.; EUCLID Trial Steering Committee and Investigators. Ticagrelor versus clopidogrel in symptomatic peripheral artery disease. N Engl J Med. 2017;376:32-40.
37. Cacoub PP, Bhatt DL, Steg PG, Topol EJ, Creager MA. Patients with peripheral arterial disease in the CHARISMA trial. Eur Heart J. 2009; 30:192-201.
38. Bonaca MP, Bhatt DL, Storey RF, Steg PG, Cohen M, Kuder J, et al. Ticagrelor for prevention of

ischemic events after myocardial infarction in patients with peripheral artery disease. J Am Coll Cardiol. 2016;67:2719-28.

39. Sunner SS, Welsh RC, Bainey KR. Medical management of peripheral arterial disease: deciphering the intricacies of therapeutic options. CJC Open. 2021;3(7):936-49.
40. Sunner SS, Welsh RC, Bainey KR. Medical management of peripheral arterial disease: deciphering the intricacies of therapeutic options. CJC Open. 2021;3(7):936-49.
41. Willems LH, Maas DPMSM, Kramers K, Reijnen MMPJ, Riksen NP, Ten Cate H, et al. Antithrombotic therapy for symptomatic peripheral arterial disease: a systematic review and network meta-analysis. Drugs. 2022;82(12):1287-302.
42. Pande RL, Perlstein TS, Beckman JA, Creager MA. Secondary prevention and mortality in peripheral artery disease: National Health and Nutrition Examination Study, 1999 to 2004. Circulation. 2011;124:17-23.
43. Rabi DM, McBrien KA, Sapir-Pichhadze R, Nakhla M, Ahmed SB, Dumanski SM, et al. Hypertension Canada's 2020 Comprehensive Guidelines for the Prevention, Diagnosis, Risk Assessment, and Treatment of Hypertension in Adults and Children. Can J Cardiology. 2020;36(5):596-629.
44. Whelton PK, Carey RM, Aronow WS, Casey DE Jr, Collins KJ, Dennison Himmelfarb C, et al. 2017 ACC/AHA/AAPA/ABC/ACPM/AGS/APhA /ASH/ASPC/NMA/PCNA Guideline for the Prevention, Detection, Evaluation, and Management of High Blood Pressure in Adults: A Report of the American College of Cardiology/American Heart Association Task Force on Clinical Practice Guidelines. *J Am Coll Cardiol*. 2018;71:e127-e248.
45. Williams B, Mancia G, Spiering W, Agabiti Rosei E, Azizi M, Burnier M, et al.; ESC Scientific Document Group. 2018 ESC/ESH Guidelines for the management of arterial hypertension: The Task Force for the management of arterial hypertension of the European Society of Cardiology (ESC) and the European Society of Hypertension (ESH). Eur Heart J. 2018;39(33):3921-104.
46. Schrier RW, Estacio RO, Esler A, Mehler P. Effects of aggressive blood pressure control in normotensive type 2 diabetic patients on albuminuria, retinopathy and strokes. Kidney Inter. 2002;61:1086-97.
47. Ostergren J, Sleight P, Dagenais G, Danisa K, Bosch J, Qilong Y, Yusuf S; HOPE study investigators. Impact of ramipril in patients with evidence of clinical or subclinical peripheral arterial disease. Eur Heart J. 2004;25:17-24.
48. Bavry AA, Anderson RD, Gong Y, Denardo SJ, Cooper-Dehoff RM, Handberg EM, Pepine CJ. Outcomes among hypertensive patients with concomitant peripheral and coronary artery disease: findings from the INternational VErapamil-SR/trandolapril STudy. Hypertension. 2010;55:48-53.
49. Schweizer J, Kaulen R, Nierade A, Altmann E. Beta-blockers and nitrates in patients with peripheral arterial occlusive disease: long-term findings. Vasa. 1997;26:43-6.

SEÇÃO 7

OUTROS

19

Descompensação aguda em órgão-alvo (emergência hipertensiva)

Erika Maria Gonçalves Campana

INTRODUÇÃO

A elevação aguda da pressão arterial (PA) ou crise hipertensiva (CH) responde por uma taxa variável de 0,45 a 0,59% de todos os atendimentos em uma emergência hospitalar, correspondendo a 1,7% das emergências clínicas. A urgência hipertensiva (UH) é mais comum do que a emergência hipertensiva (EH). As estimativas mostram que, entre todos os pacientes com hipertensão arterial (HA), cerca de 1% pode vir a apresentar uma CH ao longo da sua vida. Entretanto, existe uma lacuna de evidências na literatura sobre esse tema, e aspectos da epidemiologia e prevalência dessa condição ainda são alvo de poucos estudos, com número limitado de participantes.[1-4]

O tratamento efetivo da elevação aguda da PA resulta em melhora dos índices de morbidade e mortalidade; entretanto, quando não tratada, a letalidade ao final de um ano é de 80%.[1-4]

O objetivo deste capítulo é discutir os conceitos da elevação aguda da PA, as formas de apresentação e condutas em cada uma dessas situações à luz das evidências disponíveis na literatura.

CONCEITO

A elevação aguda da PA ou CH, geralmente cursando com níveis de PA sistólica (PAS) ≥ 180 mmHg e diastólica (PAD) ≥ 120 mmHg, pode ou não resultar em lesões agudas em órgãos-alvo (LOA) (coração, cérebro, rins e artérias).[1-4]

Tradicionalmente a elevação aguda da PA pode ser dividida em:

- UH: caracteriza-se por elevações da PA, sem LOA e sem risco de morte iminente. Permite redução mais lenta dos níveis de PA em um período de 24 a 48 horas e em geral com fármacos orais.
- EH: cursa com elevação aguda da PA associada a LOA e risco imediato de morte. Requer redução rápida e gradual dos níveis tensionais em minutos a horas, com monitoramento intensivo e uso de fármacos por via intravenosa.

O acidente vascular encefálico (AVE) isquêmico e o edema agudo de pulmão (EAP) são as situações clínicas mais encontradas nas EH.[1-4] A pseudocrise hipertensiva (PCH) talvez seja a forma mais comum de elevação aguda da PA. Neste contexto, os valores de pressão arterial habitualmente são < 180/120 mmHg; não há LOA aguda ou risco imediato de morte. Comumente os pacientes são hipertensos tratados e não controlados, ou hipertensos não tratados, com medidas de PA elevadas, mas oligossintomáticos ou assintomáticos. É bastante frequente a identificação de um fator causal associado, como evento emocional, doloroso ou de algum desconforto, como enxaqueca, tontura rotatória, cefaleias vasculares e de origem musculoesquelética, além de manifestações da síndrome do pânico.[1-4]

Atualmente, existe uma ampla discussão sobre a real existência do diagnóstico de "urgência hipertensiva". Muitos estudiosos de hipertensão preconizam que essa classificação necessita ser atualizada ou até mesmo abandonada, e que a avaliação baseada nos valores de PA deve ser substituída por uma maior importância na avaliação dos sinais e/ou sintomas da disfunção aguda em órgãos-alvo. Tem sido cada vez mais consensual que os termos corretos, em substituição a PCH, UH e EH, deveriam ser, respectivamente: HA descontrolada, elevação aguda da PA sem LOA em evolução e elevação aguda da PA com LOA em evolução.[1-4]

APRESENTAÇÃO CLÍNICA

A elevação aguda da PA decorre de um aumento rápido e inapropriado do volume intravascular e/ou da resistência vascular periférica. Em consequência ocorre o esgotamento da autorregulação tecidual, principalmente nos leitos vasculares cerebral e renal, causando isquemia local, o que desencadeia um círculo vicioso de vasoconstrição, lesão endotelial e ativação plaquetária do sistema da coagulação e do sistema imune, com proliferação miointimal, necrose fibrinoide de arteríolas e isquemia em órgãos-alvo.[1-4]

Dessa forma, no contexto da elevação aguda da PA, podemos ter três formas gerais de apresentação: HA descontrolada, elevação aguda da PA sem LOA em evolução e elevação aguda da PA com LOA em evolução.[1-4] A elevação aguda da PA com LOA em evolução pode se apresentar como diferentes entidades clínicas específicas, a saber: edema agudo de pulmão, disseção aórtica, uso de substancias lícitas ou ilícitas, crise de feocromocitoma, entre outras, com sinais, sintomas e formas de abordagem diferenciadas. O Quadro 1 apresenta as diferenças em relação ao diagnóstico, prognóstico e conduta entre a elevação aguda da PA sem e com LOA em evolução.[1-4] No Quadro 2 encontram-se as diferentes entidades clínicas específicas que podem ocorrer nas elevações agudas da PA com LOA em evolução.[1-4]

Encefalopatia hipertensiva

O sistema nervoso central (SNC) é o órgão-alvo comprometido nessa elevação aguda

QUADRO 1 Diferenças entre a elevação aguda da PA sem e com LOA em evolução[1-4]

HA descontrolada	Elevação aguda da PA sem LOA em evolução	Elevação aguda da PA com LOA em evolução
Nível pressórico elevado (habitualmente < 180/120 mmHg) Sem LOA aguda e progressiva Fármaco sintomático oral Sem risco iminente de morte Acompanhamento ambulatorial precoce (7 dias)	Nível pressórico elevado acentuado (habitualmente ≥ 180/120 mmHg) Sem LOA aguda e progressiva Fármaco anti-hipertensivo oral Sem risco iminente de morte Necessidade eventual de internação em acomodação, acompanhamento ambulatorial precoce (7 dias)	Nível pressórico elevado acentuado (habitualmente ≥ 180/120 mmHg) Com LOA aguda e progressiva Fármaco anti-hipertensivo parenteral Com risco iminente de morte Internação preferencial em UTI

HA: hipertensão arterial; LOA: lesão em órgão-alvo; PA: pressão arterial.

QUADRO 2 Entidades clínicas específicas que podem ocorrer nas elevações agudas da PA com LOA em evolução[1-4]

Elevação aguda da PA com LOA em evolução
Cerebrovasculares: Encefalopatia hipertensiva Acidente vascular encefálico isquêmico Acidente vascular encefálico hemorrágico Hemorragia subaracnóidea
Cardiocirculatórias: Dissecção aguda de aorta Edema agudo de pulmão com insuficiência ventricular esquerda Síndromes coronarianas agudas
Renais/comprometimento de múltiplos órgãos: Hipertensão acelerada maligna Hipertensão MDO
Crises adrenérgicas graves: Crise do feocromocitoma Dose excessiva de drogas ilícitas (cocaína, crack, LSD)
Hipertensão na gestação: Eclâmpsia Pré-eclâmpsia com sinais de gravidade Síndrome HELLP Hipertensão grave em final de gestação

HELLP: hemólise, níveis elevados de enzimas hepáticas e contagem baixa de plaquetas; LOA: lesão em órgão-alvo; MOD: múltiplos danos aos órgãos-alvo; PA: pressão arterial.

da PA. O esgotamento da autorregulação cerebral resulta em edema. É mais comumente observada entre indivíduos previamente normotensos que desenvolvem elevação aguda da PA (crianças com glomeruloesclerose difusa aguda, gestantes), mas pode também acometer hipertensos crônicos que desenvolvem hipertensão acelerada-maligna.

Os sinais e sintomas são insidiosos e explicitam o edema cerebral, com cefaleia, náuseas ou vômitos. Podem surgir alterações do campo visual, fotopsia, visão turva, alucinações visuais, confusão mental, coma, crises convulsivas generalizadas e hiper-reflexia.

O exame padrão-ouro na avaliação complementar é a ressonância magnética de crânio. Esta evidencia a presença de lesões hiperintensas na substância branca com comprometimento preferencial das regiões parieto-occipitais. A tomografia de crânio pode ser uma alternativa quando a ressonância não for possível. Habitualmente se evidenciam hipodensidades focais ou difusas na substância branca e no córtex, com sinais de edema. Os exames laboratoriais podem evidenciar trombocitopenia, anemia hemolítica microangiopática, proteinúria, aumento dos valores da creatinina plasmática e das enzimas hepáticas.[1-5]

Hipertensão acelerada-maligna

Anteriormente estas duas entidades eram consideradas quadros clínicos individuais. A hipertensão acelerada cursa com elevação da PA na presença de hemorragias retinianas e exsudatos ao fundo de olho, mas sem papiledema. Já a hipertensão maligna caracteriza-se pela presença de HA grave, retinopatia com papiledema, com ou sem insuficiência renal e/ou cardíaca, necrose fibrinoide de arteríolas renais e endarterite obliterante, podendo cursar com uma evolução clínica rapidamente progressiva e fatal. Atualmente ambas as entidades são entendidas como diferentes níveis de gravidade do mesmo cenário clínico, denominado hipertensão acelerada-maligna. Esta é uma apresentação menos frequente, porém mais devastadora de elevação aguda da PA.

A hipertensão acelerada-maligna tem um prognóstico bastante reservado se não for reconhecida ou devidamente tratada precocemente, com a mortalidade podendo chegar a 80% em dois anos, principalmente em decorrência de insuficiência cardíaca aguda e doença renal crônica. Porém, a partir da introdução do tratamento anti-hipertensivo, a sobrevida dos pacientes melhorou significativamente.[1-4,6]

Hipertensão com múltiplos danos em órgãos-alvo

A sigla MOD (do inglês *multiple organ damage*) é definida pela presença concomitante de envolvimento de três dos quatro sistemas a seguir:

- Renal (rápida deterioração da função renal ou proteinúria).
- Cardíaco (hipertrofia ventricular esquerda importante ou disfunção sistólica, anormalidades da repolarização ventricular ou aumento de troponina).
- Neurológico (AVE ou encefalopatia hipertensiva).
- Hematológico (hemólise microangiopática).

Além das lesões mencionadas, tardiamente podem ocorrer lesões fundoscópicas graus III ou IV de Keith-Wagener. A hipertensão MOD tem fisiopatologia, significado clínico e prognóstico semelhantes aos da hipertensão acelerada-maligna; portanto, o manejo das duas entidades é similar.[1-4,7]

Acidente vascular encefálico isquêmico

Nesta condição clínica, a principal ação deve ser instituir terapia trombolítica e, para tanto, algumas recomendações são importantes (Quadro 3). Habitualmente a PA diminui espontaneamente após a fase aguda do evento cerebrovascular.[1-4,8,9]

Acidente vascular encefálico hemorrágico

Sabidamente a elevação da PA aumenta o risco de expansão do hematoma e o risco de morte, além de piorar o prognóstico da recuperação neurológica. Porém, as evidências não são conclusivas para recomendar uma rápida redução da PA.[1-4,10] As recomendações para manejo da PA no acidente vascular encefálico hemorrágico estão no Quadro 4.[1-4,10]

Síndromes coronarianas agudas

A síndrome coronariana aguda (SCA) é uma forma frequente de apresentação da elevação aguda da PA com LOA. Adicionalmente quase 50% de todos os pacientes hipertensos admitidos na sala de emergência morrem de infarto agudo do miocárdio durante o acompanhamento em longo prazo. O miocárdio isquêmico decorrente da demanda de oxigênio resulta em resposta reflexa, aumentando a resistência vascular periférica e, consequentemente, a PA. Por outro lado, a elevação da PA contribui para a fisiopatologia da SCA por provocar estresse mecânico e lesão endotelial, causando aumento da permeabilidade vascular, ativação da cascata da coagulação, plaquetas, deposição de fibrina e trombose. A avaliação clínica com a quantificação do risco cardiovascular e investigação das comorbidades, realização do eletrocardiograma e análise laboratorial com a quantificação

QUADRO 3 Recomendações para manejo da PA no acidente vascular encefálico isquêmico[1-4]
Na indicação de trombólise ou trombectomia, recomenda-se uma redução da PA < 185/110 mmHg antes da terapia fibrinolítica (GR I, NE B). A PA deve ser mantida < 180/105 mmHg nas primeiras 24 horas após trombólise
A redução inicial da PA em 15% pode ser aplicada nos casos de PA muito elevada (≥ 220/120 mmHg) e em outras entidades clínicas associadas (dissecção de aorta, eventos coronarianos agudos, eclâmpsia, pós-trombólise e/ou EAP) (GR I, NE C)
Em pacientes com PA ≥ 220/120 mmHg que não receberem trombolítico e não apresentarem outras entidades clínicas que necessitem de tratamento anti-hipertensivo, o benefício de iniciar ou reiniciar tratamento da hipertensão nas primeiras 48 a 72 horas é incerto. Parece ser prudente reduzir a PA em 15% durante as primeiras 24 horas após o início do AVEI (GR IIb, NE C)
Iniciar ou reiniciar a terapia anti-hipertensiva durante a hospitalização em pacientes com PA ≥ 140/90 mmHg, que estejam neurologicamente estáveis, é seguro para melhorar o controle de PA a longo prazo (GR IIa, NE B)
Nos demais casos de AVEI, a redução da PA em 5 a 7 dias após o evento tem efeitos neurológicos controversos, sendo necessária a individualização do tratamento (GR I, NE A)

AVEI: acidente vascular encefálico isquêmico; EAP: edema agudo de pulmão; GR: grau de recomendação; NE: nível de evidência; PA: pressão arterial.

QUADRO 4 Recomendações para manejo da PA no acidente vascular encefálico hemorrágico[1-4,10]
PAS > 220 mmHg – considerar a redução da PA com infusão IV contínua e o monitoramento frequente da PA (GR IIa, NE C)
PAS entre 150-220 mmHg – reduzir a PA abaixo de 140 mmHg não apresenta benefícios para diminuir mortalidade ou incapacidade grave e é potencialmente perigoso (GR III, NE A). Considerar alvo de PAS < 180 mmHg

AVEH: acidente vascular encefálico hemorrágico; EAP: edema agudo pulmão; GR: grau de recomendação; IV: intravenosa; NE: nível de evidência; PA: pressão arterial.

dos marcadores de necrose miocárdica é parte fundamental da avaliação da elevação aguda da PA acompanhada de SCA.[1-4,12,13]

Edema agudo de pulmão

No edema agudo de pulmão (EAP) ou disfunção ventricular esquerda aguda, cerca de 1/3 dos pacientes têm função ventricular esquerda preservada. A insuficiência mitral aguda (disfunção do músculo papilar secundária à doença isquêmica ou ruptura espontânea) e a SCA podem ser fatores causais do EAP no contexto da elevação aguda da PA com LOA. O manejo desta entidade deve ser em unidade de terapia intensiva, com medicação via parenteral, monitoramento e diminuição gradativa da PA. Suporte ventilatório não invasivo e eventualmente invasivo são essenciais para a resolução do quadro clínico.[1-4,14]

Síndromes aórticas agudas

O termo síndromes aórticas agudas (SAA) abrange a dissecção aórtica (DA), o hematoma intramural (HIM) e as ulcerações ateroscleróticas penetrantes (UAP), com uma incidência que varia de 3,5 a 6,0 por 100.000 pacientes/ano. A DA é a forma mais comum de SAA, correspondendo a 85 a 95%; o HIM acomete de 0 a 25%; e as UAP, de 2 a 7%.

Existem duas classificações para as SAA, de acordo com o envolvimento anatômico da aorta: classificação de Stanford (tipo A, que envolve a aorta ascendente, e tipo B, que não envolve esse segmento); e classificação de DeBakey (tipo I, que envolve pelo menos a aorta ascendente e o arco aórtico e muitas vezes a aorta descendente; o tipo II, que é confinado à aorta ascendente, e o tipo III, que se origina na aorta descendente distal e acomete a artéria subclávia esquerda).

Nos pacientes com dor precordial e elevação aguda da PA, as SAA sempre devem ser consideradas. Tomografia computadorizada, ressonância magnética e ecocardiografia transesofágica são exames de imagem confiáveis para o diagnóstico de SAA, e a dosagem de D-dímero sérico apresenta sensibilidade de 51,7 a 100% e especificidade de 32,8 a 89,2% no diagnóstico. A SAA tipo A tem prognóstico reservado e mortalidade intra-hospitalar global de 30%, com a mortalidade aumentando em 1 a 2% a cada hora de evolução. A mortalidade é de cerca de 58% em pacientes não submetidos a intervenção, em comparação a 26% com intervenção cirúrgica.[1-4,15,16]

Elevação aguda da PA na gestação (pré-eclâmpsia/eclâmpsia)

A HA representa o problema clínico mais comum na gestação, podendo ocorrer em até 10% das gestações e respondendo por cerca de 25% das admissões hospitalares pré-natais, sendo uma importante causa de morbidade e mortalidade materna e fetal. Em nosso país, a incidência de pré-eclâmpsia é de 1,5% e de eclâmpsia é de 0,6%, sendo esta condição a principal causa de parto prematuro terapêutico.

O diagnóstico de HA na gestação adota os mesmos critérios de não gestantes (valores de PA ≥ 140/90 mmHg, considerando-se o 5º ruído de Korotkoff, confirmada por outra medida realizada com o intervalo de 4 horas). A ocorrência de hipertensão durante a gestão atribui à mulher risco aumentado de eventos cardiovasculares no futuro, devendo haver acompanhamento subsequente objetivando prevenção cardiovascular. O Quadro 5 apresenta as definições, classificação e características dos distúrbios hipertensivos relacionados à gestação.[1-4,17-24]

Elevação aguda da PA associada a emergências adrenérgicas

A elevação aguda da PA em pacientes com tumores como feocromocitoma ocorre por ativação dos alfarreceptores pelas catecolaminas. É uma emergência médica que resulta em aumentos da PA mantidos ou crises paradoxais, cursa com aumento acentuado da PA e pode caracterizar risco iminente à vida.[1-4]

O abuso de drogas ilícitas representa outra condição que pode se apresentar como elevação aguda da PA associada a emergência adrenérgica. A presença de níveis elevados de PA concomitantemente à hiperatividade simpática deve levantar a suspeita de intoxicação por anfetamina ou cocaína, assim como uso abusivo de outros fármacos, como inibidores da recaptação da serotonina, inibidores da monoaminoxidase e drogas citotóxicas ou antiangiogênicas.[1-4,22]

Ainda dentro do cenário de elevação aguda da PA associada a emergência adrenérgica, encontra-se a elevação aguda de PA no pós-operatório. Esta condição é arbitrariamente definida como elevação da PAS > 190 mmHg e/ou PAD > 100 mmHg, confirmada em duas leituras consecutivas durante o período pós-operatório imediato, elevação da PAS em 40 a 50 mmHg ou incremento dos valores pressóricos superiores a 20% em relação aos valores basais. Geralmente começa 10 a 20 minutos após a cirurgia e pode durar até quatro horas, sendo mais frequentemente observada em pacientes submetidos a cirurgias vasculares.[1-4,23,24]

O fluxograma de diagnóstico da elevação aguda da PA está disponível na Figura 1.

QUADRO 5 Definições, classificação e características da elevação aguda de PA na gestação[1-4,17-20]

Classificação	Características
Hipertensão crônica	Início antes da gravidez ou diagnosticada antes da 20ª semana de gestação ou HA diagnosticada pela primeira vez durante a gravidez e que não normaliza no período pós-parto; 20 a 25% dos casos de HA crônica da gravidez evoluem para pré-eclâmpsia/eclâmpsia
Hipertensão gestacional	Forma mais comum (10% dos casos ocorrem nas primigestas; 20 a 25% dos casos se apresentam sobrepostos à HA crônica) Aparece após a 20ª semana e não é acompanhada de proteinúria PAS ≥ 140 mmHg e/ou PAD ≥ 90 mmHg ou ambas, medidas em duas ocasiões com pelo menos 4 horas de intervalo Habitualmente a PA retorna a valores normais 1 a 2 semanas após o parto, e cursa com bom prognóstico materno e fetal
Hipertensão gestacional	PAS ≥ 160 mmHg e/ou PAD ≥ 110 mmHg ou ambas, medidas em duas ocasiões com pelo menos 4 horas de intervalo; após 20 semanas de gestação, medida em duas ocasiões com pelo menos 4 horas de intervalo, sem proteinúria ou sinais de gravidade, e que retorna ao normal no período pós-parto
Pré-eclâmpsia/eclâmpsia (com ou sem sinais de gravidade)	HA (PAS ≥ 140 mmHg e/ou PAD ≥ 90 mmHg) que aparece após a 20ª semana de gestação e cursa com proteinúria (> 300 mg/24 h ou relação proteína/creatinina > 300 mg/g). Na ausência de proteinúria, pode-se considerar o diagnóstico quando houver sinais de gravidade: trombocitopenia (< 100.000.000/L), creatinina > 1,1 mg/dL ou 2× creatinina basal, elevação de 2× as transaminases hepáticas, EAP, dor abdominal, sintomas visuais ou cefaleia, convulsões, sem outros diagnósticos alternativos Pode progredir rapidamente para eclâmpsia, uma condição clínica caracterizada por convulsões tônico-clônicas precedidas de hipertensão grave (na ausência de outras condições causais), cefaleia e hiper-reflexia Hemorragia cerebral é a complicação mais grave, com elevado índice de mortalidade materna A proteinúria e a PA habitualmente retornam aos valores normais em até 12 semanas após o parto, entretanto, em algumas mulheres a HA pode persistir e se tornar crônica
Hipertensão crônica com pré-eclâmpsia/eclâmpsia sobreposta	Elevação dos níveis de PA preexistentes após a 20ª semana de gestação em paciente com HA crônica Presença de microalbuminúria (30-300 mg/urina de 24 h ou 30-300 mg/g na relação albumina/creatinina em amostra de urina isolada) ou aumento de proteinúria preexistente, alteração clínica ou laboratorial característica de pré-eclâmpsia ou elevação dos níveis de PA pré-existentes após a 20ª semana de gestação em portadora de HA crônica

HA: hipertensão arterial; PA: pressão arterial.

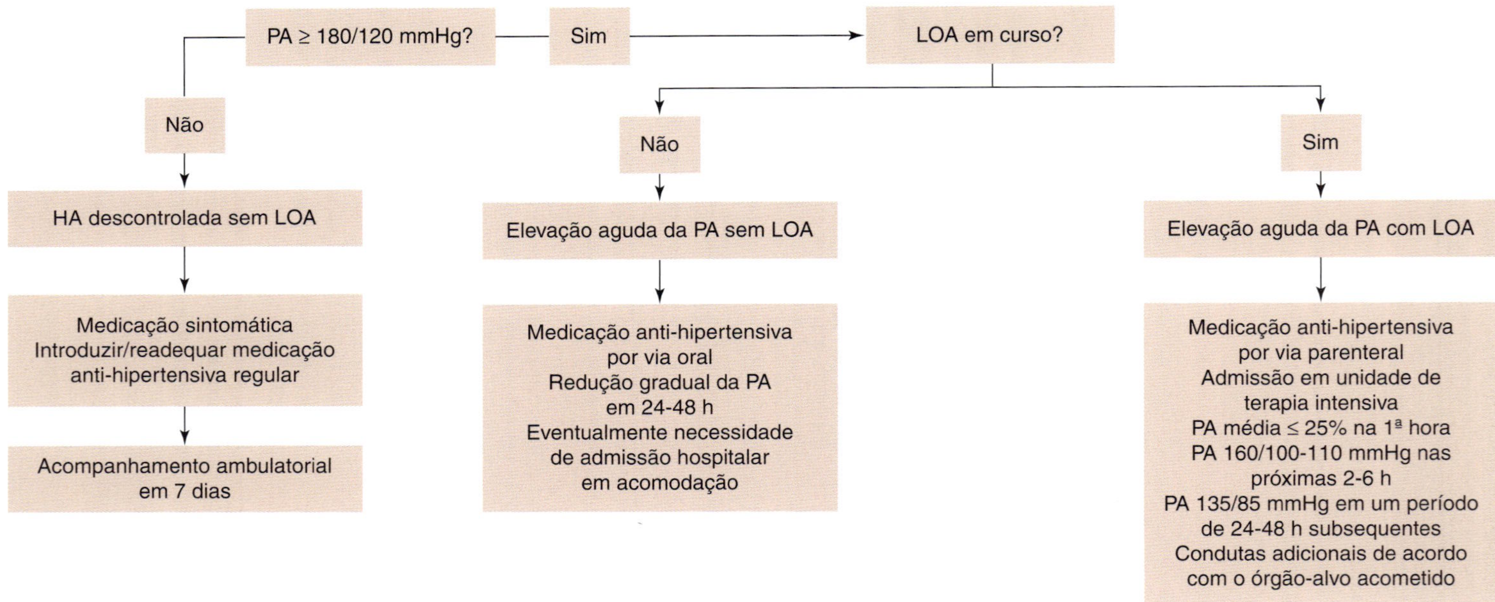

FIGURA 1 Fluxograma de diagnóstico da elevação aguda da pressão arterial.[1-4]

A avaliação de paciente com elevação aguda da PA demanda a realização de avaliação clínica e exames complementares, realizados em centros de emergência clínica com suporte hospitalar. O Quadro 6 mostra o passo a passo da avaliação sistematizada desses pacientes.[1-4] Os exames complementares recomendados deverão ser realizados conforme o envolvimento dos órgãos-alvo e encontram-se descritos no Quadro 7.[1-4]

TRATAMENTO

O tratamento da elevação aguda da PA deve ser iniciado após anamnese e exame

QUADRO 6 Avaliação sistematizada de pacientes com elevação aguda da PA[1-4]

Busca por fatores desencadeantes da elevação aguda da PA
Investigar sintomas ou situações que simulam elevação aguda da PA (cefaleia, labirintite, trauma físico, dor, estresse emocional, problemas familiares ou profissionais)
História pregressa da HA, tempo de evolução, uso de fármacos anti-hipertensivos (doses e adesão farmacológica)
Investigar ocorrência de episódios anteriores semelhantes à situação atual
Investigar uso de medicamentos que possam interferir no controle da PA (anti-inflamatórios, esteroides, analgésicos, antidepressivos, moderadores de apetite)
Investigar uso ou consumo abusivo de álcool e substâncias tóxicas (cocaína, crack, dietilamida do ácido lisérgico)
Investigar uso de inibidores adrenérgicos que foram subitamente interrompidos (clonidina, metildopa e betabloqueadores)
Avaliar se existe associação com outras morbidades e fatores de risco (diabetes, doença cardíaca, doença renal, tabagismo, dislipidemia)
Realizar história clínica e exame físico de acordo com o órgão-alvo acometido: ▪ Sistema nervoso central (observar ocorrência de cefaleia, tontura, distúrbios visuais e da fala, nível de consciência, agitação ou apatia, confusão, déficits neurológicos focais, rigidez de nuca, convulsões e coma) ▪ Sistema cardiovascular (avaliar ritmo cardíaco, queixa de palpitações e sopro carotídeo, investigar dor e desconforto torácico e precordial, no abdome ou no dorso, além de sinais e sintomas de insuficiência ventricular esquerda – ritmo de galope, dispneia, estase venosa jugular, pulsos periféricos, saturação de oxigênio) ▪ Sistema renal e geniturinário (avaliar alterações no volume e na frequência miccional ou no aspecto da urina, desidratação, edema em membros inferiores, hematúria e disúria). Nota: não se esquecer de examinar o abdome (massas pulsáteis abdominais e sopro abdominal) ▪ Fundo de olho (observar se existem vasoespasmo, cruzamentos arteriovenosos, espessamento na parede arterial e aspecto em fio de cobre ou prata, exsudatos duros e moles, hemorragias e papiledema)

HA: hipertensão arterial; PA: pressão arterial.

QUADRO 7 Exames complementares a serem solicitados em pacientes com elevação aguda da PA de acordo com o órgão-alvo envolvido[1-4]

Sistema nervoso central	Tomografia computadorizada de crânio, ressonância magnética de crânio, punção lombar
Sistema cardiovascular	Eletrocardiografia, radiografia de tórax, ecocardiografia, marcadores de necrose miocárdica, angiotomografia, ressonância magnética cardíaca
Sistema renal	Urina de rotina, ureia, creatinina, eletrólitos, gasometria

físico direcionados para afastar a condução de pseudocrise hipertensiva ou HA descontrolada sem LOA. Na elevação aguda de PA sem LOA, o tratamento deverá ser feito com medicamentos por via oral, e a redução da PA pode ser feita de forma gradual em um período de 24 a 48 horas. Os fármacos anti-hipertensivos recomendados são o captopril e a clonidina. O captopril pode ser usado em doses de 25 a 50 mg, e tem seu pico máximo de ação em 60 a 90 minutos. A clonidina apresenta ação rápida, em torno de 30 a 60 minutos, e pode ser usada em doses de 0,100 a 0,200 mg. O uso de cápsulas de nifedipino de liberação rápida encontra-se proscrito, por não ser seguro nem eficaz, além de provocar reduções rápidas e acentuadas da PA, o que pode resultar em isquemia tecidual.[1-4]

Na elevação aguda de PA com LOA, a literatura não demonstra evidência de ensaios clínicos randomizados mostrando que os anti-hipertensivos reduzem a morbidade ou a mortalidade. A indicação para uso de fármacos anti-hipertensivos baseia-se no consenso de especialistas e na observação da evolução dos pacientes tratados, em que há redução de mortalidade. Esses pacientes devem ter a PA reduzida de forma mais célere de impedir a progressão das LOA. Devem ser admitidos preferencialmente em unidade de terapia intensiva, tratados com anti-hipertensivos intravenosos e monitorados cuidadosamente durante a terapia para evitar hipotensão. O Quadro 8 contém as recomendações gerais de redução da PA na elevação aguda de PA com LOA.[1-4] Adicionalmente às recomendações gerais, as condutas deverão ser individualizadas de acordo com o órgão-alvo comprometido.[1-4]

Encefalopatia hipertensiva

A redução da PA deve ser gradativa, pois reduções abruptas e intensas podem resultar em perda do mecanismo de autorregulação cerebral com hipoperfusão e isquemia cerebral. O objetivo é reduzir a PA média em aproximadamente 10 a 15% na primeira hora e não mais do que 25% ao fim do primeiro dia de tratamento. A medicação anti-hipertensiva deverá ser administrada em ambiente de terapia intensiva e por via parenteral, sendo o fármaco de escolha o nitroprussiato de sódio (NPS). Outras alternativas, não disponíveis em nosso país, são nicardipina, clevidipina, labetalol ou fenoldopam. Os anti-hipertensivos de ação oral devem ser iniciados nas primeiras 24 a 48 horas, como adjuvantes no melhor controle da PA.[1-4]

Hipertensão acelerada-maligna e hipertensão MOD

A redução da PA deve ser gradual, mantendo-se níveis de PA diastólica não inferiores a 100 mmHg nos primeiros dias de tratamento. A medicação anti-hipertensiva deverá ser administrada em ambiente de terapia intensiva e por via parenteral, sendo o fármaco de escolha o nitroprussiato de sódio (NPS). Os anti-hipertensivos de ação oral devem ser iniciados nas primeiras 24 a 48 horas, como adjuvantes no melhor controle da PA. Os quadros mais graves podem cursar com insuficiência renal aguda e elevação de escórias nitrogenadas, e o tratamento dialítico pode ser necessário nesta fase mais aguda. Nos casos de congestão pulmonar,

QUADRO 8 Recomendações gerais de redução da PA na elevação aguda de PA com LOA[1-4]
PA média ≤ 25% na 1ª hora
PA 160/100-110 mmHg nas próximas 2-6 h
PA 135/85 mmHg em um período de 24-48 h subsequentes

decorrente de disfunção diastólica por grave HVE, o uso de betabloqueadores pode ser indicado.[1-4,7]

Acidente vascular encefálico isquêmico

Em casos de pacientes que não serão submetidos a trombólise ou trombectomia, são recomendadas reduções cuidadosas da PA, da ordem de 15% ao fim da primeira hora, após instituição da terapêutica e apenas se PA sistólica > 220 mmHg e/ou PA diastólica > 120 mmHg. A estratégia terapêutica recomendada é labetalol ou nicardipina nas doses referidas até se obter o efeito desejado. Em caso de persistência da PA diastólica > 140 mmHg, deve-se considerar o uso do NPS por via parenteral. No caso de pacientes que serão submetidos a trombólise ou trombectomia, deve-se obter uma PA < 185/110 mmHg antes do procedimento. Labetalol e nicardipina são as estratégias de escolha. Durante e após trombólise, a PA deve ser mantida em valores iguais ou inferiores a 180/105 mmHg.[1-4,8,9]

Acidente vascular encefálico hemorrágico

O labetalol, nas doses referidas, é a primeira escolha, sendo o NPS e a nicardipina as terapêuticas alternativas.[1-4,10]

Síndromes coronarianas agudas

O objetivo é reduzir a pós-carga sem aumentar a frequência cardíaca ou reduzir exageradamente a pré-carga, pois isso levaria a um incremento no consumo de oxigênio pelo miocárdio. Portanto, a meta de PA seria < 140/70-80 mmHg (evitar < 120 mmHg). Os fármacos recomendados são: esmolol, metoprolol ou nitroglicerina (grau de recomendação I, nível de evidência A). Nos casos de intolerância à nitroglicerina, uma alternativa é o uso de bloqueadores dos canais de cálcio di-hidropiridínicos (anlodipino, nicardipina), por seu efeito benéfico sobre o fluxo sanguíneo coronariano. O uso de hidralazina, NPS ou nifedipino não está indicado, pois pode promover o roubo de fluxo, resultando em piora da isquemia. É importante atentar para as contraindicações ao uso de nitroglicerina: hipotensão, infarto do ventrículo direito ou uso de inibidores da fosfodiesterase tipo 5 nas 48 horas anteriores (grau de recomendação I, nível de evidência B) e betabloqueadores: sinais de insuficiência cardíaca descompensada, evidência clínica de baixo débito cardíaco, aumento do risco de choque cardiogênico (grau de recomendação IIa, nível de evidência B). O valor ótimo de PA após SCA permanece controverso, entretanto a Diretriz Brasileira de Hipertensão 2020[1] recomenda como alvo de PA em pacientes de alto risco valores entre 120-130/70-79 mmHg.[1-4,11,13,25]

Edema agudo de pulmão

As drogas de escolha são nitroglicerina e NPS, pois a redução da PA ocorre à custa de redução da pré e da pós-carga. O diurético de alça parenteral também resulta em redução de pós-carga e de volume e, consequentemente, da PA. O manejo das vias aéreas de forma não invasiva e eventualmente invasiva pode ajudar ao reduzir edema pulmonar e retorno venoso, contribuindo para a resolução do quadro clínico.[1-4,14]

Síndromes aórticas agudas

O tratamento das SAA envolve uma equipe multidisciplinar com intervenções clínicas, endovasculares e cirúrgicas. O manejo clínico envolve controle da dor, da frequência cardíaca e da PA, e as diretrizes recomendam redução da PA para 100 a 120 mmHg e uma frequência cardíaca inferior a 60 bpm; estes parâmetros devem ser alcançados preferencialmente em 20 minutos.

O controle adequado da dor deve ser feito com analgesia por opiáceos intravenosos. Os betabloqueadores por via parenteral (metoprolol, esmolol ou labetalol) devem ser utilizados para reduzir o estresse na parede, diminuindo a frequência cardíaca e a PA. Esta etapa de redução da frequência cardíaca deve ser completada antes da diminuição da PA com agentes vasodilatadores redutores de pós-carga, pois estes induzem taquicardia reflexa. Em caso de impossibilidade do uso de betabloqueadores, os bloqueadores dos canais de cálcio não di-hidropiridínicos podem ser usados como alternativa para o controle da frequência cardíaca. A PA deverá ser reduzida com o uso de NPS por via parenteral. Os inibidores da enzima de conversão da angiotensina podem ser utilizados como adjuvantes na redução da PA. O uso é recomendado nas SAA (aneurisma de aorta abdominal) por reduzir a taxa de crescimento do aneurisma e diminuir a probabilidade de ruptura recorrente após o reparo. Não há indicação conhecida para o uso de antiplaquetários no controle da SAA até o momento. O tratamento definitivo da SAA é cirúrgico; o reparo cirúrgico aberto é ideal para tratar as SAA de tipo A (aorta ascendente) e o reparo aórtico endovascular torácico é o mais indicado para o tratamento das SAA de tipo B (aorta descendente).[1-4,15,16]

Elevação aguda da PA na gestação (pré-eclâmpsia/eclâmpsia)

As premissas para o manejo da elevação aguda da PA na gestação envolvem a escolha de fármacos anti-hipertensivos seguros e apropriados para uso na gravidez e o momento de indicação do parto, além do bem-estar e segurança fetal.

Ainda existe uma lacuna na literatura a respeito do valor de PA para indicar quando o tratamento medicamentoso deve ser iniciado. De acordo com as principais diretrizes mundiais,[1-4] deve-se iniciar o tratamento medicamentoso quando a PA estiver acima de 150-160/100-110 mmHg, com o objetivo de mantê-la em 130-150/80-100 mmHg (grau de recomendação IIa, nível de evidência B). Porém, estas recomendações deverão ser atualizadas em futuras publicações, pois o estudo CHAP,[26] apresentado em 2022, testou os benefícios e a segurança do tratamento da hipertensão crônica leve (pressão arterial < 160/100 mmHg; n = 2.408) durante a gravidez. O início do tratamento farmacológico em gestantes com PA < 160/100 mmHg foi associado a melhores resultados da gravidez do que a estratégia de realizar o tratamento apenas para hipertensão grave, sem aumento no risco para o feto. Na HA grave (PAS > 155-160 mmHg) e na presença de sinais premonitórios, o tratamento medicamentoso urgente está indicado (grau de recomendação I, nível de evidência B).

O tratamento da elevação aguda da PA na gestação pode ser feito tanto com nifedipina por via oral quanto com hidralazina IV. O NPS pode ser considerado para controle urgente da PA, especialmente na presença de EAP e HA grave e refratária, por no máximo 4 horas, pelo risco de impregnação fetal pelo cianeto. Em casos de pré-eclâmpsia grave ou eclâmpsia, é recomendado o uso de sulfato de magnésio, para prevenção e tratamento das crises convulsivas. A paciente deve ser monitorada em relação a débito urinário, reflexos patelares, frequência respiratória e saturação de oxigênio. O magnésio plasmático deve ser mantido entre 4 e 7 mEq/L. Na suspeita de intoxicação por sulfato de magnésio, deverá ser usado o gluconato de cálcio.

Nos casos de elevação aguda da PA no puerpério, o tratamento farmacológico deverá envolver medicações que sejam seguras no período de aleitamento materno. Um estudo comparando captopril com a clonidina para controle de HA (PAS ≥ 180 mmHg e PAD ≥ 110 mmHg) verificou que não houve diferença significativa entre eles, apenas uma tendência de a clonidina ser melhor no terceiro dia do puerpério.[27] Ambas foram consideradas efetivas e seguras para tratar puérperas com elevação aguda da PA. As recomendações de indicação do momento de parto no contexto da elevação aguda da PA na gestação estão descritas no Quadro 9.[1-4,17-24]

Elevação aguda da PA associada a emergências adrenérgicas

No feocromocitoma deverão ser administrados fármacos anti-hipertensivos por via intravenosa para obter bloqueio alfa-adrenérgico e posteriormente bloqueio dos betarreceptores. A droga de escolha é o NPS em infusão contínua ou fentolamina.[1-4,28]

O uso de drogas ilícitas deverá ser manejado com a suspensão do consumo. Quando a redução da PA for necessária, a fentolamina, um fármaco alfabloqueador por via intravenosa, está indicada. Alternativamente, nicardipina ou NPS poderão ser considerados. Clonidina também é uma alternativa, pois, além da redução da PA, apresenta efeito sedativo.[1-4,29]

Nos casos de elevação aguda da PA no pós-operatório, antes de iniciar o uso de fármacos anti-hipertensivos, causas reversíveis de elevação da PA pós-operatória devem ser investigadas e corrigidas, como dor, hipóxia, hipercarbia, agitação, distensão vesical e hipervolemia. As medicações indicadas para a redução da PA no pós-operatório são esmolol e NPS.[1-4,30,31] A Tabela 1 mostra os medicamentos indicados para uso intravenoso nas principais entidades clínicas específicas na elevação aguda da PA com LOA em evolução.[1-4]

QUADRO 9 Recomendação de indicação de momento do parto na elevação aguda da PA na gestação[1-4,17-24]

Idade gestacional	Condição materno-fetal	Conduta recomendada
37 semanas	Mulheres com HA gestacional e pré-eclâmpsia	Realizar o parto
34 e 37 semanas	Mulheres estáveis, sem piora clínica ou hipertensão grave	Conduta expectante
32 a 34 semanas Avaliar o momento ideal do parto de acordo com a segurança da mãe (término da gestação) e a maturidade fetal (expectante)	Mulheres estáveis, sem piora clínica ou hipertensão grave	Conduta expectante até as 37 semanas, se for considerado seguro, ou até que a situação clínica piore
	Piora clínica ou hipertensão grave	Realizar o parto e considerar o uso de corticosteroides para a maturação pulmonar fetal

TABELA 1 Fármacos indicados para uso intravenoso nas situações de elevação aguda da PA com LOA[1-4]

Fármacos	Modo de administração e dosagem	Início	Duração	Indicações	Eventos adversos e precauções
Nitroprussiato de sódio (vasodilatador arterial e venoso estimula a formação de GMPc)	Infusão contínua 0,25-10 mg/kg/min IV	Imediato	1-2 min	Maioria das emergências hipertensivas	Intoxicação por cianeto, hipotensão grave, náuseas, vômitos Cuidado na insuficiência renal e hepática e pressão intracraniana alta Proteger da luz
Nitroglicerina (vasodilatador arterial e venoso)	Infusão contínua IV 5-15 mg/h	2-5 min	3-5 min	Insuficiência coronariana, insuficiência ventricular esquerda com EAP	Cefaleia, taquicardia reflexa, taquifilaxia, *flushing*, meta-hemoglobinemia
Metoprolol (bloqueador beta-adrenérgico seletivo)	5 mg IV (repetir 10/10 min, se necessário, até 20 mg)	5-10 min	3-4 h	Insuficiência coronariana Dissecção aguda de aorta (em combinação com NPS)	Bradicardia, BAV avançado, insuficiência cardíaca, broncoespasmo
Esmolol (bloqueador beta-adrenérgico seletivo de ação ultrarrápida)	Ataque: 500 mcg/kg Infusão intermitente IV 25-50 mcg/kg/min ↑ 25 mcg/kg/min cada 10-20 min. Máximo 300 mcg/kg/min	1-2 min	1-20 min	Dissecção aguda de aorta (em combinação com NPS) Hipertensão pós-operatória grave	Náuseas, vômitos, BAV de 1º grau, broncoespasmo, hipotensão
Fentolamina (bloqueador alfa-adrenérgico)*	Infusão contínua IV: 1-5 mg Máximo 15 mg	1-2 min	3-5 min	Excesso de catecolaminas	Taquicardia reflexa, *flushing*, tontura, náuseas, vômitos
Trimetafan (bloqueador ganglionar do SNS e SNPS)*	Infusão contínua IV: 0,5-1,0 mg/min ↑ 0,5 mg/min até o máximo de 15 mg/min	1-5 min	10 min	Excesso de catecolaminas Dissecção aguda de aorta	Taquifilaxia
Hidralazina (vasodilatador de ação direta)	10-20 mg IV ou 10-40 mg IM 6/6 h	10-30 min	3-12 h	Eclâmpsia	Taquicardia, cefaleia, vômitos Piora da angina e do infarto Cuidado com pressão intracraniana elevada

continua

TABELA 1 Fármacos indicados para uso intravenoso nas situações de elevação aguda da PA com LOA[1-4] (*continuação*)

Fármacos	Modo de administração e dosagem	Início	Duração	Indicações	Eventos adversos e precauções
Diazóxido (vasodilatador da musculatura lisa arteriolar)	Infusão IV 10-15 min, 1-3 mg/kg Máximo 150 mg	1-10 min	3-18 h	Encefalopatia hipertensiva	Retenção de sódio, água, hiperglicemia e hiperuricemia
Fenoldopam (agonista seletivo dopaminérgico)*	Infusão contínua IV 0,1-1,6 mcg/kg/min	5-10 min	10-15 min	Insuficiência renal aguda	Cefaleia, náuseas, rubor
Nicardipina (bloqueador dos canais de cálcio)*	Infusão contínua IV 5-15 mg/h	5-10 min	1-4 h	Acidente vascular encefálico Encefalopatia hipertensiva Insuficiência ventricular esquerda com EAP	Taquicardia reflexa, flebite Evitar em pacientes com insuficiência cardíaca ou isquemia miocárdica
Labetalol (bloqueador alfa/ beta-adrenérgico)*	Ataque: 20-80 mg, 10-10 min IV Infusão contínua IV 2 mg/min (máximo 300 mg/24h)	5-10 min	2-6 h	Acidente vascular encefálico Dissecção aguda de aorta (em combinação com NPS)	Náuseas, vômitos, BAV, broncoespasmo, hipotensão ortostática
Enalaprilato (inibidor da ECA)	Infusão intermitente IV 5,0 mg 6/6h até 20 mg	15 min	4-6 h	Insuficiência ventricular esquerda com EAP	Hipotensão, insuficiência renal, gestação
Furosemida (diurético de alça)	20-60 mg IV (repetir após 30 min)	2-5 min	30-90 min	Insuficiência ventricular esquerda com EAP Situações de hipervolemia como DRC, GNDA	Hipopotassemia

BAV: bloqueio atrioventricular; DRC: doença renal crônica; EAP: edema agudo de pulmão; ECA: enzima de conversão da angiotensina; GNDA: glomerulonefrite difusa aguda; IV: intravenoso; LOA: lesão em órgão-alvo; NPS: nitroprussiato de sódio; PA: pressão arterial; SNS: sistema nervoso simpático; SNPS: sistema nervoso parassimpático.
*Não disponíveis no Brasil.

REFERÊNCIAS

1. Barroso WKS, Rodrigues CIS, Bortolotto LA, Mota-Gomes MA, Brandão AA, Feitosa ADM, et al. Brazilian Guidelines of Hypertension - 2020. Arq Bras Cardiol. 2021;116(3):516-658. [English, Portuguese].
2. Williams B, Mancia G, Spiering W, Agabiti Rosei E, Azizi M, Burnier M, et al. Authors/Task Force Members:. 2018 ESC/ESH Guidelines for the management of arterial hypertension: The Task Force for the management of arterial hypertension of the European Society of Cardiology and the European Society of Hypertension: The Task Force for the management of arterial hypertension of the European Society of Cardiology and the European Society of Hypertension. J Hypertens. 2018;36(10):1953-2041. Erratum in: J Hypertens. 2019;37(1):226. PMID: 30234752.
3. Whelton PK, Carey RM, Aronow WS, Casey DE Jr, Collins KJ, Dennison Himmelfarb C, et al. 2017 ACC/AHA/AAPA/ABC/ACPM/AGS/APhA/ASH/ASPC/NMA/PCNA Guideline for the Prevention, Detection, Evaluation, and Management of High Blood Pressure in Adults: A Report of the American College of Cardiology/American Heart Association Task Force on Clinical Practice Guidelines. Hypertension. 2018;71(6):e13-e115. Epub 2017 Nov 13. Erratum in: Hypertension. 2018;71(6):e140-e144. PMID: 29133356.
4. Vilela-Martin JF, Yugar-Toledo JC, Rodrigues MC, Barroso WKS, Carvalho LCBS, González FJT, et al. Luso-Brazilian Position Statement on Hypertensive Emergencies - 2020. Arq Bras Cardiol. 2020;114(4):736-51. [English, Portuguese].
5. van den Born BH, Lip GYH, Brguljan-Hitij J, Cremer A, Segura J, Morales E, et al. ESC Council on hypertension position document on the management of hypertensive emergencies. Eur Heart J Cardiovasc Pharmacother. 2019;5(1):37-46.
6. Lane DA, Lip GY, Beevers DG. Improving survival of malignant hypertension patients over 40 years. Am J Hypertens. 2009;22(11):1199-204.
7. Ma H, Jiang M, Fu Z, Wang Z, Shen P, Shi H, et al. Clinical value of multiorgan damage in hypertensive crises: A prospective follow-up study. J Clin Hypertens. (Greenwich). 2020;22(5):914-23.
8. Jovin TG, Chamorro A, Cobo E, de Miquel MA, Molina CA, Rovira A, et al. Thrombectomy within 8 hours after symptom onset in ischemic stroke. N Engl J Med. 2015;372(24):2296-306.
9. Powers WJ, Rabinstein AA, Ackerson T, Adeoye OM, Bambakidis NC, Becker K, et al. 2018 Guidelines for the Early Management of Patients With Acute Ischemic Stroke: A Guideline for Healthcare Professionals From the American Heart Association/American Stroke Association. Stroke. 2018;49(3):e46-e110.
10. Hemphill JC 3rd, Greenberg SM, Anderson CS, Becker K, Bendok BR, Cushman M, et al.; American Heart Association Stroke Council; Council on Cardiovascular and Stroke Nursing; Council on Clinical Cardiology. Guidelines for the Management of Spontaneous Intracerebral Hemorrhage: A Guideline for Healthcare Professionals From the American Heart Association/American Stroke Association. Stroke. 2015;46(7):2032-60.
11. Bortolotto LA, Silveira JV, Vilela-Martin JF. Crises hipertensivas: definindo a gravidade e o tratamento. Rev Soc Cardiol Estado de São Paulo. 2018;28(3):254-9.
12. Herlitz J, Karlson BW, Lindqvist J, Sjolin M. Prognosis during five years of follow-up among patients admitted to the emergency department with acute chest pain in relation to a history of hypertension. Blood Press. 1998;7(2):81-8.
13. Pattanshetty DJ, Bhat PK, Aneja A, Pillai DP. Elevated troponin predicts long-term adverse cardiovascular outcomes in hypertensive crisis: a retrospective study. J Hypertens. 2012; 30(12):2410-5.
14. Rohde LEP, Montera MW, Bocchi EA, Albuquerque DC, Clausell NO, Rassi S, et al.; Comitê Coordenador da Diretriz de Insuficiência Cardíaca da Sociedade Brasileira de Cardiologia. Diretriz Brasileira de Insuficiência Cardíaca Crônica e Aguda. Arq Bras Cardiol. 2018;111(3):436-539.
15. Morris JH, Mix D, Cameron SJ. Acute aortic syndromes: update in current medical management. Curr Treat Options Cardiovasc Med. 2017; 19(4):29.
16. Mussa FF, Horton JD, Moridzadeh R, Nicholson J, Trimarchi S, Eagle KA. Acute aortic dissection and intramural hematoma: a systematic review. JAMA. 2016;316(7):754-6.
17. Alexander JM, Wilson KL. Hypertensive emergencies of pregnancy. Obstet Gynecol Clin North Am. 2013;40(1):89-101.
18. Deak TM, Moskovitz JB. Hypertension and pregnancy. Emerg Med Clin North Am. 2012;30(4): 903-17.
19. Ramos JGL, Sass N, Costa SHM. Preeclampsia. Rev Bras Ginecol Obstet. 2017;39(9):496-512.
20. Abalos E, Cuesta C, Grosso AL, Chou D, Say L. Global and regional estimates of preeclampsia and eclampsia: a systematic review. Eur J Obstet Gynecol Reprod Biol. 2013;170(1):1-7.
21. Meher S, Abalos E, Carroli G. Bed rest with or without hospitalisation for hypertension during pregnancy. Cochrane Database Syst Rev. 2005; 19(4):CD003514.

22. Dowswell T, Middleton P, Weeks A. Antenatal day care units versus hospital admission for women with complicated pregnancy. Cochrane Database of Syst Rev. 2009;(4):CD001803.
23. Koopmans CM, Bijlenga D, Groen H, Vijgen SMC, Aarnoudse JG. Bekedam DJ, et al. Induction of labour versus expectant monitoring for gestational hypertension or mild pre-eclampsia after 36 weeks' gestation (HYPITAT): a multicentre, open-label randomised controlled trial. Lancet. 2009;374(9694):979-88.
24. Broekhuijsen K, van Baaren GJ, van Pampus MG, Ganzevoort W, Sikkema JM, Woiski MD, et al. Immediate delivery versus expectant monitoring for hypertensive disorders of pregnancy between 34 and 37 weeks of gestation (HYPITAT-II): an open-label, randomised controlled trial. Lancet. 2015;385(9986):2492-501.
25. Papadopoulos DP, Mourouzis I, Thomopoulos C, Makris T, Papademetriou V. Hypertension crisis. Blood Press. 2010;19(6):328-36.
26. Varon J, Marik PE. Perioperative hypertension management. Vasc Health Risk Manag. 2008; 4(3):615-27.
27. Goldberg ME, Larijani GE. Perioperative hypertension. Pharmacotherapy. 1998;18(5):911-4.
28. Ibanez B, James S, Agewall S, Antunes MJ, Bucciarelli-Ducci C, Bueno H, et al. 2017 ESC Guidelines for the management of acute myocardial infarction in patients presenting with ST-segment elevation. The Task Force for the management of acute myocardial infarction in patients presenting with ST-segment elevation of the European Society of Cardiology (ESC). Eur Heart J. 2018;39(2):119-77.
29. Tita AT, Szychowski JM, Boggess K, Dugoff L, Sibai B, Lawrence K, et al. Chronic Hypertension and Pregnancy (CHAP) Trial Consortium. Treatment for mild chronic hypertension during pregnancy. N Engl J Med. 2022.
30. Noronha Neto CC, Maia SSB, Katz L, Coutinho IC, Souza AR, Amorim MM. Clonidine versus captopril for severe postpartum hypertension: a randomized controlled trial. Plos One. 2017;12(1): e0168124.
31. Plouin PF, Amar L, Dekkers OM,Fassnacht M, Gimenez-Roqueplo AP, Lenders JW, et al. European Society of Endocrinology Clinical Practice Guideline for long-term follow-up of patients operated on for a phaeochromocytoma or a paraganglioma. Eur J Endocrinol. 2016;174(5): G1-G10.
32. Brogan WC 3rd, Lange RA, Kim AS, Moliterno DJ, Hillis LD. Alleviation of cocaine-induced coronary vasoconstriction by nitroglycerin. J Am Coll Cardiol. 1991;18(2):581-6.
33. Samson RH. Periprocedural hypertension: current concepts in management for the vascular surgeon. Vasc Endovascular Surg. 2004; 38(4):361-6.
34. Haas CE, LeBlanc JM. Acute postoperative hypertension: a review of therapeutic options. Am J Health Syst Pharm. 2004;61(16):1661-73; quis 1674-5.

Hipertensão do avental branco e lesões em órgãos-alvo

Luciana Neves Cosenso-Martin
José Fernando Vilela-Martin

INTRODUÇÃO

Estudos prévios, relacionados ao prognóstico da hipertensão do avental branco (HAB), demonstraram um comportamento desfavorável dessa condição clínica. Assim, a HAB se associa a maior risco de eventos cardiovasculares e lesão em órgãos-alvo (LOA). Portanto, o presente capítulo abordará a HAB, seus subtipos, sua definição e sua relação com LOA.

DEFINIÇÃO

A HAB se caracteriza por níveis de pressão arterial (PA) elevados em indivíduos não tratados em consultório médico, mas com níveis normais fora do ambiente médico, confirmados com a monitoração ambulatorial da PA (MAPA) de 24 horas e/ou medidas normais de PA em domicílio (MRPA).[1] O conceito de HAB não deve ser confundido com a síndrome do avental branco, comum entre normotensos e hipertensos, a qual se apresenta sob três formas: 1) efeito avental branco (EAB); 2) HAB propriamente dita; e 3) normotensão do avental branco ou hipertensão mascarada.[2] Enquanto a HAB se caracteriza pela elevação da PA em consultório em indivíduos não tratados, ou seja, indivíduos não hipertensos, o EAB refere-se a níveis elevados da PA, na presença de profissional de saúde, em indivíduos hipertensos previamente tratados com medicamentos anti-hipertensivos e controlados, quando avaliados pela MAPA/MRPA, sendo denominada hipertensão do avental branco não controlada (HABNC).[3] O EAB (geralmente considerado clinicamente significativo quando a PA sistólica/PA diastólica do consultório for maior do que 20/10 mmHg comparada com a PA pela MAPA/MRPA) tem sido implicado na "hipertensão pseudoresistente".[4] A Tabela 1 mostra os diferentes fenótipos de PA encontrados na prática clínica e a Tabela 2, as características gerais associadas com normotensão, síndrome do

TABELA 1 Fenótipos de apresentação da pressão arterial no consultório e fora do consultório[6]

Fenótipos	PA consultório	MAPA/MRPA
Normotensão	PA normal	PA normal
Hipertensão sustentada	PA elevada	PA elevada
Hipertensão mascarada	PA normal	PA elevada
Hipertensão do avental branco	PA elevada	PA normal

MAPA: monitoração ambulatorial da PA; MRPA: monitoração residencial da PA; PA: pressão arterial.

TABELA 2 Características associadas com normotensão, síndrome do avental branco (efeito/hipertensão do avental branco e hipertensão mascarada) e hipertensão arterial, de acordo com a diretriz brasileira de hipertensão 2020[6]

Características	Normotensão	Efeito avental branco	Hipertensão do avental branco	Hipertensão mascarada	Hipertensão
PA no consultório	< 120/80 mmHg, como PA ótima ou < 140/90 mmHg em geral	> 20/10 mmHg comparado com medidas fora do consultório	≥ 140/90 mmHg	< 140/90 mmHg	≥ 140/90 mmHg
MAPA 24 h	< 130/80 mmHg	< 130/80 mmHg	< 130/80 mmHg	≥ 130/80 mmHg	≥ 130/80 mmHg
MRPA	< 130/80 mmHg	< 130/80 mmHg	< 130/80 mmHg	≥ 130/80 mmHg	≥ 130/80 mmHg
Apresentação clínica	–	> FC, sem ou atenuação do descenso noturno	> mulheres, obesos, aumenta com a idade	> risco de aterosclerose, > morbidade e mortalidade por DCV	Associa-se a LOA e maior risco cardiovascular
Lesão em órgãos-alvo	–	Baixa correlação com LOA Correlação com rigidez arterial	Correlação com EIM, HVE, microalbuminúria, disfunção renal e rigidez arterial	> risco de LOA *vs.* outras situações < risco de LOA *vs.* hipertensão	HVE, EIM ou placa carotídea, disfunção sistólica e diastólica, lesão renal, alterações micro/macrovasculares

DCV: doença cardiovascular; EIM: espessura íntima-média; HVE: hipertrofia ventricular esquerda; LOA: lesão em órgão-alvo; MAPA: monitoração ambulatorial da PA; MRPA: monitoração residencial da PA; PA: pressão arterial.

avental branco e hipertensão arterial, segundo a diretriz brasileira de hipertensão.

De acordo com as Diretrizes da Sociedade Europeia de Hipertensão (2018) e da Sociedade Brasileira de Hipertensão (2020), a HAB é diagnosticada quando os níveis de PA de consultório estiverem ≥ 140 e/ou ≥ 90 mmHg durante repetidas visitas médicas (mínimo de três), associadas com MAPA de 24 horas com valores de PA sistólica < 130 e PA diastólica < 80 mmHg e/ou PA domiciliar < 135/85 mmHg para a diretriz europeia e < 130/80 mmHg para a brasileira.[5,6] Entretanto, a nova classificação diagnóstica de hipertensão arterial, preconizada pelas sociedades American College of Cardiology e American Heart Association (ACC/AHA), considera hipertensão valores de PA de consultório ≥ 130/80 mmHg e ≥ 125/75 mmHg pela MAPA de 24 horas,[4] fato que tornou o diagnóstico da HAB um tanto controverso, visto que a metodologia empregada para medir a PA foi a medida automática da PA sem a presença do observador, com base nos resultados do estudo SPRINT.[7] A Tabela 3 mostra os diferentes critérios diagnósticos utilizados para a detecção da HAB, de acordo com as mais recentes diretrizes internacionais.

A prevalência da HAB é muito variável de acordo com a população estudada, começando desde 3,3% em ampla coorte com várias etnias[8] a 25 a 30% dos pacientes atendidos em ambulatório especializado de hipertensão arterial.[9] Cerca de 18% dos indivíduos na faixa etária entre 55 e 64 anos de idade também podem apresentar HAB.[10] De qualquer forma, a HAB parece ser mais comum em indivíduos com hipertensão estágio 1.[6] Por outro lado, a prevalência do EAB foi de 17% em uma população de diabéticos e hipertensos.[11] Uma coorte de 7.353 pacientes, que foi avaliada por Cuspidi et al., comparou as diretrizes europeias e americanas e mostrou números discrepantes em relação à prevalência da HAB e HABNC.[12] De acordo com a diretriz europeia, 17,4 e 26,5% dos pacientes apresentaram HAB e HABNC, respectivamente.[12] Por sua vez, os números correspondentes, seguindo a diretriz americana de 2017, foram 9,4 e 15,6%, respectivamente.[12] Portanto, a nova classificação americana diminui a prevalência de HAB e HABNC concomitantemente ao aumento do diagnóstico de hipertensão não tratada. Embora exista controvérsia em relação à diretriz americana sobre o limiar diagnóstico de hipertensão, o estudo Infinity sugeriu que menor nível de PA se associou à redução do risco de lesão cerebral em idosos ≥ 75 anos com hipertensão sistólica isolada,[13] bem como os resultados do estudo SPRINT.[7]

A natureza benigna da HAB tem sido contestada nos últimos anos, e alguns estudos apontam que a LOA depende do tipo de apresentação da HAB: hipertensão sistólica

TABELA 3 Valores de pressão arterial no consultório e fora do consultório (MAPA 24 h e MRPA) para diagnóstico de hipertensão do avental branco de acordo com as diretrizes americana, europeia e brasileira[6]

	ACC/AHA (2017)	ESC/ESH (2018)	Diretriz brasileira (2020)
PA de consultório (mmHg)	≥ 130/80	≥ 140/90	≥ 140/90
MAPA 24 h (mmHg)	PA < 125/75	PA < 130/80	PA < 130/80
MRPA (mmHg)	PA < 130/80	PA < 135/85	PA < 130/80

ACC/AHA: American College of Cardiology/American Heart Association; ESC/ESH: European Society of Cardiology/European Society of Hypertension; MRPA: monitoração residencial da PA; PA: pressão arterial; MAPA: monitoração ambulatorial da PA.

isolada, hipertensão diastólica isolada ou ambas. A evidência atual considera que o risco existente de doença cardiovascular decorrente da HAB é intermediário entre normotensão e hipertensão. Metanálise de 23 estudos demonstrou que HAB não tratada se associou a 38 e 20% maior risco de doença cardiovascular e mortalidade total em comparação com normotensos, respectivamente.[14] Sung et al. acompanharam 1.257 pacientes por 15 anos e demonstraram que a mortalidade cardiovascular foi maior nos portadores de HAB e hipertensos em comparação aos indivíduos normotensos e pré-hipertensos.[15] Por outro lado, esse estudo mostrou que o EAB se associou com idade avançada, sexo feminino, obesidade e PA sistólica durante a vigília.[15] A Tabela 4 mostra os valores comparativos das taxas de risco (*hazard ratios*) para mortalidade cardiovascular de acordo com os tipos de apresentação da PA, ou seja, normotensão, pré-hipertensão, HAB e hipertensão sustentada encontradas nesse estudo. Em outro estudo, hipertensos resistentes apresentaram alta prevalência de EAB, que se associou com isquemia miocárdica silenciosa, fato que confirma o pior prognóstico dessa condição clínica para a rede vascular.[16]

LESÃO VASCULAR

Vários autores descreveram lesão em carótida em indivíduos com HAB, incluindo estudos prospectivos[17,18] e estudos de metanálise.[19] Manios et al. estudaram o efeito dessa condição como fator de risco para aterosclerose por meio da medida da espessura da camada íntima-média (EIM), realizada na artéria carótida comum. Entre 1.382 indivíduos, a HAB esteve presente em 29%, a maioria com a apresentação sistólica/diastólica.[20] Os pacientes com HAB sistólica isolada eram mais idosos do que os pacientes com outros tipos de HAB e apresentaram medida da EIM estatisticamente maior do que os normotensos, do que os portadores de HAB diastólica isolada e HAB sistólica/diastólica, porém menor do que os pacientes com hipertensão sustentada. Nessa amostra, cada aumento de 10 mmHg na PA sistólica de consultório correspondeu a um aumento de 0,012 mmHg na EIM, independentemente dos parâmetros basais da PA. Em relação à EIM, os autores consideraram que pacientes HAB diastólica isolada e normotensos apresentam comportamento semelhante em relação ao risco de alterações da EIM. Todavia, o comportamento de aumento da EIM é comparável entre

TABELA 4 Taxa de risco e intervalo de confiança para mortalidade cardiovascular por categorias de pressão arterial

Modelo	NT		PH		HAB		HT	
	TR	IC 95%	TR	IC 95%	TR	IC 95%	TR	IC 95%
1	1	Referência	2,36	0,48-11,67	11,56	2,61-51,24	12,69	3,09-52,11
2	1	Referência	1,96	0,39-9,79	5,59	1,22-25,55	8,54	2,02-36,03
3			1	Referência	2,94	1,09-7,91	4,36	1,84-10,31
4			1	Referência	2,75	1,02-7,40	3,86	1,62-9,17

Modelo 1: taxa de risco sem ajustes
Modelos 2 e 3: ajustado por idade, gênero, índice de massa corpórea, tabagismo, glicemia de jejum e razão colesterol total/HDL-colesterol.
Modelo 4: ajuste adicional por velocidade de onda de pulso carótida-femoral.
HAB: hipertensão do avental branco; HT: hipertensão arterial; IC: intervalo de confiança; NT: normotensão; PH: pré-hipertensão; TR: taxa de risco.
Fonte: adaptada de Sung et al., 2013.[15]

indivíduos com HAB sistólica isolada e hipertensos, enquanto os portadores de HAB sistólica/diastólica apresentam risco intermediário entre normotensão e hipertensão.

O mecanismo envolvido na lesão subclínica da LOA provocada pela HAB é o aumento transitório da PA, promovido pela ativação do sistema nervoso simpático, que se relaciona a estímulos estressantes como a visita clínica, ansiedade ou mesmo o trabalho diário. Essa ativação causa disfunção endotelial e, consequentemente, alterações estruturais e funcionais que prejudicam a função arterial.[1]

A subclassificação da HAB nas três categorias previamente descritas demonstra a heterogeneidade dessa condição clínica e seu comportamento diferente em relação às LOA. Por exemplo, o fato de a HAB sistólica isolada promover maior EIM se relaciona com pressão de pulso aumentada, responsável por lesão direta do órgão-alvo.

Sung et al. compararam a EIM de portadores de HAB com pacientes pré-hipertensos e observaram que esse índice foi maior no primeiro grupo, mesmo após ajuste para idade.[15] Em contraste, a EIM foi semelhante nos pacientes com HAB e nos hipertensos. Outros parâmetros de rigidez vascular, como velocidade de onda de pulso (VOP) e *augmentation index* (AI), também foram maiores na HAB. Essa pesquisa demonstrou que o envelhecimento arterial foi o principal determinante da HAB e seu risco de doença cardiovascular associada. A avaliação da rigidez arterial em indivíduos com HAB pode ser relevante para a identificação de um subgrupo de alto risco dentro da HAB, que pode exigir tratamento farmacológico.

Outro estudo que analisou a presença de LOA em pacientes com função renal diminuída e taxa de filtração glomerular estimada menor de 60 mL/m^2, encontrou maior EIM em pacientes com HAB, na hipertensão mascarada e na hipertensão sustentada em comparação aos normotensos. Todavia, a EIM foi maior nos pacientes com hipertensão sustentada quando comparada a indivíduos com HAB.[21] Os autores concluíram que há forte correlação entre EIM e HAB nessa população, porém essa alteração vascular é menor quando comparada com a hipertensão sustentada.

Cai et al. demonstraram, em uma metanálise que incluiu 19 artigos, que a VOP foi maior em indivíduos portadores de HAB em relação aos normotensos; porém, essa diferença não foi observada no grupo juvenil, mostrando que a idade é um componente importante da rigidez arterial na situação da HAB.[22]

HIPERTROFIA VENTRICULAR ESQUERDA

Uma metanálise demonstrou, por meio do ecocardiograma, que as alterações funcionais e estruturais de pacientes com HAB são intermediárias entre as de pacientes normotensos e hipertensos.[1] Por outro lado, dois grandes estudos não encontraram diferença de risco cardiovascular entre HAB não tratada e normotensos.[23,24] No entanto, os pacientes com HAB tratados tiveram maior risco cardiovascular do que os normotensos não tratados.[24] Assim, encontrar uma relação entre lesão subclínica de órgão-alvo e HAB torna-se tema importante para estratificação de risco nessa população.

A relação de eventos cardiovasculares com aumento progressivo do índice de massa de ventrículo esquerdo (IMVE) foi descrita anteriormente no estudo PAMELA, em uma amostra de 1.716 pacientes.[25] O ecocardiograma foi utilizado para avaliar a massa ventricular esquerda e foi corrigido pela área de superfície corpórea, originando o IMVE. O IMVE, critério de hipertrofia de ventrículo esquerdo (HVE), em portadores de HAB foi identificado como intermediário entre indivíduos normotensos e hipertensos em estudo prospectivo[15] e uma metanálise,[1] a qual avaliou 25 estudos com 7.382 pacientes não tratados, sendo 1.705 com HAB. O IMVE foi menor nos normotensos (88,05±2,5 g/m^2), intermediário na HAB (95,72±1,8 g/m^2) e maior nos indivíduos hipertensos (109,2±2,5 g/m^2). A comparação entre os grupos mostrou que o IMVE foi estatisticamente maior nos pacientes com HAB em relação aos normotensos e maior nos hipertensos em comparação aos pacientes com HAB. Houve correlação positiva entre PA sistólica de consultório e IMVE em ambos os grupos, mas não com a MAPA de 24 horas ou durante a vigília.

Por outro lado, a razão E/A, usada para avaliar a função diastólica do ventrículo esquerdo (VE), foi menor nos portadores de HAB e nos hipertensos em comparação com os normotensos e indivíduos com HAB, respectivamente. O diâmetro do átrio esquerdo também foi maior nos pacientes com HAB comparado ao de normotensos e nos hipertensos em comparação ao diâmetro dos pacientes com HAB. Assim, a HAB é fator de risco para desenvolvimento de HVE em virtude da ativação simpática promovida pelo aumento transitório da PA em consulta médica e consequente estímulo do crescimento do músculo cardíaco, fatores que podem originar a disfunção diastólica ou o distúrbio da complacência do VE, que podem preceder a HVE.[26] Como a relação E/A aponta para os desfechos cardiovasculares em forma de U, os extremos de valores (altos e baixos) apresentam pior prognóstico cardiológico.[27] Portanto, a relação E/A progressivamente reduzida de normotensos para pacientes com HAB e hipertensos sinaliza que a disfunção diastólica pode ser detectada não apenas em hipertensos, mas também em pacientes com HAB.

Em relação às subcategorias da HAB, Syrseloodis et al. mostraram que a hipertensão sistólica isolada com padrão "não *dipping*" se associou a maior risco de HVE do que a hipertensão diastólica isolada ou combinada sistólica/diastólica não *dipping*.[28]

Leiria et al. estudaram a presença de LOA em uma população de diabéticos e hipertensos e encontraram uma tendência de alterações em VE, com maior espessura de parede posterior e de septo ocorrendo de forma progressiva, iniciando-se com hipertensão controlada, passando pelo EAB e pela hipertensão mascarada até a hipertensão sustentada. Não houve diferença da função diastólica de VE nem da massa de VE.[11]

Tang et al. estudaram uma população de pacientes com disfunção renal e demonstraram que pacientes com HAB, hipertensão mascarada e hipertensão sustentada apresentaram maior massa de VE em relação aos normotensos, com alteração maior da massa de VE nos indivíduos com hipertensão sustentada quando comparada à dos pacientes com HAB.[21]

MICROALBUMINÚRIA

Aznaouridis et al. avaliaram albuminúria de 24 horas em 440 pacientes com HAB e demonstraram correlação entre PA sistólica de consultório e albuminúria. Em contraste, não houve associação da PA sistólica durante a vigília na MAPA com a proteína urinária. A análise multivariada evidenciou que a PA sistólica de consultório foi determinante independente de albuminúria nessa população e reforçou que a PA de consultório é um marcador de risco em pacientes com HAB.[29] Leiria et al. não encontraram diferença de microalbuminúria ou presença de nefropatia entre indivíduos com EAB e hipertensos controlados em uma amostra de 273 pacientes diabéticos e hipertensos. No entanto, encontrou-se diferença quando se compararam os grupos de pacientes com hipertensão sustentada e hipertensão controlada.[11]

Tang et al. descreveram menor taxa de filtração glomerular em pacientes com HAB, hipertensão mascarada e hipertensão sustentada em relação aos indivíduos normotensos. Houve também piora da função renal nos pacientes com hipertensão mascarada e hipertensão sustentada quando comparados aos indivíduos com HAB.[21]

TRATAMENTO

Embora as pesquisas em pacientes com HAB tenham demonstrado LOA associada a essa condição, o tratamento da HAB é controverso. Algumas considerações serão descritas a seguir:

1. A importância do prognóstico da hipertensão de consultório é menos compreendida do que a pressão ambulatorial (MAPA).
2. A HAB é mais comum em indivíduos com hipertensão leve e, geralmente, com menor risco cardiovascular.
3. A administração de fármacos para reduzir PA de consultório em pacientes com PA ambulatorial normal pode causar quedas indesejáveis, originando eventos adversos importantes.[9]

Portanto, o tratamento da HAB deve considerar os fatores de risco cardiovascular de forma individual e não apenas os valores da PA de consultório. A Figura 1 mostra como investigar e acompanhar a HAB de acordo com os valores de PA definidos pela diretriz brasileira de hipertensão.[6]

Além disso, de acordo com a diretriz europeia, é fundamental identificar o padrão da HAB por meio de repetidas avaliações da

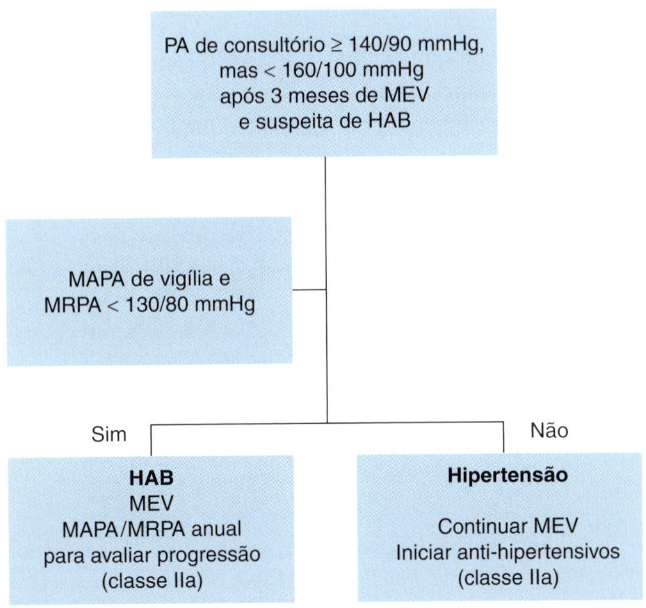

FIGURA 1 Investigação e acompanhamento da HAB de acordo com os valores de PA definidos pela diretriz brasileira de hipertensão.

HAB: hipertensão do avental branco; MAPA: monitoração ambulatorial da pressão arterial; MEV: modificação do estilo de vida; MRPA: monitoração residencial da pressão arterial; PA: pressão arterial.
Fonte: adaptada da diretriz ACC/AHA.[4]

PA de consultório e pela MAPA. Assim, três diferentes padrões podem ser encontrados:

1. HAB estável (PA de consultório elevada frequentemente e MAPA normal);
2. HAB instável (PA de consultório nem sempre elevada e MAPA normal); e
3. Progressão da HAB para hipertensão sustentada.[9] Enquanto a categoria de HAB instável merece mudanças de estilo de vida (atividade física aeróbica, dieta hipossódica, emagrecimento e interrupção do tabagismo), a abordagem terapêutica da HAB estável deve incluir avaliação do risco cardiovascular, considerando o uso de fármacos anti-hipertensivos em caso de risco alto ou muito alto, além das mudanças de estilo de vida. A Figura 2 demonstra como fazer a abordagem terapêutica para HAB, de acordo com a apresentação em estável e instável e estratificação do risco cardiovascular.

Dois estudos demonstraram que tratar HAB em idosos com idade superior a 60 anos (Syst-Eur) e 80 anos (HYVET) poderia oferecer proteção para eventos cardiovasculares;[30,31] porém foram análises retrospectivas de estudos randomizados de anti-hipertensivos em pacientes com hipertensão sustentada, fato que nem sempre oferece suporte adequado para implementação na prática clínica cotidiana. A Tabela 5 resume os principais aspectos envolvidos no diagnóstico, etiologia, fisiopatologia, associação com doença cardiovascular e tratamento da HAB. Estudos futuros são necessários para demonstrar se os tratamentos direcionados à melhora do envelhecimento arterial serão eficazes na redução dos riscos para o desenvolvimento de eventos hipertensivos e doença cardiovascular na HAB.

CONCLUSÕES

O risco de eventos cardiovasculares e de LOA relacionado à HAB é menor do que nos casos de hipertensão arterial propriamente dita. De qualquer forma, quando comparados com normotensos, pacientes com HAB apresentam maior atividade adrenérgica, maior

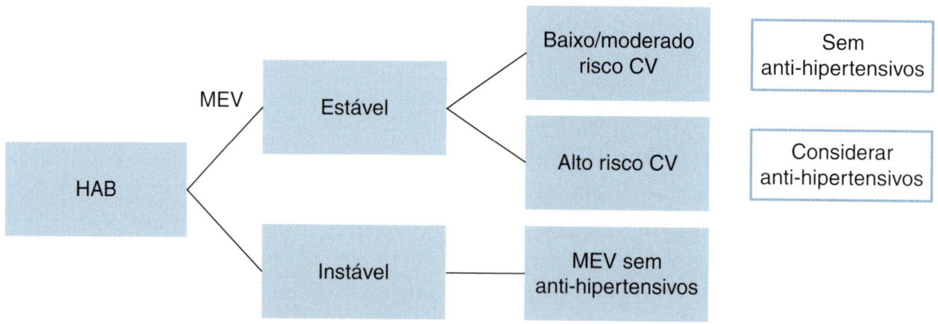

FIGURA 2 Tipo de abordagem terapêutica para HAB, de acordo com a apresentação em estável e instável e estratificação do RCV em baixo, moderado e alto risco. A estratificação de risco se baseia no valor da PA e presença de fatores de RCV, LOA, DM, DRC e DCV. Indivíduos com mais de 3 fatores de risco, LOA, DM, DRC e DCV representam condições associadas ao alto RCV, independentemente dos estágios de hipertensão arterial.

DM: *diabetes mellitus*; DRC: doença renal crônica; DCV: doença cardiovascular; HAB: hipertensão do avental branco; LOA: lesão em órgãos-alvo; PA: pressão arterial; RCV: risco cardiovascular.
Fonte: adaptada da diretriz europeia de hipertensão.[5]

TABELA 5 Resumo dos principais aspectos envolvidos no diagnóstico, etiologia, fisiopatologia, associação com doença cardiovascular e tratamento da HAB

Definição	▪ Fenótipo de hipertensão presente em indivíduos não tratados com PA elevada em consultório e com valores normais fora do consultório
Etiologia	▪ Fatores psicossociais (estresse, ansiedade)
Fisiopatologia	▪ Pobremente compreendida ▪ Participação dos sistemas simpático e endócrino
Relação com DCV	▪ Maior risco de transição para hipertensão sustentada em comparação com normotensos ▪ Maior frequência de LOA em comparação com normotensos
Tratamento	▪ Tratar HAB em indivíduos acima dos 60 anos (estudo Syst-Eur) e acima dos 80 anos (estudo HYVET) parece conferir proteção para futuros eventos cardiovasculares

DCV: doenças cardiovasculares; HAB: hipertensão do avental branco; LOA: lesão em órgão-alvo; PA: pressão arterial.

prevalência de fatores de risco cardiometabólicos, cursam com maior índice de LOA (HVE, EIM, microalbuminúria) e maior risco de progressão para hipertensão sustentada. Em suma, os valores da PA fora do consultório nos indivíduos com HAB tendem a ser mais altos do que nos normotensos, fato que pode explicar o maior risco de eventos cardiovasculares a longo prazo.

REFERÊNCIAS

1. Cuspidi C, Rescaldani M, Tadic M, Sala C, Grassi G, Mancia G. White-coat hypertension, as defined by ambulatory blood pressure monitoring, and subclinical cardiac organ damage: a meta-analysis. J Hypertens. 2015;33:24-32.
2. Pioli MR, Ritter AMV, Faria AP, Modolo R. White coat syndrome and its variations: differences and clinical impact. Integr Blood Press Control. 2018;11:73-9.
3. Mancia G, Facchetti R, Cuspidi C, Bombelli M, Corrao G, Grassi G. Limited reproducibility of MUCH and WUCH: evidence of the ELSA study. Eur Heart J. 2020;41:1565-71.
4. Whelton PK, Carey RM, Aronow WS, Casey DE Jr, Collins KJ, Dennison Himmelfarb C, et al. 2017 ACC/AHA/AAPA/ABC/ACPM/AGS/APhA/ASH/ASPC/NMA/PCNA Guideline for the Prevention, Detection, Evaluation, and Management of High Blood Pressure in Adults: A Report of the American College of Cardiology/American Heart Association Task Force on Clinical Practice Guideline. Hypertension. 2018;71:e13-e115.
5. Williams B, Mancia G, Spiering W, Agabiti Rosei E, Azizi M, Burnier M, et al. 2018 ESC/ESH Guidelines for the management of arterial hypertension. The Task Force for the management of arterial hypertension of the European Society of Cardiology and the European Society of Hypertension. Hypertens. 2018;36:2284-309.
6. Barroso WKS, Rodrigues CIS, Bortolotto LA, Mota-Gomes MA, Brandão AA, Feitosa ADM, et al. Brazilian Guidelines of Hypertension – 2020. Arq Bras Cardiol. 2021;116:516-658.
7. SPRINT Research Group, Wright JT Jr, Williamson JD, Whelton PK, Snyder JK, Sink KM, Rocco MV, et al. A randomized trial of intensive versus standard blood-pressure control. N Engl J Med. 2015;373:2103-16.
8. Tientcheu D, Ayers C, Das SR, McGuire DK, de Lemos JA, Khera A, et al. Target organ complications and cardiovascular events associated with masked hypertension and white-coat hypertension: analysis from the Dallas Heart Study. J Am Coll Cardiol. 2015;66:2159-69.
9. Cuspidi C, Sala C, Grassi G, Mancia G. White coat hypertension: to treat or not to treat? Curr Hypertens Rep. 2016;18:80.
10. Hoffmann-Petersen N, Lauritzen T, Bech JN, Pedersen EB. High prevalence of hypertension in a Danish population telemedical home measurement of blood pressure in citizens aged 55-64 years in Holstebro County. Am J Hypertens. 2016;29:439-47.
11. Leiria LF, Severo MD, Ledur PS, Becker AD, Aguiar FM, Massierer D, et al. White coat effect and masked uncontrolled hypertension in treated hypertensive-diabetic patients: Prevalence and target organ damage. J Diabetes. 2015;7:699-707.
12. Cuspidi C, Paoletti F, Tadic M, Sala C, Dell'Oro R, Grassi G, Mancia G. American versus European

hypertension guidelines: the case of white coat hypertension. Am J Hypertens. 2020;33:629-33.

13. White WB, Wakefield DB, Moscufo N, Guttmann CRG, Kaplan RF, Bohannon RW, et al. Effects of intensive versus standard ambulatory blood pressure control on cerebrovascular outcomes in older people (INFINITY). Circulation. 2019; 140:1626-35.
14. Huang Y, Huang W, Mai W, Cai X, An D, Liu Z, et al. White-coat hypertension is a risk factor for cardiovascular diseases and total mortality. J Hypertens. 2017;35:677-88.
15. Sung SH, Cheng HM, Wang KL, Yu WC, Chuang SY, Ting CT, et al. White coat hypertension is more risk than prehypertension. Hypertension. 2013;61:1346-53.
16. Modolo R, Ruggeri Barbaro N, de Faria AO, Rodrigues Sabbatini A, Paganelli MO, Fontana V, Moreno H. The white-coat effect is an independent predictor of of myocardial ischemia in resistant hypertension. Blood Press. 2014; 23:276-80.
17. Fukuhara M, Arima H, Ninomiya T, Hata J, Hirakawa Y, Doi Y, et al. White-coat and masked hypertension are associated with carotid atherosclerosis in a general population: the Hisayama study. Stroke. 2013;44:1512-7.
18. Puato M, Palatini P, Zanardo M, Dorigati F, Tirrito F, Rattazi M, Pauletto P. Increase in carotid intima-media thickness in grade I hypertensive subjects white-coat versus sustained hypertension. Hypertension. 2008;51:1300-5.
19. Cuspidi C, Sala C, Tadic M, Rescaldani M, Grassi G, Mancia G. Is white-coat hypertension a risk factor for carotid atherosclerosis? A review and meta-analysis. Blood Press Monit. 2015;20: 57-63.
20. Manios E, Michas F, Stamatelopoulos K, Koroboki E, Lykka A, Vettou C, et al. White-coat isolated systolic hypertension is a risk factor for carotid atherosclerosis. J Clin Hypertens. 2016;18:1095-102.
21. Tang H, Gong WY, Zhang QZ, Zhang J, Ye ZC, Peng H, et al. Prevalence, determinants, clinical significance of masked hypertension and white-coat hypertension in patients with chronic kidney disease. Nephrology (Carlton). 2016;21:841-50.
22. Cai P, Peng Y, Wang Y, Wang X. Effect of white-coat hypertension on arterial stiffness. A meta-analysis. Medicine. 2018;97:e12888.
23. Pierdomenico SD, Cuccurullo F. Prognostic value of white coat and masked hypertension diagnosed by ambulatory monitoring in initially untreated subjects and updated meta-analysis. Am J Hypertens. 2011;24:52-8.
24. Franklin SS, Thijs L, Hansen TW, Li Y, Boggia J, Kikuya M, et al. Significance of white coat hypertension in older persons with isolated systolic hypertension: a meta-analysis using International Database on Ambulatory Blood Pressure Monitoring in relation to Cardiovascular Outcomes Population. Hypertension. 2012;59:564-71.
25. Cuspidi C, Facchetti R, Bombelli M, Sala C, Grassi G, Mancia G. Different prognostic value of left ventricular mass index and wall thickness in predicting cardiovascular prognosis: data from PAMELA population. Am J Hypertens. 2014;8: 1079-86.
26. Frohlich E, Gonzales A, Diez J. Hypertensive left ventricular hypertrophy risk: beyond adaptative cardiomyocytic hypertrophy. J Hypertens. 2011; 29:17-26.
27. Bella JN, Palmieri V, Roman MJ, Liu JE, Welty TK, Lee ET, et al. Mitral ratio of peak early to late diastolic filling velocity as a predictor of mortality in middle-aged and elderly adults. The Strong Heart Study. Circulation. 2002;105:1928-33.
28. Syrseloudis C, Tsioufis M, Aragiannis D, Soulis D, Stefanadi E, Spanos A, et al. The dominant role of systolic component of nondipping status on target organ damage in never treated hypertensives. Am J Hipertens. 2011;24:292-8.
29. Aznaouridis K, Vlachopoulos C. Office blood pressure is a predictor of aortic elastic properties and urinary protein excretion in subjects with white coat hypertension. Int J Cardiol. 2016;203: 98-103.
30. Fagard RH, Staessen JA, Thijs L, Gasowski J, Bulpitt CJ, Clement D, et al. Response to antihypertensive therapy in older patients with sustained and nonsustained systolic hypertension. Systolic hypertension in Europe (Syst-Eur) trial investigators. Circulation. 2000;102:1139-44.
31. Bulpitt CJ, Beckett N, Peters R, Staessen JA, Wang JG, Comsa M, et al. Does white coat hypertension require treatment over age 80?: results of the hypertension in the very elderly trial ambulatory blood pressure side protect. Hypertension. 2013;61:89-94.

Hipertensão arterial secundária e lesões em órgãos-alvo

Andrea Pio de Abreu

INTRODUÇÃO

A hipertensão não controlada representa o maior fator de risco isolado para a mortalidade por todas as causas, levando a mais de 9 milhões de mortes e a mais de 200 milhões em anos de vida saudável perdidos a cada ano.[1] Em relação especificamente às lesões em órgãos-alvo (LOA), a hipertensão arterial (HA) é o principal fator de risco evitável isolado para doença cardiovascular, doença renal crônica (DRC) e comprometimento cognitivo. A relação entre pressão arterial (PA) e risco é contínua a partir de 115/75 mmHg de pressão arterial (PA). Sabe-se que a hipertensão resistente (HR) acarreta ainda maior risco do que a hipertensão não resistente.[1,2]

A prevalência de HR em pacientes com hipertensão secundária é maior do que na população geral de hipertensos.[3,4] Porém, o risco cardiovascular (RCV) aumentado e o maior impacto em órgãos-alvo que ocorrem na hipertensão secundária não são decorrentes apenas dessa maior prevalência de HR, mas também da ativação de diversos fatores neuro-hormonais e/ou moleculares, como será descrito neste capítulo.[5] Neste contexto, clinicamente, é importante reforçar que a suspeição clínica de hipertensão secundária deve envolver não só a HR, mas também pacientes que evoluem com LOA (hipertrofia ventricular esquerda, proteinúria, retinopatia hipertensiva) desproporcionalmente ao nível da PA.

A HA secundária é a forma de hipertensão arterial decorrente de uma causa identificável, que pode ser tratada com uma intervenção específica, a qual determina a cura ou a melhora do controle pressórico. A real prevalência de HA secundária é desconhecida, mas é estimada entre 10 e 20%, variando conforme a casuística, os métodos diagnósticos disponíveis e a experiência do médico responsável.[6] No presente capítulo serão descritas as LOA relacionadas às principais causas de hipertensão secundária (Tabela 1). A DRC será abordada no capítulo 8.

HIPERTENSÃO RENOVASCULAR

A hipertensão renovascular é a segunda maior causa de hipertensão secundária, perdendo apenas para a doença renal parenquimatosa. É decorrente de estenose de artéria renal (EAR) significativa (> 70%) de uma ou ambas as artérias renais, o que desencadeia a hiperativação do sistema renina-angiotensina-aldosterona (SRAA), com consequente aumento da PA. A EAR pode ser de origem aterosclerótica (Figura 1), sendo esta a mais frequente (90% dos casos), seguida pela displasia fibromuscular (9%) e pelas vasculites (1%). Há ainda causas mais raras, como compressões intrarrenais (carcinoma, sarcoma, outros tumores), e extrarrenais (hematoma retroperitoneal, aneurisma de aorta).[6]

TABELA 1 Impacto em lesões em órgãos-alvo nas diferentes formas de hipertensão secundária

Forma de hipertensão secundária	Impacto em lesões em órgãos-alvo
Hipertensão renovascular	A EAR de origem aterosclerótica aumenta o risco de DAC em mais de 2 vezes.[7] A EAR por DFM está associada a aneurismas e dissecções, incluindo outros leitos vasculares.[8]
Hiperaldosteronismo primário	Hipertrofia cardíaca desproporcional; disfunção diastólica; cistos renais com insuficiência renal progressiva;[9] aumento de 2,5 vezes no risco de AVE, aumento de 1,7 vez no risco de DAC, aumento de 3,5 vezes no risco de fibrilação atrial, e aumento de 2 vezes no risco de IC quando em comparação com pacientes hipertensos.[10]
Apneia obstrutiva do sono	O tônus simpático aumentado na AOS leva a um aumento da reatividade plaquetária, com risco aumentado de arritmias e síndromes coronarianas agudas.[11]
Feocromocitoma	A elevação noturna da PA em pacientes com FEO se relacionava de forma mais significativa com LOA.[12,13] Níveis elevados de dopamina, epinefrina e norepinefrina foram identificados como prejudiciais ao sistema cardiovascular. Catecolaminas são conhecidas por ativar as plaquetas (risco aumentado de apresentar síndromes coronarianas agudas e arritmias).[14]
Síndrome de Cushing	Risco aumentado para aterosclerose e alterações na estrutura e função cardiovascular.
Distúrbios da tireoide	Tanto o hipertireoidismo quanto o hipotireoidismo produzem alterações na contratilidade cardíaca, consumo de oxigênio miocárdico, débito cardíaco e alterações vasculares sistêmicas.
Coarctação da aorta	Hipertensão nas extremidades superiores. Frequentemente associada a outras anormalidades cardíacas congênitas.[15]

AOS: apneia obstrutiva do sono; AVE: acidente vascular encefálico; DAC: doença arterial coronariana; DFM: displasia fibromuscular; EAR: estenose de artéria renal; IC: insuficiência cardíaca.

A hipertensão renovascular é responsável por 1 a 5% de todos os casos de hipertensão na população geral, e mais de 5% dos casos de hipertensão secundária em adultos jovens. Quando se pensa especificamente na população idosa com doença aterosclerótica manifesta, a prevalência pode chegar a assustadores 40%, a depender da população estudada. Levando-se em consideração o envelhecimento da população e o aumento de outros fatores de risco para a aterosclerose na população geral (obesidade, diabetes, dislipidemia), pode-se imaginar que a hipertensão renovascular certamente estará cada vez mais presente na prática clínica.[16]

O risco de eventos cardiovasculares aumenta exponencialmente com o aumento dos níveis de PA, como ocorre em outras condições, porém a progressão para DRC é mais pronunciada na hipertensão renovascular quando comparada à HA primária. Estudo que acompanhou 220 pacientes com mais de 65 anos e com doença aterosclerótica demonstrou, ao longo de três anos, progressão de EAR em 31% dos casos, incluindo aqueles sem EAR significativa no início do acompanhamento. Especificamente os pacientes que tinham estenose superior a 60% no início do estudo tiveram pior prognóstico, com progressão da estenose em 49% deles. O risco

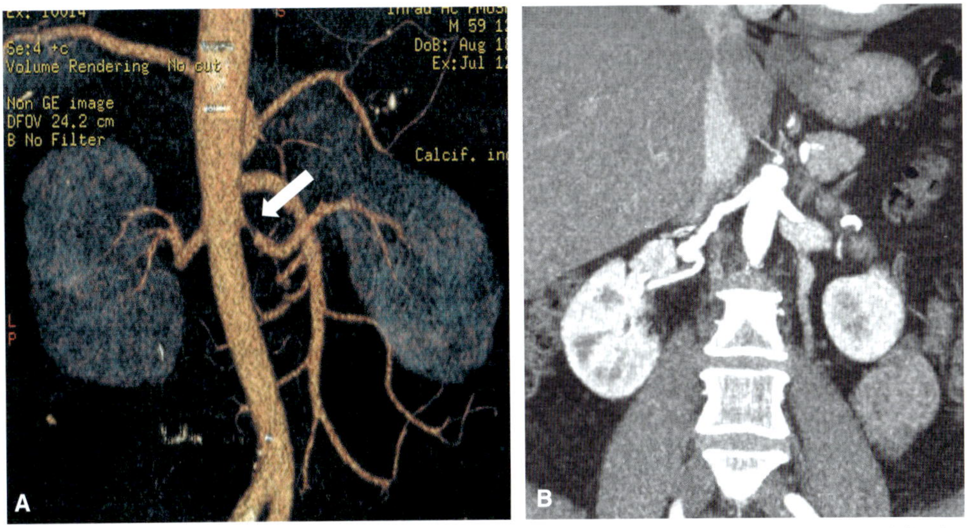

FIGURA 1 A: Estenose aterosclerótica no óstio da artéria renal direita; B: Artéria renal direita apresentando espessamento e irregularidades parietais nos terços médio e distal, determinando formação de estenoses focais leves sequenciais entremeadas por discretas dilatações, aspecto compatível com displasia fibromuscular.

Fonte: arquivo pessoal do autor.

de eventos cardiovasculares e morte foi de 16% ao ano, seis vezes maior que a evolução para doença renal crônica terminal.[17] Em relação ao RCV, o Cardiovascular Health Study também demonstrou aumento significativo de doença arterial coronariana (DAC) em pacientes com EAR.[7]

A EAR por displasia fibromuscular (DFM) pode estar associada à estenose em outros leitos vasculares, implicando diversas LOA, como dissecção de artérias coronárias ou cerebrovasculares, infarto do miocárdio ou acidente vascular encefálico (AVE). Registro de DFM demonstrou que, em mais de 900 pacientes com essa condição, 21% tiveram aneurisma; 25,7%, dissecção e 41%, aneurisma e/ou dissecção no momento do diagnóstico da DFM. Os aneurismas foram mais comuns nas artérias carótidas, renais e intracranianas. Já a dissecção ocorreu mais frequentemente nas artérias carótidas, vertebrais, renais e coronárias. Pacientes com DFM com dissecção eram mais jovens.[8]

HIPERALDOSTERONISMO PRIMÁRIO

O hiperaldosteronismo primário (HP) é a causa mais frequente de hipertensão (HA) secundária de origem endócrina, com uma prevalência estimada em 5%, chegando até 10 a 20% em centros de referência para hipertensão. O HP está associado a elevadas morbidade e mortalidade cardiovasculares quando comparada à hipertensão primária. A hiperplasia adrenal cortical bilateral é a causa mais frequente de HP (50-60%), enquanto os adenomas produtores de aldosterona (APA) são responsáveis por 40% dos casos de HP. O carcinoma adrenal cortical produtor de aldosterona e a hiperplasia adrenal cortical unilateral são causas mais raras de HP.[6,18]

Estudos sugerem que pacientes com HP têm LOA mais pronunciadas e maior prevalência de eventos cardiovasculares. Esses pacientes apresentam hipertrofia cardíaca exagerada e piora da função diastólica quando comparados a pacientes com outras formas de hipertensão.[19] Em pacientes com adenomas produtores de aldosterona, a adrenalectomia demonstrou inclusive reverter a hipertrofia.[20] Aqueles com hipocalemia persistente têm risco aumentado de desenvolver cistos medulares renais, com insuficiência renal.[9]

É importante considerar que níveis elevados de aldosterona estão diretamente relacionados a LOA, e de forma independente da PA. Além de causar hipertensão, o aumento crônico da aldosterona contribui para a disfunção endotelial e a vasoconstrição.[21] Seus efeitos envolvem proliferação celular no músculo liso vascular, ativação de fibroblastos e deposição de matriz extracelular vascular, remodelamento vascular, fibrose e aumento do estresse oxidativo. Todos esses efeitos são responsáveis pela consequente disfunção diastólica, rigidez arterial e insuficiência renal.

Metanálise envolvendo 31 estudos comparou desfechos em pacientes com HP e hipertensos primários. Após cerca de oito anos a partir do diagnóstico de HA (média dos estudos), os pacientes com HP tiveram risco aumentado de AVE, doença arterial coronariana, fibrilação atrial e insuficiência cardíaca. Estes resultados foram consistentes tanto para pacientes com adenoma produtor de aldosterona quanto para pacientes com hiperplasia adrenal, sem diferença entre estes grupos. A metanálise demonstrou ainda que o HP esteve mais relacionado a risco de diabetes, síndrome metabólica e hipertrofia ventricular esquerda.[10]

APNEIA OBSTRUTIVA DO SONO

A apneia obstrutiva do sono (AOS) é um dos distúrbios do sono mais frequentes, sendo caracterizada pelo colapso intermitente das vias aéreas superiores durante o sono, acarretando obstruções totais (apneias) e parciais (hipopneias). As pausas respiratórias levam ao aumento do esforço respiratório e à redução da pressão intratorácica, que aumentam a pressão transmural do ventrículo esquerdo e causam quedas cíclicas da saturação de oxigênio (a chamada hipóxia intermitente), hipercapnia (usualmente discreta) e fragmentação do sono.

A prevalência da AOS é alta na população geral e depende dos critérios diagnósticos. Em adultos, acomete cerca de 9,6% das mulheres e 24,8% dos homens. Nos pacientes com HA, estima-se prevalência ao redor de 56%. Em hipertensos resistentes, a AOS é uma condição comumente associada, com prevalência de até 64% em algumas casuísticas.[6]

A hiperatividade do sistema nervoso simpático está provavelmente relacionada ao aumento persistente da PA, com o consequente aumento do risco cardiovascular.[22] O aumento do tônus nervoso simpático tem sido associado ao aumento da agregação plaquetária, assim como ao risco de arritmias.[11] Outro sistema hiperativo é o SRAA. De fato, em pacientes com hipertensão resistente e AOS, parece haver associação entre os níveis de aldosterona e episódios de apneia-hipopneia. Finalmente, há estudos demonstrando a relação entre AOS e níveis de endotelina-1, um vasoconstritor associado à hipertrofia ventricular, à inflamação e às doenças cardiovasculares.[23,24]

FEOCROMOCITOMA

O feocromocitoma (FEO – Figura 2) e os paragangliomas (PPGL) são tumores neuroendócrinos derivados das células cromafins da medula adrenal (feocromocitomas, 80%) ou dos gânglios simpáticos paravertebrais torácicos e abdominais ou dos gânglios parassimpáticos cervicais ou da base do crânio (paragangliomas, 20%). Os PPGL são responsáveis por 0,6% dos casos de HA em adultos.

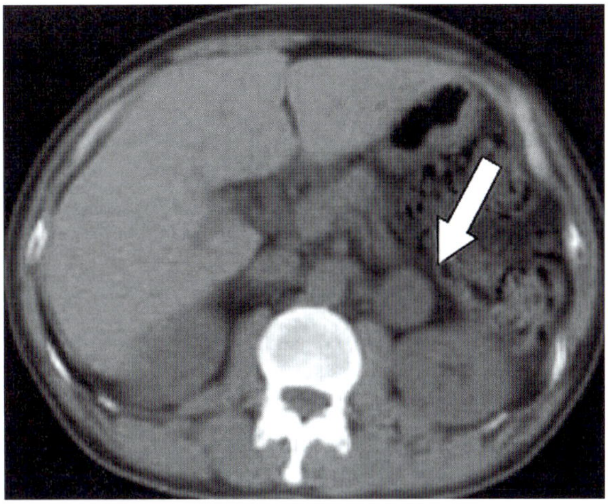

FIGURA 2 Feocromocitoma na glândula adrenal esquerda.
Fonte: arquivo pessoal do autor.

A prevalência de doença metastática é maior nos paragangliomas do que nos feocromocitomas (38,5 *vs.* 15,2%).[6,25]

Já foi demonstrado que pacientes com FEO apresentam LOA de forma mais precoce e acentuada, quando comparados aos hipertensos essenciais. Um estudo demonstrou que a elevação noturna da PA em pacientes com FEO se relacionava de forma mais significativa com LOA.[12,13]

Os níveis de catecolaminas se correlacionam com o impacto em LOA nesses pacientes. Níveis elevados de dopamina, epinefrina e norepinefrina foram identificados como prejudiciais ao sistema cardiovascular. Além disso, catecolaminas são conhecidas por ativar as plaquetas e, portanto, esses pacientes também apresentam risco aumentado de apresentar síndromes coronarianas agudas e arritmias.[14]

SÍNDROME DE CUSHING

A síndrome de Cushing é uma síndrome rara que afeta 0,1% da população geral, sendo resultante da exposição prolongada ao excesso de glicocorticoides.

Complicações cardiovasculares na síndrome de Cushing causam uma taxa de mortalidade maior do que a observada na população geral. Pacientes com Cushing têm risco aumentado para aterosclerose, alterações na estrutura e função cardiovascular. Além do controle da PA, é importante avaliar o risco cardiovascular global nesses pacientes, e dos outros fatores de risco correlacionados, como obesidade, resistência à insulina, dislipidemia e disfunção endotelial.[2]

DOENÇA DA TIREOIDE

Tanto o hipo quanto o hipertireoidismo podem ser causa de hipertensão, e esses pacientes podem ter risco aumentado para desenvolver LOA, independentemente dos níveis pressóricos. Ambas as condições produzem alterações na contratilidade cardíaca, no consumo de oxigênio miocárdico e no débito cardíaco, além de alterações vasculares sistêmicas. Embora seja bem conhecido que o hipertireoidismo possa causar fibrilação, é menos reconhecido se o hipotireoidismo também predispõe a arritmias ventriculares.

Na maioria dos casos, essas alterações cardiovasculares são reversíveis quando o distúrbio subjacente da tireoide é reconhecido e tratado, portanto, obrigando ao reconhecimento precoce.[26]

COARCTAÇÃO DA AORTA

A coarctação da aorta (CoA) é uma cardiopatia congênita reconhecida, responsável para hipertensão nos membros superiores com diminuição do fluxo distal à aorta estreitada. Como resultado, o coração e o cérebro são expostos à PA acentuadamente elevada, levando a alterações estruturais no coração e vasos, à hipertrofia cardíaca e à fibrose intersticial extensa, que podem resultar em cardiomiopatia dilatada, se não diagnosticada e tratada precocemente.

A lesão associada não cardíaca mais importante é o aneurisma cerebral, presente em até 10% dos pacientes, sendo cerca de cinco vezes maior do que na população geral.

REFERÊNCIAS

1. GBD 2015 Risk Factors Collaborators. Global, regional, and national comparative risk assessment of 79 behavioral, environmental and occupational, and metabolic risks or clusters of risks, 1990–2015: a systematic analysis for the Global Burden of Disease Study 2015. Lancet. 2016;388:1659-724.
2. Blood Pressure Lowering Treatment Trialists' Collaboration. Blood pressure-lowering treatment based on cardiovascular risk: a meta-analysis of individual patient data. Lancet. 2014; 384(9943):591-8.
3. de la Sierra A, Banegas JR, Oliveras A, Gorostidi M, Segura J, de la Cruz JJ, et al. Clinical differences between resistant hypertensives and patients treated and controlled with three or less drugs. J Hypertens. 2012;30:1211-6.
4. Carey RM, Calhoun DA, Bakris GL, Brook RD, Daugherty SL, Dennison-Himmelfarb CR, et al.; American Heart Association Professional/ Public Education and Publications Committee of the Council on Hypertension; Council on Cardiovascular and Stroke Nursing; Council on Clinical Cardiology; Council on Genomic and Precision Medicine; Council on Peripheral Vascular Disease; Council on Quality of Care and Outcomes Research; and Stroke Council. Resistant hypertension: detection, evaluation, and management: a scientific statement from the American Heart Association. Hypertension. 2018;72:e53-e90.
5. Cingolani OH, Pérez NG, Ennis IL, Alvarez MC, Mosca SM, Schinella GR, et al. In vivo key role of reactive oxygen species and NHE-1 activation in determining excessive cardiac hypertrophy. Pflugers Arch. 2011;462(5):733-43.
6. Barroso WKS, Rodrigues CIS, Bortolotto LA, Mota-Gomes MA, Brandão AA, Feitosa ADM, et al. Diretrizes Brasileiras de Hipertensão Arterial – 2020. Arq Bras Cardiol. 2021;116(3): 516-658.
7. Edwards MS, Craven TE, Burke GL, Dean RH, Hansen KJ. Renovascular disease and the risk of adverse coronary events in the elderly: a prospective, population-based study. Arch Intern Med. 2005;165(2):207-13.
8. Kadian-Dodov D, Gornik HL, Gu X, Froehlich J, Bacharach JM, Chi YW, et al. Dissection and aneurysm in patients with fibromuscular dysplasia: findings from the U.S. registry for FMD. J Am Coll Cardiol. 2016;68(2):176-85.
9. Torres VE, Young WF Jr, Offord KP, Hattery RR. Association of hypokalemia, aldosteronism and renal cysts. N Engl J Med. 1990;322:345-51.
10. Monticoni S, D'Ascenzo F, Moretti C, Williams TA, Veglio F, Gaita F, Mulatero P. Cardiovascular events and target organ damage in primary aldosteronism compared with essential hypertension: a systematic review and meta-analysis. Lancet Diabetes Endocrinol. 2018;6(1):41-50.
11. Gong W, Wang X, Fan J, Nie S, Wei Y. Impact of obstructive sleep apnea on platelet function profiles in patients with acute coronary syndrome taking dual antiplatelet therapy. J Am Heart Assoc. 2018;7(15):e008808.
12. Zielen P, Peczkowska M, Prejbisz A, Michel-Rowicka K, Zielinski T, Pregowska-Chwala B, et al. Early target organ damage in patients with pheochromocytoma, obstructive sleep apnea and essential hypertension. J Hypertens. 2010; 28:e307-8.
13. Petrák O, Rosa J, Holaj R, Štrauch B, Krátká Z, Kvasnička J, et al. Blood pressure profile, catecholamine phenotype and target organ damage in pheochromocytoma/paraganglioma. J Clin Endocrinol Metab. 2019;104(11):5170-5180.
14. Anderson EJ, Efird JT, Kiser AC, Crane PB, O'Neal WT, Ferguson B, et al. Plasma catecholamine levels on the morning of surgery predict post-operative atrial fibrillation. JACC Clin Electrophysiol. 2017;3(12):1456-65.

15. Cangussu LR, Lopes MR, Barbosa RHA. The importance of the early diagnosis of aorta coarctation. Rev Assoc Med Bras (1992). 2019; 65(2): 240-5.
16. Herrmann SM, Textor SC. Current concepts in the treatment of renovascular hypertension. Am J Hypertens. 2018;31(2):139-49.
17. Kalra PA, Guo H, Kausz AT, Gilbertson DT, Liu J, Chen SC, et al. Atherosclerotic renovascular disease in United States patients aged 67 years or older: risk factors, revascularization, and prognosis. Kidney Int. 2005;68:293-301.
18. Funder JW, Carey RM, Mantero F, Murad MH, Reincke M, Shibata H, et al. The management of primary aldosteronism: case detection, diagnosis, and treatment: an Endocrine Society Clinical Practice Guideline. J Clin Endocrinol Metab. 2016;101(5):1889-916.
19. Stowasser M, Sharman J, Leano R, Gordon RD, Ward G, Cowley D, Marwick TH. Evidence for abnormal left ventricular structure and function in normotensive individuals with familial hyperaldosteronism type I. J Clin Endocrinol Metab. 2005;90(9):5070-6.
20. Rossi GP, Saccheto A, Visentin P, Canali C, Graniero GR, Palatini P, Pessina AC. Changes in left ventricular anatomy and function in patients with primary aldosteronism. Hypertension. 1996;27:1039-45.
21. Funder JW. Primary aldosteronism. Hypertension. 2019;74(3):458-66.
22. Fletcher EC. Sympathetic over activity in the etiology of hypertension of obstructive sleep apnea. Sleep. 2003;26:15-9.
23. Møller DS, Lind P, Strunge B, Pedersen EB. Abnormal vasoactive hormones and 24-hour blood pressure in obstructive sleep apnea. Am J Hypertens. 2003;16(4):274-80.
24. Gjørup PH, Sadauskiene L, Wessels J, Nyvad O, Strunge B, Pedersen EB. Abnormally increased endothelin-1 in plasma during the night in obstructive sleep apnea: relation to blood pressure and severity of disease. Am J Hypertens. 2007;20(1):44-52.
25. Martucci VL, Pacak K. Pheochromocytoma and paraganglioma: diagnosis, genetics, management, and treatment. Curr Probl Cancer. 2014; 38(1):7-41.
26. Kahaly GJ, Dillmann WH. Thyroid hormone action in the heart. Endocr Rev. 2005;26:704-28.

Hipertensão mascarada e lesões em órgãos-alvo

Fernando Focaccia Póvoa
Rui Póvoa

INTRODUÇÃO

A hipertensão arterial (HA) geralmente é diagnosticada pela detecção da pressão arterial (PA) no consultório. No entanto, os níveis pressóricos medidos fora do consultório podem diferir substancialmente quando aferidos pela monitoração ambulatorial da pressão arterial (MAPA) ou medida residencial da pressão arterial (MRPA). O fenômeno da hipertensão do avental branco (HAB) descreve aqueles pacientes com PA de consultório elevada, porém que apresentam cifras pressóricas normais fora do consultório. Diversos estudos demonstraram que a HAB é comum e há associação com risco de desfechos cardiovasculares (CV) desfavoráveis, evidenciado em novos estudos que revelaram potencial de malignidade da HAB (ver capítulo Remodelação Vascular na Hipertensão Arterial).[1,2]

A hipertensão mascarada (HM) é o fenômeno inverso, quando a PA fora do consultório está elevada, apesar de uma PA de consultório normal. Descrita pela primeira vez por Pickering et al. em 2002, a HM vem ganhando cada vez mais reconhecimento na prática clínica, além de ser um fenótipo de PA de alto risco, associada a um elevado risco de doença cardiovascular e lesões em órgãos-alvo.[3,4]

A Sociedade Europeia de Cardiologia define quatro fenótipos da PA: normotensão sustentada (NS), hipertensão sustentada (HS), HAB e HM. O termo HM é reservado para os pacientes virgens de tratamento; contudo, em caso de pacientes na vigência de anti-hipertensivos que apresentam a mesma característica da HM a classificação é como hipertensão mascarada não controlada. Embora esses termos sejam usados de forma intercambiável na literatura, referem-se à HA fora do consultório em pacientes tratados, não tratados ou mistos.[5]

No entanto, a Sociedade Brasileira de Cardiologia, em sua diretriz de 2020, definiu mais quatro fenótipos da PA além dos descritos pelos europeus, acrescentando os fenótipos em pacientes hipertensos tratados (hipertensão do avental branco não controlada, hipertensão sustentada não controlada, hipertensão não controlada e hipertensão controlada – Figura 1).[6]

PREVALÊNCIA DA HIPERTENSÃO MASCARADA

A prevalência da HM ainda é um tópico de muita discussão. Thakkar et al.[7] realizaram uma revisão sistemática, incluindo 16 metanálises, nas quais havia dez estudos com pacientes tratados e não tratados, quatro estudos com pacientes não tratados e dois estudos com pacientes tratados. O número total foi de 103.802 pacientes. Com a medida fora do consultório pela MAPA ou MRPA,

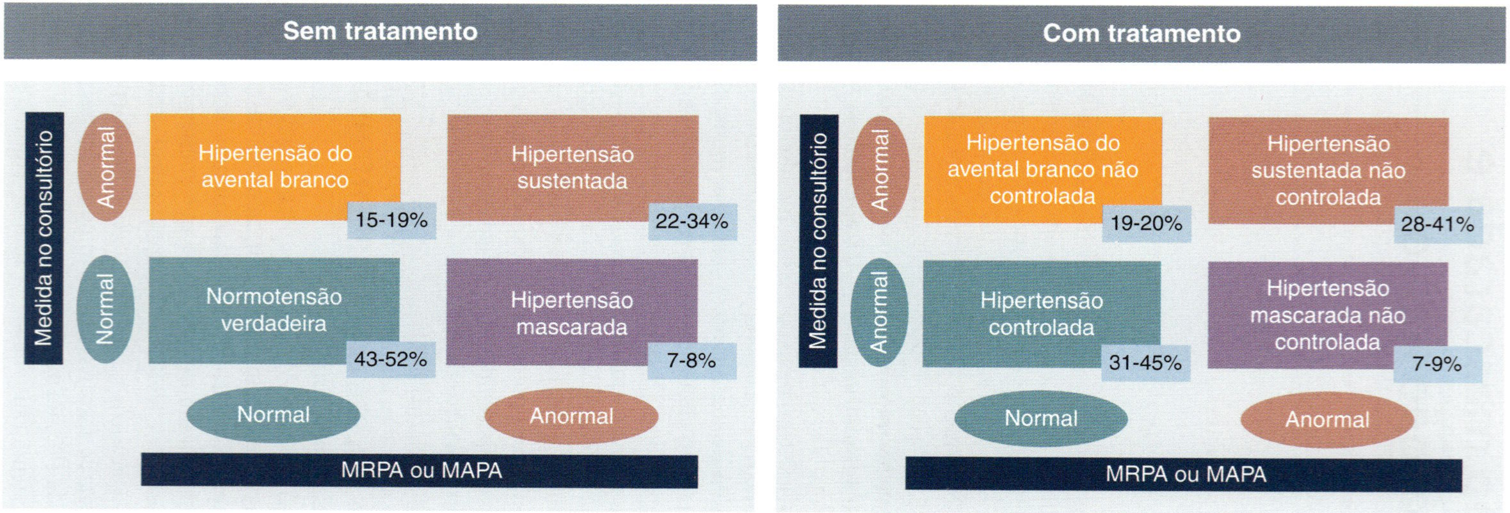

FIGURA 1 Diversos fenótipos da hipertensão arterial.

Fonte: modificada de Barroso et al., 2021.[6]

a prevalência foi de 10% para hipertensão mascarada e de 13% para mascarada não controlada.[7] A HM foi mais prevalente nos pacientes provenientes da África subsaariana (18%) e nos afro-americanos (52%), contudo a prevalência na Coreia do Sul e em Omã é baixa, 5,7 e 6,0%, respectivamente. A alta prevalência nos pacientes afrodescendentes pode ser explicada pela concomitância de comorbidades como diabetes e doença renal crônica (DRC). Ainda não estão claras as razões da baixa prevalência nos pacientes coreanos e nos de Omã. Diversos estudos demonstraram que a elevada ingestão salina, principalmente em japoneses e chineses, aumenta a prevalência de HM.[8]

A influência das diversas comorbidades sobre a prevalência da HM é mais evidente nos pacientes diabéticos ou com DRC, e naqueles com apneia obstrutiva do sono.[9-11] Pacientes jovens, sexo masculino, tabagismo, alta carga de atividade física, consumo de álcool, ansiedade e estresse no trabalho também contribuem para o aumento da prevalência da HM.[12]

ESTRATÉGIAS PARA DIAGNOSTICAR HIPERTENSÃO MASCARADA

Diversos estudos demonstraram que a mensuração fora do consultório é o melhor preditor para lesão em órgão-alvo (LOA) e eventos cardiovasculares fatais e não fatais. A MAPA é validada por dispositivos portáteis que aferem a PA de forma contínua, automaticamente, em intervalos predeterminados (normalmente a cada 15-30 minutos em um período de 24 h) e geralmente com o método oscilométrico.[13]

Contudo, a MRPA inclui um dispositivo semiautomático oscilométrico que deve ser iniciado pelo paciente, sendo menos complicada, mais econômica e amplamente disponível. Com a MRPA, temos a média de todas as leituras da PA, realizadas por pelo menos três dias, sendo preferencialmente 6 a 7 dias consecutivos, com leituras no período da manhã e à noite.[14]

Há um grande debate na literatura sobre qual é o melhor exame para prever desfechos CV maiores. Shimbo et al., por meio de uma revisão sistemática, incluíram sete coortes nas quais ambos os exames complementares, MRPA e MAPA, foram utilizados para avaliar eventos CV e/ou desfechos maiores como a mortalidade. Os autores observaram que ambos os exames estavam independentemente associados com os desfechos maiores e eventos CV desfavoráveis. Assim, não foi possível considerar uma modalidade superior a outra para prever esses desfechos maiores.[15]

O método de medida que deve ser utilizado para detectar a HM é debatido na prática clínica. Stergiou et al. avaliaram os pacientes que realizaram MAPA ou MRPA para o diagnóstico de HM: apenas 44% foram diagnosticados com HM em ambas as modalidades, 34% na MAPA e 22% na MRPA.[16] Já o estudo de Viera et al. encontrou que a MAPA em vigília e a MRPA apresentavam uma concordância de 72,1% (kappa = 0,36) para o diagnóstico de HM.[17] Como o diagnóstico pode ser alcançado por diversas modalidades de aferição da PA em ambientes fora do consultório e no consultório, pode-se ter mais um viés.

A metodologia ideal para aferir a PA no consultório é muito questionada atualmente. Na maioria dos estudos, foi realizada com um esfigmomanômetro de mercúrio ou um dispositivo oscilométrico automatizado. No entanto, há um grande interesse no uso de um dispositivo oscilométrico totalmente automatizado que seja capaz de obter várias medições sem a presença de um observador. Em comparação com a PA assistida, os valores das medições não assistidas realizadas por um dispositivo automatizado são menores e se correlacionam mais com PA diurna na MAPA. Nos dias atuais, o uso rotineiro de um dispositivo automatizado poderia diminuir a prevalência da HAB, contudo pode ter efeito aumentando a prevalência de HM em indivíduos com HS.[18]

RASTREIO DA HIPERTENSÃO MASCARADA

Ainda há uma celeuma a respeito de quais pacientes devem passar por rastreamento rotineiro para detecção de HM. Booth et al. estimam que a triagem de todos os americanos adultos normotensos ambulatoriais exigiria que aproximadamente 120 milhões de indivíduos fossem submetidos a medidas automáticas ou semiautomáticas em seus domicílios.[19] Assim, a Sociedade Europeia de Cardiologia sugere rastrear as populações com maior probabilidade de apresentar HM (Quadro 1).[20]

QUADRO 1 Recomendações no rastreio de hipertensão mascarada de acordo com Sociedade Europeia de Cardiologia (ESC/ESH)

2018 ESC/ESH – Rastreio populacional
Pressão sistólica ambulatorial 130-139 mmHg ou pressão diastólica 85-89 mmHg
LOA (hipertrofia ventricular esquerda, DRC crônica, proteinúria, retinopatia e doença arterial periférica)
Indivíduos com alto risco cardiovascular

DRC: doença renal crônica; LOA: lesão em órgão-alvo.

O rastreio de pacientes pré-hipertensos está associado ao aumento da prevalência de HM. Brguljan-Hitij et al., estudando uma coorte, demonstraram que a prevalência de HM entre os indivíduos com PA ótima (< 120/80 mmHg) foi de 7,5%, comparada a 29,3% entre aqueles com pré-hipertensão (130-139/85-89 mmHg).[21]

O consenso europeu limita a triagem para os indivíduos com LOA inexplicada (proteinúria, hipertrofia ventricular esquerda, doença vascular periférica etc.). Esta abordagem identifica os que mais necessitam de um tratamento imediato, porém inevitavelmente detecta pacientes após as lesões em órgãos estarem presentes, caracterizando uma prevenção secundária de alto risco CV.[20]

Uma estratégia baseada no risco CV sugerida por algumas sociedades pode ser uma alternativa para o rastreio da HM, antes de o paciente desenvolver LOA. Há evidências que sugerem prevalência aumentada de HM entre indivíduos com alto risco CV. A análise de uma coorte composta por afro-americanos com pacientes que não faziam uso de anti-hipertensivos e com PA no consultório inferior a 140/90 mmHg, retratou que a maioria (63,4%) dos pacientes com risco CV previsto em 10 anos ≥ 7,5% apresentava HM.[22]

FATORES PREDISPONENTES PARA HIPERTENSÃO MASCARADA

Fatores ambientais

A medida de consultório nos hipertensos idosos logo após uma grande refeição pode apresentar uma redução das cifras pressóricas, o que torna mais provável a hipótese de HM. Pacientes com estresse no trabalho ou domiciliar podem apresentar normotensão no consultório com pressão elevada manifestada pela MAPA ou MRPA.[23,24]

A prevalência de HM nos idosos do sexo masculino é maior pela diminuição da sensibilidade dos barorreceptores e aumento da variabilidade da PA ao longo do dia. A redução do tempo de sono noturno, principalmente quando se inicia na adolescência, e a apneia obstrutiva do sono apresentam associação com hipertensão noturna e HM.[4,25]

A causa exata da PA mais baixa no consultório em comparação à PA fora do consultório é desconhecida, porém, extrapolando o conhecimento da HAB, pode, em parte, ser uma resposta de ansiedade condicionada que é relativamente específica e o inverso pode ser verdade na HM, em que a resposta à ansiedade ou ao estresse é maior na ausência do profissional de saúde.[3]

HIPERTENSÃO MASCARADA DIURNA *VERSUS* NOTURNA

Yano e Bakris et al. sugeriram que a HM pode ser classificada com base nos padrões de "mascaramento" diurno *versus* noturno. Por exemplo, um grupo de pacientes apresenta HM predominantemente durante o dia quando expostos ao estresse do trabalho, estresse mental, tabagismo ou consumo excessivo de álcool. Em contraste, um segundo grupo apresenta HM predominantemente noturna na presença de privação de sono, apneia obstrutiva do sono, síndrome metabólica, diabetes ou DRC.[26]

Evidências robustas demonstram que longos períodos de hipertensão noturna desempenham um papel importante tanto na HM quanto na HS. Apesar da potencial sobreposição da HM com pré-hipertensão na avaliação do consultório, existem distinções entre as duas entidades. Os pacientes com HM apresentam mais hipertensão noturna isolada, principalmente aqueles com risco CV elevado.[27]

DESFECHOS CLÍNICOS

A HM está intimamente relacionada a lesões em órgãos-alvo. Diversos estudos demonstraram a associação com disfunção renal e vascular, e com o aumento da velocidade da onda de pulso. Tientcheu et al., avaliando os diversos fenótipos da hipertensão, encontraram a taxa acumulativa de eventos substancialmente elevada (Figura 2).[28]

A HM também apresenta íntima correlação com o aumento do índice de massa do

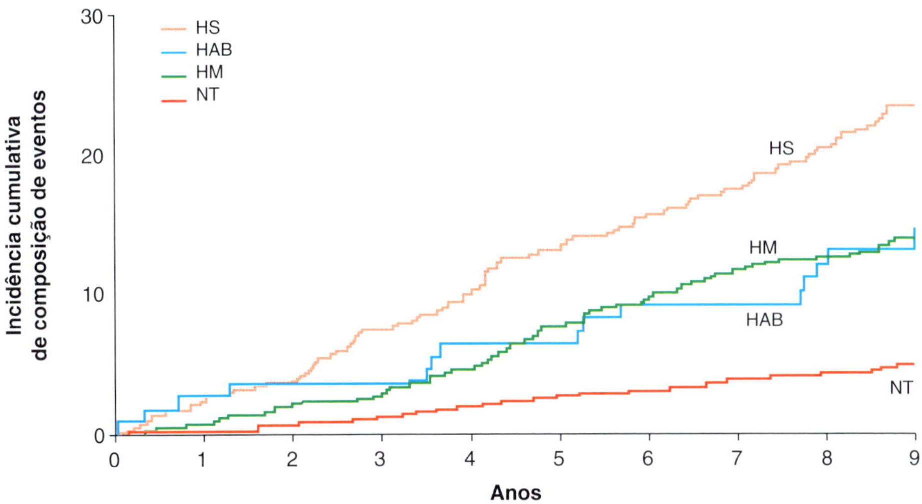

FIGURA 2 Incidência cumulativa de eventos na normotensão (NT), hipertensão do avental branco (HAB), hipertensão mascarada (HM) e hipertensão sustentada (HS).

Fonte: modificada de Tientcheu et al., 2015.[28]

ventrículo esquerdo (IMVE). Em metanálise de Cuspidi et al., a comparação com indivíduos normotensos sustentados mostrou que aqueles com HM apresentavam maior IMVE (79,2 ± 0,35 g/m² *vs.* 91,6 ± 4,0 g/m², respectivamente) e uma prevalência aumentada de hipertrofia ventricular esquerda (3,7 *vs.* 14,1%, respectivamente – Figura 3).[29]

O estudo PAMELA incluiu 1.087 participantes (tratados e não tratados) com PA normal no consultório e massa do ventrículo esquerdo avaliada pelo ecocardiograma. Com um total de 193 indivíduos com HM, os resultados mostraram que tanto a MAPA quanto a MRPA são ferramentas úteis para avaliar com precisão o risco de hipertrofia ventricular esquerda em população de alto risco CV.[30] Cuspidi et al. verificaram que a HM está associada ao aumento da espessura médio-intimal da carótida, uma medida presumida de aterosclerose carotídea precoce. No total, foram estudados 2.752 indivíduos sem uso de anti-hipertensivos (1.039 normotensos, 497 com HM e 497 hipertensos verdadeiros), de ambos os sexos. A espessura média da carótida comum mostrou um aumento progressivo de sua espessura, dos normotensos para aqueles com HM e hipertensos sustentados, 681 ± 24 μm, 763 ± 57 μm e 787 ± 58 μm, respectivamente, com $p < 0{,}01$.[31]

Atualmente, diversos estudos comprovaram que a HM está associada ao aumento do risco cardiovascular, incluindo acidente vascular encefálico e infarto agudo do miocárdio. Comparando os normotensos sustentados, o risco para desfechos cardíacos maiores em pacientes com HM aproximou-se do risco naqueles com HS [razão de risco (RR) 2,09; intervalo de confiança (IC) 95% 1,55-2,81].[2] Os estudos incluídos nessa metanálise utilizaram a MAPA e a HM foi definida com base na PA diurna elevada na maioria dos estudos incluídos; nenhum dos estudos definiu HM por medidas noturnas de PA. No entanto, mais recentemente verificou-se que a HM baseada nas leituras noturnas também está associada a um risco aumentado de eventos CV, principalmente em pacientes afro-americanos.[32]

Também há evidências de que a HM diagnosticada com o uso da MRPA está associada

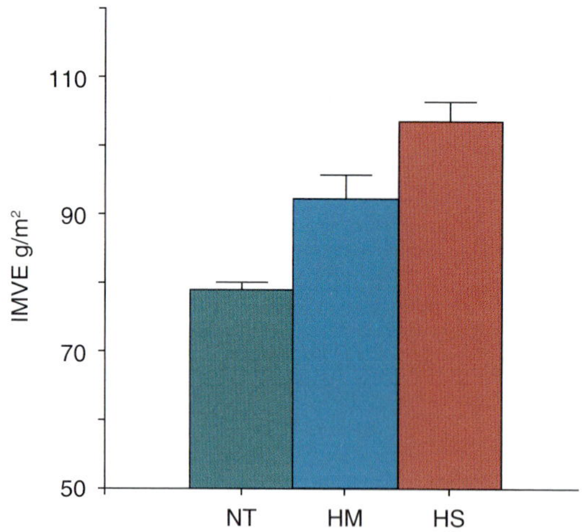

FIGURA 3 Índice de massa do ventrículo esquerdo (IMVE) em g/m² em normotensos (NT), hipertensão mascarada (HM) e hipertensão sustentada (HS).

Fonte: modificada de Cuspidi et al., 2015.[29]

ao aumento do risco de doença CV. Com os dados do estudo IDHOCO (International Database of HOme blood pressure in relation to Cardiovascular Outcome), Stergiou et al. avaliaram 6.458 participantes que haviam instalado a MRPA. O risco de eventos CV foi maior para aqueles com HM (RR 1,55; IC 95% 1,12-2,14) em comparação com pacientes normotensos sustentados.[33]

A prevalência de HM é maior em pacientes com diabetes. Os diabéticos não tratados para pressão, quando acompanhados por um período médio de 11 anos, apresentaram um risco CV maior para HM, em comparação com os normotensos sustentados (RR 1,96; IC 95% 0,97-3,97; p = 0,059), porém sem significância estatística e semelhante a pacientes hipertensos em estágio 1 não tratados (RR 1,07; IC 95% 0,58-1,98; p = 0,82), contudo inferior aos hipertensos em estágio 2 (RR 0,53; IC 95% 0,29-0,99; p = 0,048). Na análise dos pacientes com HM e hipertensos em estágio 1, não houve diferença estatística significativa, porém a significância estatística só foi observada nos pacientes em estágio 2.[34]

Drawz et al. avaliaram a HM medida pela MAPA utilizando os dados do CRIC (Chronic Renal Insufficiency Cohort). Os resultados demonstraram uma associação independente da HM com baixa taxa de filtração glomerular, elevado IMVE e aumento da onda de pulso em comparação com os normotensos.[35]

O The Jackson Heart Study, realizado pela equipe da Universidade de Jackson, analisou 5.306 pacientes com o objetivo de avaliar as LOA em afro-americanos. Nesse estudo especificamente, a hipertensão noturna isolada foi observada por MAPA em 19% dos indivíduos que apresentavam PA média no consultório de 124/76 mmHg. Eles também apresentavam maior massa ventricular esquerda em comparação aos normotensos sustentados. Com base nesse estudo, conclui-se que os pacientes afro-americanos apresentam uma alta prevalência de HM.[36]

Finalmente, pacientes com hipertensão mascarada não controlada apresentam elevado risco de eventos CV e aumento da mortalidade por todas as causas comparados com pacientes hipertensos controlados. O efeito prognóstico da HM não controlada foi semelhante em diagnósticos realizados pela MAPA e pela MRPA.[37]

TRATAMENTO

Atualmente há poucos estudos que avaliaram o tratamento da HM e nenhum deles definiu a efetiva redução de desfechos CV. A Sociedade Europeia de Cardiologia, em diretriz de 2018, recomenda mudança do estilo de vida (MEV) para redução do risco CV (classe de recomendação I, nível de evidência C), incluindo seguimento clínico com monitoração periódica da PA fora do consultório e tratamento farmacológico (classe de recomendação IIa, nível de evidência C) com o objetivo de normalizar a PA fora do consultório em razão do grande impacto no prognóstico.[20]

As estratégias para o manejo da HM e os seus fenótipos ainda permanecem incertos e questões importantes devem ser debatidas, incluindo:

1. Qual meta de PA fora do consultório os médicos devem usar para monitorar a resposta ao tratamento?
2. Caso a PA fora do consultório seja utilizada, ela deve ser monitorada via MAPA (usando valores de PA diurna, 24 h ou noturna) ou MRPA?
3. Qual o efeito do tratamento da HM em eventos CV?[38]

As MEV são intervenções primordiais para o tratamento da HM. Em uma análise populacional, a HM baseada na PA diurna foi menos comum entre os participantes com um estilo de vida mais saudável. Especificamente, a HM foi menos comum entre pacientes que tinham hábitos de vida saudáveis *versus* pacientes com baixa capacidade física, tabagistas e que consumiam dieta rica em gordura saturada.[38]

O tratamento com anti-hipertensivos ainda é uma dúvida no manejo dos pacientes com HM. Porém, o manejo farmacológico é importante após otimização da MEV. A redução da pressão fora do consultório é primordial, independentemente da normotensão observada no consultório. Análises retrospectivas realizadas no Japão avaliaram a eficácia do tratamento da PA domiciliar pela manhã e o resultado foi uma regressão das LOA como microalbuminúria, velocidade da onda de pulso e hipertrofia ventricular esquerda.[39] O uso da pressão positiva contínua nas vias aéreas (CPAP, do inglês *continous positive airway pressure*) nos pacientes com apneia obstrutiva do sono se mostrou benéfico na HM.[40]

A análise de subgrupo do estudo liderado por Hare et al., com 40% dos pacientes com HM, avaliou a eficácia da espironolactona em hipertensos durante o exercício. Após três meses, houve queda da PA sistólica e da pressão de pulso de 12 mmHg e 2,5 mmHg, respectivamente, porém sem redução da hipertrofia ventricular esquerda em comparação ao placebo.[41]

Atualmente alguns estudos em fases avançadas buscam a melhor terapêutica para a HM. Esses estudos investigam áreas nebulosas em seu manejo, incluindo a melhor estratégia no manejo da PA de consultório ou fora dele e o melhor tratamento medicamentoso para prevenção de LOA e redução do risco CV.

A HM é uma situação clínica de alto risco em vista da dificuldade de detecção e do manejo clínico. Assim, o diagnóstico é fundamental para evitar as importantes LOA e, com isso, minimizar o risco cardiovascular.

REFERÊNCIAS

1. Fagard RH, Cornelissen VA. Incidence of cardiovascular events in white-coat, masked and sustained hypertension versus true normotension: a meta-analysis. J Hypertens. 2007;25(11):2193-8.
2. Pierdomenico SD, Cuccurullo F. Prognostic value of white-coat and masked hypertension diagnosed by ambulatory monitoring in initially untreated subjects and updated meta-analysis. Am J Hypertens. 2011;24:52-8.
3. Pickering TG, Davidson K, Gerin W, Schwartz JE. Masked hypertension. Hypertension. 2002;40(6):795-6.
4. O'Brien E, Parati G, Stergiou G, Asmar R, Beilin L, Bilo G, et al. European Society of Hypertension position paper on ambulatory blood pressure monitoring. J Hypertens. 2013;31(9):1731-68.
5. Liberati A, Altman DG, Tetzlaff J, Mulrow C, Gotzsche PC, Ioannidis JP, et al. The PRISMA statement for reporting systematic reviews and metanalyses of studies that evaluate health care interventions: explanation and elaboration. J Clin Epidemiol. 2009;62(10):e1-34.
6. Barroso WKS, Rodrigues CIS, Bortolotto LA, Mota-Gomes MA, Brandão AA, Feitosa ADM, et al. Diretrizes Brasileiras de Hipertensão Arterial – 2020. Arq Bras Cardiol. 2021;116(3):516-658.
7. Thakkar HV, Pope A, Anpalahan M. Masked hypertension: a systematic review. Heart Lung Circ. 2020;29(1):102-11.
8. Wang GL, Li Y, Staessen JA, Lu L, Wang JG. Anthropometric and lifestyle factors associated with white-coat, masked and sustained hypertension in a Chinese population. J Hypertens. 2007;25(12):2398-405.
9. Zhou J, Liu C, Shan P, Zhou Y, Xu E, Ji Y. Prevalence and distinguishing features of masked hypertension in type 2 diabetic patients. J Diabetes Complications. 2013;27(1):82-6.
10. Gorostidi M, Sarafidis PA, de la Sierra A, Segura J, de la Cruz JJ, Banegas JR, Ruilope LM; Spanish ABPM Registry Investigators. Differences between office and 24-hour blood pressure control in hypertensive patients with CKD: a 5,693-patient cross-sectional analysis from Spain. Am J Kidney Dis. 2013;62(2):285-94.
11. Drager LF, Diegues-Silva L, Diniz PM, Bortolotto LA, Pedrosa RP, Couto RB, et al. Obstructive sleep apnea, masked hypertension, and arterial stiffness in men. Am J Hypertens. 2010;23(3):249-54.
12. Parati G, Stergiou G, O'Brien E, Asmar R, Beilin L, Bilo G, et al.; European Society of Hypertension Working Group on Blood Pressure Monitoring

and Cardiovascular Variability. European Society of Hypertension practice guidelines for ambulatory blood pressure monitoring. J Hypertens. 2014;32:1359-66.
13. Conen D, Bamberg F. Noninvasive 24-h ambulatory blood pressure and cardiovascular disease: a systematic review and meta-analysis. J Hypertens. 2008;26(7):1290-9.
14. Peacock J, Diaz KM, Viera AJ, Schwartz JE, Shimbo D. Unmasking masked hypertension: prevalence, clinical implications, diagnosis, correlates and future directions. J Hum Hypertens. 2014;9:521-8.
15. Shimbo D, Abdalla M, Falzon L, Townsend RR, Muntner P. Studies comparing ambulatory blood pressure and home blood pressure on cardiovascular disease and mortality outcomes: a systematic review. J Am Soc Hypertens. 2016;10(3):224-34.
16. Stergiou GS, Salgami EV, Tzamouranis DG, Roussias LG. Masked hypertension assessed by ambulatory blood pressure versus home blood pressure monitoring: is it the same phenomenon? Am J Hypertens. 2005;18(6):772-8.
17. Viera AJ, Lin FC, Tuttle LA, Olsson E, Stankevitz K, Girdler SS, et al. Reproducibility of masked hypertension among adults 30 years or older. Blood Press Monit. 2014;19(4):208-15.
18. Beckett L, Godwin M. The BpTRU automatic blood pressure monitor compared to 24 hour ambulatory blood pressure monitoring in the assessment of blood pressure in patients with hypertension. BMC Cardiovasc Disord. 2005;5(1):18.
19. Booth JN 3rd, Muntner P, Diaz KM, Viera AJ, Bello NA, Schwartz JE, Shimbo D. Evaluation of criteria to detect masked hypertension. J Clin Hypertens (Greenwich). 2016;18(11):1086-94.
20. Williams B, Mancia G, Spiering W, Agabiti Rosei E, Azizi M, Burnier M, et al.; ESC Scientific Document Group. 2018 ESC/ESH guidelines for the management of arterial hypertension. Eur Heart J. 2018;39(33):3021-104.
21. Brguljan-Hitij J, Thijs L, Li Y, Hansen TW, Boggia J, Liu YP, et al.; International Database on Ambulatory Blood Pressure in Relation to Cardiovascular Outcome Investigators. Risk stratification by ambulatory blood pressure monitoring across JNC classes of conventional blood pressure. Am J Hypertens. 2014;27(7):956-65.
22. Anstey DE, Booth JN 3rd, Abdalla M, Spruill TM, Min YI, Muntner P, Shimbo D. Predicted atherosclerotic cardiovascular disease risk and masked hypertension among Blacks in the Jackson Heart Study. Circ Cardiovasc Qual Outcomes. 2017;10(7):e003421.
23. Tabara Y, Okada Y, Uetani E, Nagai T, Igase M, Kido T, et al. Postprandial hypertension postprandial hypertension as a risk marker for asymptomatic lacunar infarction. J Hypertens. 2014;32:1084-90.
24. Landsbergis PA, Dobson M, Koutsouras G, Schnall P. Job strain and ambulatory blood pressure: a meta-analysis and systematic review. Am J Public Health. 2013;103:e61-e71.
25. Li F, Huang H, Song L, Hao H, Ying M. Effects of obstructive sleep apnea hypopnea syndrome on blood pressure and C-reactive protein in male hypertension patients. J Clin Med Res. 2016;8:220-4.
26. Yano Y, Bakris GL. Recognition and management of masked hypertension: a review and novel approach. J Am Soc Hypertens. 2013;7:244-52.
27. Dolan E, Stanton A, Thijs L, Hinedi K, Atkins N, McClory S, et al. Superiority of ambulatory over clinic blood pressure measurement in predicting mortality. The Dublin Outcome Study. Hypertension. 2005;46:156-61.
28. Tientcheu D, Ayers C, Das SR, McGuire DK, de Lemos JA, Khera A, et al. Target organ complications and cardiovascular events associated with masked hypertension and white coat hypertension: analysis from the Dallas Heart Study. J Am Coll Cardiol. 2015;66(20):2159-69.
29. Cuspidi C, Sala C, Tadic M, Rescaldani M, Grassi G, Mancia G. Untreated masked hypertension and subclinical cardiac damage: a systematic review and meta-analysis. Am J Hypertens. 2015;28(6):806-13.
30. Cuspidi C, Facchetti R, Quarti-Trevano F, Dell'Oro R, Tadic M, Grassi G, Mancia G. Left ventricular hypertrophy in isolated and dual masked hypertension. J Clin Hypertens (Greenwich). 2020;22(4):673-7.
31. Cuspidi C, Sala C, Tadic M, Rescaldani M, De Giorgi GA, Grassi G, Mancia G. Untreated masked hypertension and carotid atherosclerosis: a meta-analysis. Blood Press. 2015;24(2):65-71.
32. Booth JN 3rd, Diaz KM, Seals SR, Sims M, Ravenell J, Muntner P, et al. Masked hypertension and cardiovascular disease events in a prospective cohort of blacks: the Jackson Heart Study. Hypertension. 2016; 68(2):501-10.
33. Stergiou GS, Asayama K, Thijs L, Kollias A, Niiranen TJ, Hozawa A, et al. Prognosis of white-coat and masked hypertension: International database of home blood pressure in relation to cardiovascular outcome. Hypertension. 2014;63(4):675-82.
34. Franklin SS, Thijs L, Li Y, Hansen TW, Boggia J, Liu Y, et al. Masked hypertension in diabetes mellitus: treatment implications for clinical practice. Hypertension. 2013;61(5):964-71.
35. Drawz PE, Alper AB, Anderson AH, Brecklin CS, Charleston J, Chen J, et al. Masked hypertension and elevated nighttime blood pressure in CKD:

prevalence and association with target organ damage. Clin J Am Soc Nephrol. 2016;11(4): 642-52.
36. Ogedegbe G, Spruill TM, Sarpong DF, Agyemang C, Chaplin W, Pastva A, et al. Correlates of isolated nocturnal hypertension and target organ damage in a population-based cohort of African Americans: the Jackson Heart Study. Am J Hypertens. 2013;26(8):1011-6.
37. Pierdomenico SD, Pierdomenico AM, Coccina F, Clement DL, De Buyzere ML, De Bacquer DA, et al. Prognostic value of masked uncontrolled hypertension. Hypertension. 2018;72(4):862-9.
38. Anstey DE, Pugliese D, Abdalla M, Bello NA, Givens R, Shimbo D. An update on masked hypertension. Curr Hypertens Rep. 2017;19(12):94.
39. Hoshide S, Yano Y, Kanegae H, Kario K. Effect of lowering home blood pressure on subclinical cardiovascular disease in masked uncontrolled hypertension. J Am Coll Cardiol. 2018;71(24): 2858-9.
40. Drager LF, Pedrosa RP, Diniz PM, Diegues-Silva L, Marcondes B, Couto RB, et al. The effects of continuous positive airway pressure on prehypertension and masked hypertension in men with severe obstructive sleep apnea. Hypertension. 2011;57(3):549-55.
41. Hare JL, Sharman JE, Leano R, Jenkins C, Wright L, Marwick TH. Impact of spironolactone on vascular, myocardial, and functional parameters in untreated patients with a hypertensive response to exercise. Am J Hypertens. 2013;26(5):691-9.

Remodelação vascular na hipertensão arterial

Heitor Moreno Junior
Silvia Elaine Ferreira Melo
Beatriz Vaz Domingues Moreno
Louise Buonalumi Tacito Yugar
Juan Carlos Yugar Toledo

INTRODUÇÃO

A hipertensão arterial frequentemente se associa a alterações prejudiciais na estrutura e função das grandes e médias artérias centrais, caracterizadas por enrijecimento da parede vascular e disfunção endotelial, os quais afetam adversamente a hemodinâmica e, portanto, a perfusão em órgãos-alvo. As próprias artérias são alvos dos níveis elevados da pressão arterial que estão associados a alterações morfológicas observadas em níveis histológico e celular em vasos arteriais de animais e humanos hipertensos (Figura 1).

Por outro lado, em humanos alterações de ordem funcional se superpõem e se expressam como parte do remodelamento vascular. Independentemente do modelo (animal ou humano), é amplamente debatido se as alterações fisiopatológicas constituem causa da pressão arterial elevada ou efeito da doença hipertensiva crônica. Causa ou consequência, a literatura atual se concentra principalmente nas mudanças na morfologia e função das células endoteliais e vasculares do músculo liso (CMLV) que, em última análise, aumentam morbidade e mortalidade cardiovasculares. Este capítulo se concentra nos mecanismos biomecânicos e bioquímicos pelos quais as artérias centrais se remodelam, fisiologicamente, na homeostase e na doença hipertensiva. Alguns indicadores precoces desse fenótipo vascular (remodelamento) nas três túnicas das artérias (íntima, média e adventícia) serão apresentados para estimular seu uso clínico em humanos (Figuras 2 e 3).

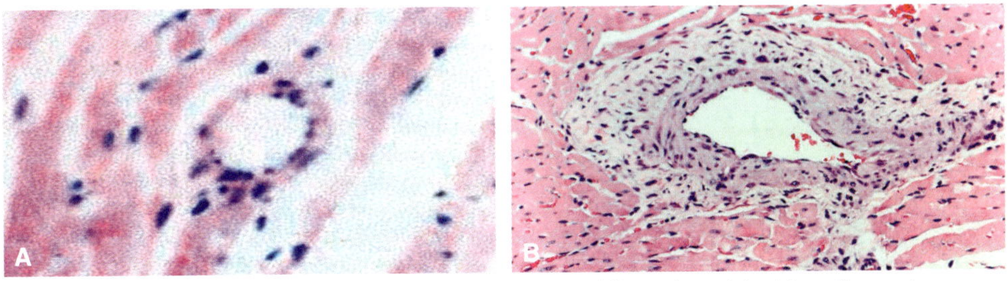

FIGURA 1 A: arteríola miocárdica (normotensão): íntima, média e adventícia. A interface entre o sangue e a parede vascular é feita pelo endotélio e fendas entre eles. O lúmen é preenchido pela coluna de sangue que exerce pressão na parede arterial com consequente estresse parietal (*shear stress*). B: arteríola miocárdica (hipertensão). Há intensas atividades celular, tecidual e bioquímica entre esses componentes, além da produção de vários fatores pelo endotélio (ver Tabela 1 para detalhes).
Fonte: arquivo pessoal do autor.

TABELA 1 Localização, moléculas vasoativas e suas funções na hipertensão arterial (apresentação conforme tipos celulares)

Tipo celular	Localização	Moléculas vasoativas e abundância relativa na hipertensão (em comparação com normotensos controles)	Efeitos na função vascular na hipertensão
Célula endotelial	Íntima	↓ ON	↑ vasodilatação
			↓ agregação celular e inflamação
		↓ PGI2	↑ vasodilatação
			↓ agregação celular e inflamação
			↓ migração celular, trombose
		↓ EDHF	↑ vasodilatação
			↓ agregação celular e inflamação
		↑ ET-1	↑ vasoconstrição
			↑ agregação celular e inflamação
		↑ AT-II	↑ vasoconstrição
			↑ agregação celular e inflamação
		↑ Prostaglandinas	↑ vasoconstrição
			↑ agregação celular e inflamação
		↑ DAMP	↑ agregação celular e inflamação

continua

TABELA 1 Localização, moléculas vasoativas e suas funções na hipertensão arterial (apresentação conforme tipos celulares) (*Continuação*)

Tipo celular	Localização	Moléculas vasoativas e abundância relativa na hipertensão (em comparação com normotensos controles)	Efeitos na função vascular na hipertensão
VSMC	Média	↑ DAMP	↑ Resposta pró-inflamatória
			↑ Fibrose da parede do vaso
		↑ Vesículas da matriz	Promovem a calcificação vascular
Fibrócito	Média	↑ Quimiocinas	↑ Deposição de matriz de tecido conjuntivo
		↑ Citocinas (TNF-alfa, IL-6, 8, 10)	↑ Resposta pró-inflamatória
		↑ Fatores de crescimento (TGF-alfa)	? Proliferação endotelial e VSMC
			↑ Deposição de matriz de tecido conjuntivo
		↑ MMP-9	↑ Deposição de matriz de tecido conjuntivo
Fibroblasto	Adventícia	↑ Quimiocinas	↑ Deposição de colágeno
		↑ Citocinas	↑ Resposta pró-inflamatória
		↑ Fatores de crescimento	↑ Deposição de colágeno
Adipócitos	PVAT	↑ e/ou ↓ adipocinas (leptina, adiponectina, resistina, adrenomedulina etc.)	Podem ser considerados tanto pró (leptina, resistina) quanto anti-inflamatórios (adiponectina, adrenomedulina)
		↑ Citocinas (TNF-alfa, IL-1, 6,8)	↑ Resposta pró-inflamatória
		↑ Espécies reativas de oxigênio	↓ Biodisponibilidade do ON
Pericitos	Adventícia	↑ Fatores de crescimento	Angiogênese/neovascularização
			↑ Vasodilatação
			↓ Agregação celular e inflamação

DAMP: padrão molecular associado ao dano; EDHF: fator hiperpolarizante derivado do endotélio; IL: interleucina; ON: óxido nítrico; PGI2: prostaciclina; PVAT: tecido adiposo perivascular; TGF: fator de crescimento transformador; TNF: fator de necrose tumoral; VSMC: célula do músculo liso vascular; ?: efeito desconhecido.

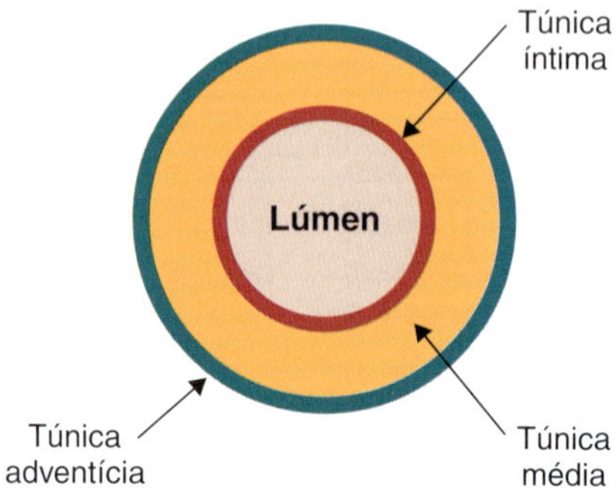

FIGURA 2 Esquema demonstrativo da disposição das túnicas da parede arterial – íntima, média e adventícia. A interface entre o sangue e a parede vascular é feita pelo endotélio e fendas entre eles. O lúmen é preenchido pela coluna de sangue que exerce pressão na parede arterial com consequente estresse parietal (*shear stress*). Há intensas atividades celular, tecidual e bioquímica entre esses componentes, além da produção de vários fatores pelo endotélio (ver Tabela 1 para detalhes).

Fonte: adaptada de Landmeser U et al., 2004.[1]

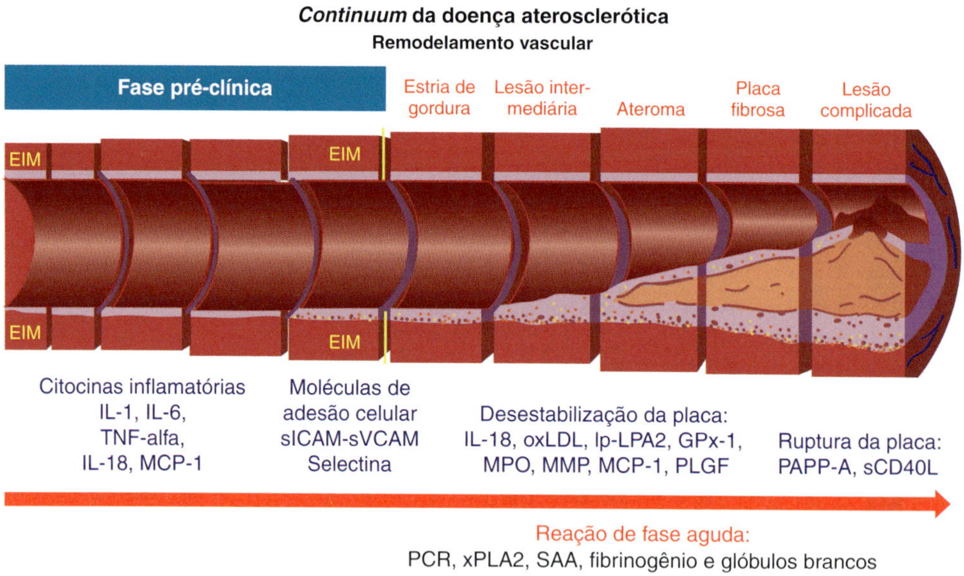

FIGURA 3 História natural da doença aterosclerótica em vasos arteriais de grande e médio calibres. Observe-se o período pré-clínico da doença, com evolução posterior para aterosclerose clinicamente identificável. Além de marcadores teciduais e bioquímicos alterados, há aumento precoce da espessura íntima-média do vaso, com atividade pró-inflamatória (citocinas e moléculas de adesão) em sua parede.

EIM: espessura íntima-média; GPx-1: glutationa peroxidase 1; IL: interleucina; lp-LPA2: fosfolipase A2 associada à lipoproteína; MCP-1: proteína quimioatrativa de monócitos 1; MMP: metaloproteinases de matriz; MPO: mieloperoxidase; oxLDL: LDL oxidada; PAPP-A: proteína plasmática associada à gravidez; PCR: proteína C reativa; PLGF: fator de crescimento placentário; SAA: albumina amiloide sérica; sCD40L: CD40 ligante solúvel; sICAM: molécula de adesão intercelular solúvel-1; sVCAM: molécula de adesão celular vascular solúvel-1; TNF: fator de necrose tumoral; xLPA2.
Fonte: adaptada de Stary HC, 1989.[2]

Apresentaremos a versão mais atual do *continuum* vascular relacionado à aterosclerose e à hipertensão que por estímulos distintos se integram para expressar o fenótipo remodelamento vascular com: disfunção endotelial; rigidez arterial; perfusão de órgãos nobres (alvo) comprometida. Esta breve revisão se concentra nas lições aprendidas com modelos de hipertensão em ratos e, em particular, na remodelação associada de artérias centrais no contexto da homeostase mecânica.

Elevações sustentadas da pressão arterial provocam uma série de respostas mecanobiológicas pelas artérias que muitas vezes resultam de alterações fenotípicas pelas células primárias da parede, refletidas por uma expressão gênica diferencial que impulsiona a remodelação (Figura 4). Além disso, a inflamação desempenha um papel crítico na mediação dessa remodelação, particularmente nas grandes artérias. Apesar das informações obtidas em estudos clínicos, os modelos animais continuam a fornecer informações importantes sobre os mecanismos mecanobiológicos e imunobiológicos que ditam e/ou são ditados pela hipertensão (Figura 5).

No entanto, a arteriopatia da hipertensão envolve outras células vasculares, como fibróticos e fibroblastos, células do tecido adiposo perivascular (CTAP), entre outras células vasculares não endoteliais que também interferem na função e disfunção vascular e fenótipos arteriais clínicos relacionados. Com fim didático, serão expostas e abordadas alterações hipertensivas, funcionais e morfológicas, dos diferentes segmentos arteriais (aorta e grandes artérias, artérias de médio e pequeno calibres e arteríolas/meta-arteríolas) (Figura 6). Especial atenção será dada a métodos para avaliar artérias abordáveis de forma não invasiva: 1) hiperemia arterial reativa (% de dilatação) mediada pelo endotélio (FMD) e por nitrovasodilatadores; 2) espessura da parede e calibre de carótidas, femorais, braquiais e aorta pela medida da EMI (em mm); 3) velocidade da onda de pulso (VOP, mm/s), que reflete a rigidez de médias artérias (Figura 7). Embora se saiba da importância do circuito fisiológico no sistema cardiovascular, o coração, o território venoso e os capilares não serão prioritariamente abordados neste capítulo.

CONCEITOS, DEFINIÇÕES, CLASSIFICAÇÕES E SINONÍMIAS

Atualmente, os termos remodelamento e remodelação têm sido utilizados de forma intercambiável e com significado tanto patológico quanto fisiológico. Por sua vez, o remodelamento vascular também é classificado de diversas formas, como hipertrófico, eutrófico e hipotrófico. Além disso, a remodelação pode ocorrer para dentro (*inward*, com diâmetro luminal reduzido) ou para fora (*outward*, com diâmetro luminal aumentado) (Figura 8).[3,4] Na hipertensão arterial, a resistência arterial periférica aumentada associa-se a alterações estruturais (remodelação cardíaca e vascular), como proposto por Folkow na década de 1950.[5] O tipo mais comum de remodelamento é o padrão interno, causando redução do diâmetro luminal em condições passivas. A remodelação externa geralmente é observada durante o tratamento anti-hipertensivo e em condições de fluxo aumentado.[3]

Uma das definições mais clássicas de remodelamento vascular é: "Em resposta ao fluxo pulsátil, pressão parietal e fatores vasoconstritores, a estrutura das pequenas artérias se remodela sob diferentes condições. Na HA primária em humanos, o padrão é de remodelamento concêntrico com direção ao centro do vaso, um rearranjo de todos os tipos celulares normais da parede vascular em

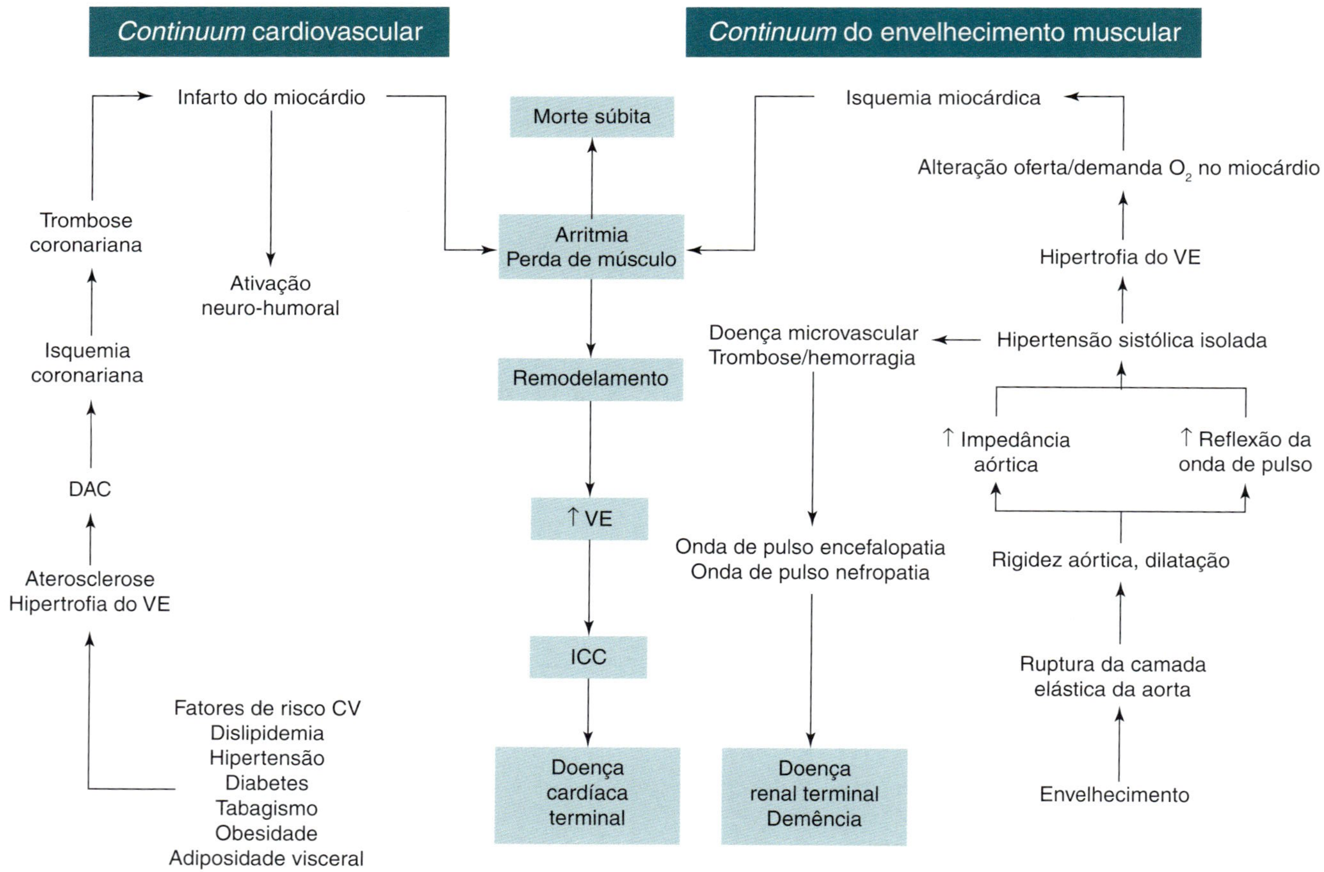

FIGURA 4 O diagrama mostra a integração perfeita dos conceitos de *continuum* aterosclerótico (Dzau) e arteriosclerótico (O'Rourke).

CV: cardiovascular; DAC: doença arterial coronariana; ICC: insuficiência cardíaca congestiva; VE: ventrículo esquerdo.
Fonte: adaptada de Folkow B, 1958.[5]

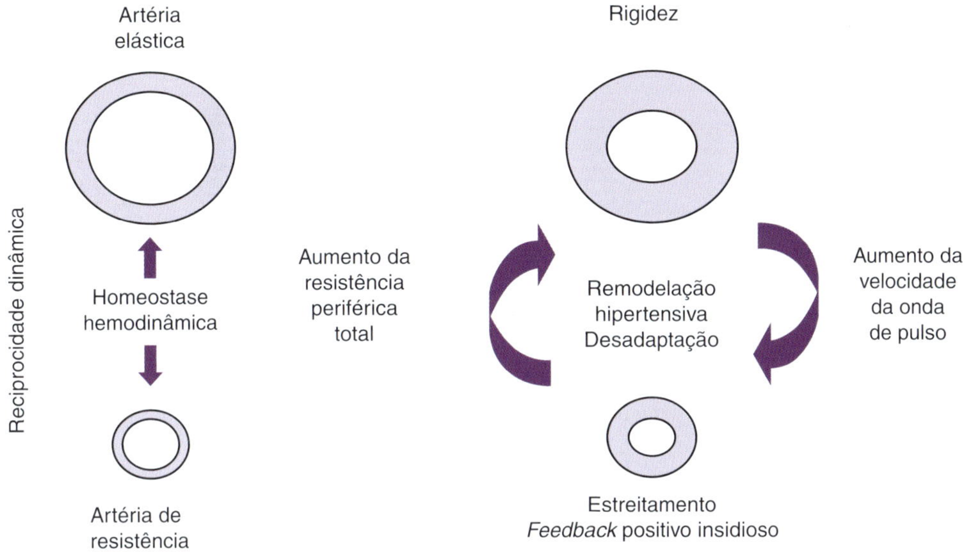

FIGURA 5 Esquema das respostas diferenciais das grandes artérias (elásticas), médias (musculares), pequenas artérias (inclusive arteríolas) ao aumento sustentado da pressão arterial (hipertensão). Todos os três tipos de vasos tendem a espessar a parede do vaso na tentativa de restaurar o estresse da parede arterial.[6]

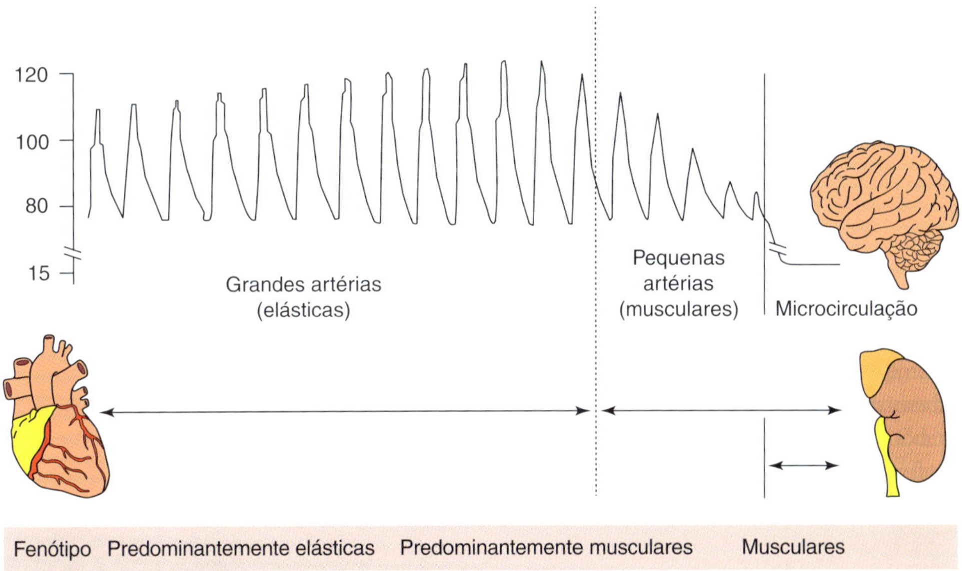

FIGURA 6 Registro das ondas de pulso arterial em adultos saudáveis. Relação entre amplitude e forma das ondas de pulso nas grandes e médias artérias, pequenas artérias, arteríolas, meta-arteríolas e capilares sistêmicos. Observam-se também as variações de valores pressóricos e propriedades mecânicas dos diferentes componentes vasculares.

Fonte: adaptada de Chirinos JA, 2019.[7]

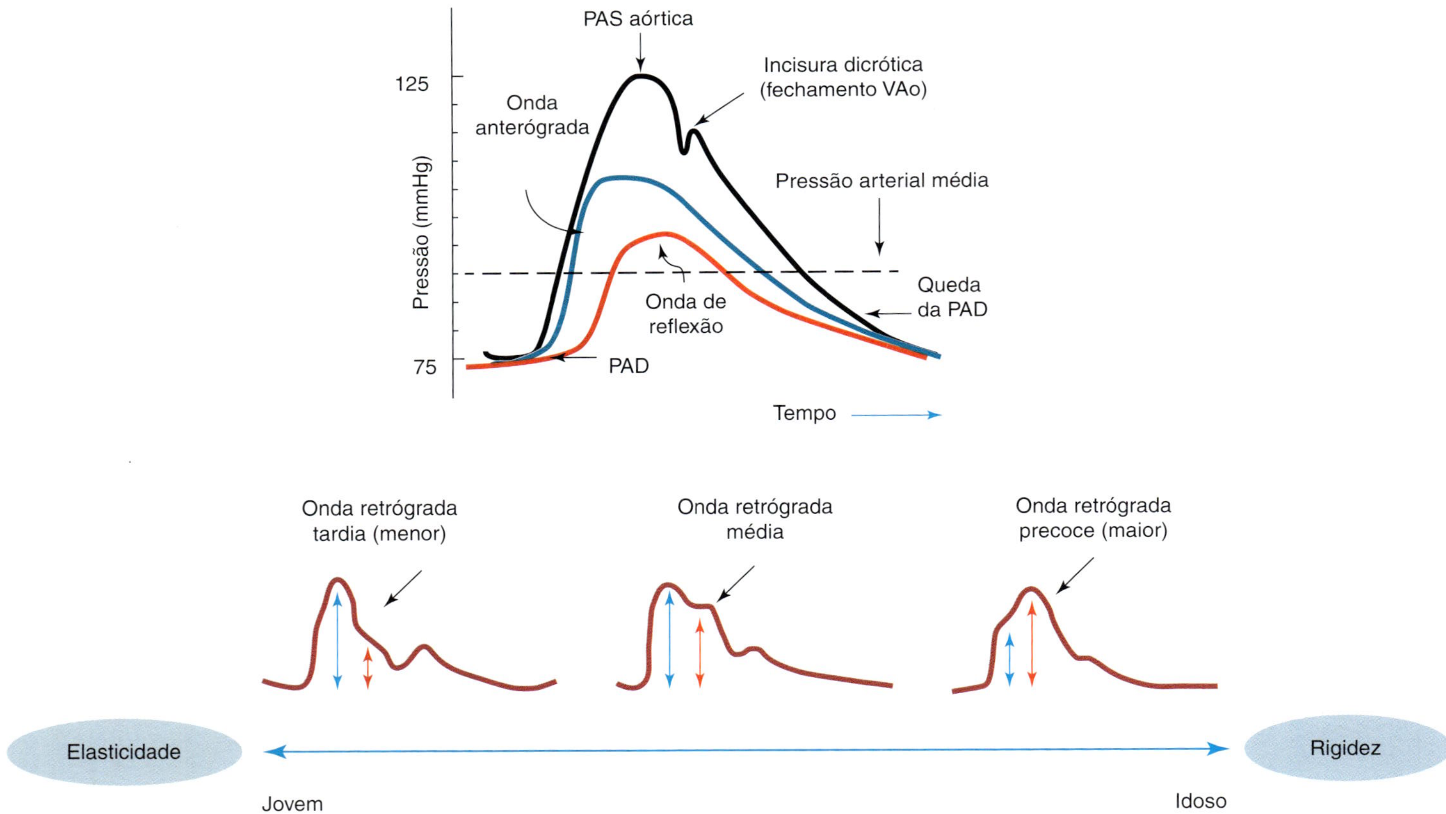

FIGURA 7 Registro dos componentes (ondas e entalhes) do pulso arterial: onda de percussão, cume, incisura aórtica, onda dicrótica e descenso. Observe-se a onda retrógrada ("dicrótica"), que cujo grau de complacência (rigidez) varia fisiologicamente com a faixa etária do vaso arterial em normotensos. O segmento vascular, os valores pressóricos e as propriedades mecânicas dos diferentes componentes vasculares também modificam o registro do pulso.

Fonte: adaptada de Mikael LR, 2017.[8]

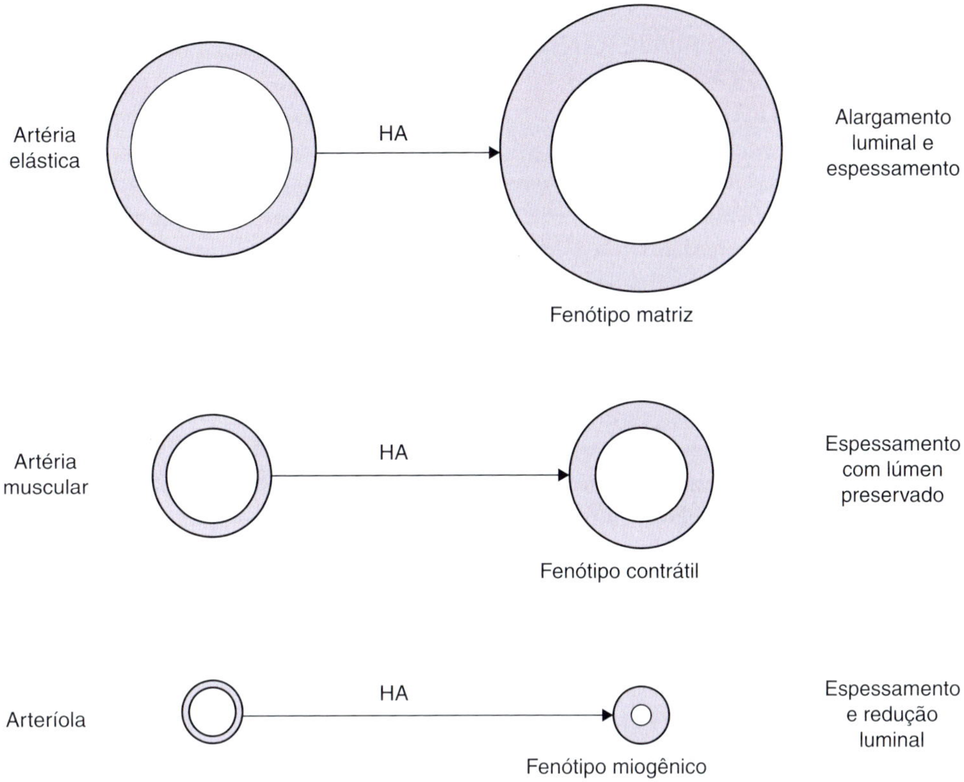

FIGURA 8 Esquema das respostas diferenciais das grandes artérias (elásticas), médias (musculares) e pequenas (inclusive arteríolas) ao aumento sustentado da pressão arterial (hipertensão). Todos os três tipos de vasos tendem a espessar a parede do vaso na tentativa de restaurar o estresse da parede arterial.

Fonte: adaptada de Humphrey JD, 2021.[9]

torno de um diâmetro menor. Ao contrário do processo de remodelamento concêntrico em vasos de resistência menores, o remodelamento excêntrico claramente se desenvolve em artérias maiores como manifestação da hipertensão primária".[6] Mais recentemente, a esses dois padrões de remodelamento vascular juntaram-se duas outras condições: o remodelamento eutrófico, com aumentos proporcionais e evidentes da parede e do diâmetro vasculares; e o remodelamento normotrófico, com aumentos proporcionais de volume e número de células das paredes vasculares. Tais alterações são equitativas e não visualizáveis como ocorre nas demais situações de remodelamento arterial. Também deve ser enfatizado que o remodelamento arterial, morfologicamente, também depende do segmento avaliado (Figura 8). Neste capítulo, esses tipos de células vasculares não endoteliais serão tratados brevemente.

Finalmente, neste texto, o termo remodelamento vascular ou arterial é empregado para denominar o conjunto de alterações humorais, celulares e teciduais, portanto, funcionais e morfológicas, que são deflagradas e mantidas na hipertensão e doença hipertensiva.

MARCADORES MORFOLÓGICOS, FUNCIONAIS E BIOQUÍMICOS NO COMPROMETIMENTO ARTERIAL

Esses achados vasculares surgem como complicações da hipertensão arterial, tanto relacionadas a níveis elevados de pressão arterial (complicação hipertensiva) quanto ao desenvolvimento da aterosclerose (aterosclerótica) e aos demais fatores de risco cardiovasculares (Figura 4). Na última década, embora erroneamente, as alterações funcionais e bioquímicas, e não somente estruturais, têm sido tomadas como parte do remodelamento arterial. Assim, além da EIM, a hiperemia reativa ao fluxo (FMD, função endotelial), a rigidez arterial (VOP, elastância vascular) e fatores biológicos, parietais e circulantes (de sinalização, tróficos e vasoativos, entre outros), atualmente também são categorizados como parte do remodelamento vascular. A literatura atual concentra a atenção principalmente na morfologia e função comprometidas do endotélio e células do músculo liso vascular (CMVL), porém a disfunção vascular na hipertensão implica outras células vasculares, como fibrócitos, pericitos e até células do tecido adiposo perivascular (CTAP). Assim, fatores bioquímicos bem definidos, produzidos pelo tecido vascular e com funções autócrinas (no próprio vaso), parácrinas (tecido circundante) e endócrinas (à distância) estão resumidos na Tabela 1.

IMPORTÂNCIA CLÍNICA

As últimas diretrizes da American Heart Association (AHA), de 2017,[10] e do Departamento de Hipertensão Arterial da Sociedade Brasileira de Cardiologia, de 2016,[11] refletem o reconhecimento de que as medidas de pressão arterial consideradas "pré-hipertensão" se correlacionam com alterações fisiopatológicas no sistema cardiovascular que aumentam o risco para comorbidades associadas à hipertensão, incluindo acidente vascular encefálico e morte súbita. Essas diretrizes destacam a importância da identificação precoce e do maior monitoramento do paciente para prevenir efeitos colaterais relacionados à hipertensão, inclusive remodelamento e disfunção arteriais precoces, anteriormente expostos.

COMPONENTES CELULARES DAS ARTÉRIAS E RELEVÂNCIA MÉDICA

Túnica íntima – endotélio

Constituído por apenas uma fina camada, o endotélio é um órgão sensível a forças físicas exercidas pelo sangue (estresse de cisalhamento e pressão sanguínea) e sinais bioquímicos, ambos agindo no grau de vasodilatação arteriolar, no tônus vascular, adesão celular, função plaquetária, inflamação e demais expressões fenotípicas da CMLV citadas anteriormente (Figura 8 e Tabela 1) De forma mais sucinta, pode-se dizer que o endotélio tem três funções principais (propriedades de barreira física, secreção e metabolismo), todas integradas e alteradas na hipertensão arterial. O endotélio também funciona como metabolizador de uma série de enzimas proteolíticas e transportadoras que captam e ativam ou desativam moléculas circulantes. Entre estas estão moléculas pró-ateroscleróticas, como a lipoproteína de baixa densidade (LDL),[12] vasoativas, como a serotonina, as prostaglandinas[13] e a endotelina-1,[14] pró-inflamatórias (interleucinas e outras) e pró-oxidantes (espécies reativas de oxigênio – ERO)[15,16] (Tabela 1 e Figura 1).

Em resumo, está bem estabelecido que a disfunção endotelial é a condição fisiopatológica em que esse importante conjunto de células (o endotélio) torna-se eficaz na manutenção da homeostase vascular, promovendo o desenvolvimento e a manutenção da hipertensão arterial. O esboço apresentado dos múltiplos e entrelaçados mecanismos subjacentes à disfunção do endotélio sintetiza como esse importante *órgão* exerce influências autócrinas, parácrinas e endócrinas na gênese, manutenção e repercussões clínicas da hipertensão arterial (Tabela 1).

Túnica média – células do músculo liso vascular

A resistência periférica vascular total (RVPT) é definida pela lei de Poiseuille (hidrodinâmica), na qual três fatores são os principais determinantes da resistência ao fluxo sanguíneo dentro de um vaso: diâmetro do lúmen, comprimento e viscosidade do sangue. O mais significativo é o diâmetro do lúmen, dado que a resistência do vaso é inversamente proporcional ao raio à quarta potência (r4). Portanto, uma redução de 50% no raio deve aumentar a resistência em 16 vezes. Os ajustes na resistência periférica total são determinados diretamente por alterações na morfologia e/ou função de CMLV, especialmente (80%) das arteríolas e meta-arteríolas. Sob condições fisiológicas, as CMLV são incorporadas em uma rede de matriz extracelular rica em elastina e a membrana basal, que envolve camadas de CMLV e as separam do endotélio.[17] A membrana basal atua como uma barreira à migração, proliferação e hipertrofia de CMLV. As alterações estruturais das CMLV na hipertensão são coletivamente denominadas remodelação vascular. Sugere-se que a remodelação eutrófica precede e previne a hipertrofia se o rearranjo efetivamente normaliza a circunferência (estresse parietal – Figura 9) No entanto, se o rearranjo não ocorrer, as CMLV são estimuladas e a área da seção transversal é alterada.[18] Essas mudanças estruturais aumentam a relação parede-lúmen que provoca aumento da resistência periférica total, esta dependente de arteríolas e meta-arteríolas (Tabela 1).

Achados consistentes demonstram que, durante a hipertensão, a hiperplasia e hipertrofia de CMLV representam duas anomalias cruciais responsáveis pela remodelação interna vascular e subsequente desenvolvimento de resistência periférica total aumentada.[19] Muitos dos fatores que induzem hipertensão levam a hipertrofia e hiperplasia em CMLV, como a angiotensina II, norepinefrina e mineralocorticoides.[19] Funcionalmente, o Ca^{2+} desempenha um papel central na fisiologia e fisiopatologia da contratilidade das CMLV (Tabela 1). Um aumento na concentração de Ca^{2+} intracelular é essencial para a ativação da quinase de cadeia leve de miosina (MLCK), fosforilação de MLC, ciclagem de ponte cruzada de miofilamento e contração. Distúrbios no manejo do Ca^{2+} podem ser o fator mais importante que unifica os diferentes mecanismos de disfunções das CMLV na hipertensão.

Fibrócitos

Descritos pela primeira vez em 1994, como uma nova subpopulação de leucócitos exibindo propriedades relacionadas aos fibroblastos, os fibrócitos são considerados uma das primeiras linhagens celulares fisiologicamente responsáveis pelo reparo de feridas e regeneração tecidual.[20,21] Os fibrócitos são células progenitoras mesenquimais derivadas da medula óssea que sintetizam e liberam citocinas, metaloproteinases e componentes da matriz do tecido conjuntivo.

Em condições fisiológicas, os fibrócitos não estão presentes em abundância na parede arterial. No entanto, em estados patológicos, como na hipertensão,[22,23] os fibrócitos são recrutados da circulação para o tecido lesado por meio de interações quimiotáticas ligante-receptor. Durante a hipertensão, também

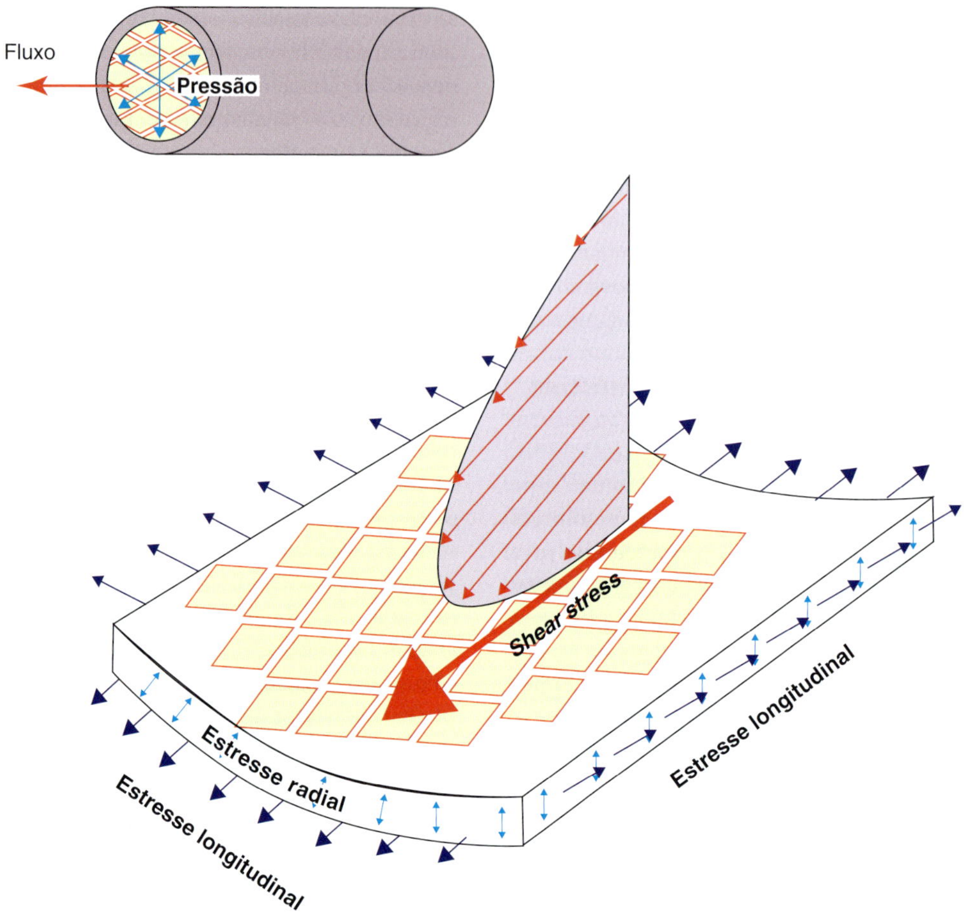

FIGURA 9 Composição das forças mecânicas exercidas sobre os vasos arteriais: estresse radial, estresse longitudinal, *shear stress* (cisalhamento, atrito) e estresse parietal. Todas são importantes componentes no desenvolvimento da arteriopatia hipertensiva.

Fonte: adaptada de Humphrey JD, 2021.[9]

foram descritas hipertrofia e hiperplasia de fibrócitos residentes (vasos).[24,25] O acúmulo de colágeno e a reorganização da matriz extracelular, afetada por fibrócitos, também são fatores importantes que contribuem para a rigidez da parede do vaso e hipertensão.[22] Na hipertensão arterial, os fibrócitos desempenham papel fundamental na geração de fibrose e rigidez vascular com um aumento na produção de colágeno tipo I.[23]

Finalmente, a capacidade dos fibrócitos de se diferenciarem em fibroblastos ou miofibroblastos, ambos responsáveis pela produção de colágeno e proteoglicanos, contribui ainda mais para o processo de reconstituição tecidual.[26] Em condições fisiológicas, os fibrócitos não estão presentes em abundância na parede arterial. No entanto, em estados patológicos, como na hipertensão,[22,23] os fibrócitos são recrutados da circulação por meio de interações quimiotáticas ligante-receptor para o tecido lesado. Durante a hipertensão, também ocorrem hipertrofia e hiperplasia de fibrócitos.[24,25] O acúmulo de colágeno e a reorganização da matriz extracelular, afetada por fibrócitos, são fatores importantes que contribuem para a rigidez da parede do vaso e hipertensão.[22,23] Embora com adequada sustentação teórica, ainda é controverso se os fibrócitos circulantes ou residentes desempenham um papel importante na hipertensão arterial.

Túnica externa (adventícia) – fibroblastos

Os fibroblastos são o tipo celular mais abundante dentro da túnica externa e reguladores-chave da estrutura e função da parede vascular.[27] Secretam fatores de crescimento, quimiocinas e citocinas, que ajudam a regular a função vascular, os elementos da matriz extracelular e auxiliam na degradação dos componentes da matriz extracelular. São considerados as principais células que atuam na remodelação vascular em resposta a lesões.[28] Durante a hipertensão, os fibroblastos sofrem alterações morfológicas que são acompanhadas de proliferação e migração para a túnica média.[29] Essa resposta à lesão também leva à geração de quimiocinas, citocinas, moléculas de adesão, ERO e metaloproteinases de matriz (Tabela 1), juntamente com a proliferação dos *vasa vasorum*, eventualmente resultando em remodelação funcional e estrutural irreversível da parede do vaso.[27]

Periócitos

São descritos como células perivasculares que se "enrolam" em torno das arteríolas, arteríolas pré-capilares, capilares, vênulas pós-capilares e vênulas.[30] A proporção de periócitos para células endoteliais varia dependendo do órgão em que estão localizados. Essas células exibem uma variedade de funções que incluem suporte, comunicação, transmissão de força contrátil mecânica, locais de ancoragem e a capacidade de regular o diâmetro vascular nos capilares.[31]

A hipertensão arterial tem sido associada a um aumento e uma diminuição no número de periócitos em hipertensos.[32-35] com fibrose associada e espessamento da membrana basal vascular, participando assim da disfunção endotelial.[34-36] Esse fenômeno foi sugerido como sendo local-específico, que ocorre em resposta a sinais de recrutamento para estabilizar a parede dos vasos.

Células do tecido vascular adiposo

Nas duas últimas décadas, as evidências se acumulam mostrando que células do tecido vascular adiposo (CTVA) podem alterar a função do vaso ao seu redor por suas propriedades vasoativas, inclusive em humanos, desde a aorta (principalmente) até os vasos de resistência (arteríolas e meta-arteríolas). Os efeitos anticontráteis do tecido vascular adiposo são causados pela liberação de diversos fatores, incluindo adiponectina, sulfeto de hidrogênio, óxido nítrico e outras pequenas moléculas.[37] Assim, é o equilíbrio das moléculas liberadas do tecido vascular adiposo, bem como a *cross-talk* bidirecional[38] que, em última análise, determinam as contribuições globais feitas pelo tecido vascular adiposo para a contratilidade e estrutura do vaso. Embora majoritariamente realizadas em modelos genéticos e em animais, investigações sobre a ação anticontrátil das CTVA em obesos hipertensos são crescentes. A ação anticontrátil do tecido vascular adiposo é perdida na hipertensão.[39,40] As formas em que essa natureza anticontrátil foi perdida incluem modelos genéticos e experimentais, bem como em humanos com hipertensão essencial, embora mais trabalhos tenham sido feitos em modelos animais com obesidade em virtude do aumento da carga de gordura.[39-41] Finalmente, o tecido vascular adiposo parece ser um porto para as células do sistema imunológico, tanto na saúde quanto em estados patológicos.[42] Células T e B foram observadas em tecido vascular adiposo em modelos de hipertensão arterial, genético e em animais, concomitantemente à disfunção arterial.[42] Além disso, células B reguladoras de aterosclerose e de contratilidade vascular foram descritas tecido vascular adiposo da aorta nesses modelos.[43] No entanto, esses achados não têm sido totalmente reproduzidos em ensaios posteriores.[44]

No tecido vascular adiposo disfuncional relacionado à hipertensão, a infiltração de células imunes torna-se mais proeminente. As células infiltrantes incluem macrófagos, células T de memória, células reguladoras da produção de IL-10, células *killers* e granulócitos que contribuem para a inflamação de baixo grau observada em várias doenças cardiovasculares.[45-48] Infelizmente, até o momento, nenhum marcador específico de tecido vascular adiposo foi descoberto, o que permitiria intervenções específicas sobre essas células, como transformar uma CTVA "doente" em uma CTVA "saudável".

Em resumo, a homeostase mecânica preserva a estrutura, as propriedades e a função das artérias centrais por longos períodos, permitindo apenas alterações discretas, especialmente de ordem funcional (disfunção vascular, especialmente endotelial). Na hipertensão arterial, a capacidade vasoativa da parede e a carga inflamatória influenciam fortemente a capacidade dos mecanismos homeostáticos de adaptar ou não a parede arterial ao estresse parietal. Repercussões hemodinâmicas ocorrem em vasos grandes, médios e de resistência, com respostas estruturais e funcionais diferenciais associadas (remodelamento – Figura 4). A inadequada adaptação aórtica, principalmente por fibrose adventícia e redução de elastina, diminui significativamente a função biomecânica vascular e prejudica a hemodinâmica geral. Como consequência, ocorre o comprometimento da perfusão em órgãos-alvo (vasos, coração, rins e cérebro), o que explica as altas taxas de morbidade e mortalidade em indivíduos hipertensos (Figura 10). Há, portanto, necessidade de maior atenção clínica no controle do fenótipo do músculo liso vascular e do perfil inflamatório na remodelação hipertensiva das artérias centrais na hipertensão arterial. Sugere-se, assim, que a capacidade vasoativa da parede e a carga inflamatória vasculares influenciam fortemente a capacidade adaptativa da parede arterial à pressão arterial elevada. Essa desadaptação tem como reflexo a fibrose adventícia induzida por fatores e mecanismos pró-inflamatórios, e não apenas pelo espessamento das camadas média e íntima. Significativamente, há redução da elastância da aorta e demais segmentos arteriais, que causa alterações hemodinâmica e da perfusão em órgãos-alvo em indivíduos hipertensos. Sendo esse o substrato fisiopatológico do remodelamento vascular na hipertensão, há necessidade de maior atenção ao controle do fenótipo do músculo liso parietal e da inflamação no remodelamento hipertensivo das artérias centrais em indivíduos com níveis elevados de pressão arterial, e estudos futuros da resposta muitas vezes adaptativa das artérias musculares de médio porte podem fornecer orientações adicionais (Figura 10). Como mencionado, embora haja controvérsia sobre o enrijecimento das artérias centrais se causa ou consequência da hipertensão arterial, há nítida e insidiosa retroalimentação (positiva) entre enrijecimento arterial e hipertensão. Independentemente disso, intervenções farmacológicas e não farmacológicas precoces constituem o ponto crítico na evolução da doença hipertensiva-aterosclerótica, dada a dificuldade de reversão do processo fisiopatológico em evolução.

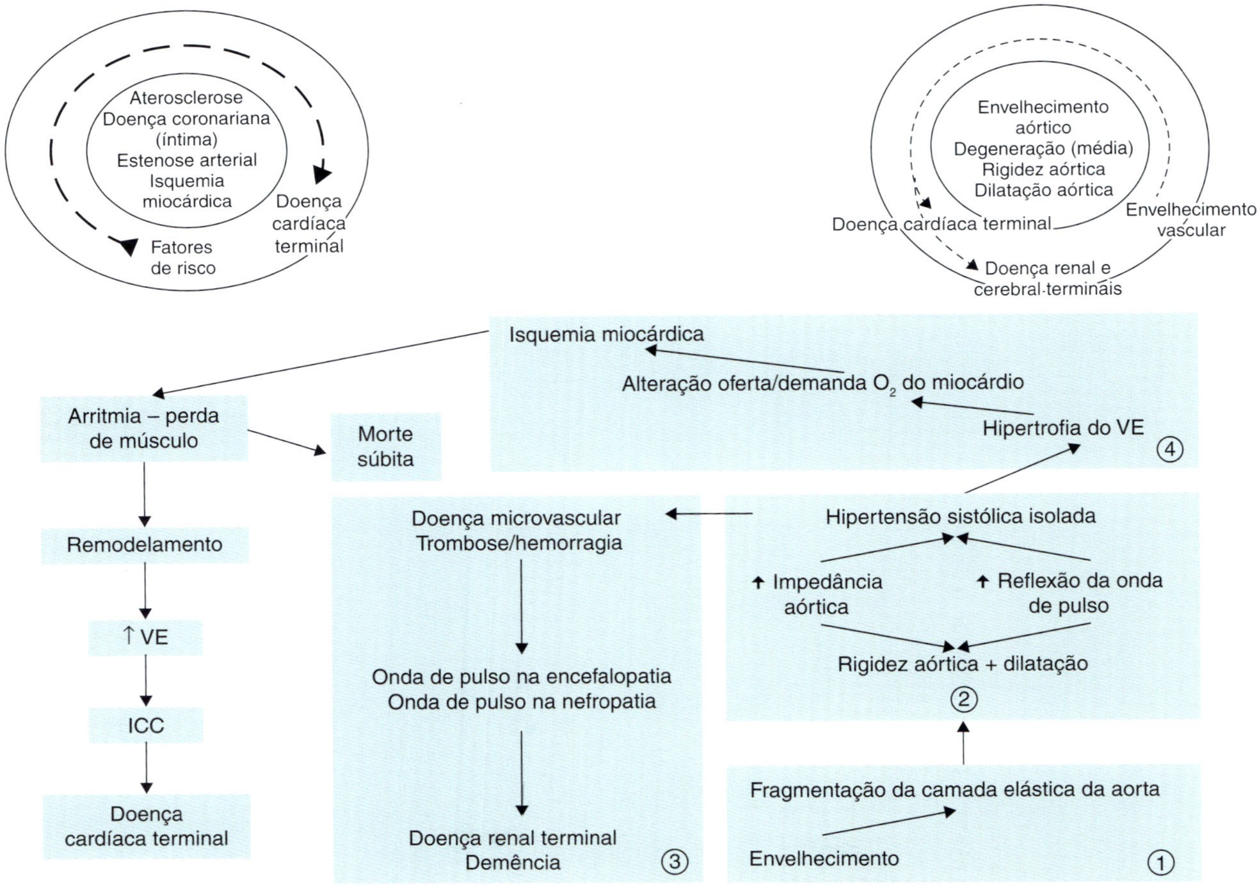

FIGURA 10 Perda do equilíbrio vascular e suas consequências clínicas. Intersecção dos *continuum* arteriosclerótico (envelhecimento aórtico) e aterosclerótico.

Fonte: adaptada de O'Rourke MF et al., 2007.[49]

REFERÊNCIAS

1. Landmesser U, Hornig B, Dexler H. Endothelial function: a critical determinant in atherosclerosis? Circulation. 2004;109(21 Suppl 1):II27-33.
2. Stary HC. Evolution and progression of atherosclerotic lesions in coronary arteries of children and young adults. Arteriosclerosis. 1989;9(1 Suppl): I19-32.
3. Mulvany MJ. Vascular remodelling of resistance vessels: can we define this? Cardiovasc Res. 1999;41(1):9-13.
4. Mulvany MJ. Small artery remodelling in hypertension. Basic Clin Pharmacol Toxicol. 2012; 110(1):49-55.
5. Folkow B, Grimby G, Thulesius O. Adaptive structural changes of the vascular walls in hypertension and their relation to the control of the peripheral resistance. Acta Physiol Scand. 1958;44(3-4):255-72.
6. Mulvany MJ. Small artery remodeling in hypertension. Curr Hypertens Rep. 2002;4(1):49-55.
7. Chirinos JA, Segers P, Hughes T, Townsend R. Large-artery stiffness in health and disease: JACC state-of-the-art review. J Am Coll Cardiol. 2019;74:1237e1263.
8. Mikael LR, Paiva AMG, Gomes MM, Sousa ALL, Jardim P, Vitorino PVO, et al. Arq Bras Cardiol. 2017;109(3):253-8.
9. Humphrey JD. Mechanisms of vascular remodeling in hypertension. Am J Hypertens. 2021; 34(5):432-41.
10. Whelton PK, Carey RM, Aronow WS, Casey DE Jr, Collins KJ, Dennison Himmelfarb C, et al. 2017 ACC/AHA/AAPA/ABC/ACPM/AGS/APhA/ASH/ ASPC/NMA/PCNA Guideline for the Prevention, Detection, Evaluation, and Management of High Blood Pressure in Adults: A Report of the American College of Cardiology/American Heart Association Task Force on Clinical Practice Guidelines. Hypertension. 2018;71(6):e13-e115.
11. Malachias M, Plavnik FL, Machado CA, Malta D, Scala LCN, Fuchs S. 7th Brazilian Guideline of Arterial Hypertension: Chapter 1 – Concept, Epidemiology and Primary Prevention. Arq Bras Cardiol. 2016;107(3 Suppl 3):1-6.
12. Pitas RE, Boyles J, Mahley RW, Bissell DM. Uptake of chemically modified low density lipoproteins in vivo is mediated by specific endothelial cells. J Cell Biol. 1985;100(1):103-17.
13. Piper PJ, Vane JR, Wyllie JH. Inactivation of prostaglandins by the lungs. Nature. 1970;225(5233): 600-4.
14. Ozaki S, Ohwaki K, Ihara M, Fukuroda T, Ishikawa K, Yano M. ETB-mediated regulation of extracellular levels of endothelin-1 in cultured human endothelial cells. Biochem Biophys Res Commun. 1995;209(2):483-9.
15. Jeffery TK, Bryan-Lluka LJ, Wanstall JC. Specific uptake of 5-hydroxytryptamine is reduced in lungs from hypoxic pulmonary hypertensive rats. Eur J Pharmacol. 2000;396(2-3):137-40.
16. Vanhoutte PM. Serotonin and the blood-vessel wall. J Hypertens Suppl. 1986;4(5):S112-5.
17. Pauly RR, Passaniti A, Bilato C, Monticone R, Cheng L, Papadopoulos N, Gluzband YA, et al. Migration of cultured vascular smooth muscle cells through a basement membrane barrier requires type IV collagenase activity and is inhibited by cellular differentiation. Circ Res. 1994; 75(1):41-54.
18. Castorena-Gonzalez JA, Staiculescu MC, Foote C, Martinez-Lemus LA. Mechanisms of the inward remodeling process in resistance vessels: is the actin cytoskeleton involved? Microcirculation. 2014;21(3):219-29.
19. Szasz T, Tostes RC. Vascular smooth muscle function in hypertension. San Rafael, CA: Morgan & Claypool Life Sciences; 2016. p. i-96.
20. Bucala R, Spiegel LA, Chesney J, Hogan M, Cerami A. Circulating fibrocytes define a new leukocyte subpopulation that mediates tissue repair. Mol Med. 1994;1(1):71-81.
21. Li J, Tan H, Wang X, Li Y, Samuelson L, Li X, et al. Circulating fibrocytes stabilize blood vessels during angiogenesis in a paracrine manner. Am J Pathol. 2014;184(2):556-71.
22. Safar ME. Arterial stiffness as a risk factor for clinical hypertension. Nat Rev Cardiol. 2018; 15(2):97-105.
23. Wu J, Montaniel KR, Saleh MA, Xiao L, Chen W, Owens GK, et al. Origin of matrix-producing cells that contribute to aortic fibrosis in hypertension. Hypertension. 2016;67(2):461-8.
24. Andersson-Sjöland A, Erjefält JS, Bjermer L, Eriksson L, Westergren-Thorsson G. Fibrocytes are associated with vascular and parenchymal remodelling in patients with obliterative bronchiolitis. Respir Res. 2009;10(1):103.
25. Medbury HJ, Tarran SL, Guiffre AK, Williams MM, Lam TH, Vicaretti M, Fletcher JP. Monocytes contribute to the atherosclerotic cap by transformation into fibrocytes. Int Angiol. 2008; 27(2):114-23.
26. Rios FJ, Harvey A, Lopes RA, Montezano AC, Touyz RM. Progenitor cells, bone marrow-derived fibrocytes and endothelial-to-mesenchymal transition: new players in vascular fibrosis. Hypertension. 2016:272-4.
27. Stenmark KR, Yeager ME, El Kasmi KC, Nozik-Grayck E, Gerasimovskaya EV, Li M, et al. The adventitia: essential regulator of vascular wall structure and function. Annu Rev Physiol. 2013;75:23-47.

28. Yuan W, Liu W, Li J, Li X, Sun X, Xu F, et al. Effects of BMSCs interactions with adventitial fibroblasts in transdifferentiation and ultrastructure processes. Int J Clin Exp Pathol. 2014;7(7):3957-65.
29. McGrath JC, Deighan C, Briones AM, Shafaroudi MM, McBride M, Adler J, et al. New aspects of vascular remodelling: the involvement of all vascular cell types. Exp Physiol. 2005;90(4): 469-75.
30. Armulik A, Genové G, Betsholtz C. Pericytes: developmental, physiological, and pathological perspectives, problems, and promises. Dev Cell. 2011;21(2):193-215.
31. van Dijk CG, Nieuweboer FE, Pei JY, Xu YJ, Burgisser P, van Mulligen E, et al. The complex mural cell: pericyte function in health and disease. Int J Cardiol. 2015;190:75-89.
32. Toth P, Tucsek Z, Sosnowska D, Gautam T, Mitschelen M, Tarantini S, et al. Age-related autoregulatory dysfunction and cerebromicrovascular injury in mice with angiotensin II-induced hypertension. J Cereb Blood Flow Metab.; 33(11): 1732-42.
33. Herman IM, Jacobson S. In situ analysis of microvascular pericytes in hypertensive rat brains. Tissue Cell. 1988;20(1):1-12.
34. Yuan K, Shao NY, Hennigs JK, Discipulo M, Orcholski ME, Shamskhou E, et al. Increased pyruvate dehydrogenase kinase 4 expression in lung pericytes is associated with reduced endothelial-pericyte interactions and small vessel loss in pulmonary arterial hypertension. Am J Pathol. 2016;186(9):2500-14.
35. Wang S, Zeng H, Xie XJ, Tao YK, He X, Roman RJ, et al. Loss of prolyl hydroxylase domain protein 2 in vascular endothelium increases pericyte coverage and promotes pulmonary arterial remodeling. Oncotarget. 2016;7(37):58848-61.
36. Ricard N, Tu L, Le Hiress M, Huertas A, Phan C, Thuillet R, et al. Increased pericyte coverage mediated by endothelial-derived fibroblast growth factor-2 and interleukin-6 is a source of smooth muscle-like cells in pulmonary hypertension. Circulation. 2014;129(15):1586-97.
37. Ramirez JG, O'Malley EJ, Ho WSV. Pro-contractile effects of perivascular fat in health and disease. Br J Pharmacol. 2017;174(20):3482-95.
38. Rajsheker S, Manka D, Blomkalns AL, Chatterjee TK, Stoll LL, Weintraub NL. Crosstalk between perivascular adipose tissue and blood vessels. Curr Opin Pharmacol. 2010;10(2):191-6.
39. Akoumianakis I, Tarun A, Antoniades C. Perivascular adipose tissue as a regulator of vascular disease pathogenesis: identifying novel therapeutic targets. Br J Pharmacol. 2017;174(20):3411-24.
40. Brandes RP. The fatter the better? Perivascular adipose tissue attenuates vascular contraction through different mechanisms. Br J Pharmacol. 2007;151(3):303-4.
41. Szasz T, Webb RC. Perivascular adipose tissue: more than just structural support. Clin Sci (Lond). 2012;122(1):1-12.
42. Guzik TJ, Hoch NE, Brown KA, McCann LA, Rahman A, Dikalov S, et al. Role of the T cell in the genesis of angiotensin II induced hypertension and vascular dysfunction. J Exp Med. 2007;204(10):2449-60.
43. Withers SB, Forman R, Meza-Perez S, Sorobetea D, Sitnik K, Hopwood T, et al. Eosinophils are key regulators of perivascular adipose tissue and vascular functionality. Sci Rep. 2017;7: 44571.
44. Ji H, Pai AV, West CA, Wu X, Speth RC, Sandberg K. Loss of resistance to angiotensin II-induced hypertension in the jackson laboratory recombination-activating gene null mouse on the C57BL/6J background. Hypertension. 2017;69(6):1121-7.
45. Campbell KA, Lipinski MJ, Doran AC, Skaflen MD, Fuster V, McNamara CA. Lymphocytes and the adventitial immune response in atherosclerosis. Circ Res. 2012;110(6):889-900.
46. Fernández-Alfonso MS, Gil-Ortega M, Aranguez I, Souza D, Dreifaldt M, Somoza B, Dashwood MR. Role of PVAT in coronary atherosclerosis and vein graft patency: friend or foe? Br J Pharmacol. 2017;174(20):3561-72.
47. Mikolajczyk TP, Nosalski R, Szczepaniak P, Budzyn K, Osmenda G, Skiba D, et al. Role of chemokine RANTES in the regulation of perivascular inflammation, T-cell accumulation, and vascular dysfunction in hypertension. FASEB J. 2016;30(5):1987-99.
48. Nosalski R, Guzik TJ. Perivascular adipose tissue inflammation in vascular disease. Br J Pharmacol. 2017;174(20):3496-3513.
49. O'Rourke MF, Hashimoto J. Mechanical factors in arterial aging: a clinical perspective. J Am Coll Cardiol. 2007;50(1):1-13.

Alterações vasculares da gestação (eclâmpsia e pré-eclâmpsia)

Regina Coeli Marques de Carvalho
Maria Elizabeth Navegantes Caetano Costa

CLASSIFICAÇÃO DAS SÍNDROMES HIPERTENSIVAS NA GESTAÇÃO

As síndromes hipertensivas na gestação (SHG) abrangem hipertensão crônica (HC), hipertensão gestacional (HG), pré-eclâmpsia sobreposta à hipertensão crônica (PEHC), pré-eclâmpsia (PE) e eclâmpsia (EC)[1-4] (Figura 1).

As alterações hemodinâmicas que ocorrem durante o período gestacional podem mascarar o diagnóstico de HC no primeiro e segundo trimestres, pela diminuição fisiológica da resistência vascular sistêmica e pelo descenso da pressão arterial, principalmente da 16ª à 18ª semana de gestação.[4,5] De 20 a 50% das mulheres com HC podem desenvolver PEHC, sendo ainda mais alta (75%) caso tenha lesão em órgão-alvo.[5]

A pré-eclâmpsia (PE)/eclâmpsia (EC) é um distúrbio multissistêmico da gravidez, definido pelo aparecimento de hipertensão após a 20ª semana de gestação. Recentemente, a definição da PE foi ampliada pelo Colégio Americano de Obstetras e Ginecologistas (ACOG), em 2019 e 2020,[2] e endossado pela Sociedade Brasileira de Cardiologia (SBC), referida no Posicionamento de Cardiopatias na Gestação,[3] Sociedade Internacional para o Estudo da Hipertensão na Gravidez (ISSHP),[4] com os critérios apresentados na Tabela 1.

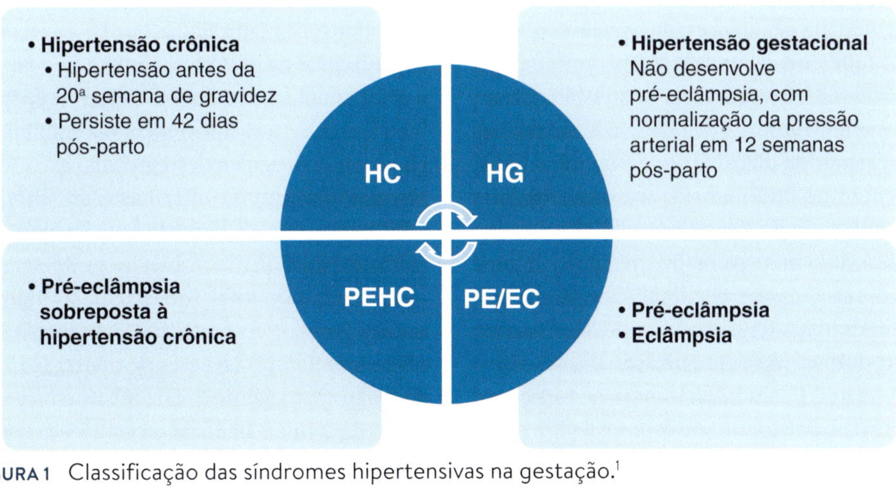

FIGURA 1 Classificação das síndromes hipertensivas na gestação.[1]

TABELA 1 Critérios do diagnóstico de pré-eclâmpsia[2]

Pressão arterial	PAS ≥ 140 mmHg e/ou PAD ≥ 90 mmHg em pelo menos duas ocasiões, medidas com intervalo de 4 horas, em mulheres previamente normotensas, de início recente e após a 20ª semana de gestação
Proteinúria	RPC ≥ 30 mg/mol; proteinúria de 24 h ≥ 300 m ou ≥ 2 +, na tira reagente
Disfunção orgânica materna	Lesão renal aguda (creatinina ≥ 1 mg/dL); alteração hepática (transaminases > 40 UI/L), com ou sem dor no quadrante superior direito ou dor abdominal epigástrica; alterações neurológicas (estado mental alterado, cegueira, acidente vascular encefálico, clônus, dores de cabeça severas e escotomas visuais persistentes); alterações hematológicas (plaquetas < 150.000/µ, hemólise)
Disfunção uteroplacentária	Restrição do crescimento fetal, Doppler da artéria umbilical anormal ou natimorto

PAD: pressão arterial diastólica; PAS: pressão arterial sistólica; RPC: relação proteína/creatinina.

A PE com sinais e/ou sintomas de deterioração clínica e/ou laboratorial substituiu a denominação descrita anteriormente, como PE severa ou grave (Quadro 1).

ASPECTOS ETIOPATOGÊNICOS E FISIOPATOLÓGICOS DA PRÉ-ECLÂMPSIA

Placentação

Inúmeras teorias são propostas para explicar a ocorrência de pré-eclâmpsia, sendo as mais amplamente aceitas atualmente a da vasculopatia decidual e a da isquemia placentária, que envolvem aspectos imunológicos, genéticos e o desequilíbrio de substâncias pró e antiangiogênicas que levam a anormalidades iniciais da placentação e implantação da placenta no endométrio, seguida, em uma segunda fase, de lesão endotelial e lesões em órgãos-alvo no organismo materno.

A vasculopatia decidual vem recebendo cada vez mais atenção no campo da medicina reprodutiva.[6] A decidualização é o processo que adapta o endométrio para se tornar receptivo ao blastocisto e é essencial para a formação da interface materno-fetal. As células do estroma endometrial humano (hESCs) se diferenciam, em resposta a estímulos hormonais (estrógeno e progesterona), e formam a decídua, um tecido com capacidade de detectar e responder a estímulos placentários e embrionários, protegendo o feto do sistema imunológico materno e do estresse oxidativo, permitindo a angiogênese e preparando a vasculatura materna para apoiar o desenvolvimento embrionário durante a gravidez. A resistência à decidualização é uma resposta aberrante do endométrio a sinais de diferenciação dirigidos por hormônios, acarretando a incapacidade do "solo" materno de sofrer modificações teciduais e a remodelação arterial das artérias espiraladas que leva a resultados adversos na gravidez, como a PE.[7] Novas e emergentes evidências prospectivas apoiam o conceito de que deficiência ou defeitos na (pré)decidualização, desregulação do número de células imunes uterinas e/ou fenótipo antecedem a pré-eclâmpsia.[8]

A invasão do trofoblasto pode ser influenciada por uma infinidade de fatores regulatórios, como citocinas, moléculas de adesão, metaloproteinases de matriz (MMP) e tensão de oxigênio e vários fatores angiogênicos, como o fator de crescimento endotelial vascular A (VEGF-A), essencial para o

QUADRO 1 Pré-eclâmpsia com sinais e/ou sintomas de deterioração clínica
1. PA ≥ 160 e/ou 110 mmHg, confirmada por intervalo de 15 minutos, preferencialmente após período de repouso e com a paciente sentada
2. Sinais de iminência de eclâmpsia: confusão mental, cefaleia, fotofobia e escotomas visuais; náuseas, vômitos, dor epigástrica ou em hipocôndrio direito
3. Eclâmpsia: desenvolvimento de convulsões tônico-clônicas em pacientes com PE
4. Plaquetopenia (contagem de plaquetas < 150.000/mm^3), produtos da degradação da fibrina e ativação da antitrombina III tornam-se presentes, indicando coagulação intravascular
5. Síndrome HELLP: o termo HELLP deriva do inglês e refere-se à associação de intensa hemólise (*hemolysis*), comprometimento hepático (*elevated liver enzymes*) e consumo de plaquetas (*low platelets*) em pacientes com pré-eclâmpsia, relacionada a anemia hemolítica microangiopática e vasoespasmo no fígado materno
6. Insuficiência renal aguda: creatinina sérica ≥ 1 mg/dL ou duplicação da concentração sérica na ausência de outra doença renal
7. Função hepática prejudicada (ALT/AST = 2× o limite superior da normalidade)
8. Dor epigástrica ou dor epigástrica grave persistente no quadrante superior direito
9. Edema pulmonar

desenvolvimento vascular placentário, e o fator de crescimento placentário (PLGF), membro da família pró-angiogênico do VEGF, abundantemente expresso na placenta e que atua potencializando a ação do VEGF-A. Há também fatores angiogênicos, como a tirosina quinase 1 semelhante a fms solúvel (sFlt-1), importante na regulação da homeostase angiogênica durante a gravidez.[6] O sFlt-1 e o PLGF são expressos na placenta e de forma extraplacentária em células endoteliais vasculares, fibroblastos, osteoblastos, células musculares lisas e monócitos. Um desequilíbrio entre esses fatores, pró e antiangiogênicos (ou seja, aumento da razão sFlt-1/PLGF), resulta em um estado antiangiogênico e favorece o desenvolvimento da PE.[6]

O desequilíbrio da pressão parcial de oxigênio na circulação placentária fetal leva à superexpressão do fator induzível por hipóxia 1-alfa (HIF-1-alfa), o principal regulador da homeostase do oxigênio, que reage rapidamente à baixa tensão de O_2 celular.[7] Estudos mostram que mulheres com PE apresentam níveis placentários de HIF-1-alfa persistentemente elevados e estes promovem a transcrição de genes que codificam fatores antiangiogênicos como a endoglina solúvel (sEng) e a sFlt-1, que são transferidas para o circulação materna e causam disfunção endotelial materna.[8] A sFLT1 se liga fortemente ao VEGF-A e ao PLGF, atuando como um receptor, sequestrando o VEGF e o PLGF, que são essenciais na angiogênese fisiológica normal dos vasos embrionários.[9] A endoglina (ENG),[10] mais uma proteína induzida por hipóxia implicada na PE, está localizada nas células endoteliais, no sinciciotrofoblasto e citotrofoblasto. A ENG existe na forma pró-angiogênica ligada à membrana ou na forma antiangiogênica solúvel (sENG). A superexpressão da ENG leva ao aumento da sENG, que na circulação materna inibe a ativação endotelial do óxido nítrico sintase (eNOS), interferindo tanto na angiogênese quanto na vasoconstrição sistêmica.

A gestação fisiologicamente normal é caracterizada como um período pró-oxidante, com produção de espécies reativas de oxigênio (ERO).[11] Na PE existe uma exacerbação desse estresse oxidativo, resultando em danos às organelas celulares, especialmente nas mitocôndrias, com aumento do catabolismo das purinas e diminuição da biodisponibilidade do óxido nítrico (ON).[12] O ON é um dos principais reguladores do fluxo sanguíneo placentário, está ativamente envolvido na invasão endovascular do citotrofoblasto e no desenvolvimento da placenta, sendo um mediador da formação do VEGF e de capilares funcionais.

Sistema renina-angiotensina/endotelina e pré-eclâmpsia

O sistema renina-angiotensina (SRA) desempenha um papel crucial no desenvolvimento e nas funções placentárias.[13] Os componentes do SRA são expressos tanto na unidade uteroplacentária como na decídua, sugerindo a existência de dois locais do SRA relacionados à gravidez, um decidual e um placentário, juntos formando o SRA uteroplacentário.

Mulheres com a PE apresentam níveis aumentados de renina ativa no tecido coriônico e manifestam respostas pressóricas exageradas à Ang II, possivelmente, pelo aumento da expressão do AT1R, mas também pela presença de autoanticorpos do receptor de angiotensina II tipo 1 (AT1-AA).[14] Os AT1-AA podem desempenhar um papel crítico na patogênese da PE, pois apresentam a mesma afinidade e capacidade de ativar o AT1R, promovendo vasoconstrição pela ativação da endotelina (ET-1), aumento da produção de ERO, estímulo à produção placentária de fatores antiangiogênicos sFLT1 e sENG, ativação de fatores pró-inflamatórios e liberação de vasopressina, além da produção de aldosterona.

Sistema nervoso autônomo

O sistema nervoso autônomo (SNA) tem papel na adaptação do sistema cardiovascular à gravidez. Em uma gravidez saudável ocorre atenuação do barorreflexo e predomina a modulação simpática, que está aumentada precocemente na gestação e aumenta progressivamente até o terceiro trimestre, retornando aos níveis pré-gestacionais logo após o parto.[15] No entanto, a mudança do equilíbrio simpato-vagal para uma dominância simpática tem sido associada a distúrbios hipertensivos gestacionais, como a PE, demonstrada por testes de reflexos cardiovasculares, como as análises da variabilidade da frequência cardíaca (VFC), da pressão arterial e da sensibilidade do barorreflexo (SBR).[16]

EXAMES COMPLEMENTARES

Exames complementares no primeiro trimestre da gestação

A combinação de fatores maternos e biomarcadores pode fornecer uma estratificação de risco para a PE no primeiro trimestre. Extensas pesquisas na última década levaram à identificação de quatro biomarcadores potencialmente úteis da 11ª à 13ª semana de gestação: a pressão arterial média (PAM), o índice de pulsatilidade da artéria uterina, a proteína plasmática A associada à gravidez sérica (PAPP-A) e o PLGF. A relação sFlt-1/PLGF foi aprovada como auxílio diagnóstico para a PE, em conjunto com outros achados clínicos, sendo considerado melhor preditor de risco do que qualquer biomarcador sozinho.[18] Na pré-eclâmpsia, os níveis séricos maternos circulantes de sFlt-1 estão aumentados e os níveis de PLGF estão diminuídos.[17]

Uma calculadora de risco de desfechos maternos graves, incluindo a PE (*fullPIERS model*), foi desenvolvida e validada para auxiliar o clínico na avaliação do percentual de risco que sua paciente está correndo em um prazo de sete dias.[18] Os resultados sugeridos não substituem o julgamento clínico.

MEDIDAS DE PREVENÇÃO DE PRÉ-ECLÂMPSIA

Ácido acetilsalicílico

O ácido acetilsalicílico (AAS) é um anti-inflamatório não esteroidal (AINE) que atua principalmente por meio da inibição de duas isoenzimas da cicloxigenase (COX-1 e COX-2). O AAS, ao inibir a COX-1, inibe a superexpressão de sFlt-1, que está elevada desde as primeiras semanas de gestação em mulheres com risco de desenvolvimento de PE. Nas doses de 60 a 150 mg/dia, o AAS acetila irreversivelmente a COX-1, resultando em diminuição da síntese plaquetária. A recomendação para o uso do AAS depende da estratificação do risco materno (Tabela 2). O AAS é seguro para uso na gravidez.[19]

Cálcio

A Organização Mundial da Saúde (OMS) recomenda que, em populações nas quais a ingestão dietética de cálcio é baixa, as mulheres grávidas recebam de 1,5 a 2 g de cálcio elementar diariamente, particularmente aquelas com risco aumentado de PE. Mais pesquisas são necessárias para confirmar a associação da redução nos resultados adversos da gravidez.[20]

NOVAS INTERVENÇÕES PARA A PREVENÇÃO DA PRÉ-ECLÂMPSIA

- **Estatinas:** em estudos com modelos animais, a pravastatina aumenta a produção de PLGF e inibe a produção de sFlt-1, estimula a invasão do trofoblasto, atua como agente anti-inflamatório e antioxidante, protege o endométrio, diminui a produção de TxA2 e inibe a adesão plaquetária. Todos esses efeitos combinados visam a neutralizar os mecanismos biológicos que resultam no fenótipo PE.[21]
- **Metformina:** tem sido sugerido que a metformina pode proporcionar uma redução, dependente da dose, do sFlt-1 e da sEng e

TABELA 2 Estratificação de risco materno e recomendações para o uso do ácido acetilsalicílico

Nível de risco	Fatores de risco	Recomendações
Alto risco	PE prévia, gestações múltiplas Hipertensão crônica Diabetes tipos 1 e 2 Doença renal Doença autoimune (lúpus/SAAF)	Recomenda-se o uso de AAS em baixa dose (81 mg) na presença de 1 ou mais fatores de alto risco Iniciar entre a 12ª e a 28ª semana de gestação (idealmente antes da 16ª semana) e continuar diariamente até a 36ª semana de gestação
Moderado	Nuliparidade Obesidade (IMC > 30) História familiar de PE Afro-americanas Idade ≥ 35 anos Genitora de RN de baixo peso ou PIG/intervalo de > 10 anos da última gestação/eventos adversos prévios	Considerar o uso de AAS em baixa dose (81 mg) na presença de 1 ou mais fatores de risco moderado Iniciar entre a 12ª e a 28ª semana de gestação (idealmente antes da 16ª semana) e continuar diariamente até a 36ª semana de gestação
Baixo risco	Gestações a termo	**Não é recomendado o uso de AAS**

neutraliza a inibição da vasculogênese por esses fatores angiogênicos, o que lhe confere potencialidade para prevenção da PE.[21]

- **Esomeprazol:** estudos pré-clínicos mostraram que o esomeprazol pode inibir a produção de sFlt-1 e sEng, ter um efeito vasodilatador e diminuir a disfunção endotelial.[21]

ANTI-HIPERTENSIVOS ORAIS NA SÍNDROME HIPERTENSIVA NA GRAVIDEZ

Todos os anti-hipertensivos atravessam a barreira placentária e, por isso, o uso terapêutico de tais fármacos exige a análise de risco-benefício com individualização do tratamento.

É recomendado iniciar o tratamento com anti-hipertensivos orais quando a pressão arterial sistólica (PAS) estiver entre 140 e 155 mmHg e a pressão arterial diastólica (PAD), entre 90 e 105 mmHg no consultório ou ≥ 135/85 mmHg no monitoramento domiciliar da pressão arterial (MRPA). A meta do tratamento é manter a PAS entre 110 e 140 mmHg e a PAD entre 80 e 85 mmHg. Na eventualidade da PAD ≤ 80 mmHg, os anti-hipertensivos devem ser reduzidos ou cessados. Inicialmente, considerar sempre a monoterapia com fármacos de primeira linha: metildopa, bloqueadores dos canais de cálcio (BCC) e betabloqueadores (exceto atenolol) (Tabela 3). Caso os níveis ideais da pressão arterial não sejam alcançados, associar anti-hipertensivos considerados de segunda linha: clonidina, hidralazina pode ser considerado para o controle pressórico. O labetolol não é comercializado no Brasil e o atenolol está relacionado com restrição do crescimento fetal. Pequenos ensaios clínicos e observacionais ou estudos sugerem que anlodipino, clonidina e os diuréticos tiazídicos provavelmente são seguros na gravidez. Todos os bloqueadores do SRA devem ser evitados durante a gravidez, especialmente durante o segundo e terceiro trimestres, por interferir na função renal do feto. A espironolactona é proscrita por ter efeito antiandrogênico durante o desenvolvimento fetal.[2-4]

EMERGÊNCIA HIPERTENSIVA (PA ≥ 160/110 mmHg)

- Para o tratamento de hipertensão grave, a maioria das diretrizes recomenda hidralazina IV e nifedipino oral, principalmente quando o acesso intravenoso não está disponível.[2-4]
- **Hidralazina:** dose inicial de 5 mg por via intravenosa (dose máxima de 20 mg) em *bolus*, lentamente, durante 1 a 2 minutos,

TABELA 3 Anti-hipertensivos orais

Droga	Seguro	Dosagem
Metildopa	Sim	250 mg, 2 ou 3×/dia (máximo 3 g/dia)
Nifedipino	Sim	Dose máxima de 120 mg/dia
Anlodipino	Sim	5-10 mg/dia
Betabloqueador	Sim	Metoprolol (50-200mg 1×/dia); carvedilol (12,5-50 mg, 1 ou 2×/dia); bisoprolol (5-20 mg 1×/dia)
	Não (Atenolol)	
iECA/BRA	Não	
Hidralazina	Sim	25 mg/dia 4×/dia (máximo 200 mg/dia)

e, se necessário, repetir 5 mg a cada 20 minutos.[2-4]

- **Nifedipino:** dose inicial de 10 a 20 mg por via oral. A dose pode ser repetida em 20 minutos. Manutenção de 10 a 20 mg a cada 2 a 6 horas com a dose diária máxima de 120 mg. Repetir a medicação se pressão arterial > 155/105 mmHg e administrar no máximo três doses.[2-4]
- **Nitroglicerina:** considerar como medicamento de escolha na PE associada com o edema agudo de pulmão (infusão intravenosa de 5 mg/min, aumentando gradualmente a cada 3-5 min até uma dose máxima de 100 mg/min).[2-4]
- **Nitroprussiato de sódio:** deve ser considerado em situações excepcionais, como hipertensão refratária ou hipertensão grave com risco de morte materna. O tratamento prolongado com nitroprussiato de sódio está associado ao risco fetal por intoxicação pelo cianeto, produto metabólico do nitroprussiato de sódio.[2-4]
- **Sulfato de magnésio (MgSO4):** considerado o medicamento de escolha para o tratamento de eminência de eclâmpsia. Dose de ataque: (MgSO4 50% – ampola com 10 mL – contém 5 g de magnésio) – 4 a 6 g de MgSO4 por via intravenosa, em dose única; dose de manutenção: 1 a 2 g por hora, por via intravenosa. É preciso manter o MgSO4 por 24 horas após o parto ou após a última convulsão.

PRÉ-ECLÂMPSIA OU ECLÂMPSIA PÓS-PARTO

Embora as definições variem, o diagnóstico de pré-eclâmpsia pós-parto deve ser considerado em mulheres com hipertensão de início recente de 48 horas a 6 semanas após o parto. A pré-eclâmpsia pós-parto de início recente é uma doença pouco estudada, com poucas diretrizes baseadas em evidências para orientar o diagnóstico e o manejo. Semelhante ao manejo da PE com início antes do parto, a pedra angular do manejo da PE pós-parto é o tratamento agudo da hipertensão grave.[22]

REFERÊNCIAS

1. Roberts JM, August PA, Bakris G, Barton JR, Bernstein IM, Druzin ML, et al. Hypertension in pregnancy: report of the American College of Obstetricians and Gynecologists' Task Force on Hypertension in Pregnancy. Obstet Gynecol. 2013;122:1122-31.
2. Garovic VD, Dechend R, Easterling T, Karumanchi SA, McMurtry Baird S, Magee LA, et al.; American Heart Association Council on Hypertension; Council on the Kidney in Cardiovascular Disease, Kidney in Heart Disease Science Committee; Council on Arteriosclerosis, Thrombosis and Vascular Biology; Council on Lifestyle and Cardiometabolic Health; Council on Peripheral Vascular Disease; and Stroke Council. Hypertension in pregnancy: diagnosis, blood pressure goals, and pharmacotherapy: a scientific statement from the American Heart Association. Hypertension. 2022;79(2):e21-e41.
3. Avila WS, Leal TCAT. Posicionamento da Sociedade Brasileira de Cardiologia para Gravidez e Planejamento Familiar na Mulher Portadora de Cardiopatia – 2020. Arq. Bras. Cardiol. 2020;114(5).
4. Magee LA, Brown MA, Hall DR, Gupte S, Hennessy A, Karumanchi SA, et al. The 2021 International Society for the Study of Hypertension in Pregnancy classification, diagnosis & management recommendations for international practice. Pregnancy Hypertens. 2022; 27:148-69.
5. American College of Obstetricians and Gynecologists' Committee on Practice Bulletins—Obstetrics. ACOG Practice Bulletin No. 203: chronic hypertension in pregnancy. Obstet Gynecol. 2019;133:e26-e50.
6. Opichka MA, Rappelt MW, Gutterman DD, Grobe JL, McIntosh JJ. Vascular dysfunction in preeclampsia. Cells. 2021;10(11):3055.
7. Garrido-Gómez T, Castillo-Marco N, Cordero T, Simón C. Decidualization resistance in the origin of preeclampsia. Am J Obstet Gynecol. 2022;226(2S):S886-S894.
8. Iriyama T, Wang W, Parchim NF, Song A, Blackwell SC, Sibai BM, et al. Hypoxia-independent upregulation of placental hypoxia inducible factor-1α gene expression contributes to the pathogenesis of preeclampsia. Hypertension. 2015;65(6):1307-15.

9. Rana S, Burke SD, Karumanchi SA. Imbalances in circulating angiogenic factors in the pathophysiology of preeclampsia and related disorders. Am J Obstet Gynecol. 2022;226(2S):S1019-S1034.
10. Schmella MJ, Assibey-Mensah V, Parks WT, Roberts JM, Jeyabalan A, Hubel CA, Catov JM. Plasma concentrations of soluble endoglin in the maternal circulation are associated with maternal vascular malperfusion lesions in the placenta of women with preeclampsia. Placenta. 2019; 78:29-35.
11. Tenório MB, Ferreira RC, Moura FA, Bueno NB, de Oliveira ACM, Goulart MOF. Crosstalk between oxidative stress and inflammation in preeclampsia. Oxid Med Cell Longev. 2019;2019:8238727.
12. Dymara-Konopka W, Laskowska M. The role of nitric oxide, ADMA, and homocysteine in the etiopathogenesis of preeclampsia-review. Int J Mol Sci. 2019;20(11):2757.
13. Yart L, Roset Bahmanyar E, Cohen M, Martinez de Tejada B. Role of the uteroplacental renin-angiotensin system in placental development and function, and its implication in the preeclampsia pathogenesis. Biomedicines. 2021;9(10):1332.
14. Campbell N, LaMarca B, Cunningham MW Jr. The role of agonistic autoantibodies to the angiotensin II type 1 receptor (AT1-AA) in pathophysiology of preeclampsia. Curr Pharm Biotechnol. 2018;19(10):781-5.
15. Spradley FT. Sympathetic nervous system control of vascular function and blood pressure during pregnancy and preeclampsia. J Hypertens. 2019;37(3):476-87.
16. Chaswal M, Kapoor R, Batra A, Verma S, Yadav BS. Heart rate variability and cardiovascular reflex tests for assessment of autonomic functions in preeclampsia. Int J Hypertens. 2018; 2018:8163824.
17. Poon LC, Shennan A, Hyett JA, Kapur A, Hadar E, Divakar H, et al. The International Federation of Gynecology and Obstetrics (FIGO) initiative on pre-eclampsia: A pragmatic guide for first-trimester screening and prevention. Int J Gynaecol Obstet. 2019;145 Suppl 1(Suppl 1):1-33.
18. von Dadelszen P, Payne B, Li J, Ansermino JM, Broughton Pipkin F, Cote AM, et al.; PIERS Study Group. Prediction of adverse maternal outcomes in pre-eclampsia: development and validation of the fullPIERS model. Lancet. 2011;377(9761): 219-27.
19. ACOG Committee Opinion No. 743: Low-dose aspirin use during pregnancy. Obstet Gynecol. 2018;132(1):e44-e52.
20. Hofmeyr GJ, Manyame S, Medley N, Williams MJ. Calcium supplementation commencing before or early in pregnancy, for preventing hypertensive disorders of pregnancy. Cochrane Database Syst Rev. 2019;9(9):CD011192.
21. Ma'ayeh M, Rood KM, Kniss D, Costantine MM. Novel interventions for the prevention of preeclampsia. Curr Hypertens Rep. 2020;22(2):17.
22. Hauspurg A, Jeyabalan A. Postpartum preeclampsia, or eclampsia: defining its place and management among the hypertensive disorders of pregnancy. Am J Obstet Gynecol. 2022; 226(2S): S1211-S1221.

25

Hipertensão arterial e lesões microvasculares

Osni Moreira Filho

INTRODUÇÃO

As complicações cardiovasculares decorrem de modificações deletérias tanto nos grandes e médios vasos quanto na microcirculação. As doenças vasculares são multifatoriais, mas a dinâmica da pressão arterial (PA) exerce papel importante em sua gênese.[1]

O conceito de microcirculação pode não ser considerado como unívoco. Por exemplo, um consenso europeu que analisa a microcirculação sublingual para fins de manejo de pacientes em situação clínica crítica, traz como definição de microvasos aqueles com diâmetro menor que 20 μm, incluindo arteríolas, capilares e vênulas.[2] Já autores que se concentram mais no conceito de resistência englobam em seus estudos vasos menores que 350 μm, incluindo as pequenas artérias.[3]

Um entendimento que vem emergindo é que a disfunção microvascular de órgãos específicos seria a expressão de uma doença sistêmica, que pioraria com a idade, sendo acelerada pelos fatores de risco vasculares. Englobaria um amplo espectro de situações, que envolvem cardiopatia isquêmica, insuficiência renal, acidentes vasculares encefálicos, oftalmopatias, hipertensão pulmonar e déficits cognitivos.[4]

Para os fins de estudo deste capítulo, será considerada a interação da PA na microcirculação em alguns domínios específicos. Serão analisadas modificações retinianas, cerebrais e renais.

FISIOPATOLOGIA

A interação deletéria tende a ser bidirecional. Alterações nas artérias de resistência interferem na onda de reflexão da PA, ocasionando lesões nos grandes vasos. Já o aumento da PA sistólica e na pressão de pulso nos grandes vasos, transmitidos à microcirculação, igualmente representam um potencial mecanismo de agressão aos pequenos vasos.[5] Processos que trazem aumento da rigidez dos grandes vasos promovem remodelamento interno nas pequenas artérias, o que, por sua vez, leva ao aumento da resistência vascular e da PA, e, em consequência, mais aumento de rigidez dos grandes vasos, fechando um ciclo insidioso que se retroalimenta.[6] A PA na microcirculação é dependente do tônus vasomotor local. A camada média dos pequenos vasos e a camada endotelial compõem o teatro onde interagem os numerosos fatores determinantes daquele tônus.

Disfunção endotelial

O endotélio participa ativamente do processo fisiopatológico das complicações microvasculares, em virtude de um comportamento disfuncional. A disfunção endotelial (DE) é uma expressão fenotípica do endotélio com características vasoconstritoras, pró-inflamatórias e pró-trombóticas.

A relação entre a DE e a hipertensão arterial (HA) é igualmente bidirecional, com ambas as situações agravando-se mutuamente.[7] Participam da complexa interação no microambiente endotelial mediadores vasoconstritores, como a angiotensina II, a endotelina-1, compostos reativos de oxigênio e mediadores vasodilatadores, como o óxido nítrico e o fator hiperpolarizante derivado do endotélio (FHDE). Numerosas outras moléculas, em um contexto endócrino, parácrino ou autócrino, modulam a função endotelial. A interação inter e intracelular se dá por meio de receptores ligados a enzimas (guanilato ciclase solúvel e proteínas serina/treonina quinases), receptores ligados à proteína G (Gq-Alfa, Gi-Alfa e Gs-Alfa) e canais iônicos (cálcio e potássio). Os segundos mensageiros cruciais são cinco: diacilglicerol (DAG), inositol trifosfato (IP3), monofosfato cíclico de guanosina (cGMP), monosfosfato cíclico de adenosina (cAMP), e íons cálcio.[7,8]

Parede arterial

A análise das alterações estruturais na microcirculação é desafiadora, mas desde 1980 têm sido desenvolvidas muitas técnicas de visualização direta e de avaliação *in vitro*.[9,10]

Quando há remodelamento vascular, ele pode ser classificado conforme critérios diversos. Quando o critério é a espessura da parede vascular, o remodelamento pode ser hipotrófico, eutrófico e hipertrófico, quando a espessura diminui, se mantém ou aumenta, respectivamente. Quando se considera o diâmetro total do vaso, o remodelamento será chamado de concêntrico ou negativo, quando o diâmetro total diminui; e excêntrico ou positivo quando ele aumenta.[11]

A maior parte dos dados levantados indica que nas artérias de resistência a HA primária leva a aumento de espessura da camada média, redução luminal, redução do diâmetro total do vaso e aumento da relação média/lúmen, sem significativo aumento da quantidade total de tecido da parede do vaso. Dessa forma, o padrão de remodelamento é eutrófico e concêntrico. Artérias de resistência mantidas em condição de vasoconstrição evoluem para remodelamento eutrófico.[12] As células da parede arterial sofrem influências de modificações nas moléculas de adesão, como as integrinas, e dos elementos da matriz extracelular, como colágeno e elastina.[13] A manutenção da área transversa total dos vasos sofre influência de processos de apoptose nas camadas mais externas.[14]

Já em algumas situações de HA secundária, como na hipertensão renovascular e no hiperaldosteronismo primário, ocorre aumento da espessura da parede do vaso, envolvendo hiperplasia e hipertrofia das células musculares lisas, denotando um padrão de remodelamento hipertrófico.[3] Pacientes com *diabetes mellitus* (DM) e HA igualmente desenvolvem esse padrão, com participação do sistema renina-angiotensina-aldosterona (SRAA),[15] processos inflamatórios e profibróticos[3] em sua fisiopatologia.

Rarefação capilar

Além da disfunção endotelial e das alterações estruturais das paredes vasculares, a HA é acompanhada de rarefação capilar, tanto anatômica, com a diminuição da densidade capilar, como funcional, com a não perfusão de capilares existentes.[16] Essa não perfusão aparentemente deriva de alterações nas arteríolas pré-capilares, com maior sensibilidade aos estímulos vasoconstritores e menor resposta aos estímulos vasodilatadores endotélio-dependentes.[16] Tais alterações não só modificam a resistência vascular periférica, como igualmente a distribuição do fluxo sanguíneo nos órgãos, levando a hipofluxo localizado e alterações no metabolismo local.

EFEITOS DOS ANTI-HIPERTENSIVOS

Uma questão a ser levantada é se os tratamentos anti-hipertensivos trazem benefício à microcirculação. Aparentemente são benéficos, mas não de forma homogênea.[17]

Inibidores da enzima conversora da angiotensina, como cilazapril e perindopril, demonstraram normalização da estrutura microvascular em hipertensos. Os bloqueadores do receptor AT_1, da angiotensina II (como candersartana, losartana e irbersartana) e bloqueadores dos canais de cálcio igualmente melhoraram a estrutura das artérias de resistência, bem como sua função. A eplerenona, um bloqueador mineralocorticoide, melhorou a rigidez nas grandes e pequenas artérias, mas não alterou o padrão de remodelamento, nem a disfunção diastólica. O bloqueio beta-adrenérgico, representado pelo atenolol, não trouxe benefícios à microcirculação.[17]

Em pacientes hipertensos diabéticos, com remodelamento hipertrófico dos vasos, o bloqueio do sistema SRAA promove melhora da função endotelial e do remodelamento, com maior benefício dos bloqueadores dos receptores da angiotensina II tipo I.[15]

MICROCIRCULAÇÃO E RETINA

Introdução

A retinopatia hipertensiva (RH) pode ser definida como o conjunto dos sinais microvasculares que se desenvolvem na retina em resposta ao aumento da PA. Esses sinais são de observação relativamente fácil *in vivo*. Os sintomas visuais propriamente ditos são mais tardios e inespecíficos.

A prevalência da RH não é de simples determinação, pela concomitância de outras doenças, como o DM, que podem causar lesões oculares correlatas. Existe relação entre a duração e a intensidade da HA e o desenvolvimento e o grau da RH. A prevalência é citada desde cerca de 15% a dois terços dos pacientes da amostra.[18]

Fisiopatologia

As alterações oculares podem ser causadas por elevações agudas ou crônicas de pressão arterial. A RH tem sido associada a disfunção endotelial, baixo grau de inflamação e estresse oxidativo. Há fases diversas consideradas na evolução do dano retiniano, conforme a Tabela 1.

TABELA 1 Fases da retinopatia hipertensiva

Fase	Alterações	Sinais
Vasoconstritora	Vasoespasmo localizado Vasoconstrição sustentada	Diminuição da relação arteriovenosa
Esclerótica	Dano endotelial Espessamento intimal Hiperplasia de camada média	Alterações nos cruzamentos arteriolovenulares Acentuação do reflexo dorsal (artérias em fios de cobre e fios de prata)
Exsudativa	Hemorragias superficiais Hemorragias intrarretinianas Exsudação de lipídios Microaneurismas	Hemorragias em chama de vela Hemorragias circunscritas Exsudatos duros Exsudatos algodonosos
Maligna	Isquemia do nervo óptico Edema de papila	Papiledema

Fonte: baseada em dados de Di Marco et al., 2022.[18]

Outros fatores envolvidos na fisiopatologia da RH são hipoxia local, aumento do volume plaquetário (um sinal de ativação plaquetária), alterações no SRRA e espessamento coroidal subfoveal.[18]

Classificações

Classicamente as lesões da retina são classificadas dentro de estágios diferentes, baseados na oftalmoscopia. A classificação inicial foi a Keith-Wagener-Barker, de 1939, mas outras classificações foram utilizadas. Atualmente novas classificações foram propostas, com os modernos métodos de investigação disponíveis.[18] Recentes tecnologias, como tomografia de coerência óptica, angiotomografia de coerência óptica, sistemas com óptica adaptativa e sistemas automatizados com inteligência artificial vêm permitindo incluir novos parâmetros úteis no seguimento dos pacientes, menos operador-dependentes. Quando mais universalizadas, tais tecnologias devem facilitar a análise e o seguimento da RH.[18]

Doenças vasculares associadas

A presença da retinopatia é indicativa de risco aumentado de outras complicações vasculares.[19] Por exemplo, a chance de acidente vascular encefálico (AVE) é duas vezes maior quando a RH está presente. Exsudatos duros igualmente dobram a chance de AVE. Uma menor relação arteriovenosa retiniana está associada com maior prevalência de AVE. A presença de retinopatia é maior na doença renal crônica (DRC) do que na sua ausência. A presença de DRC torna mais provável a degeneração macular.[19]

Manejo

Vem ocorrendo um progressivo aumento da compreensão da RH, com maior precocidade no diagnóstico, mas o manejo clínico ainda tem mais caráter preventivo. A meta principal é o controle pressórico, conforme determinado pelas diretrizes das sociedades especializadas, tendo em vista que a retinopatia é considerada lesão em órgão-alvo.[20]

MICROCIRCULAÇÃO E CÉREBRO

Introdução

As doenças microvasculares cerebrais são comuns. Ocorrem com 6 a 10 vezes mais frequência que o AVE sintomático. Até 25% das pessoas acima de 80 anos tiveram pelo menos um AVE silencioso. Estima-se que para cada AVE sintomático ocorram cerca de dez alterações cerebrais silenciosas. A incidência aumenta com a idade, mas sem diferenças quanto ao sexo. Hiperintensidades na substância branca passam de uma frequência de 5% em torno dos 50 anos de idade para próximo de 100% após os 90 anos. Sinais de micro-hemorragias cerebrais, que ocorrem em cerca de 6,5% dos indivíduos com 45 a 50 anos, têm prevalência em torno de 36% em indivíduos entre 80 e 90 anos.[21]

Etiopatogenia

As doenças microvasculares são situações comuns, de etiopatogenia bastante diversa, conforme a Tabela 2.

Em se tratando de doença microvascular cerebral dependente de HA, a arteriolosclerose é a mais relevante. São sinônimos: doença microvascular relacionada à idade e doença microvascular relacionada aos fatores de risco. Do ponto de vista patológico, é caracterizada por perda de fibras musculares lisas da túnica média, depósitos fibro-hialinos, estreitamento luminal e espessamento da parede do vaso. Ainda estão presentes formas distais de aterosclerose (microateromas)

TABELA 2 Classificação etiopatogênica das doenças dos pequenos vasos cerebrais

Tipos	Descrição
Tipo 1	Arteriolosclerose
Tipo 2	Angiopatia cerebral amiloidótica hereditária ou esporádica
Tipo 3	Doenças dos pequenos vasos cerebrais herdadas ou genéticas, diversas da angiopatia cerebral amiloidótica
Tipo 4	Doenças dos pequenos vasos cerebrais com mediação inflamatória ou imunológica
Tipo 5	Colagenose venosa
Tipo 6	Outras doenças dos pequenos vasos cerebrais

Fonte: baseada em dados de Pantoni, 2010.[1]

e alongamento e dilatação dos vasos (microaneurismas).[1]

Tais alterações podem trazer consequências isquêmicas e/ou hemorrágicas, como macro-hemorragias ou micro-hemorragias. Vasos com paredes mais espessas tenderiam a macro-hemorragias. O sangramento ocorreria quando a progressão das alterações já descritas atingisse o ponto de ruptura do vaso.[1]

O mecanismo das complicações isquêmicas é mais hipotético. A diminuição no lume vascular leva a um estado crônico de hipoperfusão da substância branca, o que por fim leva a morte de oligodendrócitos e degeneração das fibras mielínicas. Outro mecanismo não completamente demonstrado é a ocorrência de oclusões focais com isquemia aguda e necrose tecidual completa. Esse seria o processo de gênese dos infartos lacunares (Figura 1).[1]

Apresentação clínica

São múltiplas as manifestações clínicas da doença microvascular cerebral, mas podem ser agrupadas em distúrbios cognitivos, alterações de humor, disfunções esfincterianas, dificuldades de marcha, sinais pseudobulbares e limitações nas atividades da vida diária.

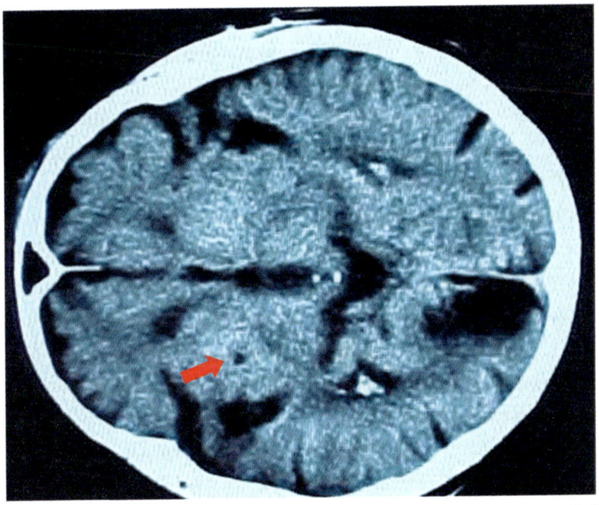

FIGURA 1 Tomografia computadorizada de crânio de paciente hipertenso com infarto lacunar (seta).

Fonte: arquivo pessoal do autor.

Em cada um desses domínios há uma gradação de gravidade e de limitação. A marcha, pode, por exemplo, estar levemente instável nos casos leves. Em casos graves a marcha é impossível, com limitação ao leito.[1]

Cerca de um quarto dos AVE isquêmicos tem origem por doença cerebral microvascular. Tende a ocorrer um quadro agudo menos severo, mas não tem prognóstico evolutivo benigno quanto a mortalidade e sequelas neurológicas.[1]

Neuroimagem

As consequências da doença microvascular no parênquima cerebral são heterogêneas, envolvendo manifestações isquêmicas e hemorrágicas. As lesões hemorrágicas podem se apresentar como macrolesões e microlesões. Já as lesões de substância branca tendem a formar áreas mais ou menos confluentes, bilaterais e simétricas. Esse tipo de lesão é chamado de leucoaraiose. Como regra, a leucoaraiose tem manifestação supratentorial, mas existe uma apresentação infratentorial no tronco cerebral (leucoaraiose pontina). Com frequência, infartos lacunares se associam a lesões de substância branca, sendo comumente vistos em locais como gânglios basais, cápsula interna, tálamo e ponte.[1]

Manejo

Não há nenhum tratamento específico para o AVE de origem microvascular.[21] Consideram-se com eficácia equivalente o uso de antiagregação plaquetária, a trombólise e as medidas de terapia intensiva. Porém, a presença e o grau da doença microvascular poderiam piorar o resultado dessas medidas terapêuticas. Na presença de sinais de doença microvascular cerebral, há preocupações com o risco aumentando de complicações graves no contexto de necessidade de trombólise ou endarterectomia, embora não contraindiquem essas opções terapêuticas.[1] A leucoaraiose é preditora independente de complicações hemorrágicas na anticoagulação após isquemia cerebral.[1] Como exceção, na doença microvascular associada à doença de Fabry há vantagem em terapia específica, com base na administração intravenosa de alfagalactosidase A.[21]

A prevenção do declínio cognitivo por meio de agressiva diminuição da PA é eficiente, conforme demonstrado pelo grupo do estudo Systolic Blood Pressure Intervention Trial (SPRINT).[22] Haveria vantagens de uma dada classe de anti-hipertensivos no que tange às complicações microvasculares cerebrais? No estudo SPRINT, as maiores classes de anti-hipertensivos foram usadas, mas, até o momento da conclusão deste texto, não há análises sobre vantagens de uma classe terapêutica sobre as outras. Um estudo pequeno (292 pacientes) e curto (um ano), avaliando o estado mental por questionário, também não conseguiu demonstrar vantagem entre os anti-hipertensivos utilizados, embora tenha baixo poder estatístico.[23]

MICROCIRCULAÇÃO E RIM

Epidemiologia

A doença renal crônica (DRC) é das causas mais comuns de HA secundária, sendo a hipertensão um importante fator de comorbidade nos pacientes renais. A hipertensão está presente em 80 a 85% dos pacientes com DRC. Para qualquer causa de DRC, a taxa de declínio da função renal aumenta na concomitância da hipertensão, assim como a ocorrência de eventos cardiovasculares na DRC.[24]

Fisiopatologia

Apesar de seu pequeno tamanho relativo, os rins recebem 20% do débito cardíaco.

A microcirculação renal é uma estrutura intrincada, delicadamente organizada. Na DRC há perda de regulação do fluxo sanguíneo microvascular, fibrose localizada e diminuição da densidade dos vasos (rarefação). Há influências deletérias bidirecionais entre a função renal e a dinâmica de sua microcirculação.[25]

A diminuição da ação do óxido nítrico, a ativação do SRAA (em especial via receptor AT1), a ação da endotelina-1 e o aumento do estresse oxidativo levam a numerosas consequências na estrutura e função renal. No território vascular renal ocorrem inflamação, calcificação, enrijecimento, fibrose e esclerose arterial, disfunção endotelial, hiperplasia e hipertrofia da musculatura lisa vascular.[25]

Manejo

Há muitas opções terapêuticas que vêm mostrando benefícios no contexto da doença vascular renal, atuando na modulação do SRAA, na ação da endotelina-1, na modulação autonômica simpática, em canais iônicos de cálcio e sódio e em sistemas enzimáticos específicos, como os cotransportadores de sódio e glicose (SGLT2). Mas ainda há espaço para importantes melhoras nesta área terapêutica.[24] Embora ainda sem aplicação clínica, estudos têm focado no papel dos microRNAs e da microbiota intestinal nas complicações microvasculares renais.[26] Também tem havido progresso em áreas como modulação da ação de fatores de crescimento e citocinas, terapia celular e intervenções genéticas nefroespecíficas.[27]

CONCLUSÕES

A hipertensão arterial altera de forma importante a fisiologia corporal, colaborando para uma série de doenças, de variadas maneiras. O presente texto buscou, de forma genérica, analisar as consequências nos pequenos vasos, bem como aprofundar a discussão nos domínios das doenças microvasculares de retina, cerebrais e renais. A fisiopatologia, o diagnóstico e o manejo vêm sendo mais bem compreendidos, com importante potencial de benefícios aos pacientes hipertensos acometidos pela doença microvascular.

REFERÊNCIAS

1. Pantoni L. Cerebral small vessel disease: from pathogenesis and clinical characteristics to therapeutic challenges. Lancet Neurol. 2010; 9(7):689-701.
2. Ince C, Boerma EC, Cecconi M, De Backer D, Shapiro NI, Duranteau J, et al.; Cardiovascular Dynamics Section of the ESICM. Second consensus on the assessment of sublingual microcirculation in critically ill patients: results from a task force of the European Society of Intensive Care Medicine. Intensive Care Med. 2018;44(3):281-99.
3. Rizzoni D, Agabiti-Rosei E. Structural abnormalities of small resistance arteries in essential hypertension. Intern Emerg Med. 2012;7(3): 205-12.
4. Feuer DS, Handberg EM, Mehrad B, Wei J, Bairey Merz CN, Pepine CJ, Keeley EC. Microvascular dysfunction as a systemic disease: a review of the evidence. Am J Med. 2022;135(9): 1059-68.
5. Rizzoni D, Rizzoni M, Nardin M, Chiarini G, Agabiti-Rosei C, Aggiusti C, et al. Vascular aging and disease of the small vessels. High Blood Press Cardiovasc Prev. 2019;26(3):183-9.
6. Boutouyrie P, Chowienczyk P, Humphrey JD, Mitchell GF. Arterial stiffness and cardiovascular risk in hypertension. Circ Res. 2021;128(7): 864-86.
7. Ambrosino P, Bachetti T, D'Anna SE, Galloway B, Bianco A, D'Agnano V, et al. Mechanisms and clinical implications of endothelial dysfunction in arterial hypertension. J Cardiovasc Dev Dis. 2022;9(5).
8. Loh YC, Tan CS, Ch'ng YS, Yeap ZQ, Ng CH, Yam MF. Overview of the microenvironment of vasculature in vascular tone regulation. Int J Mol Sci. 2018;19(1).
9. Virdis A, Taddei S. How to evaluate microvascular organ damage in hypertension: assessment of endothelial function. High Blood Press Cardiovasc Prev. 2011;18(4):163-7.

10. Rizzoni D, Aalkjaer C, De Ciuceis C, Porteri E, Rossini C, Rosei CA, et al. How to assess microvascular structure in humans. High Blood Press Cardiovasc Prev, 2011. 18(4):169-77.
11. Carmo LS. Mecanismos fisiopatológicos do remodelamento vascular associado à calcificação em camundongos com obesidade e resistência à insulina [tese]. São Paulo: Universidade de São Paulo; 2017. p.113.
12. Bakker EN, van der Meulen ET, van den Berg BM, Everts V, Spaan JA, VanBavel E. Inward remodeling follows chronic vasoconstriction in isolated resistance arteries. J Vasc Res. 2002;39(1):12-20.
13. Intengan HD, Schiffrin. EL. Structure and mechanical properties of resistance arteries in hypertension: role of adhesion molecules and extracellular matrix determinants. Hypertension. 2000;36(3):312-8.
14. Intengan HD, Schiffrin EL. Vascular remodeling in hypertension: roles of apoptosis, inflammation, and fibrosis. Hypertension. 2001;38(3 Pt 2):581-7.
15. Rosei EA, Rizzoni D. Small artery remodelling in diabetes. J Cell Mol Med. 2010;14(5):1030-6.
16. Serné EH, Gans RO, ter Maaten JC, Tangelder GJ, Donker AJ, Stehouwer CD. Impaired skin capillary recruitment in essential hypertension is caused by both functional and structural capillary rarefaction. Hypertension. 2001;38(2):238-42.
17. Schiffrin EL. Circulatory therapeutics: use of antihypertensive agents and their effects on the vasculature. J Cell Mol Med. 2010;14(5):1018-29.
18. Di Marco E, Aiello F, Lombardo M, Di Marino M, Missiroli F, Mancino R, et al. A literature review of hypertensive retinopathy: systemic correlations and new technologies. Eur Rev Med Pharmacol Sci. 2022;26(18):6424-43.
19. Abbas K, Lu Y, Bavishi S, Mishra N, TomThundyil S, Sawant SA, et al. A simple review of small vessel disease manifestation in the brain, retina, and kidneys. J Clin Med,.2022;11(19):1-11.
20. Barroso WKB, Rodrigues CS, Bortolotto LA, Gomes MM, Brandão AA, Feitosa ADM, et al. Diretrizes Brasileiras de Hipertensão Arterial-2020. Arq Bras Cardiol 2021;116(3):516-658.
21. Chojdak-Łukasiewicz J, Dziadkowiak E, Zimny A, Paradowski B. Cerebral small vessel disease: a review. Adv Clin Exp Med. 2021;30(3):349-56.
22. SPRINT MIND Investigators for the SPRINT Research Group, Williamson JD, Pajewski NM, Auchus AP, Bryan RN, Chelune G, et al. Effect of intensive vs standard blood pressure control on probable dementia: a randomized clinical trial. JAMA. 2019;321(6):553-61.
23. Peters R. No clear relationship between antihypertensive class and cognitive function over 12 months in a cohort study of community-dwelling adults aged 80 and over. Ther Adv Chronic Dis. 2019;10:1-9.
24. Ameer OZ. Hypertension in chronic kidney disease: what lies behind the scene. Front Pharmacol. 2022;13:1-28.
25. Krishnan S, Suarez-Martinez AD, Bagher P, Gonzalez A, Liu R, Murfee WL, Mohandas R. Microvascular dysfunction and kidney disease: challenges and opportunities? Microcirculation. 2021;28(3):p.e12661.
26. Duni A, Dounousi E, Pavlakou P, Eleftheriadis T, Liakopoulos V. Hypertension in chronic kidney disease: novel insights. Curr Hypertens Rev. 2020;16(1):45-54.
27. Zafrani L, Ince C. Microcirculation in acute and chronic kidney diseases. Am J Kidney Dis. 2015;66(6):1083-94.

Índice remissivo

M

N

O

P

R

S

T

U

V